新文京開發出版股份有限公司
NEW WCDP
新世紀・新視野・新文京 — 精選教科書・考試用書・專業參考書

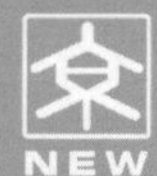

New Wun Ching Developmental Publishing Co., Ltd.

New Age · New Choice · The Best Selected Educational Publications — NEW WCDP

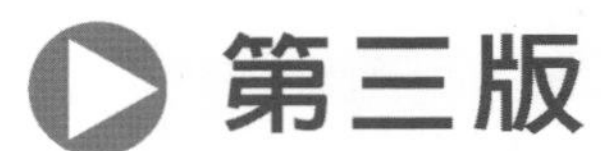

餐飲衛生與品質保證

汪復進 編著

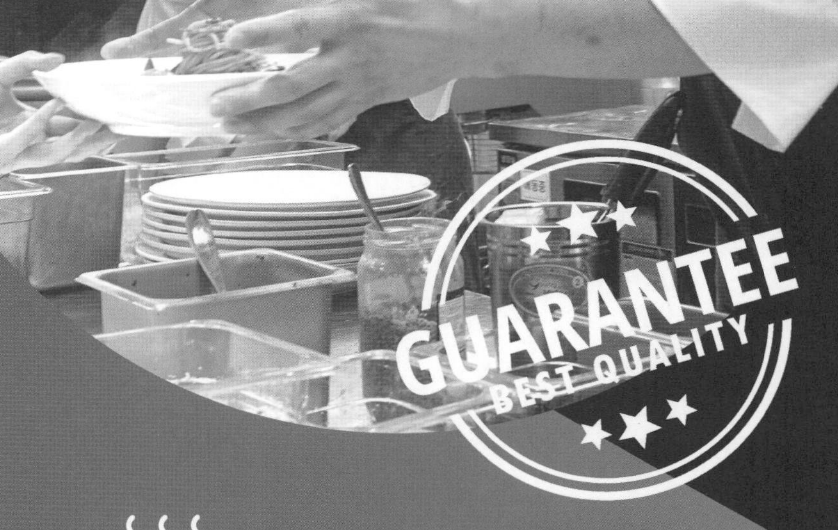

"FOOD and BEVERAGE SANITATION and QUALITY ASSURANCE

Third Edition

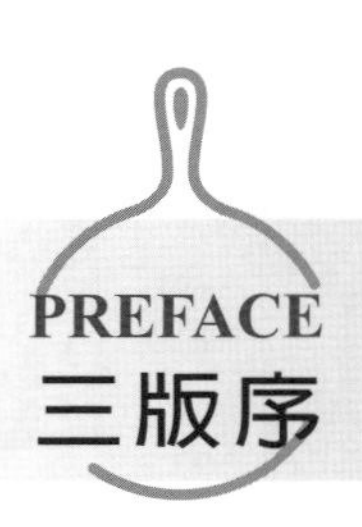

PREFACE 三版序

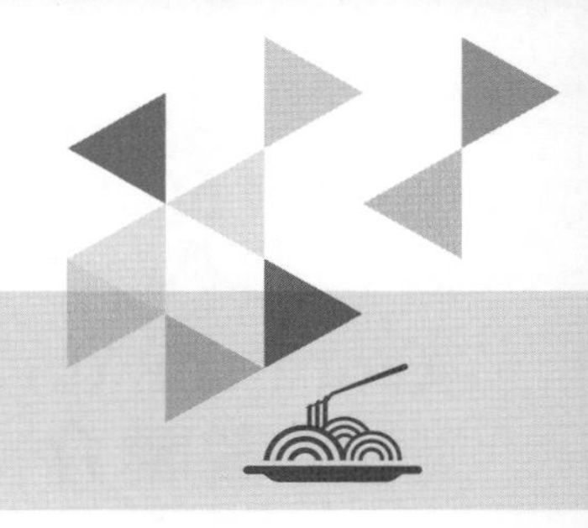

食品安全與餐飲衛生是已開發國家必備的條件。由食材與原物料之源頭管理（產銷履歷或生產履歷）、採購貯存、菜單設計、烹調製備直至餐飲供應，應嚴防媒介物之危害，杜絕二次汙染以及避免食品中毒之發生。因此，所有餐飲生產、物流與服務工作者應有計畫地提出自主衛生管理並嚴格執行衛生福利部公告的良好衛生規範準則 (good hygienic practice, GHP)，同時將全世界公認保障食品餐飲最安全的制度一危害分析與重要管制點系統準則 (hazard analysis and critical control point, HACCP) 完全應用在食品與餐飲的品質保證上，如此方能確保餐飲的衛生與品質，保障人們食的安全。

本版更新最新餐飲相關法規、政府公告之每年統計資料，並介紹近年食安風暴後政府在食品安全驗證上廢除 GMP 微笑標章，改為新制 TQF 標章之演變及比較。

本書內容已將餐飲危害因子的控管與優良餐飲品管有效管理制度的理論基礎均涵蓋於內，可提供食品、餐飲相關生產、物流與服務的業者或有興趣之讀者作為參考依據。

本書之完成，歸功於國內外學者專家之研究報告及圖表，謹獻上十二萬分之感謝。然而才疏學淺，如有疏漏不足之處，仍請各方專家學者、先進們能不吝給予指教與修正。

汪復進 謹誌

ABOUT THE AUTHOR

編者簡介

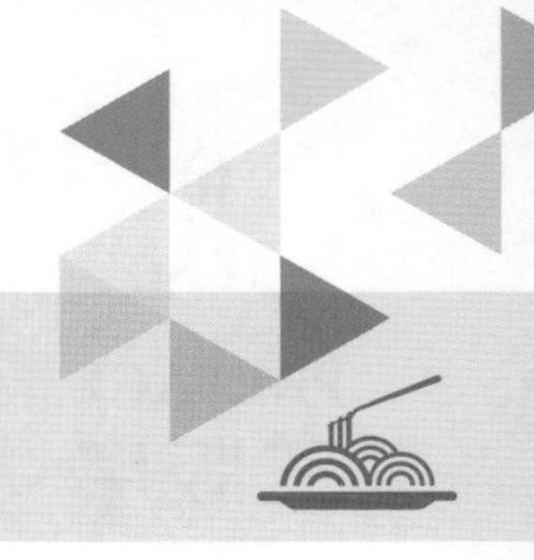

■學歷

國立台灣海洋大學食品科學系博士

■曾任

1. 統皓食品股份有限公司品保副理
2. 真理大學觀光事業學系專任副教授兼進修推廣教育組組長
3. 馬偕醫護管理專科學校食品科學科副教授兼科主任、餐飲管理科主任、教務主任
4. 台北海洋科技大學（中國海事商業專科學校）食品科學科副教授兼代理校長、教務主任、食品科學科主任
5. 汎球藥理發酵研究所研究員

■現任

1. 宏遠國際食品餐飲有限公司廣東深圳總公司服務
2. 台灣職工教育和職業培訓協會高級顧問（食品類總召集人）
3. 中華國際觀光休閒餐旅產業聯合發展協會高級顧問（食品類總召集人）
4. 行政院衛生福利部「餐飲業食品安全管制系統」合格輔導老師
5. 中華 HACCP 學會理事
6. IRCA「ISO 22000 稽核員」與專業輔導老師
7. RAB/QSA「HACCP 主任稽核員」與專業輔導老師

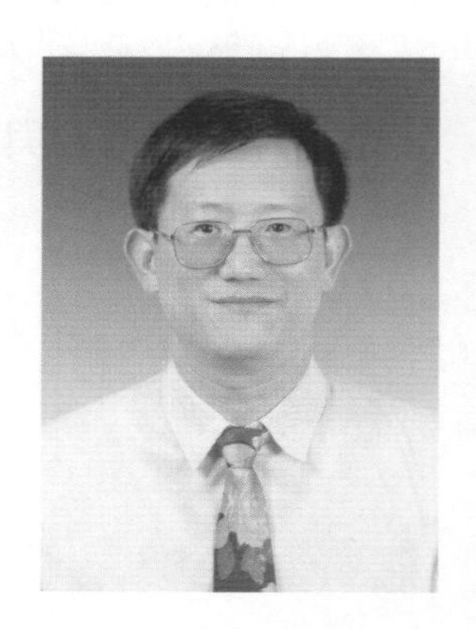

汪 復 進

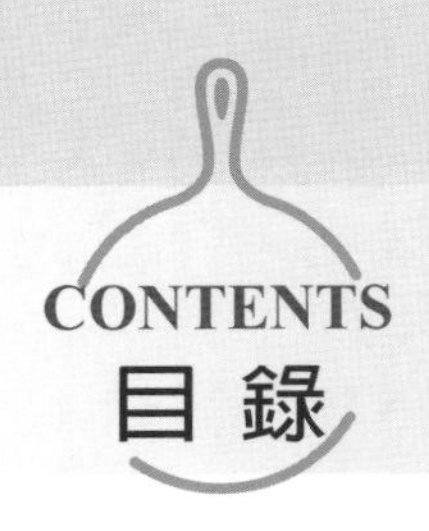
CONTENTS
目錄

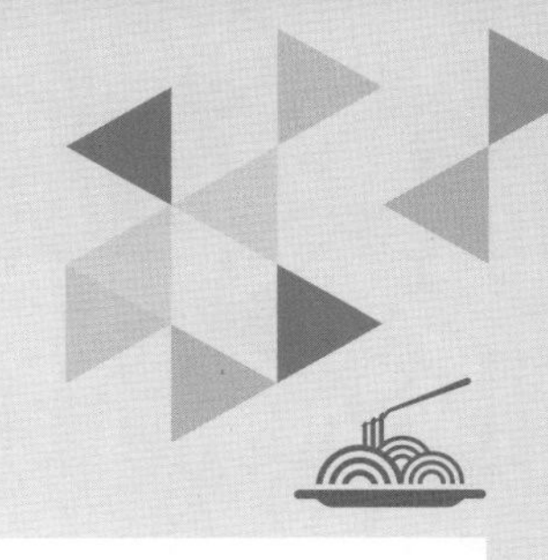

PART 01

餐飲衛生安全總論

Food and Beverage Sanitation and Quality Assurance

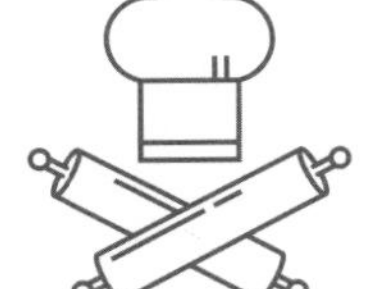

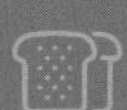

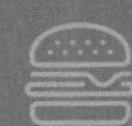

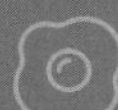

Food and Beverage
Sanitation and
Quality Assurance

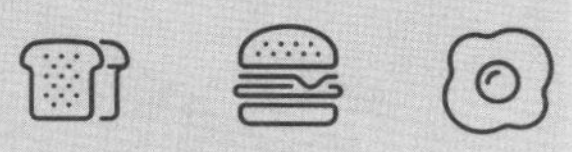
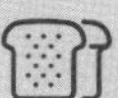
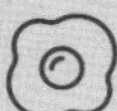

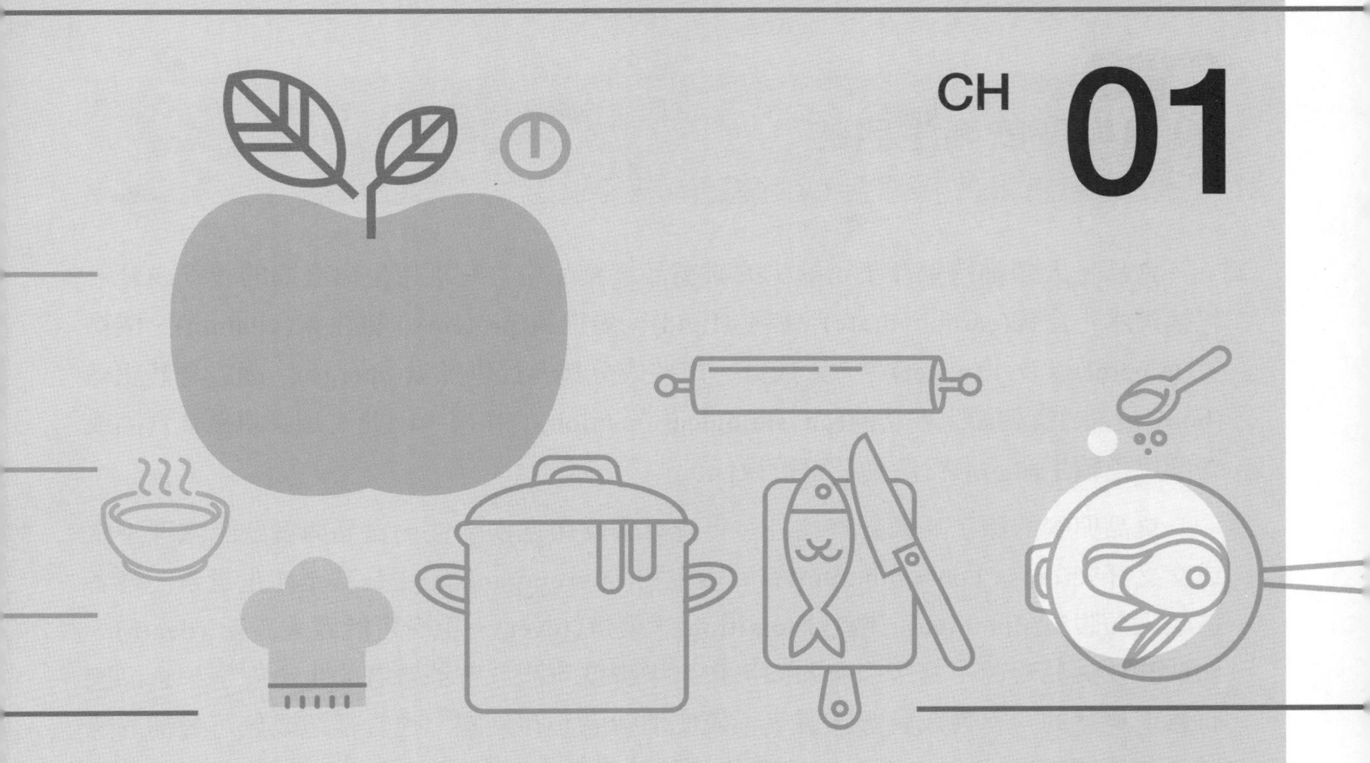

餐飲衛生安全綜論

Food and Beverage Sanitation and Quality Assurance

— 學習目標 —

經研讀及學習本章後，你能了解餐飲衛生安全的重要，以及如何透過相關法規之要求並經嚴格徹底執行，達到品質保證與消費者用餐安全之目的。

第一節
食品與餐飲衛生目的
(The object of the food and beverage sanitation)

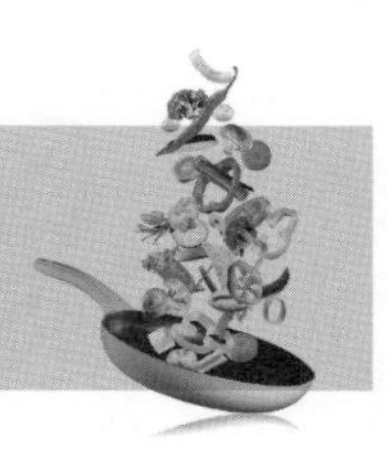

食品是人類維持生存不可缺少的必需品，食品中含有維持生命必需的營養成分，包括碳水化合物(carbohydrate)、脂肪(lipid)、蛋白質(protein)、維生素(vitamin)、礦物質(mineral)以及水(water)等六大成分，這些成分具有提供熱量(energy)、構成身體組織(body tissue)及調節生理功能(physiological function)的作用，因此人類必須攝食食品或餐飲以延續生命、進行活動及繁衍後代。

食品與餐飲除了具備營養性外，更應具備食用之安全性。食品與餐飲因處理不當或交叉汙染(cross contamination)導致微生物(microorganism)生長甚至產生毒素，輕者造成人類腹瀉(diahhrea)、嘔吐(vomiting)、發燒(fever)，重者可能致人於死 (death)，如低酸性食品殺菌不當所引發的肉毒毒素中毒就可能危害消費者的生命安全。食品因有意或無意的含有害或有毒物質，不僅使消費者心存疑慮，也曾經造成無可彌補的遺憾，如民國76年發生在中台灣地區的米糠油事件，造成千餘人受害，至今仍有後遺症。

因此不安全的食品是不足以提供作為人類使用的飲食，食品是否腐敗、變質，是否含有害或有毒物質便成為食品衛生關注的焦點，對於含有食品中毒菌、天然毒素、含有非法添加物、殘留農藥等化學汙染物、天然毒素、黴菌毒素等影響人類身體健康或生命的諸多原因，我們都應該透過衛生管理的手段，來排除或降低可能發生的危險性，以確保食品的安全性，提供人類食的安全。

第二節
食品與餐飲衛生之意義
(The significance of food and beverage)

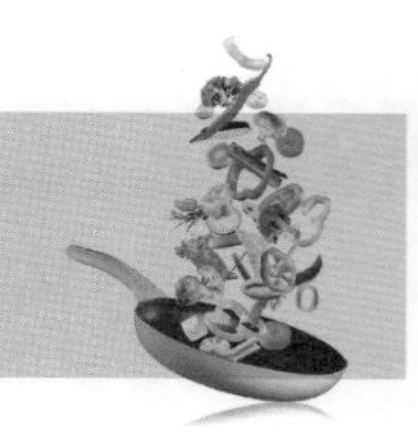

根據世界衛生組織於1955年環境衛生專門委員會之報告中對食品衛生的定義如下：「所謂食品衛生，是自食品原料的種植、生產或製造至最終消費的全部過程，為確保食品的安全性、完整性及健全性所必須的方法」。由此觀之，食品衛生必須從原物料控管、加工處理的衛生管理及消費者的衛生教育三方面著手管理與整合。

為了確保食品的衛生安全，必須從源頭開始控管原料的衛生安全，因此不論植物的栽培或動物的畜養殖，都應加入衛生管理的觀念，視原料的種類與特性，控制可能的危險因子，包括微生物標準或化學汙染物標準，唯有安全性高，品質優良的原料，方能製造及確保食品的衛生安全與消費者的健康。

食品加工(food processing)是將食品由動植物原物料製造轉變成為適合人們可食用之餐飲的過程。動、植物或微生物來源之食材原物料須經前處理、調配、加工、貯藏，然後運輸到各個地點販售到消費者，因此所需注意的環節相當複雜而繁多，一套完善有系統的衛生管理，是確保食品加工廠提升產品安全與品質的有效方法，國內外提倡的食品工廠良好作業規範(good manufacturing practice, GMP)或國內倡導良好衛生規範準則(good hygienic practice, GHP)及危害分析重要管制點系統準則(hazard analysis and critical control points, HACCP)系統對於一般食品工廠、餐飲製造或物流業所關切的衛生問題為微生物與外來異物安全問題，提供了相當好的衛生管理系統。

一、餐飲業的起源與發展 (The origin and development of food and beverage)

(一) 歐美餐飲業的起源與發展

西方的餐飲業起源於西元前1700年小客棧的出現，這是一種小規模、形式簡單的飲食店。但是真正具規模、有系統的餐飲經營，則要到16、17世紀以後。古羅馬帝國人民之外食習慣：是在snack bar。1650年英國最早有咖啡屋。1765年法國人Boulanger製作一種稱為「恢復之神(Le restaurant divin)」的湯給顧客享用，之後又增添許多菜餚供顧客選用，此種供餐方式沿用至今。

(二) 中國餐飲業的起源與發展

中國餐飲業的由來，源自早期的旅行者，常借宿於廟寺或民家，且由廟寺或民家提供粗陋的餐飲。餐飲業真正普遍流行，大概是在秦漢時代，而後，隨著戰爭、生態環境的改變，中國飲食文化於是轉趨繁複，蔚為多采多姿的饌食文化，這些特點也豐富了各地餐飲的內容，影響了餐飲的經營型態。

餐飲業流行於秦漢太平時代，長安市大街到處是肉店、酒店與熟食店。各地區之菜餚發揮了當地之特色，如滬菜、京菜、湘菜、 粵菜、港式飲茶、藏菜、鄂菜乃至台菜或原住民菜餚，在在都展現當地之文化，並各自發展出豐富的菜系。

第三節
餐飲之定義及分類
(The definition and types of food and beverage)

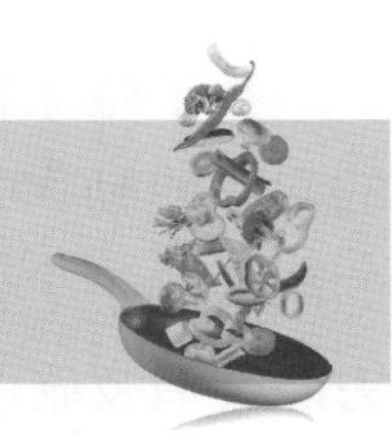

一、餐飲業之定義 (The definition of food and beverage industry)

餐飲，顧名思義即是餐點與飲料，是人類自古以來維持生命的來源。「民以食為天」成就了今日餐飲業蓬勃的發展，但飲食於今日已不只是人們溫飽的基本需求，而是生活中的一種享受。隨著生活水準的提昇，市場對於飲食型態的需求也不斷變化，餐飲業的經營基本上與消費者有著高度的互動性，供需之間處於相互試探的循環中。今日餐飲業的生存端賴於消費者的偏好與接受，為能迎合消費者，餐飲業因而發展出多元的產業生態，其牽涉的範圍非常廣泛。

二、餐飲業之類別與特性 (The types and characteristics of the food and beverage industry)

公共餐食店(public eating place)即是提供眾人餐食的公共場所。在歐美第一個公共餐食店是由：La Tour d'Argent於在西元1533年於巴黎開設的。在中國過去曾經以「驛」、「亭」、「飯館」、「酒肆」等不同名詞出現過。然後目前熟知的Restaurant一字卻是源起於法文Restaurer，意思是「使復元」。也就是說人在餐廳內吃、喝與休息並使之恢復體力。由上述可以了解現代餐廳定義即是：舉凡為眾人提供餐飲產品及服務與便利之固定性營利場所。

餐飲業之種類五花八門，餐廳事業分類可依用餐地點、服務方式、菜式花樣和加工食品等。其中用餐地點可分為商業型餐飲(commercial feeding)、大眾膳食(volume feeding)，依服務方式可分為，完全服務(full service)，半自助式(semi-service)，自助式 (self-service)和完全無人服務(vending machine)，依菜式可分為中餐、西餐、素食和其他不同國家之料理。依加工食品可分為冷凍食品、微波加熱（如7-11商店之餐飲）、販賣機販賣罐頭食品和攤販預先加工製成的冷熱飲食如冰棒、黑輪。

此外，餐飲業可視為製造業和買賣業的綜合，原料在廚房裡製造，然後在餐廳販售。若以企業管理理論來定義，餐飲業又屬「零售服務業」的經營型態，所販售的產品，除了有形的餐點與飲料外，還有無形的服務與用餐的氣氛等等。廣義的餐飲業之定義為：「在家庭以外，提供膳食及其附帶服務的專門機構」；而狹義之餐飲業的定義則為「以營利為目的，提供餐飲服務之機構」。其類別如圖1-1所示。

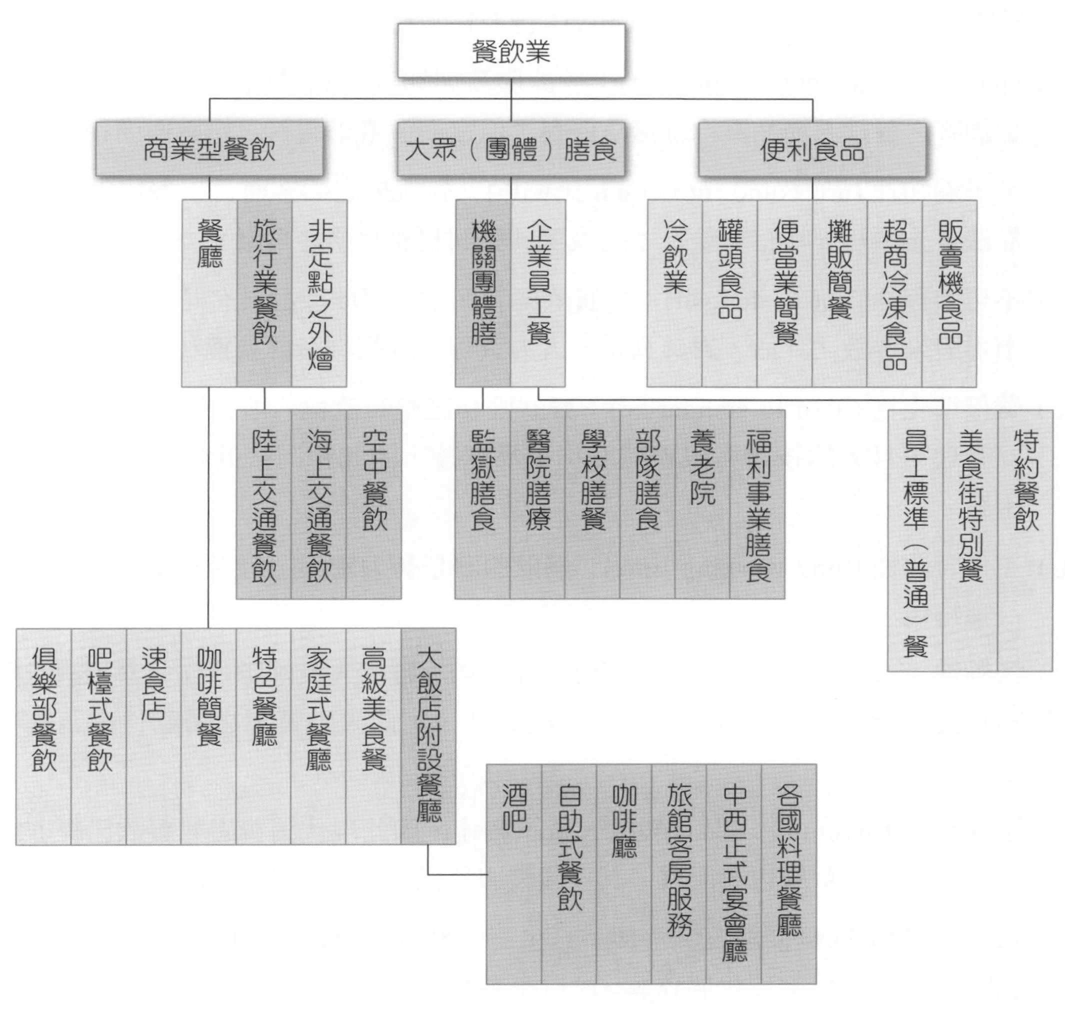

圖 1-1　餐飲業之類別

三、餐飲業的特性 (The characteristics of food and beverage industry)

(一) 地區性 (regionalism)：餐飲業之地理位置、產品特色、交通便利以及場地容量均為發展地區觀光餐旅之要素。台灣靠近海邊之水產餐飲與加工品是一大特色，如淡水之魚丸湯、魚酥。

(二) 公共性 (public)：公共便利與設施安全是餐飲業提供顧客需求必須考量之要素。

(三) 綜合性 (polyclinic)：餐飲業除了提供優質安全之餐飲服務外，其用餐環境與氣氛之營造，以及周邊附帶服務，如圖書雜誌、外燴、外帶或兼具會議與健身娛樂功能均需一併考量。

(四) 需求異質性 (demand heterogeneity)：普遍性服務與客製化之服務均需同時兼顧。

(五) 即時性 (instantaneous, prompt)：餐飲服務與顧客消費是同時進行，因此每一次對顧客之餐飲服務品質均是無法保存，但它卻會帶來服務之口碑與商譽。

(六) 不可觸知性 (not come into connect with)：對新來之顧客而言，餐飲供應之品質無法事先預知，唯有經驗過才能表現其餐飲整體服務之良窳。

(七) 不可儲存性 (not to deposit)：對餐飲業者而言，餐飲產品具有時效性，因此，其市場與來客數之評估，對其食材、人力資源之調配均影響其獲利能力。

(八) 難標準化性 (hard to standarize)：餐飲服務之整套流程牽涉複雜的人、事、物交互管理，且人的技術與服務態度均不易掌控，因此相同餐飲產品之標準化相當困難。

(九) 工作時間性 (long working time)：餐飲服務是勞力密集之行業，工作時間長是其一種特色。

(十) 勞動性 (labor property)：餐飲服務工作必須靠群組人員團隊合作，必須講求嫻熟技巧之專業與高度熱誠之敬業，方能成功，因此人力資源之勞動性高為其特色之一。

(十一) 多樣性 (diversity)：時代變遷，資訊發達，因此現代消費者對餐飲已經非常熟悉，因此對餐飲也者而言，其多樣性服務已是現今該產業必備之條件。

因此，餐飲業應具備之三個條件：1.在一定場所，設有招待顧客之客廳及供應餐飲之設備。2.供應餐飲與提供服務等。3.以營利為目的之企業。

第四節 法令規章與餐飲衛生

The legislations of food hygiene and food and beverage sanitation)

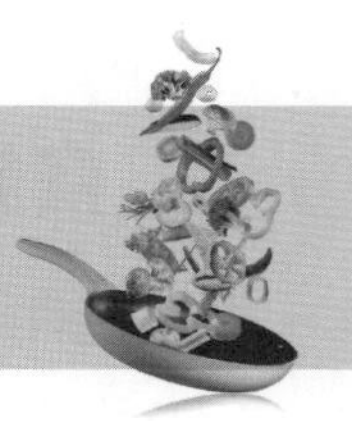

一、餐飲與食品衛生安全案例

曾經在國內發生影響大眾餐飲（食品）衛生之議題如表1-1 所示。

表1-1 國內餐飲與食品發生衛生安全問題彙整表

食品安全之議題	影響之食材或人員	時間、地點、汙染源
多氯聯苯殘留問題	養殖鮭魚、石斑魚	多氯聯苯 (polychlorinated biphenyl, PCB)
熱食食品包裝材料溶出問題	保力龍、塑膠容器	
重金屬殘留餘生鮮魚體問題	深海大型魚	重金屬 (heavy metals)
肉品中殘留抗生素、環境荷爾蒙	豬肉、雞肉、水產品	抗生素 (antibiotics)、環境荷爾蒙 (environmental hormone)
食物中亞硝胺問題	肉類加工製品	亞硝胺 (nitrosoamines)
豬肉中瘦肉精問題	豬肉	瘦肉精(ractopamine)，又名培林 (paylean)、克倫特羅、鹽酸克倫特羅、鹽酸雙氯醇胺
狂牛症引發之問題	牛肉	蛋白子 (prion)
農產品農藥與重金屬殘留	蔬菜、水果類	農藥與重金屬
大豆製品食品添加物濫用	防腐劑過量 非法添加過氧化氫	防腐劑、過氧化氫
反式油脂	人造奶油或氫化油中之反式油脂	反式油脂 (transform oil)
A肝病毒藉由餐飲傳染議題	餐飲人員衛生	A型肝炎病毒帶原者
口蹄疫事件	豬肉、牛肉	口蹄疫病毒
養殖場所殺菌劑使用不當	石斑魚殘留孔雀石綠	孔雀石綠[malachite green， 又名 aniline green，<u>IUPAC</u>名稱 4-[(4-dimethylaminophenyl)-phenyl-methyl]-N,N-dimethyl-aniline]
台灣鯛魚片色澤問題	台灣鯛魚片一氧化碳之問題	一氧化碳
養鴨場所生產鴨蛋戴奧辛含量偏高，可能流入市面乙事	彰化縣伸港鄉一養鴨場所生產鴨蛋戴奧辛含量偏高可能流入市面乙事，衛生福利部根據現有的科學資料，向國人介紹戴奧辛並闡釋其對公眾健康的風險	2005/10/05戴奧辛(dioxins)

表1-1 國內餐飲與食品發生衛生安全問題彙整表（續）

食品安全之議題	影響之食材或人員	時間、地點、汙染源
速食業油炸用油過度（酸價過高）使用	氧化過渡之油脂	2009/06/24○○速食業油脂之酸價或總極性物質超過法訂標準
乳品類殘留三聚氰胺之問題	乳品類與其相關加工產品	2008/07/04三聚氰胺(melamines)
蘋果表面殘留農藥	農藥	2009/07/06農藥安潘殺
塑化劑事件（起雲劑、塑化劑/塑毒風暴）	鄰苯二甲酸二(2-乙基己基)酯[bis(2-ethylhexyl)phthalate或di(2-ethylhexyl) phthalate，縮寫分別為BEHP與DEHP]	2011/5月底爆發的一系列市面食品遭檢出含有塑化劑，進而被發現部分上游原料供應商在常見的合法食品添加物「起雲劑」中，使用廉價的工業用塑化劑撙節成本。除了最初被披露的飲料商品之外，影響範圍亦擴及糕點、麵包和藥品等。
毒澱粉	食品或原料非法使用順丁烯二酸(maleic acid)	肉羹、麵條、太白粉、生鮮水餃、小湯圓、紅龜粿、米苔目、天婦羅等粉製食品或其原料非法添加或使用工業澱粉：順丁烯二酸
劣質和過期原料	將危害人體健康	1. 103/10/26劣質原料製成XX沙茶醬，經過高溫油油炸之後可能產生黃麴毒素，恐致肝癌 2. 106/12/27和107/1/26查獲XX蛋品公司發霉和長蟲的蛋，打成「蛋液」，這些製品流出市場做成產品

* IUPAC(International Union of Pure and Applied Chemistry)國際化學命名聯盟。

戴奧辛與健康風險

上稿時間：2005/09/29 18:09:14　更新日期：2005/10/05 14:53:37

針對彰化縣伸港鄉一養鴨場所生產鴨蛋戴奧辛含量偏高可能流入市面乙事，衛生福利部根據現有的科學資料，向國人介紹戴奧辛並闡釋其對公眾健康的風險。

1. 戴奧辛類 (Dioxins) 之定義與其毒性

戴奧辛類(Dioxins)，是指一大群含有氯的有機化合物，包括戴奧辛及呋喃。目前已知有419種，其化學性質都十分穩定，在自然界中不易分解，且為脂溶性，因此很容易透過食物鏈濃縮蓄積在生物體內。依世界衛生組織之建議，每人每月可接受最高攝取量為70 pg WHO-TEQ/kg體重。也就是說以60公斤體重的人計算，其一生中每月攝取4200 pg以下的戴奧辛是安全的。戴奧辛經由食品進入人體，累積至一定的量，才會引起不良症狀。根據文獻報導，戴奧辛的毒性包括損害皮膚、神經系統、肝臟與生殖系統，甚至導致腫瘤。近年來，發現戴奧辛具有「環境賀爾蒙」的作用，也會影響男性的生殖力，因而戴奧辛的毒性備受矚目，被視為「世紀之毒」，是世界一致公認的致癌物質。

2. 戴奧辛從何而來

人類在不經意的行為中產生戴奧辛，包括工業製成的副產物，例如農藥廠、紙漿廠；特定工業製程燃燒，例如金屬冶煉的高溫製程、燃煤或燃油之火力發電廠；焚化爐操作不當以及露天焚燒垃圾、廢電纜及廢五金；汽機車之廢氣排放；香菸的煙霧等。而自然界之森林之火，也被認為是戴奧辛的天然來源。

3. 為什麼食物會有戴奧辛

戴奧辛在空氣中可以遠距離飄移，沉降至地面後，經由食物鏈之轉移，最後蓄積在生物體中。人類由食物攝入之戴奧辛，高達總戴奧辛量之90%，遠比來自空氣、水或土壤為多，而肉、奶、魚所含戴奧辛的量會比蔬菜水果及穀類更多。香菸煙霧也是戴奧辛進入人體的重要來源，因此要盡量不吸菸及使家人遠離二手菸。

4. 是否訂定食品中戴奧辛限量標準之爭議

現今國際間對於是否制訂食品中帶有戴奧辛限量標準，意見相當分歧。國際食品標準委員會亦仍在討論是否制訂標準。贊成者之論點，認為可避免因攝取遭汙染的食物導致急性高暴露，並可使食品安全管理更透明化。反對者之論點，則認為訂定限量標準之基礎科學資料尚不足，且訂定標準並無法顯著減少戴奧辛之攝入量。本署因順應民意，研訂戴奧辛限量標準草案，並將管理依據透明化。現我國已預告乳品戴奧辛標準草案。

5. 飲食攝入戴奧辛造成危害之風險評估

由本部藥物食品管理署歷年監測食品戴奧辛背景值，配合各類食品攝取量，所評估結果顯示，台灣地區一般民眾由食品中攝入戴奧辛量均在可接受之範圍。即使以先前檢出戴奧辛濃度最高之鴨蛋(23.7 pg WHO-TEQDF/g-fat)，連續6年每天食用1顆，對一個人終身（以76年計）之影響而言，亦僅使血液增加戴奧辛濃度1皮克(1pg WHO-TEQDF/g-lipid)。所以，一般民眾由飲食攝入戴奧辛之危害風險並不高。對於食用有關鴨隻或鴨蛋產品之安全問題，民眾無須過於恐慌。

6. **對消費者之建議，如何吃可減少戴奧辛的攝入**

民眾只要保持飲食均衡、分散購買來源及遠離高油脂三原則，就可減少戴奧辛的攝取機會。例如鮮乳選購低脂牛乳，因戴奧辛為脂溶性，全脂牛乳含量較高。消費者若有疑慮，食用肉類時可先除去皮和油脂。另外，清洗蔬菜以多水洗淨，洗掉從環境附著在葉菜上的戴奧辛。依據世界衛生組織的建議，避免食用高油脂食物，有助於減少體內戴奧辛的蓄積。同時，增加飲食的多樣性，以減少單一食物可能導致的戴奧辛蓄積，蔬菜、水果及穀類是較佳的食物來源。

魚產品使用一氧化碳檢驗結果出爐，違規者將依法處辦

上稿時間：2006/03/03 15:49:53 更新日期：2006/03/03 17:20:33

有關生魚片使用一氧化碳事件經媒體報導後，衛生福利部於2月21日即通令各縣市衛生局前往加工廠及市面查核、抽驗，各縣市衛生局查核結果已回報至該署，總計稽查家數為112家，抽驗件數為36件。查核結果，現場並未發現業者有使用一氧化碳之情事，惟抽樣產品經檢驗結果，計有7件判定有使用一氧化碳處理，對違規使用之業者，將要求地方衛生局加強追蹤列管。衛生福利部再次表示截至目前為止，尚無相關學術研究報告顯示，添加一氧化碳之食品對人體有害，惟因一氧化碳並非現行准用之食品添加物，故依食品衛生管理法相關規定，不論國產或進口食品均不得添加一氧化碳，一旦查獲違規使用者，行為人將被處以新台幣3萬元以上15萬元以下之罰鍰。目前國際間對魚產品製造業者使用一氧化碳添加於生鮮魚產品，准或未准各有不同，為此，衛生福利部於2月27日，邀集相關業者及部會舉行座談會，會中業界普偏表達希望本部參考美國之管理規定，將一氧化碳列為合法食品添加物，讓加工業者得依實際之需要適量使用；衛生福利部表示，業界若確有使用一氧化碳之需求及必要，可彙整有關資料後，向衛生福利部申請增列開放使用，將依程序送請食品安全諮議委員會審核；惟在未准用前，仍請業界切勿違規使用。

瘦肉精管理政策未變 肉品皆爲不得檢出

上稿時間：2008/11/24 11:41:32 更新日期：2008/11/24 11:41:38

行政院衛生福利部於97年10月7日依法預告修正「食品中動物用藥殘留量檢驗方法－乙型受體素類多重殘留分析」為食品衛生管理法所定之食品衛生檢驗方法草案，因檢驗技術涉及儀器偵測極限等因素，在各項科學實驗分析結果基礎前題下、同時也比對國際組織及先進國家檢驗方法所訂，行政院衛生福利部於此預告草案也依國際規範具體註明此檢驗方法的偵測極限值。可惜，此針對檢驗方法所訂的偵測極限值（clenbuterol、salbutamol、terbutaline、ractopamine於肌肉組織均為0.3ppb，內臟組織均為0.5ppb），卻被部分團體誤解為「放寬標準」，對此行政院衛生福利部甚感遺憾。行政院衛生福利部特別再次說明，此次預告之檢驗方法草案，係依循國際法典委員會(Codex)對動物用藥檢驗方法之要求而修正，從檢驗技術面來說，設定偵測極限值將可獲得更嚴謹且正確的結果，不致造成檢驗結果的誤判；另外，此檢驗方法原公告版本係於94年8月22日發布，當時公告內容所含受體素藥物並未包括ractopamine（培林），本次修正草案亦將此藥物列入限制範圍，在科學基礎上是更嚴謹的管理，而非放水。為了讓各界了解所有檢驗方法確有其極限、「0」檢出也是任何先進科學儀器永遠無法達成的任務之事實，行政院衛生福利部也特別於97年10月20日邀集產、官、學界及檢驗技術團體就此預告草案進行說明、聽取各方意見。在會議中，行政院衛生福利部允諾，針對此次預告草案將繼續收集外界對此偵測極限值之建議，並請與會實驗室參照Codex規範再行評估肌肉及內臟之偵測極限，以召公信，行政院衛生福利部也將在相關科學證據再次印證確認後，始會進一步進行必要之行政程序。行政院衛生福利部重申，檢驗是實驗室執行科學的技術問題，實與行政執行面的食品衛生標準無涉，此外，確保民眾的飲食安全絕對是行政院衛生福利部職責所在，而這一切規範的設定都必須有相當的科學風險評估為基礎做後盾，行政院衛生福利部也希望各界能夠理解這是不同的層面，衛生福利部對市售食品仍會依計畫執行監測，對進口食品更會在邊境做到嚴加把關的承諾；我們也期待產、研、學界都能無私的共同參與，為消費大眾共創更安全與安心的飲食環境。

市售涼麵抽驗結果公布

高雄市政府衛生局 2009.07.03

涼麵製作過程常容易被微生物汙染，高雄市政府衛生局自6月16日起針對市售涼麵（含傳統市場及便利商店）抽驗，共計35件，其中7件不符合食品衛生標準及1件含過氧化氫，不合格率22.9%，該局立即派員輔導販售商家將違規涼麵下架。

炎夏之際，涼麵為暢銷外賣食品，該局今年針對市售涼麵抽驗，檢驗項目包括大腸桿菌、大腸桿菌群及過氧化氫，不合格產品以大腸桿菌陽性、大腸桿菌群超量居多，其中1件含過氧化氫不符規定（麵條來源為本市三民區義華路159巷11號李天寶君），將依食品衛生管理法規定處辦，另對微生物超量之販售場所進行環境衛生及製程輔導後再進行第二次抽驗，屆期未改善將處製售業者新台幣3萬元以上15萬元以下之罰鍰。

炎熱天氣食品處理不當，細菌容易滋生及繁殖，為管理食品衛生安全，大腸桿菌群常被用來作為監測食品是否遭受汙染，或是製程有無缺失的重要指標之一，食品中檢出大腸桿菌群過多，雖不致於影響正常人身體健康，但對體質虛弱者，可能造成腸胃不適；衛生指標菌如超過標準，即表示在製作過程當中的衛生狀況、食材、器具、包裝過程可能遭受汙染，或工作人員的個人衛生狀況不佳所造成，因常溫是微生物繁殖的最佳環境，該局呼籲業者製造時應注意手部及環境衛生，以避免細菌滋長。

另過氧化氫經常用於食品的漂白、微生物的控制，若食入高劑量過氧化氫殘留的食物，可能會發生急性腸胃炎的症狀，食用者會有噁心、嘔吐、腹脹、腹瀉等現象。

在世運即將舉辦之際，高雄市政府衛生局籲請食品業者應做好自主管理加強食品製程、溫度管控及調理人員個人衛生，並提醒消費者應選擇有良好設備之商家購買，以保障夏日飲食安全。

反式油脂氫化植物油 (artificial trans fat)

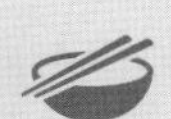

全世界的消費者以及營養專家們，越來越關注隱藏在加工食品中的「反式脂肪」(trans fat)對於人體心臟及心血管造成疾病的危害性；他們認為，反式脂肪的優劣利弊，遠比一般人所熟知的飽和脂肪，對於人體所可能造成的損害，還更具較大的負面影響。

日前據外電及國外報載（2005年2月），美國某知名速食業者因為未允諾於一定期限內，將烹調食品（產品）所使用的油脂，改換為對於人體健康較無不利影響的食用油，藉以降低速食產品內「反式脂肪」的含量，而遭到位於美國加州的一個非營利組織「禁用反式脂肪聯盟」決定以該業者為被告，向法院提出訴訟控告，要求法院限期命令禁止該業者繼續使用反式脂肪來烹調速食食品。此一訴訟提出之後，該業者最後付出了高達850萬美元（逾新台幣2億6千700萬）與提出告訴的組織團體，達成和解。

這個案例突顯出反式脂肪對於人體產生危害的事實，已經開始為人們所嚴重關心。由於國內也有該家美國籍的速食業者，在台灣普遍設店，且其他食品廠商是否亦使用反式脂肪作為烹調？著實令國人嚴重關心，因為其實這些應加以注意的食品，長期以來，已經普遍出現在我們消費者的身邊。例如：蛋糕、麵包、油炸食品、速食等等，消費者對於此一問題，若要吃出健康，委實不能不更加小心！

1. 反式脂肪由植物油氫化而來

什麼是反式脂肪？從何而來？又為何會引起重視呢？在早期的時候，一般人都使用動物性油脂烹調，但因為動物性油脂含有較多的膽固醇，且油脂中的飽和脂肪酸，亦會增加人體內的低密度脂蛋白（low density lipoprotein, LDL，壞的膽固醇）含量，超量後可提高罹患心血管疾病機率的風險，為此，多數食品業者，乃紛紛改採用不含膽固醇、富含不飽和脂肪酸的植物油。

不過，因為植物油的成分中，含有多量的不飽和脂肪酸，此種物質，容易氧化酸敗、不耐久炸，而為改善此一缺點，許多業者便在製造植物性油的加工過程中，加入利用「氫化」的生產技術，使得研製植物性油脂，可以得到更耐高溫、不易變質、存放更久，甚至改變「型態」的油脂，以便於多元使用。這些油脂在日常生活中的使用範圍，極為廣泛，例如使用於塗抹麵包、增加口感及潤滑度所用的油脂；而用以油炸的油脂、烤酥油、人造奶油、奶精等，這些也都是前述經過「氫化」製程後所製造出來的反式油脂。

2. 反式脂肪的害處：增添食物風味卻傷心臟

氫化後的油脂，會產生反式脂肪酸，它的壞處與飽和脂肪酸相較，可能不相上下。據許多研究指出，反式脂肪酸會升高成分不佳的低密度脂蛋白，增加罹患心血管疾病（如動脈硬化、心臟病等）的風險，由於缺點甚多，對於人體健康的影響，因此格外引起世人重視。

由於這些油脂經常被使用在油炸食物時使用，例如：炸雞、炸薯條、炸鹽酥雞、炸油條、炸洋芋片、經油炸處理的速食麵等食品之中，或在烘培糕餅類的小西點、餅乾、派、甜甜圈等食品，也經常使用此種油脂。

我國衛生福利部食品藥物管理局，便曾於2003年2月中旬，調查台北市主要速食業者使用的烹飪油及國內廠商製造的油脂商品，在被抽查的25件樣品中，發現共有19件食品中，檢出含有反式脂肪酸，其含量範圍在0.8~33.9%之間，與歐、美等其他國家檢測的0.2~60%，差異不大。

根據澳洲消費者協會的食品團體於實驗室所作的測定，亦顯示廠商們其實並不需要使用這些反式脂肪，因為在通常的市面上，其實也有許多不含反式脂肪的奶油式醬料，可以輕易購得，因此，如果廠商可以不使用反式脂肪，或設法將食品中的反式脂肪含盡量減低，以維護人體的健康，事實上是可以做得到的。

消基會表示，目前丹麥已經規定在食品內若反式脂肪的含量在2%以上時，必需明白加以標示。美國食品藥物管理局(FDA)則規定，自2006年1月起，全美國所有包裝食品，均應明確標示出食品中「反式脂肪的含量」；反觀我國，主管機關並未明文規定加工食品中，需要標示「反式脂肪的含量」，似有輕忽情形，再加上消費者對於反式脂肪，亦不甚了解，以致國人平日的飲食，其實是嚴重曝露在危害身體健康的風險之中，而不自知。

為維護國人的身體健康，消基會建議：

【主管機關：及早立法規範反式脂肪】

1. 依我國現行法令，對「反式脂肪」無明確之規範，但在完備規範前，仍有法令上之依據，讓主管機關得以實施公權力，來保障消費者的權利。

2. 商品標示法第十條即規定如果具有「危險性」「與衛生安全有關」的商品，都應標示其用途、使用與保存方法及其他應注意事項。次者，消費者保護法第七條規定，食品本來就應具備「符合當時科技或專業水準可合理期待之安全性」及「商品或服務具有危害消費者生命、身體、健康、財產之可能者，應於明顯處為警告標示及緊急處理危險之方法」。甚且，依消保法及食品衛生管理法等法令，主管機關都可以進行行政監督。
3. 所以，主管機關現行仍可依前揭規定等，加以約束業者。

【業者：食品中反式脂肪含量應明白標示，並盡量減低反式脂肪的含量】

完善、正確、明顯且易讀的警語標示，除可提醒消費者注意外，廠商也能盡到保護消費者食用安全性的責任。

【消費者：應避免及減少攝取有反式脂肪的食品】

1. 消費者在購買食物時，應多看清楚食品成分標示。
2. 盡量避免以反式油脂油炸食物的攝取。台灣市場油炸品多，流行的炸雞、甜甜圈、鹽酥雞等，到底用什麼樣的油，實在沒有人知道。所以消費者上速食店、餐廳時，可多詢問其使用油脂的種類，如此對自己的健康就能多一分保障。
3. 盡量減少進食含反式脂肪的食物，尤其是高血脂、心臟病患者、懷孕、哺乳婦女、幼童、肥胖者等高危險群民眾。

塑化劑事件（又稱為塑化劑／塑毒風波、塑化劑／塑毒風暴等）是台灣在2011年5月底爆發的一系列食品安全事件，起因為市面上部分食品遭檢出含有塑化劑，進而被發現部分上游原料供應商在常見的合法食品添加物「起雲劑」中，使用廉價的工業用塑化劑撙節成本。除了最初被披露的飲料商品之外，影響範圍亦擴及糕點、麵包和藥品等。相關政府機關在事件爆發後，明訂2011年6月起若相關食品未完成自我檢驗，一律禁止販售。

起雲劑(clouding agent)，為食品添加劑的一種，在食品衛生規範內可合法使用。為了幫助食品的乳化，經常使用於運動飲料、非天然果汁及果凍、果醬、濃糖果漿、優酪乳粉末等食品中，讓飲料避免混合物沉澱或油水分離，並可增加飲料中的白霧感及濃稠感。通常由阿拉伯膠、乳化劑、葵花油、棕櫚油等多種食品添加物混合製成。台灣食品科技學會專業人士表示，食品標示中若有安定劑、乳化劑，都是起雲劑的類似產品。

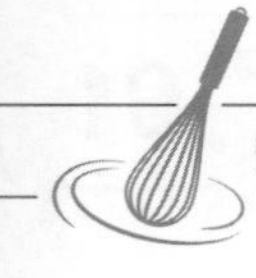

以塑化劑取代棕櫚油製成的起雲劑，早在1980年代前就已出現在台灣市面上，因這類起雲劑顏色純白、保存期限比棕櫚油配方的起雲劑長6、7個月，且能夠稀釋飲品的份量也更大，因此不少起雲劑製造商紛紛跟進，尋求這款非法配方。以棕櫚油製成的起雲劑不僅顏色偏黃，當存放一段時間後還會有油臭味產生，產品穩定度較差；塑化劑則穩定度較高，價格更是便宜5倍之多，而逐漸在市場上取得優勢。

雖然塑化劑可合法的添加於保特瓶等食品容器，在很早以前各國就已經有人呼籲重視食品及醫療容器溶出的塑化劑鄰苯二甲酸二（2-乙基己基）酯〔(bis(2-ethylhexyl) phthalate, DEHP)〕，認為合法的極微量DEHP就會有不良影響，但此事件是直接將DEHP當成食品添加劑，含量遠高於過去測量的溶出量。DEHP比三聚氰胺毒上3.5倍或20倍，不只造成生殖毒性，甚至有致癌危險。不肖業者加入塑化劑，勢必影響民眾健康。

針對「假米粉案」食品藥物管理局重申：市售食品應依照食品安全衛生管理法詳實標示

針對中華民國消費者文教基金會本(2013.01.28)日發布「假『米粉』？！9成米粉充斥廉價玉米澱粉」之新聞資料，疑有產品標示不實之情形，衛生福利部食品藥物管理署重申市售包裝米粉應依照食品安全衛生管理法相關規定詳實標示，以保障消費者權益。

包裝食品品名之標示，依食品安全衛生管理法施行細則第9條規定，應使用國家標準所定之名稱；無國家標準名稱者，得自定其名稱，且其名稱應與食品本質相符，避免混淆。市售包裝「米粉」如宣稱為「純米」粉或「純米製作」，內容物應含有米，如經查獲以澱粉取代純米製造，則屬標示不實，涉及違反食品安全衛生管理法第19條之規定。

另外，中華民國國家標準(CNS)屬自願性規範，如市售包裝米粉宣稱符合CNS11172，則應如實符合相關規範之規定，如有標示不實之情形，亦涉屬違反食品安全衛生管理法第19條之規定。目前市售包裝米粉，以米及玉米澱粉或小麥澱粉等原料製得之產品，依據食品安全衛生管理法施行細則第10條規定，內容物為二種或二種以上時，應依其含量多寡由高至低標示之；且如食品內容物添加有食品添加物，依據本法第17條規定，亦須詳實列示所含食品添加物名稱。食品藥物管局基於保障消費者權益及食品衛生安全，將責成衛生機關查明市售包裝米粉之標示情形，如經查獲有標示不實之情況將依法進行處辦。另呼籲消費者選購市售包裝食品時，應看清楚標示資訊，依個人需求作選擇，並拒絕購買標示不完整或標示不明之產品，來保障自身權益。

毒澱粉事件

2013年6月間的基隆市衛生局第一批抽驗結果，「XX香肉羹」使用台南善化A工廠的「XX粗粉」被驗出順丁烯二酸101.76 ppm，已銷毀 140 公斤的毒肉羹，業者又向A工廠進貨新的合格「XX粗粉」製成肉羹，再將原料粉和肉羹自行送驗，昨日驗出結果依舊含有順丁烯二酸23.48ppm，故衛生局在昨日將新進原料粉64.8公斤、肉羹132.2公斤全數銷毀。太白粉、生鮮水餃、小湯圓、紅龜粿、米苔目、天婦羅等粉製食品或原料粉均是毒澱粉添加之對象。

順丁烯二酸(maleic acid)，化學式為 $HO_2CCHCHCO_2H$，是一種二羧酸，即一個含有兩個羧酸官能基的有機化合物，又稱馬來酸。馬來酸和富馬酸（fumaric acid反丁烯二酸）互為順反異構物。馬來酸常用來製備富馬酸，馬來酸的酸酐為順丁烯二酸酐，和其酸酐比較起來，馬來酸的應用範圍較少。

馬來酸和其酸酐都不是核准的食品添加物，但美國及歐盟有限度的允許使用順丁烯二酸酐在和食品直接或間接接觸的包材中，美國也允許將馬來酸用為化妝品中的酸鹼調和劑。順丁烯二酸可能抑制代謝中某些酵素，例如胺基酸代謝之轉胺酶，而胺基酸代謝主要在肝臟與腎臟，因此長期攝入順丁烯二酸可能造成肝腎損害；此外，粒線體之檸檬酸循環中，某些酵素亦可能受到於順丁烯二酸影響，動物實驗中，會導致狗的腎小管損傷，產生不可逆的傷害。

食用油混充棉籽油、銅葉綠素及棉籽酚之安全性疑慮

資料來源：飛跑健康資訊網　　　上稿時間：2013/10/25　11:04

銅葉綠素是從植物中提取葉綠素（通常取自羊茅和苜蓿），然後用化學方法修飾（或穩定），以銅取代該分子的核心，即可得到穩定的水溶性著色劑銅葉綠素。

依聯合國食品添加物專家委員會(JECFA)之評估報告，銅葉綠素複合物於大老鼠長期試驗中無慢性毒性。世界衛生組織建議每人每日最大容許攝取量為15毫克／每公斤體重。以60公斤的成人計算，每日最大容許量900mg。

我國「食品添加物使用範圍及限量暨規格標準」規定，銅葉綠素及銅葉綠素鈉可添加於口香糖、泡泡糖、乾海帶，蔬果加工品、烘焙食品、果醬、果凍、飲料等產品中，用量以銅計為40~150mg/kg不等。

銅葉綠素為國際規範准許使用之食品添加物著色劑，但各國均未准許使用於「食用油脂產品」中。

棉籽酚為棉花自我防禦物質，天然存在於棉花中，為植物抗毒素，用以預防害蟲與疾病。依照CNS食用棉籽油規範，粗原油需經過規定之加工步驟製成精製油。食用棉籽油經過精煉處理，可去除大部分的棉籽酚，其游離棉籽酚含量極低。

棉籽酚的毒性？1.根據歐洲食品安全局(The European Food Safety Authority, EPSA)2009的評估，棉籽酚雖不具有基因毒性，但過去實驗結果顯示，棉籽酚會造成精子死亡、抑制精子生成以及減少精子數等男性生殖毒性，特別對單胃動物(monogastric)會干擾動情週期、懷孕以及胚胎生成，所以可能進一步導致不孕。2.國際癌症研究中心(International Agency for Research on Cancer, IARC)尚未對棉籽酚做出致癌性之分類評估。1986年Heywood等人根據大鼠試驗所推論之無毒害劑量為5mg/kg bw/day(EFSA, 2009)。但是目前尚未有國際組織所訂定的健康準則含量(health-based guidance value)。

遭沙門氏菌汙染之法國 Lactalis 集團製嬰兒奶粉應於今日完成下架

食品藥物管理署（下稱食藥署）今(11)日說明，針對法國發布Lactalis公司回收疑遭沙門氏菌汙染之嬰兒配方奶粉，經查有3家進口商輸入產品疑似為受影響產品，其中8項產品已在台出貨販售，食藥署已要求3家業者應於今日晚間12時前將已出貨之受影響產品下架，未上架之受影響產品不得上架。食藥署並將於106年12月12日啟動後市場販售端稽查，確認疑受影響產品下架情形，確保民眾食用安全。

食藥署進一步說明，目前掌握之受影響且國內已出貨之產品，有8項產品10個批號，統計至今日下午5時為止，業者共計出貨約6萬罐奶粉。業者應依食品安全衛生管理法（下稱食安法）第7條第5項自主回收。另依同法第4條第5項第2款，此7項產品中之受影響批號產品，政府得命業者應下架，如業者未於期限前下架，得依同法第47條處以新台幣3萬到300萬元罰鍰；如業者未依規定回收銷毀，依食安法第44條第1項第3款處新台幣6萬元以上2億元以下罰鍰；情節重大者，並得命其歇業、停業一定期間、廢止其公司、商業、工廠之全部或部分登記事項，或食品業者之登錄；經廢止登錄者，一年內不得再申請重新登錄。

食藥署另提醒，消費者如有購買到前述應下架之產品，應立即停止食用，並向業者洽詢退換貨。沙門氏菌廣泛存在自然界各處中，奶類食品為常見受該菌汙染食品，此病菌不耐熱，經煮沸後完全死滅，應注意食品在食用前「應充分加熱」。世界衛生組織(WHO)建議的嬰兒奶粉沖泡方式是用攝氏70℃以上的熱水沖泡，再用冷開水降溫，可以殺滅微生物。

二、國內實施食品或餐飲管理相關法規

當科技發展對食品或餐飲中影響健康之成分越了解，對食品產品從食材之生產、採購、儲存，一直到生產及加工或烹調製備過程均需進行嚴格管控，以保障消費者食用安全。表1-2 為與國內食品或餐飲管理相關法規目錄。

表1-2 國內食品或餐飲管理相關法規目錄

法規名稱	發布單位	最新修正時間 (民國)
食品安全衛生管理法	中華民國107年1月24日總統令修正公布並即日施行	107.03.15
食品添加物使用範圍及限量暨規格標準	中華民國107年1月9日衛授食字第1061303630號令修正並即日施行	107.03.15
食品安全衛生管理法施行細則	中華民國106年7月13日衛生福利部衛授食字第1061300653號令修正發布全文31條，並自發布日施行，但第22條自發布後一年施行	107.03.15
農藥殘留容許量標準	中華民國106年6月29日衛授食字第1061301760號令修正並即日施行	107.03.01
食品用洗潔劑衛生標準	中華民國106年6月12日衛授食字第1061301328號令修正	107.03.01
食品安全管制系統準則	中華民國104年6月5日衛生福利部部授食字第1041302057號令訂定發布全文13條	107.03.15
食品過敏原標示規定	中華民國104年7月1日部授食字第1031300217號公告	107.03.15
食品良好衛生規範準則	中華民國103年11月7日衛生福利部部授食字第1031302301號令修正發布，並即日施行	107.03.15
食品工廠建築及設備設廠標準	中華民國103年3月5日衛生福利部部授食字第1031300178號令訂定發布並即日施行	107.03.15
食品業者專門職業或技術證照人員設置及管理辦法	中華民國103年2月24日衛生福利部部授食字第1031300273號令訂定發布全文10條並即日施行	107.03.15
食品製造工廠衛生管理人員設置辦法	中華民國104年8月10日衛生福利部部授食字第1041302465號令修正發布並即日施行	107.03.15
食品及其相關產品追溯追蹤系統管理辦法	中華民國102年11月19日衛生福利部部授食字第1021351000號令訂定發布全文10條；並自發布日施行	107.03.15
一般食品衛生標準	中華民國102年8月20日衛生福利部部授食字第1021350146號令修正發布第1條條文	107.03.15

表1-2 國內食品或餐飲管理相關法規目錄（續）

法規名稱	發布單位	最新修正時間 (民國)
市售包裝食品營養標示方式及內容標準	中華民國102年8月19日發文字號：衛生福利部部授食字第1021302169號	107.03.15
罐頭食品類衛生標準	中華民國102年8月20日衛生福利部部授食字第1021350146號令修正發布全文5條，並自發布日施行	107.03.15
生熟食混合即食食品類衛生標準	中華民國102年8月20日衛生福利部部授食字第1021350146號令修正發布第1條條文	107.03.15
食品器具容器包裝衛生標準	中華民國102年8月20日衛生福利部部授食字第1021350146號令修正發布第1條條文	107.03.15
免洗筷衛生標準	中華民國102年8月20日衛生福利部部授食字第1021350146號令修正發布第1、6條條文，並自發布日施行	107.03.15
蛋類衛生標準	中華民國102年8月20日衛生福利部部授食字第1021350146號令修正發布全文3條，並自發布日施行	107.03.15
食鹽衛生標準	中華民國102年8月20日衛生福利部部授食字第1021350146號令修正發布第1條條文	107.03.15
醬油類單氯丙二醇衛生標準	中華民國102年8月20日衛生福利部部授食字第1021350146號令修正發布第1條條文	107.03.15
食用油脂類衛生標準	中華民國102年8月20日衛生福利部部授食字第1021350146號令修正發布全文6條，並自發布日施行	107.03.15
自來水水質標準	中華民國92年8月20日經濟部經水字第09204610280號令發布，並自發布日施行	107.03.15
餐具衛生標準	中華民國73年11月22日行政院衛生福利部(73)衛署食字第498931號公告訂定發布	107.03.15

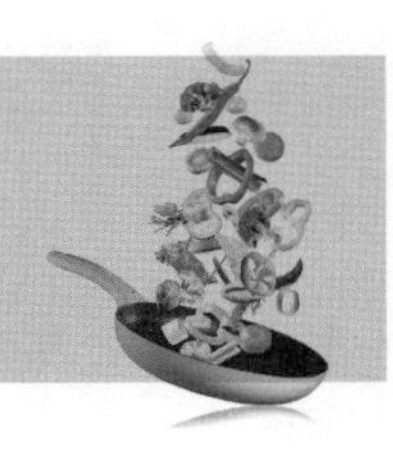

第五節 法令規章與餐飲業衛生安全管理

(The legislations of food hygiene and sanitation management on food and beverage industry)

一、食品衛生行政管理

我國食品衛生的管理之最高管轄單位為衛生福利部，其組織架構圖，請參閱圖1-2，我國食品衛生的管理方式以其下轄之署食品藥物管理署(Department of Food and Drug Administration, FDA)主其事。

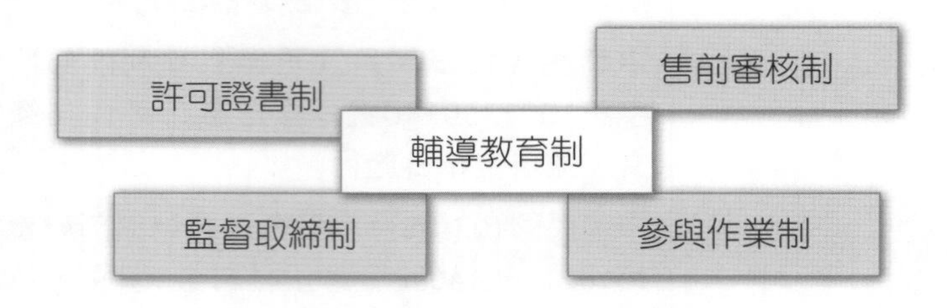

圖 1-2　我國食品衛生的管理方式

(一) 許可證書制

依據食品安全衛生管理法第21條規定經中央主管機關公告之食品、食品添加物、食品器具、食品容器或包裝及食品用洗潔劑，其製造、加工、調配、改裝、輸入或輸出，非經中央主管機關查驗登記並發給許可文件，不得為之；其登記事項有變更者，應事先向中央主管機關申請審查核准。

食品所含之基因改造食品原料非經中央主管機關健康風險評估審查，並查驗登記發給許可文件，不得供作食品原料。

經中央主管機關查驗登記並發給許可文件之基因改造食品原料，其輸入業者應依第9條第5項所定辦法，建立基因改造食品原料供應來源及流向之追溯或追蹤系統。

第1項及第2項許可文件，其有效期間為一年至五年，由中央主管機關核定之；期滿仍需繼續製造、加工、調配、改裝、輸入或輸出者，應於期滿前三個月內，申請中央主管機關核准展延。但每次展延，不得超過五年。

第1項及第2項許可之廢止、許可文件之發給、換發、補發、展延、移轉、註銷及登記事項變更等管理事項之辦法，由中央主管機關定之。

第1項及第2項之查驗登記，得委託其他機構辦理；其委託辦法，由中央主管機關定之。

(二) 售前審核制

食品安全衛生管理法第8條規定：

1. 食品業者之從業人員、作業場所、設施衛生管理及其品保制度，均應符合食品之良好衛生規範準則。
2. 經中央主管機關公告類別及規模之食品業，應符合食品安全管制系統準則之規定。
3. 經中央主管機關公告類別及規模之食品業者，應向中央或直轄市、縣（市）主管機關申請登錄，始得營業。

第1項食品之良好衛生規範準則、第2項食品安全管制系統準則，及第3項食品業者申請登錄之條件、程序、應登錄之事項與申請變更、登錄之廢止、撤銷及其他應遵行事項之辦法，由中央主管機關定之。經中央主管機關公告類別及規模之食品業者，應取得衛生安全管理系統之驗證。第3項驗證，應由中央主管機關認證之驗證機構辦理；有關申請、撤銷與廢止認證之條件或事由，執行驗證之收費、程序、方式及其他相關事項之管理辦法，由中央主管機關定之。

依據食品安全衛生管理法施行細則第3條第3款規定所稱中央主管機關之准用許可字號，指下列情形之一：

一、依食品安全衛生管理法（本法）第 8 條第 3 項規定完成登錄，取得之登錄字號及產品登錄碼。

二、依本法第 18 條所定食品添加物使用範圍及限量暨規格標準附表一食品添加物使用範圍及限量所定之編號。

三、依本法第 21 條第 1 項規定，取得之查驗登記許可字號。

(三) 參與作業制

人畜之間有許多共通的傳染病，因此屠宰時必須仔細的檢查，將病畜去除、銷毀，否則消費者食用此類畜肉產品，就有可能罹患人畜共通疾病。因此為了有效的保障消費者的健康，政府特別規定屠宰場必須設置獸醫師，由直接參與的制度，來進行家畜屠宰衛生的檢查，由源頭的把關來確保消費者所食用家畜肉品的安全性。

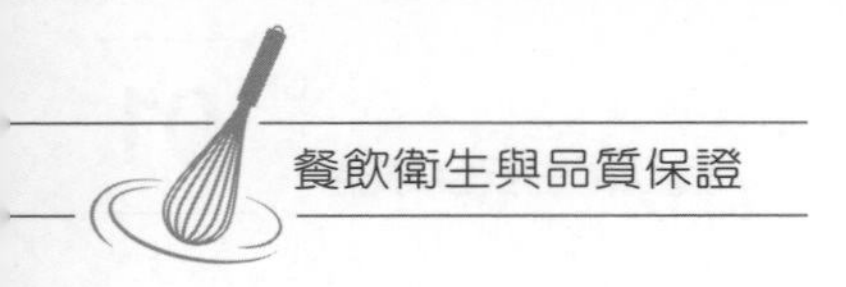

(四) 追溯或追蹤系統

食品安全衛生管理法第9條規定：

1. 食品業者應保存產品原材料、半成品及成品之來源相關文件。
2. 經中央主管機關公告類別與規模之食品業者，應依其產業模式，建立產品原材料、半成品與成品供應來源及流向之追溯或追蹤系統。
3. 中央主管機關為管理食品安全衛生及品質，確保食品追溯或追蹤系統資料之正確性，應就前項之業者，依溯源之必要性，分階段公告使用電子發票。

中央主管機關應建立第2項之追溯或追蹤系統，食品業者應以電子方式申報追溯或追蹤系統之資料，其電子申報方式及規格由中央主管機關定之。

第1項保存文件種類與期間及第2項追溯或追蹤系統之建立、應記錄之事項、查核及其他應遵行事項之辦法，由中央主管機關定之。

(五) 輔導教育制

食品安全衛生管理法（本法）第11條規定：經中央主管機關公告類別及規模之食品業者，應置衛生管理人員。衛生管理人員之資格、訓練、職責及其他應遵行事項之辦法，由中央主管機關定之。本法第12條規定：經中央主管機關公告類別及規模之食品業者，應置一定比率，並領有專門職業或技術證照之食品、營養、餐飲等專業人員，辦理食品衛生安全管理事項。前項應聘用專門職業或技術證照人員之設置、職責、業務之執行及管理辦法，由中央主管機關定之。

在政府人力及經費有限的限制下，各縣市衛生機關僅能對業者進行抽驗，無法全面的監督，因此面對越來越多的食品業與多元化的發展，從源頭進行輔導教育才是管理食品衛生的基本原則。必須輔導業者了解相關法規，並教育基本的衛生概念，使其自發性遵守法律，維護食品安全。另外食品藥物管理署每年均召集各地方衛生單位，商討年度宣導活動集內容重點，然後由食品藥物管理署製造各種宣導教材，提供辦理衛教活動時使用，希望藉由教育的方式建立民眾食品衛生的正確觀念，以提升食品衛生水準。

二、食品衛生行政組織

我國現行衛生管理機關於民國102年配合行政院組織改造成立「衛生福利部」，將原衛生福利部署內21個單位與任務編組、5個所屬機關、內政部社會司、兒童局、家庭暴力及性侵害防治委員會、國民年金監理會以及教育部國立中國醫藥研究所等單位，一起整併為8司6處事權統一的新機關「衛生福利部」及6個所屬三級機關（構）包括：「疾病管制署」、「食品藥物管理署」、「中央健康保險署」、「國民健康署」、「社會及家庭署」及「國家中醫藥研究所」，打造以人為中心的衛生福利網，提升國民的健康與幸福。衛生福利部之組織與規模，請參考圖1-3所示。

行政院衛生福利部下轄之食品藥物管理署為掌管國人飲食衛生安全之主管機關。食品藥物管理署之業務如下【發布日期：2010-01-01】。

（一）食品藥物管理一元化

食品藥物管理署之施政規劃重點，在強化食品、藥物、新興生技產品、化妝品之管理及風險評估，落實源頭管理，健全輸入食品管理體系，發展核心檢驗科技，提升管理、檢驗與研究水準。本署的核心理念是將改變過去以產品管理為中心之概念，轉變成以消費者為中心之管理。透過統一的對外聯繫與發言制度，積極及迅速的與外界溝通，期望達到食品藥物管理一元化的理想。

（二）食品管理

食品衛生管理方面，將透過食品行政管理業務以及查驗、檢驗、稽查等業務之整合，以科學實證支援業務管理，強化食品衛生安全。食品藥物管理署分北、中、南三個區域管理中心，除將逐步收回原委託經濟部標準檢驗署之輸入食品邊境查驗業務，實現食品衛生管理一元化外，亦將透過與地方政府的合作，加強稽查以維護民眾安全。日後遇到與食品安全相關事件，也可迅速整合各業務單位，透過風險分析，在最短的時間內將事件的原由與處理原則透過網路以及媒體讓社會大眾知道。

（三）藥物管理

藥物管理方面，建立一元化、透明化的審查制度，以縮短新藥審查時間，並在安全為前提之下簡化審查流程。並配合行政院於民國98年3月26日宣布啟動之「生技起飛行動方案」，建置完整法令規範，除提升國內生醫製藥產業發展外，亦可讓國人得到更新、更有效、更便宜的藥務治療。在產品面上，加入了生物藥品及新興生技藥品，擴大醫療器材之管理。透過工廠的稽查確保藥物品質、加強藥品流通管理、偽劣藥之查緝及藥物濫用防制等業務。

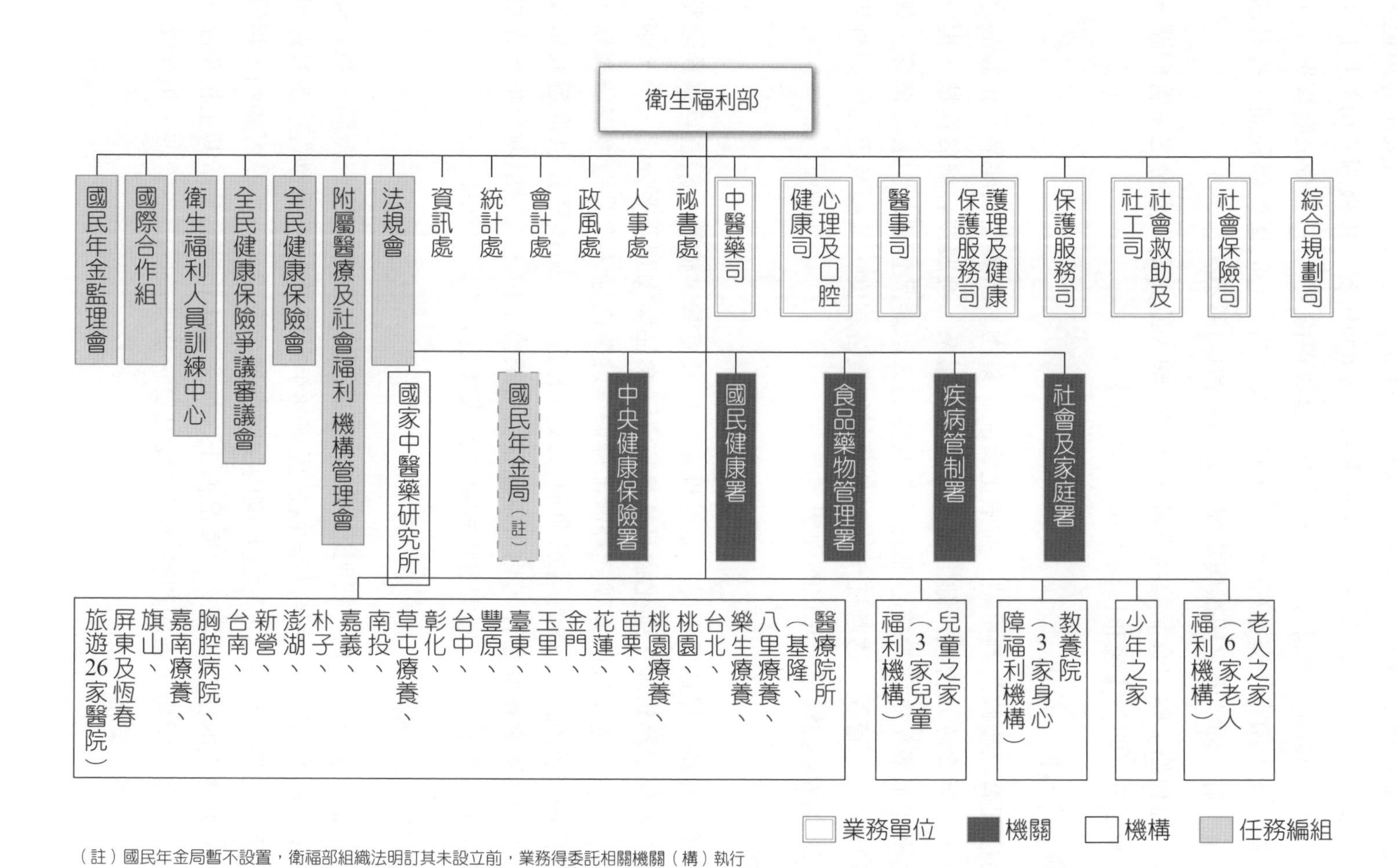

圖 1-3　衛生福利部之組織架構圖

(四)風險管理與消費者保護

為保護消費者，加強風險管控功能，落實源頭管理機制，進行以科學證據為基礎之風險分析，強化食品藥物安全預警系統，建立重大安全事件反應機制，以期能快速有效達到危機處理之效果，並維護消費者對於食品藥物管理體系之信任，因此加強擴大民間參與並擴大檢驗能量，利用民間實驗室協助食品衛生檢驗，達到提升食品安全之稽查效率，並更能因民間資源的挹注，建立政府與產業之溝通管道，觸發自主管理、源頭管理之加乘效果，此外推動藥物之優良製造規範(GMP)及人體細胞組織優良操作規範(GTP)，建立專職醫藥品稽查系統及品質保證體系，提升國內、外藥廠製造品質符合國際PIC/S GMP標準，並確保國內GTP實驗室與人體器官保存庫之管理品質，以期能保護消費者健康及使用安全。

(五)加強國際合作並積極參與國際事務

在原有檢驗能力、藥物管理以及食品管理國際事務合作架構下，更積極的爭取國際事務的參與，並積極著力於訊息的交流以及法規的修正，以期與國際接軌。在風險評估部份，已與美國FDA和其訓練機構 JIFSAN聯繫，期待透過合作與訓練，提升國內在風險分析之能力，確保食品與藥物之安全。同時也將延續WHO專家會議以及WHA參與的突破，加強與世界組織的合作，並讓其他國家知道台灣在食品及藥物安全的努力與成就，為世界食品藥物安全盡一份心力。

(六)加強部會之間與媒體的溝通與合作

食品藥物管理署亦涉及其他機關之業務，將加強與其他行政部門，如農委會、環保署、地方業務單位以及消費者保護相關之官方與非官方單位的溝通與合作；在媒體方面，將會朝向資訊透明化並加強交流的方向去努力，也期待媒體能夠將最真實的訊息傳遞給社會大眾；在一般消費者方面，希望大家能有正確的食品藥物安全觀念，拒絕來路不明之食品與藥物。食品藥物管理署之組織職掌與業務簡介，其組織架構圖如圖1-4 所示【發布日期：2013-07-23】。

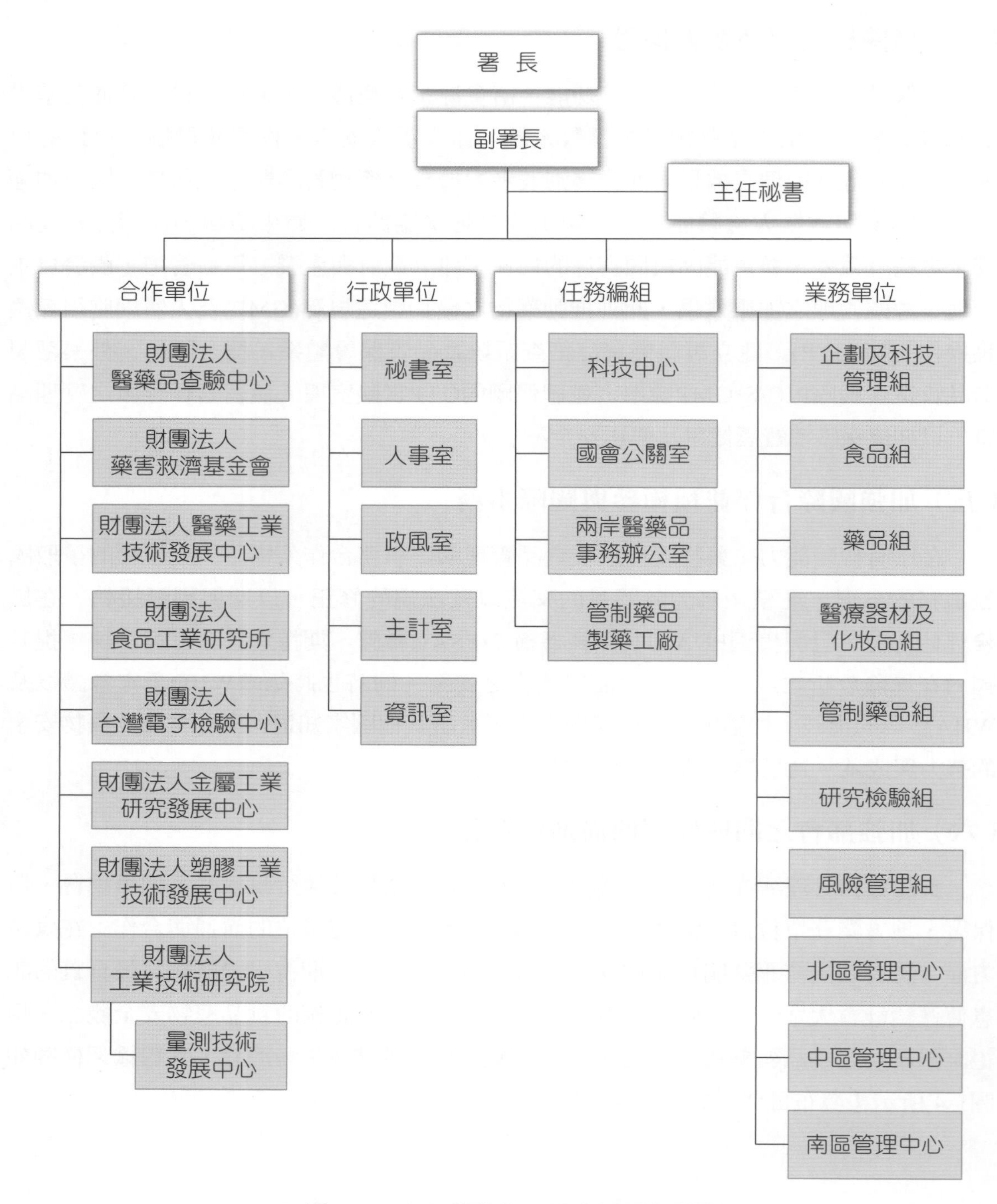

圖 1-4 食品藥物管理署之組織架構圖

其他與我國衛生管理有關之機關包括行政院農業委員會，經濟部標檢局、國際貿易局及工業局。

農委會主管農、林、漁、牧及糧食行政事務。與食品衛生管理有關的係農糧處的食品加工科。農委會主管所有食品原料的生產，與食品衛生有關的是農業使用的藥劑，包括除草劑、殺蟲劑、動物使用的藥劑及抗生素，飼料及飼料添加物；食品使用農藥未及市場販賣時由農委會管理，上市後由衛生單位負責。

標準檢驗局係依據經濟部組織法成立之國家最高商品檢驗機關隸屬經濟部，主要任務為國家標準編修以配合經建計畫、工業政策執行商品檢驗，以提高產品之國際競爭力及保障消費者權益；推行國際標準品質保證制度及環境管理系統，以提升我國品質保證及環境管理水準；辦理全國度量衡標準之劃一及實施及其他檢（試）驗服務。民國88年1月26日將原為「中央標準局」之標準及度政業務與「商品檢驗局」之商品檢驗業務合併，改制為「經濟部標準檢驗局」。凡經經濟部公告為應施檢驗之品目，須經該局檢驗合格，始得輸出、輸入或在國內市場陳列銷售。

國際貿易局掌管農、林、漁、畜、礦及工業產製品等出口申請之審核與發證事項。該局第一組掌管進口業務及貨品分類業務，該組第一科職掌有關農產品、水產品、紙製品及印刷品之輸入管理；第二組掌管出口業務及出進口商登記管理，該組第二科職掌農林、漁、礦及高科技之業務。

工業局掌理業務與衛生安全有關之設廠標準研定事項，工廠新設、擴充登記及調查考核事項，以及工廠分級評分調查之研議、執行及考核事項。在食品管理方面，負責食品工業之獎勵投資法規及專案輔導計畫之研擬與執行，主管工業區之開發與管理、工廠設立登記業務及訂定設廠標準，輔導公會營運、公害防治與產銷協調、優良製造規範(good manufacturing practice, GMP)之申請。

食品藥物管理署以「守護飲食用藥安全、引領科技全新紀元、創造安心消費環境」為使命，藥求安全，食在安心，並以「捍衛全民健康、邁向食品藥物管理新紀元」為願景，建構健全完善的食品藥物安全管理體系，實踐衛生福利部期許給國人健康人生的承諾。食品藥物管理署之使命、願景及施政目標如圖1-5所示。

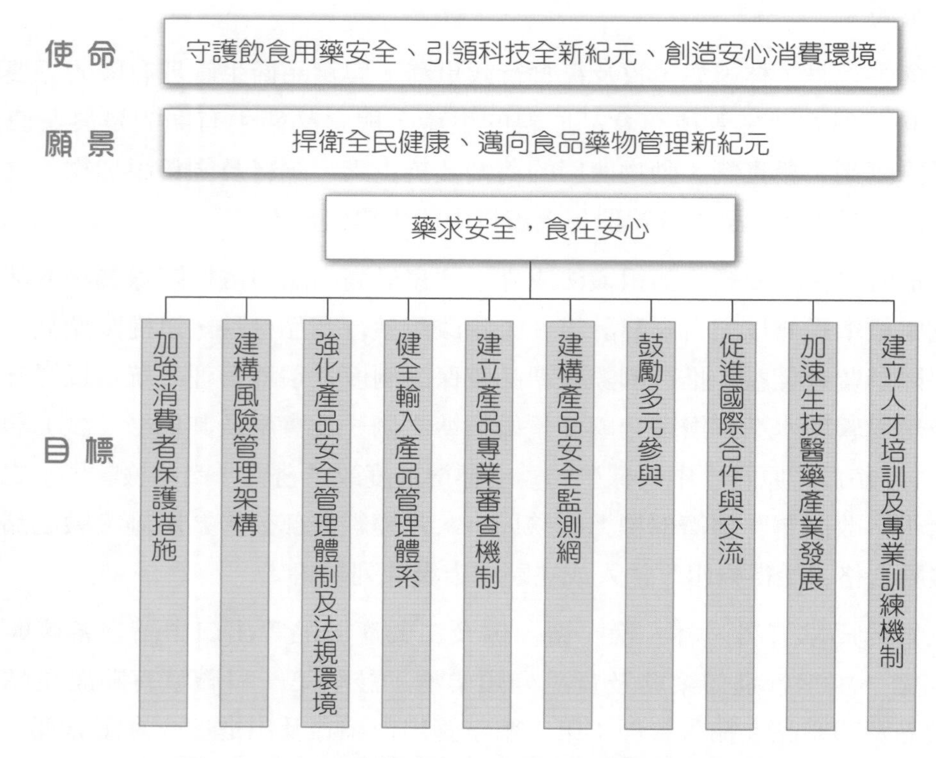

圖 1-5　食品藥物管理署之使命、願景及施政目標

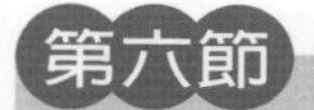

食品驗證標章與餐飲衛生管理

(Certificated logo and sanitation management of food and beverage)

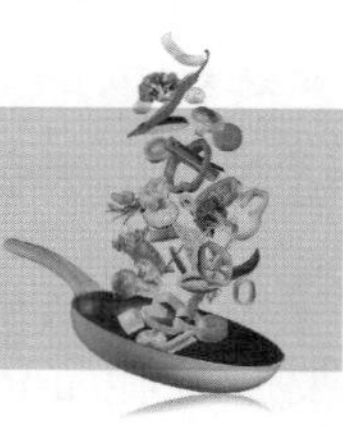

一、驗證／登錄和認證之間的差異

認證（被認證和非認證的單位）以及驗證，已經在產業界中引起了一些混淆。而引起混淆的原因，多是由於人們未正確的使用驗證、登錄和認證的名詞。這些名詞有著精確而不同的意義，而國際標準化組織 (International Organization for Standardization, ISO) 已經為其建立了國際間所共同認知的定義。

「驗證(certification)」是公司行號為生產之成品或服務技術取得國家或消費大眾認可之品質要求、標章和其相關業務（如驗證標章，專業技術人員之教育訓練與核發證明書等），向當地驗證單位(certificated body)申請稽核並通過後，取得該單位認可及頒發標章之一項程序。透過此程序，驗證單位針對申請該驗證標章之公司行號文件書面的確認，並實地訪視稽核，以證明該申請公司的活動、生產的產品或是服務符合該品質管理體系的要求與標準。

例如：某公司生產食品餐飲流通市面，為確保其產品之衛生安全，可向地方衛生局申請HACCP驗證標章，經通過稽核後取得HACCP驗證標章。亦可同時向食品工業研究所申請CAS之驗證，經通過稽核後取得CAS驗證標章。

「登錄」是一項程序，驗證單位藉由這項程序向認證機構(accreditation body)申請執行認證機構允許之驗證或其相關的業務，經認證機構現場稽核評審通過後，即可公開地執行其授權的各項業務。

「認證(accreditation)」單位是專門認可驗證單位是否有資格執行其驗證及其他相關業務的能力，並賦予認證單位在其管轄區內執行其驗證與發證的權力。以國內食品或餐飲業而言，認證單位核准驗證單位，承認其在某些特定的商業環節上，能夠執行品質管理系統的ISO系列、HACCP，或是ISO220000之驗證以及環境管理系統的ISO14000驗證。

二、國內之驗證單位與驗證程序

目前台灣是由財團法人全國認證基金會 (Taiwan Accreditation Foundation, TAF) 推動國內各類驗證機構、檢驗機構及實驗室各領域之國際認證，建立國內驗證機構、檢驗機構及實驗室之品質與技術能力的評鑑標準，結合專業人力評鑑及運用能力能驗，以認證各驗證機構、檢驗機構及實驗室，提升其品質與技術能力，並致力人才培訓與資訊推廣，強化認證公信力，拓展國際市場，提升國家競爭力。

茲因國際標準組織已於2005年8月30日公告食品安全管理系統ISO22000：2005 國際標準，為配合國際趨勢並與國際接軌，該會自2006年2月1日起開放受理申請認證。食品加工業者可以透過通過TAF認證之驗證公司提供的驗證服務，通過驗證後即可取得證書。目前已通過驗證之機構：台灣檢驗科技股份有限公司、貝爾國際驗證股份有限公司、友意國際驗證股份有限公司、環球國際驗證股份有限公司、瑋凱國際檢驗科技股份有限公司等多家廠商。

三、餐飲衛生自主管理驗證

(一) 驗證緣由

行政院衛生福利部所轄各縣市政府衛生局希望藉由衛生自主管理驗證的機制，取得消費大眾的認知與信賴，加強業者自我管理，持續改善，同時教育消費者選擇具有驗證標章之業者，透過衛生自主管理驗證標章，提升業者榮譽感與責任心，並藉由消費者選擇機制，獲取同業主動的跟進，讓餐飲及營業衛生向前邁進一步，提升更高層次的衛生文化。

(二) 如何驗證

1. 驗證業別：游泳池、美容、美髮、電影院、旅館、浴室業、化妝品業、中央廚房、西餐飲冰品業、烘焙業、連鎖便利商店、連鎖茶飲咖啡業、速食店飲冰品業、筵席餐廳、溫泉餐廳、製麵業、賣場超市業、餐盒食品業、觀光景點附設餐飲業等。
2. 驗證效期：衛生自主管理驗證有效期限為 2 至 3 年。
3. 驗證好處：
   (1) 協助業者有制度地自行檢查、管理，並維護營業、製作場所衛生狀況，減少致病菌散布、疾病與食品中毒發生之機率。
   (2) 經由業者有制度地自行檢查，可達到隨時改善及減少發生同樣錯誤。
   (3) 通過衛生自主管理驗證之業者，衛生局會減少衛生稽查次數（由每 3 個月衛生稽查一次延長為每 6 個月衛生稽查一次）及減少飲用水抽驗次數（由每 1 個月抽驗一次延長為每 3 個月抽驗一次），間接可減輕業者受外界稽核之負荷。

(三) 驗證後續管理措施

衛生自主管理驗證有效期間內若負責人變更或業者衛生管理不佳，致發生嚴重違反衛生事件時，衛生局將收回衛生自主管理標章，以保障消費者權益。

(四) 現行政府對食品與餐飲衛生管理之驗證標章

表1-3為現行政府對食品與餐飲衛生管理之驗證標章。

表1-3 國內食品或餐飲管理相關法規目錄

標章	說明
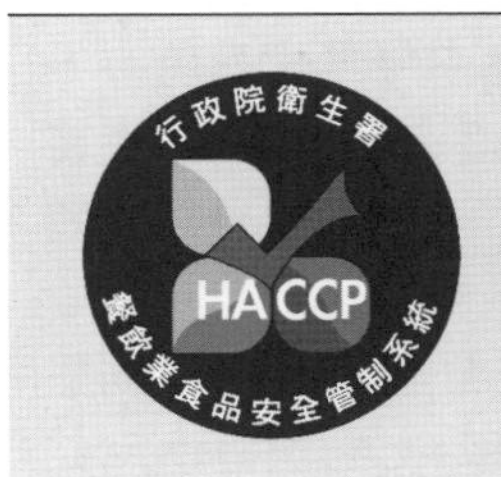	危害分析與重要管制點(Hazard Analysis and Critical Control point System, HACCP)標誌說明：正確的選擇－世界公認最有效的食品中毒預防系統。預先找出可能會發生哪些問題及其原因，決定預防問題發生之方法, 並依照實施確定控制方法確實被執行，最後做成紀錄（白紙黑字才是證明）。圖中左右兩側之綠色，CC代表「安全」，中間為紅色圓點，P代表「美味與健康」；上下為藍色，HA代表「清潔」。
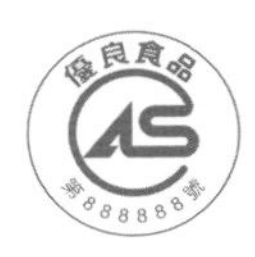	CAS優良食品標誌標誌說明：CAS(Chinese Agricultural Practice)是由中國農業標準三個英文字而來，CAS優良食品涵蓋肉品、冷凍食品、果蔬汁、良質米、醃漬蔬果、米飯調製品、冷藏調理食品、生鮮食用菇、釀造食品、點心類及生鮮蛋品等21大類。
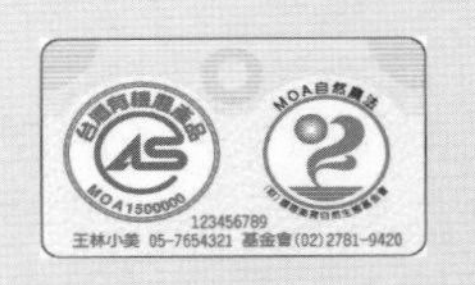	 CAS 有機認證有四種：1.國際美育自然基金會(Mokichi Okada International Association, MOA)
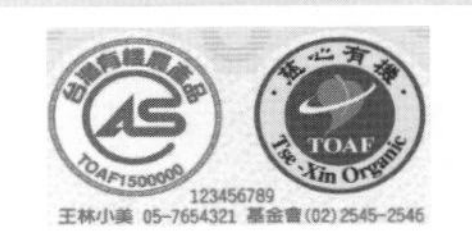	2.慈心有機農業發展基金會 (Tse-Xin Organic Agricultural Foundation, TOAF)
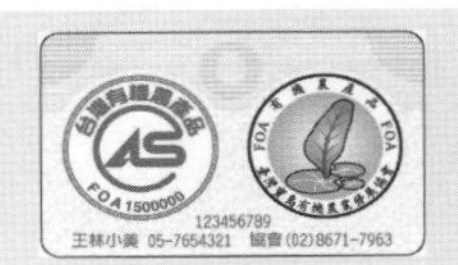	3.台灣寶島有機農業發展協會 (Formosa Organic Association, FOA)
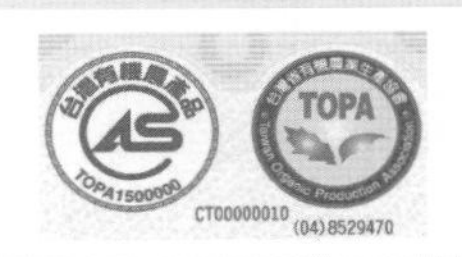	4.台灣省有機農業生產協會。 (Taiwan Organic Production Association, TOPA)
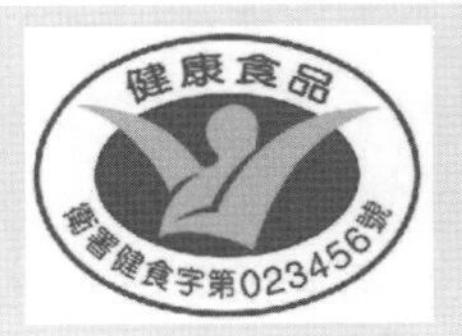	健康食品標章標章說明：食品具保健療效，經申請許可並審核通過後始得作衛生福利部公告認定之保健功效的標識或廣告。衛生福利部初步認定之保健功效有：調節免疫機能、調節血脂、調整腸胃功能，改善骨質疏鬆、牙齒保健、調節血糖、抗氧化、護肝功能等。
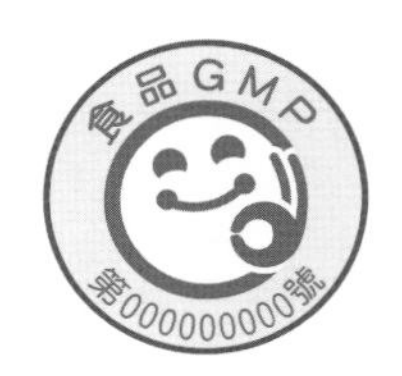	食品GMP認證標章標章說明：GMP(good manufacturing practice)稱為「優良製造標準」或「良好作業規範」，為目前世界公認協助食品製造業者建立自主品質保證體系的最佳方法。主管機關為經濟部工業局，驗證單位為GMP協會。 OK手勢：「安心」：代表消費者對認證產品的安全，衛生相當「安心」。 笑顏：「滿意」：代表消費者對認證產品的品質相當「滿意」。 目前食品GMP管理下之食品品項共分28類（參閱第14章）。

表1-3　國內食品或餐飲管理相關法規目錄（續）

標章	說明
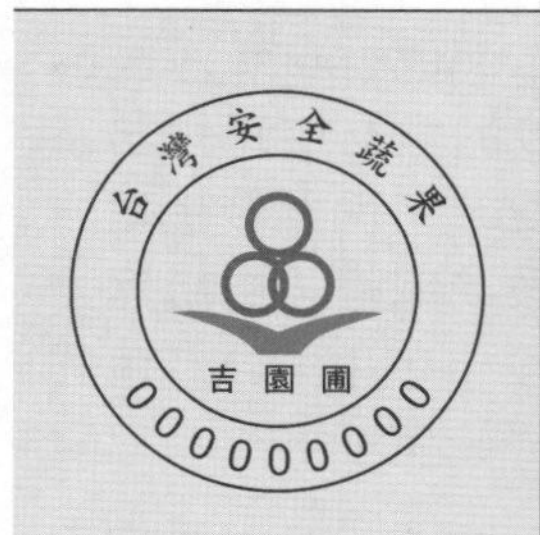	安全蔬果吉園圃標章標章說明：「吉園圃」標章圖案中綠葉代表農業，三個圈圈有二個意義，一是強調農民要把握適時適地適種，合理 病蟲害防治及遵守安全採收期三個達到農業操作之原則，另一個意義是在整個標章推行上需要輔導、檢驗及執法三方面配合。 代表產品經過「輔導」、「檢驗」、「管制」，符合國際間為達到品質安全所強調之優良農業操作，目前亦為CAS所管轄。CAS驗證產品共15品項（參閱第15章）。
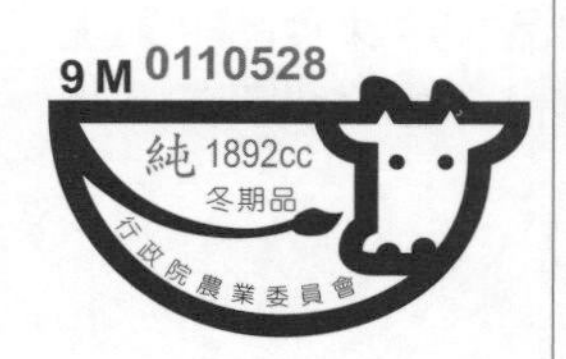	鮮乳標章標章說明：凡申請使用鮮乳標章之乳品工廠以使用國產生乳為原料，並領有乳品工廠登記證，且備有自粘商標自動貼標機之合法工廠為限，並負責保證以國產生乳產製鮮乳。鮮乳標章除分冬、夏期品兩種外，並依容量別分別印製200c.c.、230c.c.、340c.c.、500c.c.、946c.c.及1892c.c.等六種。
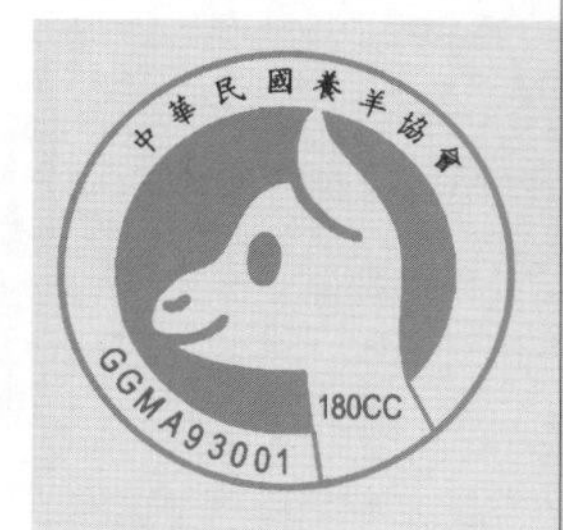	羊乳產品要獲得此標章，必須經過獲得國家實驗室認證的中央畜產會檢驗，並持續接受中華民國養羊協會的定期追蹤採樣檢驗，確保鮮羊乳的品質純淨與衛生安全。有了這個標章，羊乳的鮮、純就能獲得保障，消費者也能安心飲用。
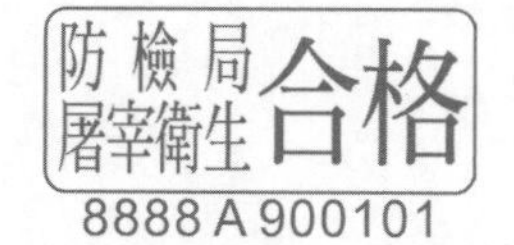	屠宰衛生檢查合格標誌標誌說明：經屠宰衛生檢查合格之豬肉，並於豬皮上加蓋紅色檢查合格戳記。
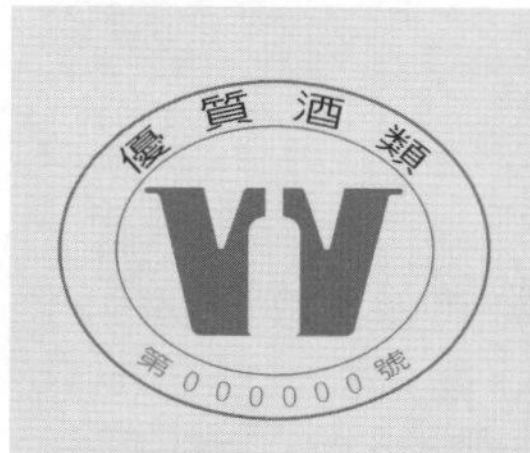	優質酒品標章標誌說明：財政部繼91年施行菸酒新制，開放民間製酒後，為促進國內製酒業之良性發展，並保護消費者權益，故自92年度起另委託財團法人中華CAS優良食品發展協會及財團法人食品工業發展研究所，為執行機關共同協力推動優質酒類認證制度。初期係以國人使用量最大之米酒及料理米酒為認證酒類，嗣後於93年度推廣增加高粱酒認證，截至目前，業有5家高粱酒酒廠計16種酒品通過認證。
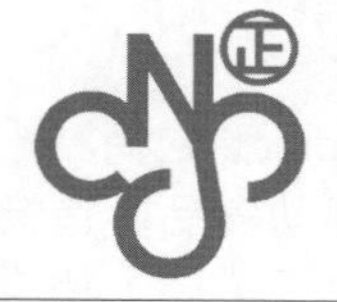	正字標記標記說明：已奉准公司或營利事業登記，並奉准工廠登記之廠商，其工廠品管經評鑑符合規定，產品經檢驗符合中國國家標準(CNS)者。

表1-3 國內食品或餐飲管理相關法規目錄（續）

標章	說明
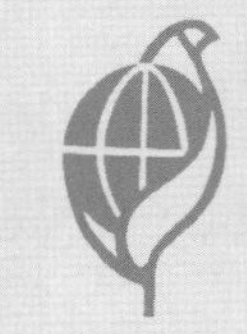	環保標章標章說明：「一片綠色樹葉包裹著純淨、不受汙染的地球」，綠色樹葉代表著「可回收、低汙染、省資源」之綠色消費觀念，它包裹著地球，象徵綠色消費是全球性、無國界的。
	危險建築物標誌標誌說明：經公共安全檢查不合格之危險建築物由政府張貼此標誌，請民眾不要進入。

四、生產履歷制度

食品安全儼然已成為目前食品供應鏈最重要的一環，各先進國家對這方面的要求及規範也日益重視，最重要的發展就是食品「可追溯性」制度的導入。「可追溯制度」（traceability system，意即可追溯（從下游往上游追查）、追蹤（從上游往下游追查）食品在生產、加工處理、流通、販賣等各階段的資訊）在農業應用上稱為「產銷履歷制度」（或狹義稱為「生產履歷制度」）。就農、漁、畜產品（編按：以下統稱為「農產品」）而言，農產品可追溯性就是「可以追溯農產品的生產及流通履歷過程」，也就是農產品結合的情報資訊做識別，以農產品情報資訊的紀錄做為線索，將農產品生產、加工處理及流通、販售整個過程的各階段，由生產者及流通業者分別將食品的產銷履歷流程等相關資訊詳予紀錄並公開標示，消費者可以透過追溯食品產銷相關流程，了解在各製程環節的重要資訊。透過對產品包裝標示之特別識別號碼，可以證明產品生產路徑，方便追蹤及回溯。藉由消費者和生產者之雙向流通鏈上所建立的食品可追溯系統，可追溯產品本身特性，也可了解產品的產銷過程史，包括產品的生產者、生產地點、原料及產銷過程等，而且一旦產品發生問題，能馬上追溯到源頭、找出原因並據此回收產品及做為原產地標示保證。食品產銷履歷系統，訴求食品的安心與安全，保證從「生產現場」到「餐桌」的一貫化安心系統，所以產銷履歷制度可說是保障食品安全的基礎建設。

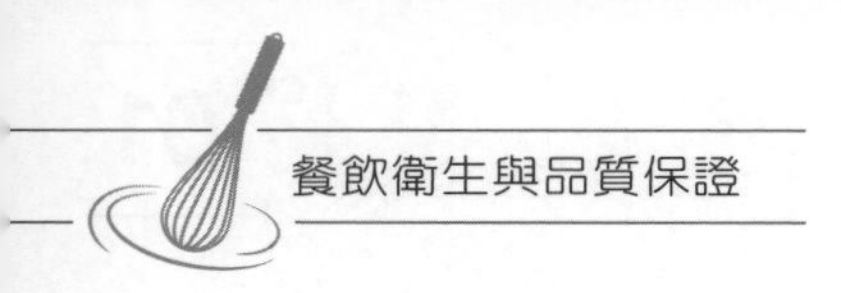

名詞解釋

1. 膳食服務評估 (food & beverage assessment)

為提供在不同的環境下所需要的膳食服務，以健康營養為優先考量，所做之評估。

2. 世界貿易組織 (World Trade Organization, WTO)

為創造一個自由、公平的國際經貿環境，使全球資源依照永續發展的原則作最佳運用，藉以提升各會員國生活水準、擴大生產及確保充分就業，並使國際貿易達到開放、平等、互惠與互利的目的，以及促進開發中及低度開發國家的經濟發展。

3. 即食食品 (ready-to-eat food)

又稱方便食品。一般的速食麵（俗稱泡麵）、烘焙食品、蜜餞與零食點心等，至於冷凍食品僅需微波便能食用，如果食品有先處理過縮短了烹飪的時間又屬於可當成正餐食用的食品都能算即食食品。

4. 團體膳食 (quantity diet, catering)

自一個中央廚房為生產基地，大量製備餐飲。如：以商業獲利為目的之自助餐、速食店等。非商業獲利為目的一學校、工廠、部隊之伙食等。

5. 食品良好衛生規範準則 (good hygienic practice, GHP)

係指食品業者在各項操作與品保制度，應符合確保衛生或品質要求之基本軟、硬體條件。

6. 嚴重急性呼吸道症候群 (severe acute respiratory syndrome, SARS)

感染特點為發生瀰漫性肺炎及呼吸衰竭，因較過去所知病毒、由冠狀病毒(chrona virus) 引起的非典型肺炎嚴重，因此取名為嚴重急性呼吸道症候群。

7. 自助式飲服服務 (cafeteria service)

顧客在餐檯前選擇菜餚，由服務員將菜餚放入盤中，客人將選取的餐食先經結帳後，自行找位置用餐的自助餐務方式。例如：中式自助餐廳，布置多為簡單明亮，預先設計客人流動方向，服務生在餐檯後方，為客人夾取其所選擇之餐食，客人僅需依著餐檯的方向前進，最後經結帳即可進行用餐。客人用餐完畢，須自行清理餐盤、餐具。服務員除了提供餐食外，只需安排少數人力維持餐廳整潔。

8. 餐廳 (restaurant)

源起法文Restaurer，意思是使復元。也就是說消費者可在餐廳內飲用餐食同時休息，使之恢復體力。

9. 反式油脂 (transform oil)

所有動、植物的油脂都是由脂肪酸組成的，天然油脂之脂肪酸的化學結構均是「順式」的。然而為了提高油脂的儲藏安定性及加工特性如升高發煙點等，則以植物油為原料，經氫化(hydrogenation)過程製成，因此形成反式的化學結構，稱為「反式油脂」。

習題作業

一、選擇題

1.（　）餐飲業在中央的主管機關為？ (A) 縣市政府　(B) 內政部　(C) 交通部　(D) 行政院。

2.（　）HACCP(Hazard Analysis and Critical Control Point) 的執行是架構於下列哪一項法規？ (A)GMP　(B)GHP　(C) 食品衛生管理標準　(D) 各衛生局自訂法規。

3.（　）下列不是國內常見的食品驗證標章？ (A)ISO22000:2005　(B)CAS　(C) HACCP　(D)GMP。

4.（　）政府對餐飲衛生管理的依據為？ (A) 消費者保護法　(B) 食品衛生標準　(C) 食品回收指引　(D) 食品衛生管理法。

5.（　）目前 CAS 優良食品有幾類？ (A)19　(B)20　(C) 21　(D)22。

6.（　）食品衛生安全的最高主管機關？ (A) 環保署　(B) 內政部　(C) 交通部　(D) 衛生福利部。

7.（　）目前各地方衛生局管理食品衛生安全之職權在？ (A) 第一科　(B) 第五科 (C) 第七科　(D) 第三科。

二、問答題

1. 餐飲服務業中的團體膳食包含哪些類別？

   答：

2. 我國有哪些法規與食品衛生安全管理有關？

   答：

3. 說明「食品良好作業規範」的意義？

答：

4. 我國最高衛生行政單位為何？請簡述主要職掌？

答：

5. 試說明「標準檢驗局」之工作職掌為何？

答：

MEMO

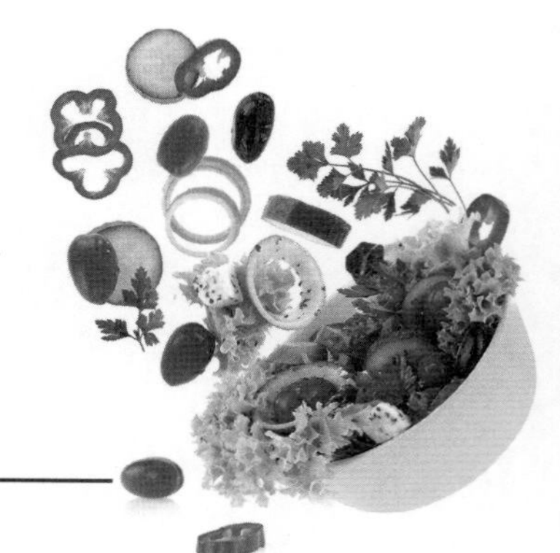

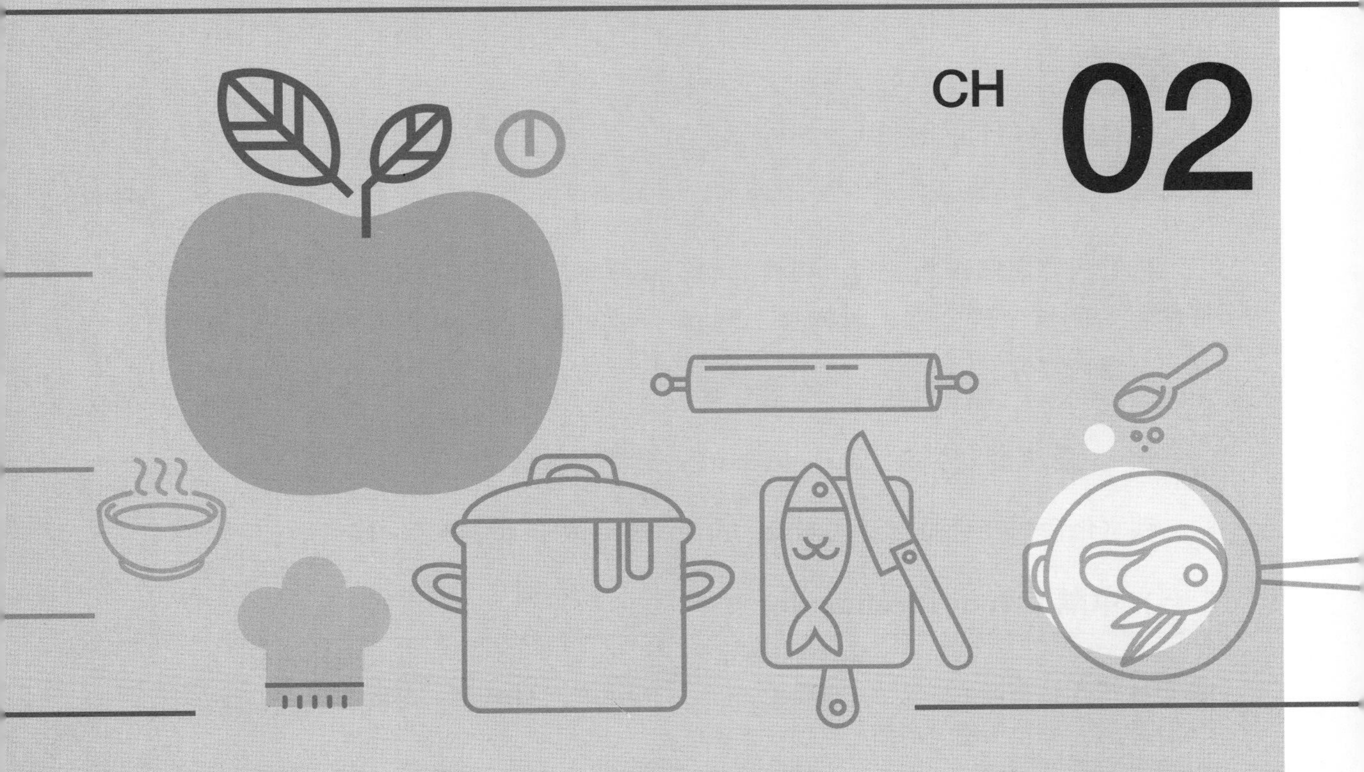

食品原料中潛在危害因子

Food and Beverage Sanitation and Quality Assurance

— 學習目標 —

經研讀及學習本章後，你能了解餐飲之食品原料中潛在危害因子。讀者透過相關法規之學習與其要求，使餐飲經由製備過程將食品原料中潛在危害因子完全去除，以確保餐飲的衛生安全，達到消費者安心食用餐飲之目的。

第一節

食品原料中之組成分

(The composition of the food materials)

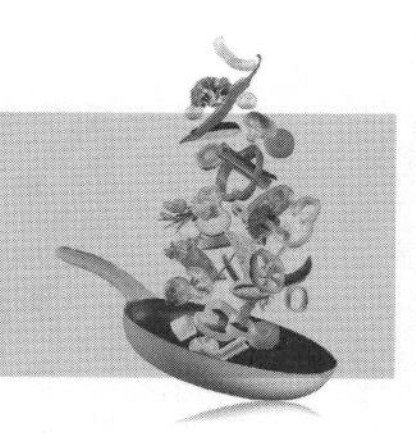

依對人體之需求與危害，將食品的組成分略分為下列12項，分別為碳水化合物、蛋白質、脂質、維生素、礦物質、酵素、有機酸、色素、香氣成分、呈味物質、水分、有毒物質等。

一、碳水化合物（carbohydrate，又稱為醣類）

碳水化合物在身體完全代謝後，可產生約 4大卡／克熱量。現介紹如下：

(一) 單醣 (Monosaccharide)

種類	醛醣(aldose)	酮醣(ketose)
六碳醣	葡萄糖、半乳糖、甘露糖	果糖、山梨糖
五碳醣	阿拉伯糖、木糖、核糖、去氧核糖	--
特質	具還原性、具甜味、具保藏性、參與梅納反應、會產生焦糖化現象	

還原性檢驗法：單醣單糖類可以還原性檢驗法測試。

種類	醛醣(aldose)	酮醣(ketose)
斐林試驗	醣類具游離醛基或酮基與斐林試劑混合經加熱生成氧化亞銅沉澱 R-CHO + 2CuO → Cu_2O↓ + R-COOH	
多倫試驗	醣類與硝酸銀的氨水混合經加熱在試管內壁形成銀壁沉澱 R-CHO + AgO → Ag↓ + R-COOH	

(二) 雙醣 (Disaccharides)

種類	組成單醣和鍵結類型		還原性
雙醣	蔗糖	α-D-葡萄糖-(1→2)- β-D-果糖	無
	乳糖	β-D-半乳糖-(1→4)-D-葡萄糖	有
	麥芽糖	α-D-葡萄糖-(1→4)-D-葡萄糖	有
	纖維二糖	β-D-葡萄糖-(1→4)-D-葡萄糖	有
	寡醣(Oiligosaccharides)		無
寡醣	棉籽糖	α-D-半乳糖-(1→6)- α-D-葡萄糖-(1→2)- β-D-果糖	無
	水蘇糖	α-D-半乳糖-(1→6)- α-D-半乳糖-(1→6)- α-D-葡萄糖-(1→2)- β-D-果糖	無
	糊精	$[α\text{-D-葡萄糖-}(1→4)\text{-D-葡萄糖}]_{2\sim5}$	有

(三) 多醣 (Polysaccharides)

1. 多醣糖類

 (1) 同元多醣 (homopolysaccharides)：澱粉、肝醣、纖維素、半纖維素、菊醣。

 (2) 異元多醣 (heteropolysaccharides)：果膠、膠類、洋菜膠、褐藻膠、幾丁質。

種類	組成單醣	鍵結類型	來源或分布
直鏈澱粉	葡萄糖	α-(1→4)	農作物莖部、根部及種子
支鏈澱粉	葡萄糖	α-(1→4)+α-(1→6)	農作物莖部、根部及種子
纖維素	葡萄糖	β-(1→4)	植物體的細胞壁組成
半纖維素	葡萄糖	β-(1→4)	植物體的細胞壁組成
肝醣	葡萄糖	α-(1→4)+α-(1→6)	動物體的肌肉與肝臟組織
菊醣	果糖	β-(2→1)	菊芋、蒜及洋蔥
果膠質	半乳糖醛酸酯	α-(1→4)	植物體的細胞間膠質
關華豆膠	甘露糖+半乳醣	β-(1→4)+ α-(1→6)	豆科類植物種子
刺槐豆膠	甘露糖+半乳醣	β-(1→4)+ α-(1→6)	豆科類植物種子
阿拉伯膠	葡萄糖+半乳糖	α-(1→3)+ α-(1→6)	樹幹上的淚狀分泌膠
黃耆膠	葡萄糖醛酸+馬尾藻糖+半乳糖	α-(1→4)	樹幹上的淚狀分泌膠
洋菜膠	半乳糖+硫酸酯	β-(1→4)+3,6-去水-	紅色海藻萃取
紅藻膠	半乳糖+硫酸酯	β-(1→4)+3,6-去水-	愛爾蘭藻萃取
褐藻膠	甘露糖+古羅糖	α-(1→4)+ β-(1→4)	海帶等褐藻萃取
聚葡萄糖	葡萄糖	α-(1→6)	*L. mesenteroides*及*L. dextranicum*分泌
三仙膠	葡萄糖	β-(1→4)	*Xanthomonas campestris*分泌之細胞外多醣類
幾丁聚醣	葡萄糖胺	β-(1→4)	蝦、蟹及龍蝦等外殼組織

2. 各多醣吸濕性 (Hygroscopicity) 比較

 (1) 單醣＞寡醣＞多醣

 (2) 蔗糖＞麥芽糖＞乳糖

 (3) 相同溫度及重量濃度下各種糖類的甜度比較

 果糖＞轉化糖＞蔗糖＞蜂蜜＞葡萄糖＞麥芽糖＞半乳糖＞乳糖

二、蛋白質 (protein)

蛋白質在身體完全代謝後，可產生約4大卡／克熱量，而蛋白質基本上是由胺基酸所組成，胺基酸的分類有以下方式。

(一) 胺基酸依官能基分類

中性胺基酸	甘胺酸、纈胺酸、白胺酸、異白胺酸、羥丁胺酸、甲硫胺酸、苯丙胺酸、脯胺酸、色胺酸、甲硫胺酸、半胱胺酸、酪胺酸
酸性胺基酸	天門冬胺酸、麩胺酸
鹼性胺基酸	組胺酸、精胺酸、離胺酸

(二) 胺基酸依人體合成分類

<table>
<tr><td>必需胺基酸
(essential amino acids)</td><td colspan="2">纈胺酸、白胺酸、異白胺酸、色胺酸、羥丁胺酸、苯丙胺酸、甲硫胺酸、離胺酸</td></tr>
<tr><td rowspan="2">半必需胺基酸
(semi-essential amino acids)</td><td>一般成人</td><td>半胱胺酸、酪胺酸</td></tr>
<tr><td>嬰兒及小動物</td><td>組胺酸、精胺酸</td></tr>
<tr><td>非必需胺基酸
(non-essential amino acids)</td><td colspan="2">甘胺酸、丙胺酸、脯胺酸、麩胺酸、天門冬胺酸</td></tr>
<tr><td rowspan="2">限制胺基酸
(limited amino acid)</td><td>穀類</td><td>豆類</td></tr>
<tr><td>離胺酸(lysine)</td><td>甲硫胺酸(methionine)</td></tr>
</table>

由胺基酸組成之蛋白質可由等電點(Isoelectric point, pI)來作種類區分，等電點即是溶液中蛋白質分子的表面淨電荷為零時pH之值，經由等電點來看，可將蛋白質分為以下數種。

蛋白質種類	黃豆蛋白	牛乳酪蛋白	肉類肌原纖維蛋白
pI 值	4.5	4.6	5.6

而蛋白質的組成分類又可分為以下數種。

單純性蛋白質	白蛋白、球蛋白、角蛋白、彈力蛋白、穀蛋白、穀膠蛋白、膠原蛋白、明膠
複合性蛋白質	脂蛋白、核蛋白、醣蛋白、色素蛋白、磷蛋白、金屬蛋白
衍生性蛋白質	胜肽、蛋白际、蛋白腖

蛋白質亦可以官能性質來分類。

成膠性	水畜產煉製品、皮蛋、水煮蛋
起泡性	蛋糕、卵白霜飾
乳化性	蛋黃醬、沙拉醬
組織感	仿畜肉（素肉）、仿干貝、仿鮑魚

三、脂質 (lipids)

脂質在身體完全代謝後，可產生約 9大卡／克熱量，而脂肪的組成分類可分為以下三種。

單純脂質	油脂、臘質
複合脂質	磷脂質、醣脂質、脂蛋白
衍生脂質	脂肪酸、醇類、碳氫化合物、脂溶性維生素(A、D、E、K)

脂肪酸若依飽和程度分類有以下三種。

(一) 飽和脂肪酸 (saturated fatty acid)

種類	熔點(℃)
1. 丁酸(Butyric acid；C_3H_7COOH；$C_{4:0}$)	-5.3
2. 月桂酸(Lauric acid；$C_{11}H_{23}COOH$；$C_{12:0}$)	44.8
3. 肉荳蔻酸(Myristic acid；$C_{13}H_{27}COOH$；$C_{14:0}$)	54.4
4. 棕櫚酸(Palmitic acid；$C_{15}H_{31}COOH$；$C_{16:0}$)	62.9
5. 硬脂酸(Stearic acid；$C_{17}H_{35}COOH$；$C_{18:0}$)	70.1
6. 花生脂酸(Arachidic acid；$C_{19}H_{39}COOH$；$C_{20:0}$)	76.1

(二) 不飽和脂肪酸 (unsaturated fatty acid)

種類	熔點(℃)
1. 油酸(Oleic acid；$C_{17}H_{33}COOH$；$C_{18:1}$)	13~14
2. 亞麻油酸(Linoleic acid；$C_{17}H_{31}COOH$；$C_{18:2}$)	-11.3
3. 次亞麻油酸(Linolenic acid；$C_{17}H_{29}COOH$；$C_{18:3}$)	-12~-11
4. 花生四烯酸(Arachidonic acid；$C_{19}H_{31}COOH$；$C_{20:4}$)	-49
5. 二十碳五烯酸(Eicosapentaenoic acid；$C_{19}H_{29}COOH$；EPA；$C_{20:5}$)	-54~-53
6. 二十二碳六烯酸(Docosahexaenoic acid；$C_{21}H_{31}COOH$；DHA；$C_{22:6}$)	-45

(三) 必需脂肪酸 (essential fatty acids)

種類	熔點(℃)
1. 亞麻油酸(Linoleic acid；$C_{17}H_{31}COOH$；$C_{18:2}$)	-11.3
2. 次亞麻油酸(Linolenic acid；$C_{17}H_{29}COOH$；$C_{18:3}$)	-12~-11
3. 花生四烯酸(Arachidonic acid；$C_{19}H_{31}COOH$；$C_{20:4}$)	-49

脂肪在食品所扮演的性質有以下數種：

1. 提供食品的香氣與味道亦可吸收異味。
2. 使烘焙製品具有酥脆性。
3. 加熱的傳遞介質。
4. 提供食品的多樣性。
5. 可防止烘焙製品的老化。

四、維生素 (vitamin)

脂溶性維生素分類	食品中分布	缺乏症狀
維生素B_1（硫胺素）	穀類、胚芽、豆類	腳氣病
維生素B_2（核黃素）	卵白、脫脂奶粉	口角炎（唇病變）
維生素B_6（吡哆醇群）	肝、啤酒酵母、穀類、香蕉、蔬菜	貧血及痙攣
維生素H（生物素）	花生、卵黃、肝、腎、蔬菜、柚子	生物素缺乏症
葉酸	肝、腎、香蕉、草莓、綠色蔬菜	惡性貧血
維生素B_{12}（氰鈷）	肝、腎、牡蠣、牛乳、乳酪	惡性貧血
維生素C（抗壞血酸）	柑橘水果、綠色蔬菜	壞血病
維生素A	卵黃、乾酪、胡蘿蔔、玉米	夜盲症
維生素D_2（麥角固醇）	牛奶、乾酪	佝僂症
維生素D_3（7-脫氫膽固醇）	卵黃、魚肝油、皮膚經紫外線照射	佝僂症
維生素E（生育醇）	胚芽、米粒、植物油	無特定影響
維生素K_1	紫花苜蓿、甘藍菜、菠菜	血液缺乏凝集
維生素K_2	魚粉、豬肝、腸道細菌合成	血液缺乏凝集

五、礦物質 (mineral)

礦物質是由鈣、鐵、銅、鈉、鎂、鉀、磷及碘所組成，富含在各類食物中，介紹如下。

分類	原理	食品種類
酸性食品	經消化、代謝後，產生磷酸根離子、亞硫酸根離子、氯離子等陰離子多於陽離子者，稱之	肉類、蛋類、穀類、乾酪、李子及梅子
鹼性食品	經消化、代謝後，產生鎂離子、鈣離子、鈉離子、鉀離子等陽離子多於陰離子者，稱之	蔬菜、水果、牛奶、咖啡及茶類

六、酵素 (enzyme)

食品在加工上的應用有以下數種：

1. 嫩化肉類組織。
2. 製造乾酪。
3. 生產高果糖糖漿。
4. 果汁與啤酒的澄清化作用。

而酵素的種類及其目的或作用介紹如下。

酵素的種類	目的或作用
澱粉酶 (α、β、γ、δ-amylase)	將澱粉水解成糊精、麥芽糖、葡萄糖
果膠酶(pectinase)	可降低果汁的黏稠度，製造澄清化果汁
蛋白酶(proteinase)	可去除啤酒中蛋白質懸浮物，製造澄清啤酒
轉化酶(invertase)	將蔗糖轉化成轉化糖
多酚氧化酶(polyphenol oxidase)	將酚類行羥化及氧化反應形成黑色素，造成酵素性褐變反應
葡萄糖氧化酶 (glucose oxidase)	將葡萄糖氧化成葡萄糖醛酸，藉以消耗氧氣，減緩蛋粉之非酵素性褐變反應
轉麩醯胺酶 (transglutaminase；TGase)	將蛋白質中麩胺酸與離胺酸形成共價鍵結，以形成更大的聚合物，使明膠等膠體能耐熱、耐酸及耐水

七、有機酸 (organic acid)

分類	食品上之分布
檸檬酸(citric acid)	水果之代表酸類、柑橘、番茄
酒石酸(tartaric acid)	葡萄、鳳梨、竹筍
蘋果酸(malic acid)	蘋果、蘆筍
醋酸(acetic acid)	食用醋，抗菌效果最佳
乳酸(lactic acid)	牛奶、梅子
草酸(oxalic acid)	菠菜、甘藍

八、色素

色素廣泛應用在現代食品製造中，介紹如下。

種類	分類	存在食品例子
天然動物色素	還原蝦紅素(astaxanthin)	鮭魚卵、蝦蟹卵及蝦蟹殼
	肌紅素(myoglobin)	鮮肉及肉類製品
	核黃素(riboflavin)	即維生素B_2，卵白之微弱螢光
天然植物色素	葉綠素(chlorophyll)	檸檬、柑橘等綠色蔬果
	番茄紅素(lycopene)	番茄、西瓜、柿子
	花青素(anthocyanin)	葡萄、桑椹、草莓、櫻桃、茄子
	類黃素母酮(flavonoid)	分布最廣的色素，如白色蔬菜類
化學反應色素	梅納反應(maillard reaction)	由蛋白質之胺基與還原糖之羰基反應所引起的非酵素性褐變
	焦糖反應(caramelization)	由蔗糖經高溫處理後產生之黑褐色物質，不屬於梅納反應的產品

而色素也富含於蔬果中，以下是蔬菜、水果之色素在酸、鹼及熱之影響下顏色改變情形。

色素類別	顏色	水溶解性	酸性變化	鹼性變化	熱處理變化
葉綠素	綠色	稍溶	變橄欖色	強化呈色	變橄欖色
胡蘿蔔素	黃色	不溶	影響不大	影響不大	影響不大
番茄紅素	紅色	不溶	影響不大	影響不大	影響不大
花青素	紫色	溶於水	強化呈色	變成藍色	影響不大
類黃素母酮	白色	溶於水	變成白色	變成黃色	影響不大

九、香氣成分 (flavor)

以下為物質具有氣味必備條件之介紹。

具有揮發性	氣味強弱不與揮發性成正比，揮發性物質多屬油溶性
具有發香基團	分子中需含有形成氣味之特殊原子基團
食品種類	香氣成分
茶葉	清香成分如己烯醇即是茶葉醇 (hexenol)
紅茶	沉香醇(linalool)及其氧化物
柑橘	帖烯類(terpenes)
水果	低級脂肪酸及酯類如乙酸異戊酯(amyl acetate)
乾酪	苯乙酮(phenylethylone)
奶油	雙乙醯(diacetyl)
牛奶	甲硫醚、低碳數脂肪酸及丙酮
醬油	4-乙基癒創木酚(4-ethyl guaiacol)及4-羥基-2-乙基-5-甲基-3-呋喃酮(4-hydroxy-2-ethyl-5methyl-3- furanone, HEMF)
烤肉	梅納反應產物
油橙油、薰衣草油(lavender oil)、海帶、芹菜、可可	乙酸沉香酯(linalyl acetate)
黑糖	焦糖反應產物

十、呈味成分

食品的基本呈味為酸、甜、苦、鹹。人體味覺的主要器官為舌頭，以下為舌頭對味道之敏感部位的介紹。

呈味物質	酸味	甜味	苦味	鹹味
舌頭位置	兩側	尖部	末端	任何部位

正常來說，溫度的高低也會對呈味感受度產生影響，一般敏感的溫度為10~40℃，而敏感度最強的溫度則在30℃；而呈味物質的濃度（呈味物質的最低呈味濃度稱之為閾值，threshold value，簡稱為TV）亦會改變人的呈味感受度，其中苦味影響最大，接著是酸味、鹹味，最弱者為甜味。人們常會感受到食物中的鮮味(umami)，主要是由麩胺酸鈉等物質而來，以下為各鮮味成分與其存在食品之介紹。

分類	存在食品
麩胺酸鈉(monosodium glutamate, MSG)	味精、醬油、昆布
次黃嘌呤核苷酸(5'-inosine monophosphate, 5'-IMP)	柴魚
鳥糞嘌呤核苷酸(5'-guanidine monophosphate, 5'-GMP)	香菇、酵母菌
琥珀酸鈉((monosodium succinate, MSS)	貝類、肉類、紹興酒

十一、水分 (water)

水分占地球表面比例的70%，是人類賴以維生的重要物質，在食品組成分中亦占有相當重要之地位，而水分的物化特質與食品的製造息息相關，以下為水分物化特質之介紹。

汽化熱	540大卡／克	沸點	100℃
熔解熱	80大卡／克	熔點	0℃
比熱	1卡／℃ 克＝4.187焦耳／℃ 克		
密度	水結成冰晶後體積變大(9%)而密度變小		

而水分在食品組成分中的重要性有以下幾點：

1. 提供組織及質感。
2. 扮演溶劑。
3. 作為產物或反應物。
4. 感官品質的傳送。

除此之外，水分之水活性(water activity；a_w)亦會對食品產生影響。以下詳細介紹水活性相關性質。

(1) 水活性之分類與性質

分類／性質	游離水、自由水（毛細管水）	準結合水（多分子層水）	結合水（單分子層水）
自由移動性	高	中	低
具溶劑性	高	中	低
微生物利用度	高	中	低
決定a_w關連性	高	中	低

(2) 水活性的定義與公式

定義：在相同溫度下，食品於密閉容器中的水蒸氣分壓與純水的飽和蒸氣壓之比值。

計算公式	1. a_w ＝ P／Po 2. a_w ＝ERH／100 3. a_w ＝ n_2／n_1＋n_2	P：食品於密閉容器中水蒸氣分壓 P_o：同溫下，純水的飽和蒸氣壓 ERH：平衡相對濕度(equilibrium relative humidity) n_1：溶液中溶質的莫耳數 n_2：溶液中溶劑的莫耳數

(3) 水活性與食品品質的重要性

A. 各種菌類在一定水活性下之生長值。

菌種類別	細菌	酵母菌	黴菌
最低生長值	0.90	0.88	0.80

B. 各類化學反應在一定水活性下之速率。

分類	反應速率最快（加速）	反應速率最慢
非酵素性褐變反應	0.7	0.2
褐變性褐變反應	0.6	0.3
脂肪自氧化反應	0.7及0.25	0.3~0.4

C. 水活性食品舉例：中度水活性食品 (intermediate moisture food, IMF)。

水分含量	水活性值	常見食品例子
20~50%	0.65~0.85	蜂蜜、蜜餞、果醬、果凍、香腸、水果乾

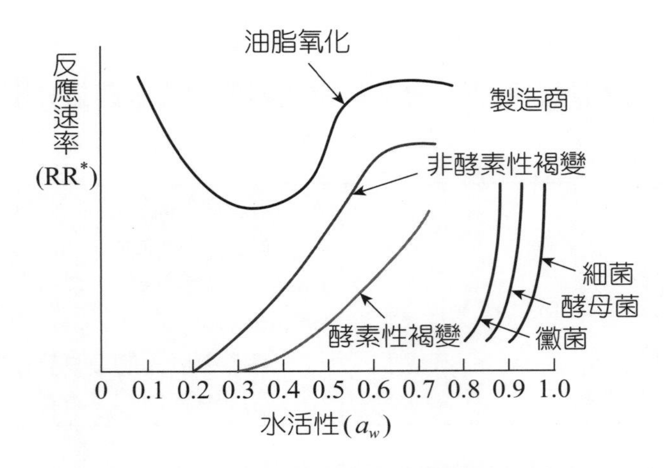

圖 2-1　水活性與食品品質安定性關係

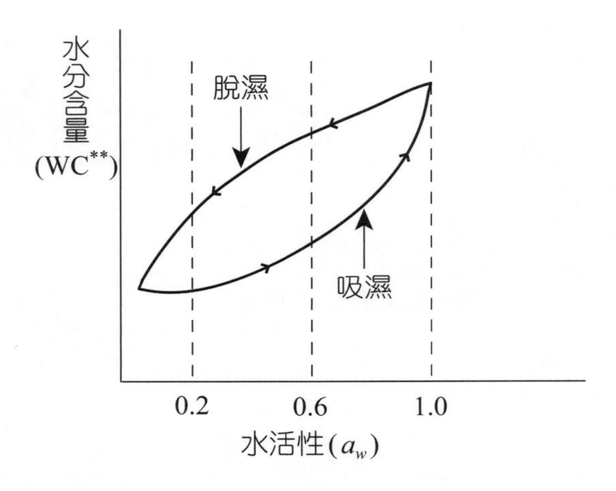

圖 2-2　水活性與食品水分含量的關係

＊ RR：reaction ratw

＊＊ WC：water content

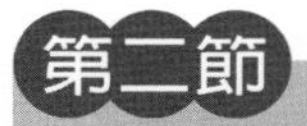

第二節 食品原料中之酵素與微生物

(The enzymes and microorganisms in food)

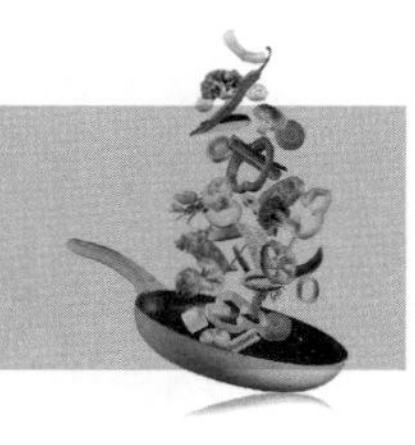

一、常見微生物生長時所耐受之 pH 值範圍

種類	菌種別	生長pH值
真菌	一般黴菌(mold)	2.0~11.0
	一般酵母菌(yeast)	3.0~8.0
產酸性細菌	乳酸菌(lactic acid bacteria)	3.5~9.5
	醋酸菌(acetic acid bacteria)	4.0~9.0
腐敗菌	綠膿桿菌(*Pseudomonas aeruginosa*)	6.5~7.5
	假單胞菌屬(*Pseudomonas spp.*)	6.5~7.5
病原菌	李斯特單胞菌(*Listeria monocytogenes*)	6.8~7.2
食品中毒菌	金黃色葡萄球菌(*Staphylococcus aureus*)	4.0~9.5
	產氣莢膜桿菌(*Clostridium perfringens*)	5.4~8.5
	傷寒桿菌(*Salmonella typhi*)	5.1~11.2
	仙人掌桿菌(*Bacillus cereus*)	4.8~9.2
	肉毒桿菌(*Clostridium botulinum*)	4.9~8.1
	腸炎弧菌(*Vibrio parahemolyticus*)	6.2~8.0
	大腸桿菌O157:H7 (*E. coli* O157:H7)	4.5~8.3
藻 菌	海洋中自然存在之所有藻類(algae)	2.0~11.0

幾乎所有蔬菜之pH值在3.5~7.5，而絕大多數的蔬菜pH值在5.0~6.5，因此受細菌汙染腐敗的情形較真菌多。反之，一般水果之pH值約在2.0~5.3，而絕大多數的水果pH值在3.5以下，由於大多數食品腐敗菌與所有食品中毒菌均無法生長，因此常發生水果受黴菌與酵母菌汙染腐敗的情形。有些食品因與生俱來之酸度，故能較一般中性食品抵抗微生物的腐敗作用。再者，發酵乳、泡菜及醃漬食品亦因有較低的pH值，對品質保存效果較佳。所有肉類之pH值約在5.5~6.5，非常適合所有微生物生長，幾乎所有種類的肉中均含有桿菌及梭狀芽胞桿菌(*Clostridium*)。然而肉品之主要腐敗菌為假單胞菌屬(*Pseudomonas*)或微球菌屬(*Micrococus*)。

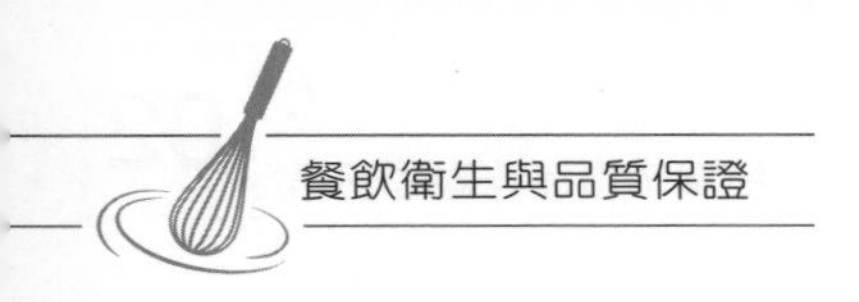

由微生物引起食品之腐敗或變質中，微生物分泌之酵素作用和食品本身含有之酵素作皆是主因。食品原料於未採收，屠宰或捕撈前，其生理機能一直維持正常狀況。一旦生命失去後，食品內本有的酵素即進行自家消化。

動物性肉品於宰殺後，會有死後硬直(mortis rigor)，其後經自家消化(autolysis) 使肉質熟成軟化(aging)。此過程乃是肉品類為達食用目的必要步驟。經此熟成過程後，若酵素再持續作用，則肉品有苦味等不良味道之變質作用伴隨發生。

芋頭或蘋果、桃子等削去皮後，則色澤會急劇變成茶褐或黑色，其它的水果和蔬菜受損傷後亦有類似此變質現象發生，此種變化，乃食品中的酵素作用引起。食品中由酵素引起的變質之例子如表2-1所示。

表2-1 由食品中酵素引起的變質

酵素	變質	產生之現象
多酚氧化酵素(polyphenol oxidase)	酚類化合物之氧化	黑變，暗褐色
脂氧合酵素(lipooxygenase)	高度不飽和脂肪酸的氧化	油燒
脂質水解酵素(lipase)	脂質之加水分解	肥皂臭
直鏈澱粉水解酵素(amylase)	澱粉之加水分解	黏稠度下降
抗壞血酸氧化酵素(ascorbic acid oxidase)	抗壞血酸的加水分解	維生素C減少
噻胺分解酵素(thiaminase)	噻胺類之分解	維生素B_1減少
蛋白質水解酵素(protease)	蛋白質之加水分解	自家消化
糖解酵素(glycolytic enzymes)	乳酸之蓄積	pH值下降

資料來源：澤村良二、濱田昭、早津彥哉《食品衛生學》南江堂，1986。

第三節 食品中天然毒
(The toxcins naturally in food)

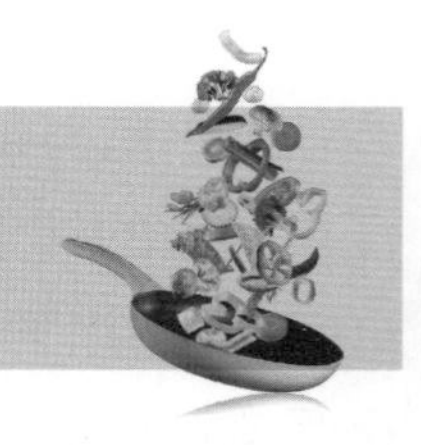

食品中天然毒是指在一般的環境下，正常生理狀態下生長之生物本身所具有之毒素稱為天然毒，人類攝食含有天然毒的食物就會引起食品中毒，依天然毒的來源可區分為動物性食品中毒及植物性食品中毒。如水產動物中的河豚、有毒貝類，植物中的馬鈴薯、樹薯等。

一、存在動物食材中之天然毒

(一) 河豚毒 (tetrodotoxin)

河豚(Puffer fish)的種類大約有近百種，大部分的河豚都有毒，發生河豚中毒的原因主要是所含的河豚毒(tetrodotoxins)，毒性成分分布於河豚的肌肉或內臟中，有些肌肉則有毒，如毒鯖河豚的肌肉毒性很強。有些肌肉無毒，如虎河豚、紫河豚、蟲紋圓豚、蟲紋河豚，但卵巢及肝臟的毒性卻很強，皮膚和腸也有毒。河豚毒不僅出現在河豚中，也可能存在於其他的動物，如某些種類的魚類、蟹類及軟體動物等，也含有河豚毒。

河豚毒的起源被懷疑是由細菌或食物鏈而來，並不是河豚等生物本身產生的。河豚毒素不溶於水或酒精中，具耐熱性，100℃加熱30分鐘也無法完全破壞，易被強酸或鹼（如碳酸氫鈉）破壞，由於一般的烹調並無法破壞河豚毒，因此食用河豚的危險性是相當高的。

河豚毒素是一種神經毒素，作用機制是妨礙鈉離子透過細胞膜，阻礙神經和肌肉等之訊息傳遞。

中毒症狀在食用後20分鐘~3小時後出現，症狀隨毒素的攝取量而異，首先唇和舌端發生麻痺，然後手指也麻痺，接著激烈嘔吐，終至無法運動，出現知覺麻痺和語言障礙，呼吸困難，血壓下降，意識模糊，呼吸停止而致死，死亡率(mortality)大約60%。

基於安全上的考量，河豚最好不要視為一般海產食物，應避免食用。在日本則規定須由具有執照的調理人員才能調理河豚。1999年台灣地區仍有兩件因食用河豚而中毒的事件發生，共造成七名患者和其中一名死亡的死亡案例，民眾對於食用河豚不可掉以輕心。此外民國82年台中地區發生因食用香魚片引起食品中毒的案例，患者於食用香魚片，在食用一口後，即出現口、舌麻痺等症狀，經分析後確定本次食品中毒事件之原因物質為河豚毒所致。

(二) 二枚貝類毒素及熱帶珊瑚礁魚毒

由於氣候變遷和（或）水域優氧化(eutrophication)，而使得某些毒藻大量的生長，這些藻類中的藻毒成分經由濾食生物如二枚貝等或草食性魚類攝入，再經食物鏈的傳遞，蓄積於水產品中，人類攝食這些水產品而引起食品中毒。引起中毒的水生生物主要為濾食性二枚貝，其次為草食性與肉食性的熱帶珊瑚礁岸魚類。

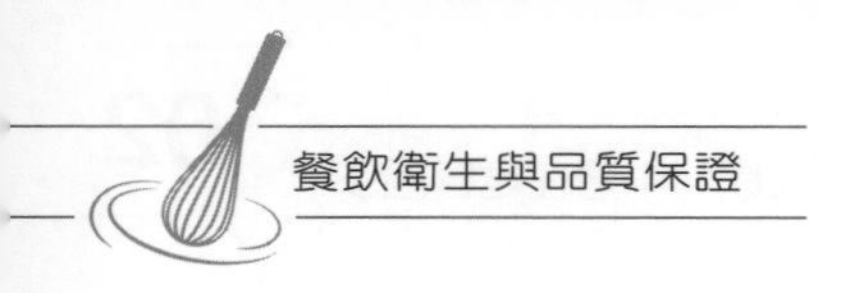

就水產品中藻源毒素所引起的食品中毒，依症狀可分為五類，包括麻痺性貝類中毒、下痢性貝類中毒、失憶性貝類中毒、神經性貝類中毒及熱帶珊瑚礁魚類中毒。

1. **麻痺性貝毒** (paralytic shellfish poisoning, PSP)

麻痺性貝毒是目前已知海洋藻毒中，發生毒害事件次數最多者，同時對人類影響最為嚴重的一種毒素。屏東東港地區曾經於1986年發生因食用西施舌貝而中毒的事件，有50多人就醫治療，其中2人不治死亡。1991年嘉義東石地區也發生西施舌中毒事件，數人中毒，幸無人死亡。

麻痺性貝毒的主要來源為有毒的渦鞭毛藻（dinoflagellates或 dinophyta），其中以亞歷山大屬(*Alexandrium*) 的渦鞭毛藻影響最為廣泛，渦鞭毛藻在良好的環境下會繁殖生長，形成紅潮(red tides)或稱為水華(blooms)，由這些浮游生物所產生的天然毒素，轉移至攝食浮游生物的文蛤、貽貝、海扇貝、利、牡蠣等二枚貝類中，毒素主要蓄積在中腸腺體，人類誤食這些貝類就會發生麻痺性中毒。上述西施舌中毒事件的主要原因就是來自於該批毒貝所生長的養殖池附近水域中，含有麻痺性貝毒的微小亞歷山大藻(*Alexandrium minutum Halim*)所致。

麻痺性貝毒並不是單一的一種毒素，首先由麻痺性貝毒中分離出來的毒素為蛤蚌毒素(Saxitoxin)，蛤蚌毒素為最毒的神經毒素之一，毒素具耐熱性，一般加工方法無法消除，本毒素之中毒目前尚無解毒劑可供醫治。

麻痺性貝毒的作用機制與河豚毒素相同，阻斷鈉離子經過鈉通道進入細胞膜的神經刺激作用，其對於鈉離子具有特殊的親和性，當毒素與鈉離子通道結合後，會使得神經傳導發生困難。麻痺性貝毒的潛伏期不到1小時，症狀為唇與指尖刺麻、運動失調、昏沉、發燒、呼吸麻痺、死亡。

為防止麻痺性病毒事件的發生，衛生相關單位應加強檢視貝類繁殖區及檢驗毒素，尤其夏季高溫時，若產區水產生物體內之毒素含量太高時，即應禁止採收貝類。貝類內臟或暗色肉含毒素比白色肉多，消費者應避免食用貝類的暗色肉或內臟部分。

2. **下痢性貝毒** (diarrhetic shellfish poisoning, DSP)

下痢性貝毒與麻痺性貝毒同是由於二枚貝濾食過多含毒渦鞭毛藻而引起，只是產毒藻種不一樣，而毒素也不一樣。下痢性貝毒主要由形成紅潮的鰭藻屬(*Dinphysis*)與原甲藻屬(*Prorocentrum*)渦鞭毛藻所產生。下痢性貝毒是一系列對熱穩定的油溶性多環醚類化合物，從不同的含毒貝類與紅潮毒藻中分離出25種以上不同化學結構的毒素成分，根據其結構上的差異可分為三組，包括酸性毒素的黑海棉酸(okadaic acid)、中性聚醚環內酯類的甘貝毒(pectenotoxins)及含雙硫酸基的扇貝毒(yessotoxins)。毒素會存在於貝類的中腸腺，因其溶於油脂的特性，會蓄積於脂肪組織中，毒素的熱安定性強，一般的烹調無法破壞其毒性。目前受下痢性貝毒影響較為嚴重的地區，主要為日本和歐洲沿海國家。具有蓄毒能力而引起人體中毒的可食性貝類包括日本扇貝、日本櫛、孔扇貝、紫貽貝、牡蠣、海瓜子等二枚貝。

下痢性貝毒所引起的人體中毒症狀主要為腹瀉及嘔吐，同時引起噁心與腸胃絞痛等類似急性腸胃炎的現象。一般在食用含毒貝類後幾小時內會產生症狀，嚴重者食後30分鐘會有症狀出現，患者約3日後可恢復正常。雖然目前並無因下痢性貝毒致人於死的案例，但因發病率的普遍性與其具有可能促進腫瘤生長活性(tumor promoting activity)的慢性效應，所以受到許多國家地區的特別關注。預防中毒的方法與麻痺性貝毒相同。

3. 失憶性貝毒 (amnesic shellfish poisoning, ASP)

失憶性貝毒中毒事件首先發生於1987年的加拿大東岸，由於人們誤食蓄有此毒素的貽貝(*Mytilus edulis*)而造成4人死亡及百餘人急性中毒。失憶性貝毒主要由一種矽藻累得多列尖刺菱形藻(*Nitzschia pungens f. multiseries*)所引起，這是首次在矽藻中發現有毒的種類，有別於麻痺性貝毒與下痢性貝毒是因渦鞭毛藻所引起。

毒素成分為多摩酸(domoic acid)，是一種屬於胺基酸類的生理活性物質，可藉由腸黏膜吸收而進入循環系統，最後到達神經中樞上的受體而引起中毒症狀。毒性作用是在腦與中央神經系統上干擾麩胺酸(glutamic acid)的正常傳導機制，而病理組織的研究上亦顯示腦部海馬區的神經因多摩酸作用而受損。

中毒症狀包括噁心、嘔吐、腹痛、腹瀉等，同時昏眩、昏迷類似神經中毒症狀，恆久性或短期的喪失部分記憶是本類中毒的典型特徵。

常見蓄積此類毒素的貝類如北美、歐洲的藍貽貝、軟殼蛤、扇貝、刀蛤、文蛤等，此外若干魚類也檢測出多摩酸的殘留或蓄積，如鯷魚、鯖魚等。

4. 神經性貝毒 (neurotoxic shellfish poisoning, NSP)

有關此類貝毒中毒事件首先發生於1962年美國佛州西岸，1993年紐西蘭也曾發生類似藻種的紅潮而造成180人的神經性貝類食品中毒。神經性貝毒是由形成紅潮的渦鞭毛藻所產生，主要由梭盤藻屬(*Ptychodiscus*)所引起，經常發生於美國德州與佛州的墨西哥灣岸，每隔幾年會發生藻華而引起大量魚類的死亡、而藻毒也會經由濾食性貝類的蓄積，而造成食品的中毒事件。

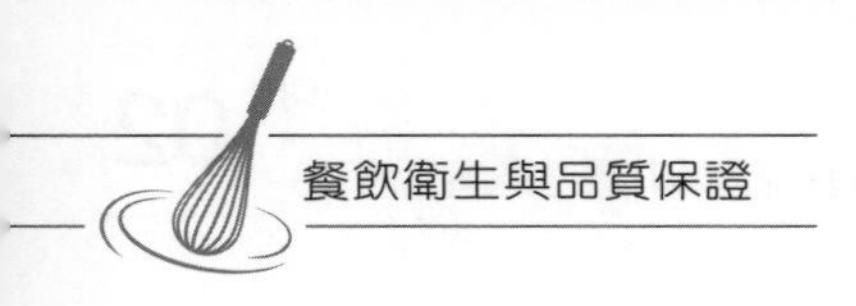

神經性貝毒是指一系列稱為短毒素(brevetoxins)的多元環醚類化合物，依結構可將毒素分為brevetoxin-A及brevetoxin-B兩大群。此類毒素具有刺激神經細胞膜上鈉管道對於鈉離子的通透性，與麻痺性貝毒有相互拮抗的作用。

中毒症狀包括暈眩、瞳孔放大、噁心、嘔吐、腹瀉，在食後30分鐘至3小時發作，嚴重時亦引起心律失常與急性窒息的感覺，症狀持續3至4天，隨食用量與貝類含毒量而異，至今無死亡案例。

在貝類蓄積而曾造成人體中毒的貝類包括牡蠣、大西洋蛤蜊、多變斧蛤、花蛤、硬殼蛤等。

5. 西加毒素 (ciguatoxin, CTX)

熱帶珊瑚礁魚毒(ciguatera fish poisoning, CFP)是指因食用含毒之熱帶珊瑚礁群魚類而中毒的現象。台灣地處熱帶、亞熱帶陸棚邊緣與琉球、廣東、海南、南太平洋海域之珊瑚礁島嶼一樣，經常有因食用熱帶珊瑚礁魚類而中毒的事件發生。毒素也不是動物體本身產生的，在熱帶或亞熱帶島礁周邊的溫暖淺水區，在合適的環境條件下，會生長一些有毒的海藻，經由食物鏈的作用，草食性魚攝食這些海藻，毒素累積在體內，肉食性魚又攝食這些草食性魚，毒素繼續在這些魚體內累積，且含量更高，人類攝食這些蓄積毒素的魚類，就會造成食品中毒。毒素因地域、個體、部位及季節的不同而有很大的差異，以魚體的內臟，尤其是肝臟的毒性最強。

西加毒素是一種油溶性的毒素，具有極強的毒性，西加毒素的化學結構由13個連續連接而成階梯狀的環醚所組成，西加毒素無法以油炸、烘烤、煮沸、燉、蒸、乾燥、鹽漬等烹調方法使其毒性被破壞。

西加毒素主要作用於神經末梢和中樞神經節，微量即能造成神經介質如伽瑪丁胺酸(γ-aminobutyric acid, GABA)和多巴胺(dopamine)等的釋放，與神經細胞膜上的去極化反應，並激活其上的鈉管道，使鈉離子大量進入細胞內，反應機制與河豚毒相反。

此類食品中毒通常在食用含毒魚體後1至24小時顯現，症狀包括噁心、嘔吐、腹瀉及下腹痙攣等，同時全身也產生關節和肌肉疼痛，肌肉無力與腰背僵直，感覺頭痛、暈眩、皮膚發癢等症狀，中毒較深者也曾有因呼吸困難而致死的案例。

二、存在植物食材中之天然毒

植物種類雖然繁多，但是實際上被使用來做為人類食用的植物卻少之又少，主要原因是植物中含有很多不同的化學物質，而這些物質中又有許多是對人類為毒性作用的成分，因此不適合用做為人類的食物。從考古學的研究發現人類早期是以肉食為主，直到學會用火來去除植物中某些天然的毒素，才開始食用植物。

這些有毒的成分有些是天然的殺蟲劑(pesticide)，是植物用來防止受到自然界的蟲害，例如馬鈴薯中的茄鹼(solanine)和番茄中的番茄苷(tomatine)具有抗科羅拉多甲蟲(*Colorado beetle*)的效果。對人類而言，攝食這些植物後，可能會有身體不適或中毒致死的事情發生，因此有必要了解植物中所含的毒素、產生毒性的時機與如何減少毒素的產生，以避免在食用植物來源食品時發生中毒的危險性。

(一) 生物鹼 (alkaloids)

番茄及馬鈴薯都屬於茄屬植物或稱龍葵屬植物(nightshade family)，這類植物所含的毒性物質，稱之為生物鹼。一般在植物中的含量不高，但是發芽的馬鈴薯含量較高。馬鈴薯中所含的生物鹼稱之為茄鹼(solanine)，一般而言每顆正常的馬鈴薯100克中約含有茄鹼1~5毫克，但是發芽的芽眼處所含的馬鈴薯高達茄鹼100毫克。依據美國FDA的規定，茄鹼含量高於20毫克，馬鈴薯就不適合來食用了。茄鹼無法藉由清洗或烹調而破壞，經烹煮的馬鈴薯若含有高量的茄鹼會有苦味，且會在喉嚨有灼熱感。因此對於發芽的馬鈴薯應挖除或丟棄不予食用，以避免中毒發生。

茄鹼會干擾人體調節乙醯膽鹼(acetylcholine)的能力，阻害神經訊息的傳遞。中毒症狀有頭痛、噁心、虛弱、嘔吐、腹痛、腹瀉等現象，嚴重者神經麻痺、呼吸困難。

(二) 含氰醣苷 (cyanogenic glycosides)

為含有糖分子和氰醇(cyanhydrin)的化合物。此等物質可能被胃酸或植物本身的酵素分解產生氰酸(cyanic acid)。氰酸是一種劇毒，30~250 mg就可能致人於死。常見的原因食品如樹薯(cassava)、亞麻(flax)及皇帝豆(lima beans)。樹薯的塊根含有30~40%的澱粉，有些國家以樹薯為主要的熱量來源。由於樹薯中含有含氰醣苷，必須經適當的加工處理去除氰酸才能食用，加工處理包括浸泡(soaking)、細碎 (grating)及發酵(fermenting)。皇帝豆中的含氰配醣體可以利用加熱的方式破壞分解含氰配醣體的植物酵素，去除皇帝豆的毒性。

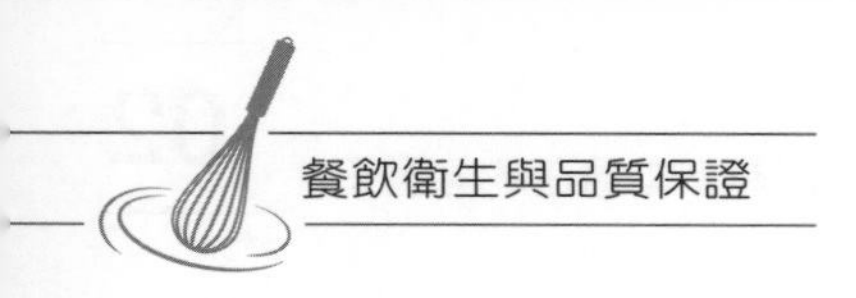

氰醣苷經分解後所產生的氰酸會與延腦中的呼吸、運動中樞之神經細胞結合，進而與細胞膜上電子傳遞鏈中的細胞色素氧化酶(cytochrome oxidase)作用所需之三價鐵離子結合，造成呼吸反應之中斷。症狀有頭暈、頭痛、噁心、嘔吐，嚴重者全身痙攣、呼吸困難甚至死亡。

(三) 油桐子 (candle nut)

油桐係落葉小喬木，為公園或校園內常見的有毒植物。其種子酷似栗子，常被誤食，但因含有毒蛋白及皂素，誤食後會引起腹部抽筋、嘔吐、下痢及輕微休克現象。台中縣就曾於1994年發生一件因學生撿食凋落於地面之油桐樹種子，半小時後即陸續發生不適症狀，經送醫治療均無大礙。

三、存在微生物食材中之天然毒

1. 菇類毒素

菇類的毒素主要以Amanita toxin類之環狀化合物人體傷害最嚴重，食後約6~12小時便產生嘔吐，腹瀉，腹痛，發汗，視力變化及腎、肝及心肌功能減退，中樞神經興奮與痙攣，最後進入昏迷狀態而致死。

2. 黴菌毒素

黃麴毒素由*Aspergillus parasiticus*、*A. flavus*等黴菌產生，稱之為黃麴毒素(aflatoxin)，為黴菌毒素中最毒之一種，為慢性毒，除非量多，一開始並不會有症狀，長期累積會造成肝的慢性中毒，嚴重時導致肝癌。這些菌種主要生長於高溫多濕之環境，以花生、玉米最易受汙染且產生毒素。

四、天然食材中會影響身體健康之有害成分

1. 雞蛋卵白 (egg-white)：含有三種蛋白質，對人體之消化吸收會造成不良影響。卵白經 85℃加熱 5 分鐘後，即可破壞下述三種有害的蛋白質。
   (1) 卵黏蛋白 (ovomucoid)

   是一種醣蛋白，會抑制消化道胰蛋白酶 (trypsin) 和胰凝乳蛋白酶 (chymotrypsin) 之作用，故對人體消化會有阻害作用。

(2) 抗生物素蛋白 (avidin)

會與人體所需的一種維生素－生物素 (biotin) 結合，形成不具活性的複合物，而不被人體吸收。

(3) 伴白蛋白 (conalbumin)

會與多價的金屬離子如三價的鐵離子、二價的銅、鋅離子結合，產生不被消化的沉澱物，因此會抑制腸道對這些礦物質之吸收。

2. 生豆漿中之皂素 (sponine)、胰蛋白酶抑制物 (trypsin inhibitor)、紅血球凝集素 (hemagglutinine) 等有害成分，亦不適合生食，經 80℃加熱 30 分鐘即可破壞上述三種有害的成分。

第四節 存在食材中之化學物質
(The chemicals naturally in food)

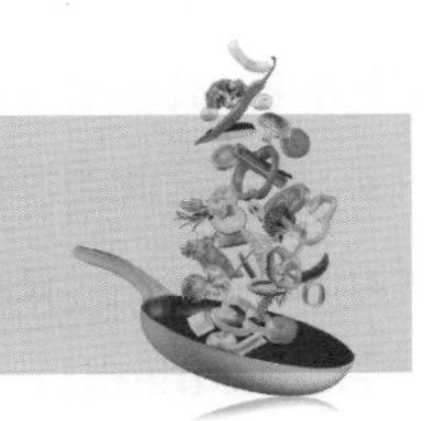

存在各食材中之化學物質所引發之化學性食品中毒，其發生與細菌性的食品中毒發生情況不同，與季節變化比較沒有直接的關係，主要是因為誤用或不小心將化學物質添加或殘留於食品中而引起的食品中毒。發生化學性食品中毒的情況有諸多原因，包括因惡意或疏忽而添加於食品的有害物質、加工過程中的錯誤混入食品的有害物質、從包裝容器等溶出的有害性物質或者食品在加工製造過程中所生成的有害物質。

一、化學性食品中毒的症狀

化學物質種類繁多，各種有毒化學物質對人體的影響不同，因此化學性食品中毒的症狀會依物質種類而產生不同的症狀，一般而言此類食品中毒的潛伏期短，平均在6小時內會發作，在1小時內就會呈現症狀。但也有些物質引起的中毒為慢性中毒，因此患者短時間內並沒有感受，一直到身體內的毒素物質累積到某一定的量時才產生症狀。化學性食品中毒的症狀主要為嘔吐、噁心、頭痛、腹瀉等胃腸症狀與眼花等。

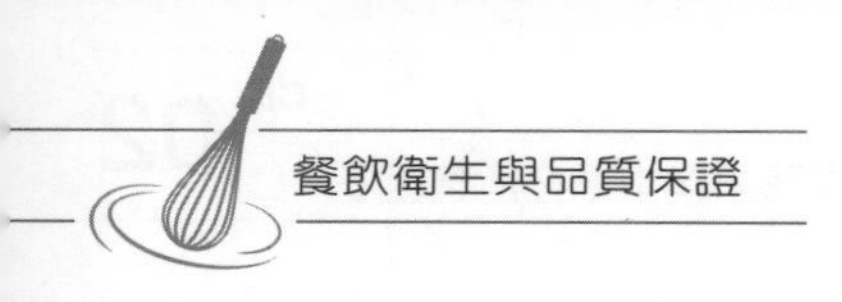

二、化學性食品中毒原因物質

(一) 因惡意或疏忽而添加於食品的有害物質

食品在製造、加工、調配、包裝、運送、貯存等過程中，會為了著色、調味、防腐、漂白、乳化、增加香味、安定品質等原因，而在食品中添加化學物質，這些化學物質稱之為食品添加物，由於化學物質可能對人體產生危害，因此依據食品衛生管理法，食品添加物的使用範圍和限量均應符合衛生福利部的規定，不過仍然有些業者因惡意或疏忽而使用有害人體健康的添加物，造成食品中毒案件的發生。

例如俗稱冰西的硼砂(borax)，過去國人經常拿來添加在鹼粽、油麵、油條、煉製品等食品中以增加彈性及脆度，使用相當廣泛，不過由於硼砂對人體有害，政府早就禁止使用，根據衛生單位的報告指出，近年來仍有業者被檢查出在上述產品中含有硼砂，顯見此類食品中毒的危機仍然存在。其他被禁用的有害性食品添加物還有金黃胺(auramine)、玫紅(rhodamine B)、白脫黃(butter yellow)、孔雀石綠(malachite green)、橙II(orange II)、甜精(dulcin)等化學物質。

(二) 生產、加工過程中錯誤混入食品的有害物質

1. 農藥殘留

為了增加產量及方便管理，農民在耕種農作物時會噴灑農藥來減少病蟲害及清理雜草。然而就食用的觀點，如果農藥在植物體內未能很快的分解消失而殘留於食用部分，則將形成食物汙染，因此農藥殘留的問題也成為消費者在食用蔬菜水果時，最擔心的安全問題。

一般而言，如果農民使用合法的農藥及按規定噴灑，依照安全採收期的相關規定採收蔬果，配合消費者食用前的清洗，並不會有農藥殘留的問題，然而有些農民因未按照規定使用農藥或誤用，而導致農藥殘留問題的產生。國內曾經發現蔬果中含有禁用農藥的蹤跡，如小玉西瓜中發現禁用農藥地蜜(temik)，得滅克是胺基甲酸鹽系殺蟲劑。葡萄中檢出四氯丹(captafol)、草莓檢出蓋普丹(captan)等，顯示國內農藥不當使用的情形仍然存在。

至於毒性較強，對生態及人類健康影響較大的農藥，政府也陸續公布禁用，包括長效行環境汙染物如滴滴涕(DDT)、阿特靈(aldrin)、地特靈(dieldrin)、飛佈達(heptachlor)、蟲必死(BHC)、安特靈(endrin)等，致畸胎性毒殺芬(toxaphene)、達諾殺(dinoseb)、樂乃松(fenchlorphos)等多種農藥。

2. 砷中毒

砷是地球上廣布的元素，以不純物含於各種化學藥品中，因此因生產、加工過程的錯誤而導致的食品中毒也層出不窮。

1900年英國發生含砷啤酒的中毒事件，原因來自葡萄原料中含砷。1948年日本發生含砷胺基酸醬油中毒事件，原因來自中和劑碳酸鈉中含有砷。最著名的例子是發生在1955年日本岡山縣地區，嬰兒奶粉中含氧化砷的中毒事件，中毒原因是由於森永乳業公司生產奶粉時所添加的乳質安定劑中含有砷，造成以該乳粉餵哺的嬰兒產生發燒、皮膚黑變、貧血、肝臟肥大等症狀，被害嬰兒高達12,159人，死亡131人。

砷中毒事件凸顯了食品添加物是化學合成的危險性，因此業者在使用食品添加物時，對於品質的確認要格外小心，應該注意其規格標準、使用範圍及用量是否符合相關規定，確保使用的安全性。

3. 多氯聯苯 (polychlorinated biphenyl, PCB) 中毒

多氯聯苯為不同的氯化雙酚類化合物及其異構物的混雜混合物，具有很多的特點，包括沸點高、熱容量大、絕緣性強、不燃性、耐酸、耐鹼、不溶於水的特性，過去曾廣泛的應用在各種化學工業、塑膠工業甚至食品工業中。

多氯聯苯曾經在日本及台灣中部地區造成嚴重的食品中毒事件，1968年日本九州製造米糠油的工廠在油脂製造過程中的脫臭階段，因為被用來做為熱媒的多氯聯苯外漏，滲入脫臭的容器內，汙染了米糠油，導致食用該油品的消費者在食用半年後陸續出現中毒的症狀，造成兩千多人中毒，此為最著名的多氯聯苯中毒案例。不過該案在發生十年後，1979年也在台灣中部的台中縣（現台中市）、彰化縣發生與日本相同的米糠油中毒事件，受害人數更高達三、四千人。

由於多氯聯苯的毒性高，在環境中具安定性不易被分解，目前已經禁止使用，但是環境中的多氯聯苯仍然透過食物鏈的方式蓄積在生物體中，世界各國仍舊持續的監測多氯聯苯對人類的影響。

(三) 從包裝容器等溶出的有害性物質

食品容器、食品包裝是與食品添加物直接接觸的容器或包裹物，因此原材料的物質及不純物可能由包裝容器移動(migration)到食品，使食品被滲入的含有害物質，會影響到食品的品質與安全。

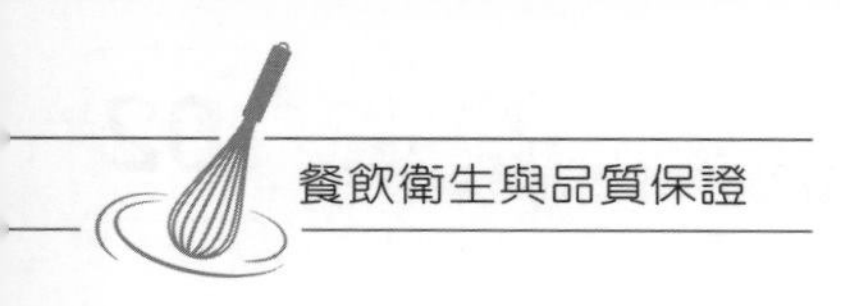

(四) 食品在加工、製造、保存過程中所生成的有害物質

食品於加工、製造、保存過程中，可能產生對人體有害的物質，有些物質甚至會引起癌症。

1. 多環芳香族烴 (polycyclic aromatic hydrocarbons, PAH)

食品在300~400℃的高溫下加熱，會產生多環芳香族烴(polycyclic aromatic hydrocarbons, PAH)，例如煙燻的食品因高溫煙燻會產生PAH，這些PAH包括萘(naphthalene)、蒽(anthracene)、蒎(pyrene)、苯并蒎(benzopyrene)等，其中以苯并蒎的致癌性最強。

蛋白質或胺基酸的熱分解物也具有毒性，從燒焦的魚肉或牛肉發現具有致突變性及致癌性的物質，如色胺酸(tryptophan, Trp)的熱分解物Trp-p-1、Trp-p-2及麩胺酸(glutamic acid) 的熱分解物Glu-P-1、Glu-p-2。

油脂含量高的食品，如速食麵、油炸食品或食用油等，由於所含的不飽和脂肪酸，在保存過程中容易因包裝不良等原因，發生油脂氧化而生成過氧化物，過氧化物亦會對人體產生不良的影響。

2. 奶粉中三聚氰胺中毒

三聚氰胺(melamine)（化學式：$C_3H_6N_6$），俗稱密胺、蛋白精，IUPAC命名為「1,3,5-三嗪-2,4,6-三氨基」，是一種三嗪類含氮雜環有機化合物，被用作化工原料。它是白色單斜晶體，幾乎無味，微溶於水（3.1g/L常溫），可溶於甲醇、甲醛、乙酸、熱乙二醇、甘油、吡啶等，不溶於丙酮、醚類、對身體有害，不可用於食品加工或食品添加物。

三聚氰胺是氨基氰的三聚體，由它製成的樹脂加熱分解時會釋放出大量氮氣，因此可用作阻燃劑。它也是殺蟲劑環丙氨嗪在動物和植物體內的代謝產物。

三聚氰胺是製造美耐皿的原料。該樹脂有時也被俗稱為三聚氰胺甲醛樹脂，常用於製造日用器皿、裝飾貼面板、織物整理劑等，在日常生活中最常見的應用是塑料碗碟。這類器皿的物理性質非常類似陶瓷，堅硬不變形但又不像陶瓷那樣易碎。而且標有「不可以在微波爐中使用」的警示，因為美耐皿受熱後有可能散發毒性。由於這個緣故，在中國以外的地區已開始禁止利用含有三聚氰胺的塑料來放置食物。三聚氰胺還可以與乙醚配合作為紙張的處理劑，在一些塗料中作交聯劑，以及阻燃化學處理劑等。

食品工業中常常需要測定食品的蛋白質含量，由於直接測量蛋白質技術上比較複雜，所以常用一種叫做凱氏定氮法的方法，通過測定氮原子的含量來間接推算食品中蛋白質的含量。由於三聚氰胺（含氮量66%）與蛋白質（平均含氮量16%）相比含有更高比例的氮原子，所以被一些造假者利用，添加在食品中以造成食品蛋白質含量較高的假象，從而造成諸如2007年美國寵物食品汙染事件和2008年中國毒奶粉事件等嚴重的食物安全事故。

中國國家食品質量監督檢測中心在2008年9月13日指出，三聚氰胺屬於化工原料，是不允許添加到食品中的，故暫未設定像農藥般的殘留標準限制。2008年10月8日，衛生部、工業和信息化部、農業部、國家工商行政管理總局和國家質量監督檢驗檢疫總局聯合發布公告，制定三聚氰胺在乳與乳製品中的臨時管理值：

(1) 嬰幼兒配方乳粉中三聚氰胺的限量值為1mg/kg，高於1mg/kg的產品一律不得銷售。

(2) 液態奶（包括原料乳）、奶粉、其他配方乳粉中三聚氰胺的限量值為 2.5mg/kg，高於 2.5mg/kg 的產品一律不得銷售。

(3) 含乳 15% 以上的其他食品中三聚氰胺的限量值為 2.5mg/kg，高於 2.5mg/kg 的產品一律不得銷售。

另外，在《2008年度遼寧省飼料產品質量安全監測計畫》中，遼寧省動物衛生監督管理局明確規定飼料中攙加的三聚氰胺要低於2mg/kg。香港政府於2008年9月22日緊急立法，禁止食物的三聚氰胺含量超標。新法律規定：嬰幼兒及孕婦食品，每公斤不能含有超過1毫克的三聚氰胺，食物每公斤不能超過2.5毫克。

在台灣方面，2008年9月24日，行政院衛生署（現衛生福利部）參考國際檢驗方法和香港最新立法規定，以及會商藥物食品檢驗局與食品工業研究所的專家後，因為難以在短期間內驗出2ppm以下之三聚氰胺，為加速檢驗，因此決定2.5ppm(2,500ppb)為食品殘留三聚氰胺的檢驗判定標準。後來因民眾擔心緣故，目前不允許乳製品類有三聚氰胺驗出。

紐西蘭食品安全局參考歐盟每日容許攝取量標準（每公斤體重每日0.5mg，20公斤的孩童為20*0.5=10mg，70公斤的成人為70*0.5=35mg），決定以一般食物5.0ppm(5,000ppb)、嬰兒食品1.0ppm為食品殘留三聚氰胺的暫定檢驗判定標準，市售食物含量低於此值則不再發布確認風險警告，不過若有發現此值會造成民眾攝食超過每日容許攝取量的三聚氰胺或者發現有摻假的情況，會隨時檢討此值。

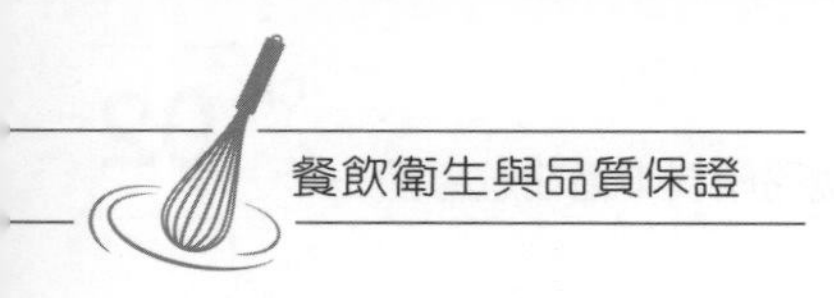

3. 油炸油使用過度

針對台北縣（現新北市）政府消保官2009年6月21日分別到土城市（區）、永和市（區）兩地的麥當勞、肯德基、拿坡里、達美樂等知名連鎖速食業餐廳調查，發現業者每天濾油，沒有天天換油乙事，衛生署（現衛生福利部）在此要求業者正確使用油炸油，以確保民眾外出飲食健康。

各級衛生機關已將餐飲業之油炸油列為餐飲衛生稽查重點，業者如有使用劣變油脂之情事者，衛生機關將依據食品良好衛生規範八點之規定予以限期改善，如限期改善不改善者，將會被處新台幣6萬元以上，30萬元以下罰鍰。如添加於油炸油內之抗氧化劑，不符合食品添加物使用範圍及用量標準者，將被處罰新台幣3萬元以上15萬元以下罰鍰。

長時間油炸食物之餐飲業者，應選用穩定度高之油炸油，其於靜置冷卻期間，應有良好之防護措施，以避免油炸油脂快速氧化。諸如：將油炸油置於陰涼乾燥且無日光直射之處、遠離熱源（例如：瓦斯爐、油炸鍋、蒸鍋等）、用畢後應立即蓋緊瓶（桶）蓋等。

衛生署（現衛生福利部）呼籲餐飲業者正確使用油炸油，為防止油炸油脂快速氧化，業者於烹飪食物時，應避免不必要之加熱。油炸過程中，應隨時把油炸過程產生之懸浮物質或沉澱之油渣予以去除，並應將油炸油以有效方法過濾，以減緩氧化之速度。

當油炸油品質達於下列任一狀況時，可以確認已劣化至不可再使用之程度，應全部予以更新。

(1) 發煙點溫度低於 170℃時（亦即油炸油於低溫時，即已冒煙者）。

(2) 油炸油色深且有黏漬，泡沫多、大，有顯著異味且泡沫面積超過油炸鍋二分之一以上者。

(3) 油炸後之油經檢驗得知其酸價 (acid value, AV) 超過 2.5 時，或化驗得知其總極性物質 (total polar materials, TPM) 含量達25% 以上者需丟棄，更換新油再行油炸作業。

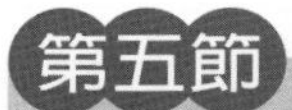

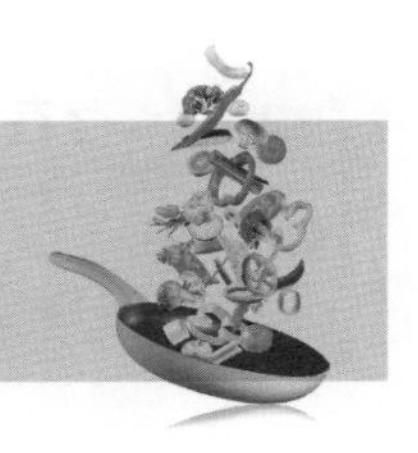

第五節 食品中之過敏性物質
(Allergenic substances in food)

依據食品藥物管理署(TFDA)所規定之18種食品過敏源，其類別有：1.芒果。2.螺貝類。3.奇異果。4.花生。5.大豆（黃豆、毛豆）。6.奶類（牛、羊奶）。7.含穀蛋白之穀物（小麥、黑麥、大麥、燕麥、絲佩耳特小麥或其雜交菌株）。8.魚。9.軟體動物。10.堅果。11.羽扇豆。12.芝麻種子。13.蕎麥。14.甲殼類。15.蛋。16.芹菜。17.芥菜。18.SO_2二氧化硫濃度大於10mg/kg或10mg/L時之原物料。

以魚類中天然存在之過敏物質組織胺(histamine)為例，主要是由於鯖科魚類如鯖魚、沙丁魚、秋刀魚、鰹魚、鰮魚、鮪魚等紅肉魚所含較多量的組胺酸(histidine)，被具有組織胺酸脫羧基酶的細菌（如*Morganella morganii*等）進行脫酸反應，使組胺酸轉變為組織胺所引起對敏感體質者造成不適的現象。日本於1945~1950年間所發生之秋刀魚、鰮魚等乾製品所引起的集體食品中毒為最有名的案例。

過敏性食品中毒之潛伏期短，食後約30分鐘~1小時即發病，症狀包括臉部發紅、頭痛、發疹、發燒等，症狀輕微，約12小時可恢復，以抗組織胺劑治療，可減輕病情，少有死亡病例發生。

*M. morganii*等組織胺生成菌大部分為中溫菌，在10℃以下不能生長，因此對於海產魚類除應注意新鮮衛生外，適當的冷藏或冷凍處理即可減少因組織胺所引起的過敏性食品中毒的發生機率。

其他存在食物中之過敏物質如表2-2所示。

表2-2 存在食物中之過敏物質

過敏物質	存在食物	症狀
乳醣	乳類食品	有些人因缺乏乳糖酶(lactase；β-galactosidase)易造成乳糖不耐症(lactose intolerance)，屬於代謝性敏感症。
蛋白質	奶類及其製品、豆類（大豆、毛豆、羽扇豆等）及其製品、蛋及其製品、水產物及其製品、含穀蛋白之穀物（小麥、蕎麥、麵筋等）、發粉或堅果類	過敏性反應如蕁麻疹、濕疹、紅斑、潮紅、皮膚搔癢、腫脹、鼻塞、過敏鼻炎、呼吸困難、發燒、頭痛、頭暈、腹痛、嘔吐、下痢、頻尿、血尿、蛋白尿甚至休克等身心不適症狀。
蔬果類	茱萸、芹菜、胡桃	部分症狀與上同。
組織胺	鯖科魚類、蝦蟹類、甲殼類	臉部發紅、頭痛、發疹、發燒或皮膚搔癢等。
含硫或經亞硫酸鹽處理過之蔬果類	二氧化硫(SO_2)濃度大於10mg/kg或10mg/L時之原物料	紅斑、潮紅、皮膚搔癢，或消化道不舒服、嘔吐、下痢等
阿斯巴甜	允許添加於口香糖	苯丙酮尿症者因無法代謝阿斯巴甜中之苯丙胺酸，而造成身體不適。

名詞解釋

1. 鯖科魚類組織胺症 (scombrotoxin)

有一些人在食用鯖科魚類如鯖、鮪、鰹、秋刀魚…等紅色肉魚之餐飲後，因其組織胺(histamine)過高所引起全身起疹或皮膚搔癢等不適症之鯖科魚類組織胺過敏症。

2. 茄靈鹼 (solanine)

馬鈴薯發芽之根部會含有令人中毒之茄靈鹼，是屬於一種生物鹼引起人體腸胃道不適之症狀。

3. 高風險食材 (high risk food materials)

高風險食材導致食品中毒的細菌通常都藏在食物中，只要遇到合適的環境，單一個細菌可以於短短七小時內繁殖成超過兩百萬個細菌。有些食品是較其他食品容易讓細菌產生而且以倍數繁殖，這些易產生細菌的食品包括：肉類、家禽、奶類產品、雞蛋、小食，例如義大利蒜味香腸和火腿、海鮮、煮熟的米飯、煮熟的義大利麵條、已預備好的涼拌菜，例如捲心菜絲、義大利麵條涼拌菜和米飯涼拌菜、已預備好的生果涼拌菜。

4. 黃麴毒素 (aflatoxin)

由黃麴毒菌(*Aspergillus flavus*)汙染在花生或玉米等穀類，並分泌一種會導致黃疸、肝腫瘤之黃麴毒素。

5. 標準操作（業）流程 (standard operating procedure, SOP)

為使產品在製造過程達一致的製造品質或一件工作或服務達優質水準，詳細記載該製造過程或服務工作中每一步驟流程之工作內容。

6. 河豚毒 (tetrodotoxin)

天然存在河豚之體內之一種神經致死毒素。會因呼吸麻痺引起窒息麻痺而死亡。

7. 潛在危害因子 (potential hazard factor, PHF)

潛藏在食物或餐飲內之危害因子。如會導致食品中毒或致癌性之生物性、化學性與物理性等之有毒物質。

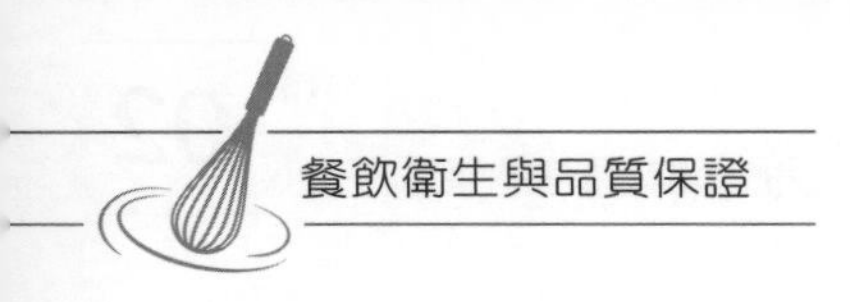

8. 水活性 (water activity, a_w)

表示餐飲中「自由水的含量0≦ a_w < 1」，a_w 越高代表餐飲中易被其內所含之菌及其酵素作用而變敗。

9. 柵欄效應 (hurdle effect)

為使其餐飲或食品保持在良好的儲存狀態，可利用多種防止餐飲衰敗之方法，同時或依序共用。如：食材先加熱（殺菌）再乾燥，「a_w下降」最後包裝成罐頭食品。「可阻隔空氣氧化及空中落菌之汙染」。例：鮮奶→超高溫殺菌→包裝→冷藏。（高溫殺死肺結核桿菌）（防止外部環境汙染）（降低牛奶中腐敗作用）。

10. 腐敗菌 (spoilage bacteria)

腐敗菌一般在中溫帶(20~40℃)，生長的微生物，若在食材或餐飲中會分解食品中營養成分，使之發臭腐壞、發黴、產氣、酸敗等變敗現象。

11. 還原糖 (reducing sugar)

為醣類分子上具有醛基(aldehyde group)或酮基(ketone group)等官能基團者稱之。還原醣類與斐林試劑混合，經加熱後會生成氧化亞銅沉澱。

12. 糊精 (dextrin)

糊精屬於寡醣類，由單醣分子如葡萄糖約3~10個組成，可溶於水，其水溶液具有黏稠之特性。

13. 膠原蛋白 (collagen)

屬於結締組織(connective tissue)中的一種蛋白質，存在筋、腱、韌帶或軟骨等組織。該類蛋白質經加熱後，會生成明膠(gelatin)，如蹄膀加熱放冷後形成豬肉凍或煮熟後之雞腿雞翅流出的雞汁，一旦冷卻或冷藏後會凝結成具彈性膠狀的現象。

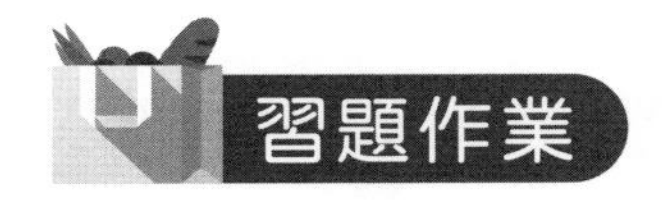

習題作業

一、選擇題

1. (　) 下列有關食品中結合水之敘述，何者不正確？ (A) 微生物無法利用 (B) 為食品中主要溶媒 (C) 不易形成冰晶 (D) 可與胺基形成氫鍵。
2. (　) 吃豆腐會放屁的原因是因為豆類含有： (A) 脂肪 (B) 蛋白質 (C) 單醣 (D) 寡醣。
3. (　) 吃豆類食品會引起人體脹氣的醣類是： (A) 棉籽糖 (B) 貢糖 (C) 甜菊萃 (D) 砂糖。
4. (　)「寡糖類」是指水解後能產生幾個分子之單醣？ (A)1~3 個 (B)2~5 個 (C)3~6 個 (D)3~10 個。
5. (　) 關於醣類的敘述，下列何者正確？ (A) 甜度：果糖＞葡萄糖＞蔗糖 (B) 吸收速率：半乳糖＞葡萄糖＞果糖 (C) 所有六碳醣，均可為人體神經細胞的能量來源 (D) 葡萄糖和果糖屬於六碳醛醣。
6. (　) 穀類食品通常缺乏哪種胺基酸？ (A)lysine (B)methionine (C)cysteine (D)glycine。
7. (　) 豆、穀類最常見的限制胺基酸 (limited amino acid) 通常是指： (A) 天冬胺酸 (B) 甲硫胺基 (C) 麩胺酸 (D) 離胺酸。
8. (　) 米飯與玉米的限制胺基酸為：(1)lysine (2)methionine (3)isoleucine (4) leucine (A)(1)(2) (B)(1)(3) (C)(3)(4) (D)(1)(4)。
9. (　) 下列有關蔗糖之敘述，何者不正確？ (A) 屬於還原糖其甜度通常作為甜味劑比較的標準 (B) 蔗糖的甜度比葡萄糖高，但比果糖低 (C) 無水條件下高溫加熱可脫水製造焦糖 (D) 蔗糖屬於右旋糖。
10. (　)下列何者是飽和脂肪酸？ (A) 亞麻油酸， linoleic acid (B) 次亞麻油酸，linolenic acid (C) 硬脂酸，stearic acid (D) 油酸，oleic acid。
11. (　)下列何者是飽和脂肪酸？ (A)stearic acid (B)oleic acid (C)linoleic acid (D)linolenic acid。

12. (　)油脂具有：　(A)Shortening value　(B)Plasticity　(C)Cream value　(D)Stability 之特性，可使成品易操作整型且維持一定軟硬度。

13. (　)長鏈脂肪酸是表示含有多少個碳以上的脂肪酸？　(A)6　(B)8　(C)12　(D)14。

14. (　)精白米與胚芽米的營養成分之主要差異在：　(A) 鐵質　(B) 維生素 B_1　(C) 維生素 B_2　(D) 醣類。

15. (　)舌之苦味味覺神經部分分布在：　(A) 舌尖　(B) 舌之末端　(C) 舌之兩側　(D) 舌之中央。

16. (　)下列何者屬酸性食物？(1) 梅子　(2) 牛奶　(3) 雞肉　(4) 西瓜　(A)(1)(2)　(B)(1)(3)　(C)(2)(3)　(D)(2)(4)。

17. (　)紅茶以何種香氣成分及其氧化物作為判斷品質之重要指標？　(A) 青葉醇　(B) 香茅醇　(C) 沉香醇　(D) 橙花醇。

18. (　)綠色蔬菜的草酸成分會阻礙體內何種離子的吸收？　(A) 鈉離子　(B) 鈣離子　(C) 鉀離子　(D) 氯離子。

19. (　)綠色蔬菜的何種成分會阻礙體內鈣離子的吸收？　(A) 醋酸　(B) 蘋果酸　(C) 檸檬酸　(D) 草酸。

20. (　)某人已知對某種食物過敏，所應採取的對策是？　(A) 務必將食物煮熟即可　(B) 攝取食量不要過多　(C) 完全不吃　(D) 不需特別注意。

21. (　)河豚美味但有中毒的風險，其毒素不存在於？　(A) 卵巢　(B) 皮膚　(C) 肝臟　(D) 魚肉。

22. (　)造成所謂「類過敏性食品中毒」的是？　(A) 河豚毒　(B) 熱帶性海魚毒　(C) 鯖魚毒素　(D) 麻痺性貝毒。

23. (　)在熱帶海域中有一種渦鞭毛藻會產生毒素，是造成何種中毒的主因？　(A) 河豚毒　(B) 熱帶性海魚毒　(C) 鯖魚毒素　(D) 貝類毒素。

24. (　)馬鈴薯芽眼的有毒成分為？　(A) 丹毒　(B) 茄靈鹼　(C) 皂素　(D) 紅血球凝結素。

25. (　)下列何項不是含過敏原物質的食品？　(A) 食鹽　(B) 奶類　(C) 鯖科魚類　(D) 含穀蛋白之食品。

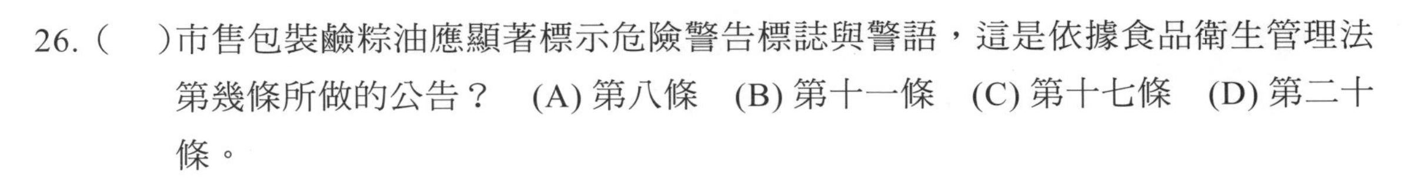

26. (　)市售包裝鹼粽油應顯著標示危險警告標誌與警語，這是依據食品衛生管理法第幾條所做的公告？ (A) 第八條 (B) 第十一條 (C) 第十七條 (D) 第二十條。

二、問答題

1. 何謂水分活性 (water activity)？並說明水分活性與食品品質的關係。請繪出食品水分含量與水活性之關係圖。

　答：

2. 近年來市售食品常強調含有寡糖或膳食纖維，請就化學結構及生理功能討論寡糖及膳食纖維。

　答：

3. 何謂必需胺基酸？請至少舉出五種必需胺基酸？

　答：

4. 列舉兩種常見存在天然植物中之毒素？並說明其誤食後之傷害。

　答：

5. (1) 麻痺性貝毒 (2) 西加毒素的特性？其原因食品各為何？各如何預防？

   答：

6. 說明食用河豚的危險性在哪裡？

   答：

7. 請詳述食物中之過敏性物質種類、及食用後造成人體造成不適之症狀？

   答：

8. 簡述水產二枚貝可能含有哪些毒素？這些毒素的來源為何？

   答：

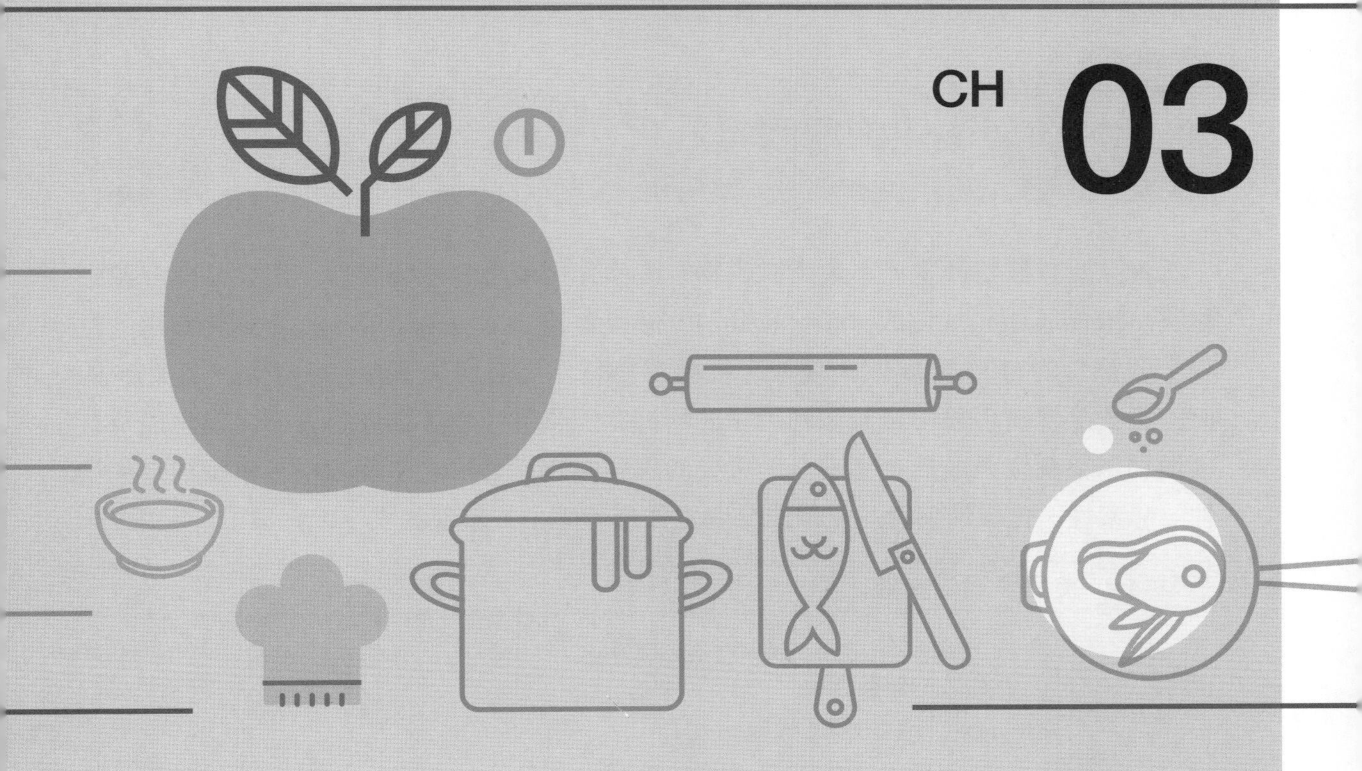

食品的變質與腐敗

Food and Beverage Sanitation and Quality Assurance

— 學習目標 —

經研讀及學習本章後，你能了解食品原料中變質與腐敗之原因與變化之結果。讀者透過本章之學習後，可採取各種可行之方法使餐飲之原物料保持在生鮮狀態，並能以最佳之保存方法，將食品原料之變質與腐敗的機率降至最低。

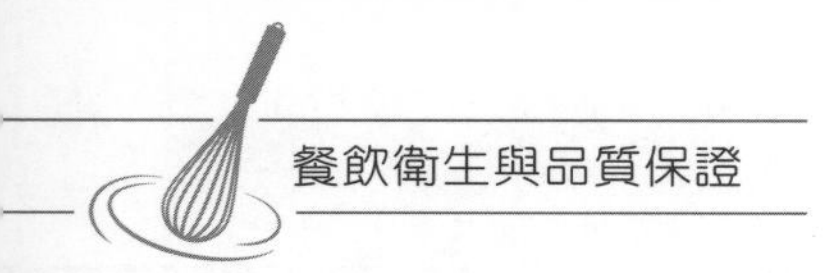

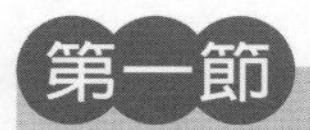

第一節 食品變質與腐敗的原因

(The reason of food deterioration and putrefaction)

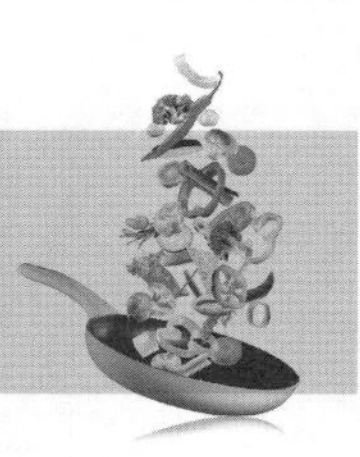

食品原料放置於室溫下會因微生物及酵素作用或外在環境影響，使食品成分發生變質(deterioration)或腐敗(putrefaction)，最後食品因劣變(spoilage)而不適合食用。世界上的糧食約有2%因腐敗、變敗、損傷等變質作用而喪失了食用的價值。因此，如何防止食品變質引起糧食無法利用、如何抑制因食品中毒等造成對人體之傷害以及有效地利用糧食資源成為食品安全上重要的課題。食品變質之主要因素，可歸納為生物性、酵素性、化學性與食品化學成分間之作用等因子，整理如表 3-1。

表3-1 食品變質之主要因素

1. 生物的侵食作用：
   (1) 微生物的腐敗作用。
   (2) 老鼠、昆蟲、壁蝨等的侵食。
2. 酵素作用：
   (1) 食品內部本有酵素的作用。
   (2) 寄生或汙染之微生物分泌出酵素的作用。
3. 化學性作用：
   (1) 空氣或水中之氧氣引起的食品氧化作用。
   (2) 光線中之紫外線引起氧化和酸敗作用。
4. 食品內各組成分間的反應
   (1) 食品中多種化合物間引起的相互重合反應，如還原糖、醛類、酮類之羰基與胺基酸、蛋白質、胺基化合物之胺基相互作用最後生成類黑色素，引起食品褐變。
   (2) Strecker反應。

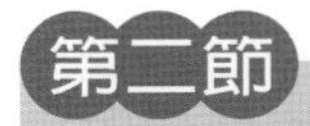

第二節 腐敗及變質對食品品質之影響
(The effect of the spoilage and putrefaction on food quality)

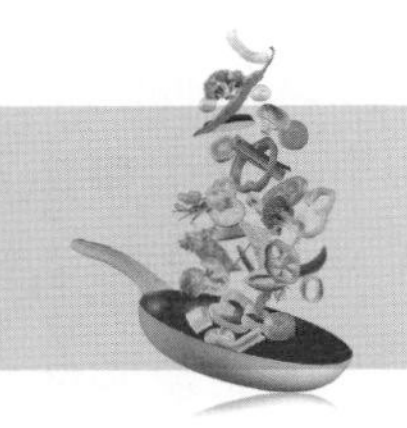

食品發生變質過程中，伴隨著種種的變化，整理如表3-2所示。

表3-2 食品變質引起的變化

1. 香味的變化：如不良風味(off-flavor)、腐敗臭、酸敗臭的產生。
2. 色澤(color)的變化：如褐變(browning)、著色、光澤消失或褪色(discoloring)。
3. 味道(taste)的變化：口腔內有異味和刺激味之不良感覺，如酸敗臭、黴臭、氨臭等。
4. 質感(texture)變化，如食品組織軟硬度發生變化。
5. 氣體(gas)生成，如硫化氫(H_2S)、二氧化碳(CO_2)、氨(ammonia)之生成。
6. 發黏(mucous)：如固態食品抽絲狀(loop)等。
7. 外觀(appearance)的變化：如固態食品變形、發黴等現象；液態食品呈現混濁、沉澱及發泡等不良之現象。
8. 營養價值(nutrition value)的下降：維生素之損失、必需胺基酸被破壞及必需脂肪酸被氧化等。

食品變質受溫度、酸鹼度、水分活性、食品種類及微生物汙染程度等因素影響。

1. 溫度 (temperature)：大多數食品之腐敗菌屬於中溫菌，生長最適溫度為 30~40℃，最低生長溫度為 15℃，最高生長溫度可耐至 45℃。而酵母菌及黴菌之生長溫度約為 20~30℃。
2. 酸鹼度 (pH value)：大多數食品之腐敗性細菌屬於中性菌，生長最適 pH 值為 7.0，當 pH 值低於 5.5 以下時，即不能增殖。酵母菌則可耐至 pH 值 4.0；黴菌可在寬廣 pH 值 2.0~9.0 下生長。
3. 水活性 (water activity, a_w)：一般腐敗性細菌、酵母菌或黴菌於水活性 8.0 以下即無法生長與繁殖。

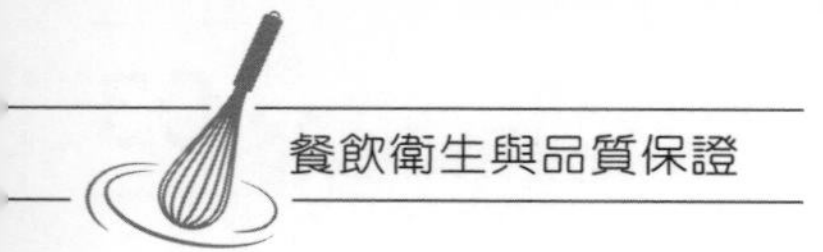

4. 食品種類 (food species)：發生於蛋白質含量較高之肉類、蛋類及奶類食品的汙染微生物主要以進行腐敗作用之細菌。以酵母菌與黴菌汙染和繁殖為主的多屬於變敗作用如產生有機酸、醇類或醛類等，發生於含碳水化合物較高之糖、米、麵、穀物等食品及脂肪含量較高之大豆食品。

5. 微生物汙染程度 (the comtamination degree by microorganisms)：一般而言，細菌主要針對蛋白質進行腐敗作用；黴菌針對碳水化合物進行水解產生食品變質；酵母菌針對碳水化合物進行發酵作用。

第三節 腐敗之化學變化與其生成物
(The chemical change of the putrefaction and its products)

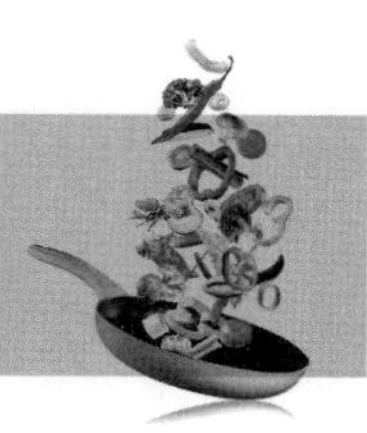

一、腐敗

腐敗是由腐敗菌(putrefactive bacteria)分泌酵素，是針對食品中之蛋白質進行分解，生成小分子有毒的胺類或令人不愉快的臭味，此過程稱之。其分解過程如圖3-1所示。先由食品內本身之酵素進行自家消化(autolysis)。將蛋白質分解成胜肽(peptides)或游離胺基酸(free amino acids)，然後再由微生物如腐敗菌分泌之蛋白分解酵素進行裂解作用，此腐敗作用(putrefaction)伴隨化學變化，脫胺反應(deamination)、脫羧反應(decarboxylation)，產生低分子之胺類、有機酸、硫化氫或吲哚(indole)等化合物（圖3-2），低分子之胺類如三甲基胺、吲哚、氨或硫化氫等均具腐敗臭之成分產生（圖3-3）。

蛋白質 —(自家消化)→ 胜肽、胺基酸 —(微生物之酵素作用)→

圖 3-1 蛋白質的分解過程

1.脫胺反應

$$R-\underset{\underset{NH_2}{|}}{CH}-COOH + O_2 \longrightarrow R-\underset{\underset{O}{\|}}{C}-COOH + NH_3$$

(2) 脫羧且脫胺反應

$$R-\underset{\underset{NH_2}{|}}{CH}-COOH \longrightarrow RCH_2OH(\text{醇類}) + NH_3 + CO_2$$

$$R-\underset{\underset{NH_2}{|}}{CH}-COOH \longrightarrow RCOOH(\text{有機酸}) + NH_3 + CO_2$$

(3) 脫羧反應

$$R-\underset{NH_2}{CH}-COOH \longrightarrow RCH_2-NH_2 + CO_2$$

例：精胺酸 ⟶ 精胺(agimatin) + CO_2

離胺酸 ⟶ 屍胺(cadaverine) + CO_2

組胺酸 ⟶ 組織胺(histamine) + CO_2

色胺酸 ⟶ 色胺(trytamine) + CO_2

圖 3-2 腐敗作用伴隨的化學反應

1. 氧化三甲基胺的還原反應

$$(CH_3)_3N\text{-}O \longrightarrow (CH_3)_3N$$

氧化三甲基胺(TMAO) 三甲基胺(TMA)

(2) 含硫胺基酸之分解

(3) 色胺酸之分解

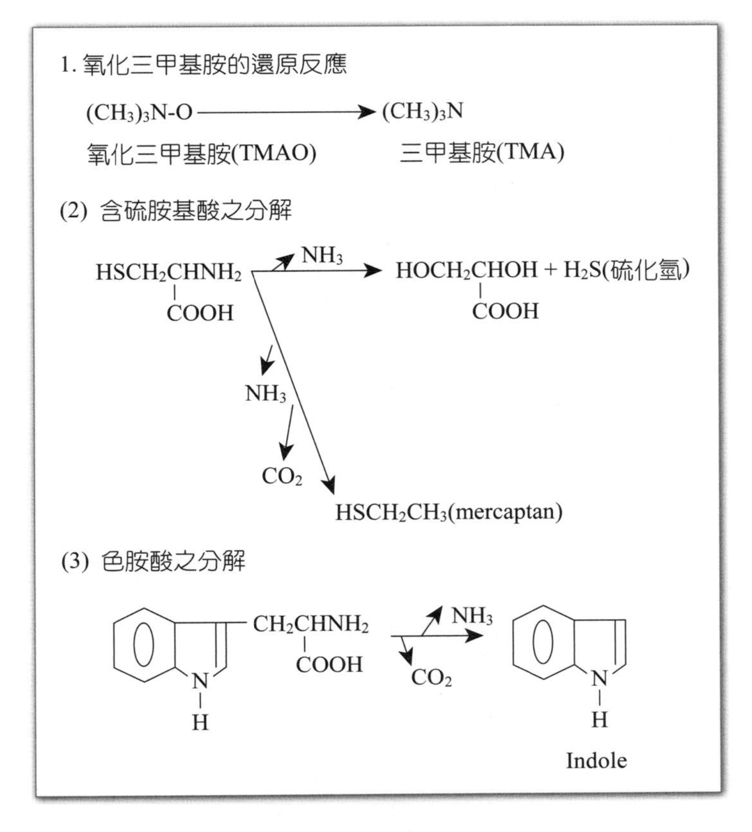

圖 3-3 腐敗臭的產生

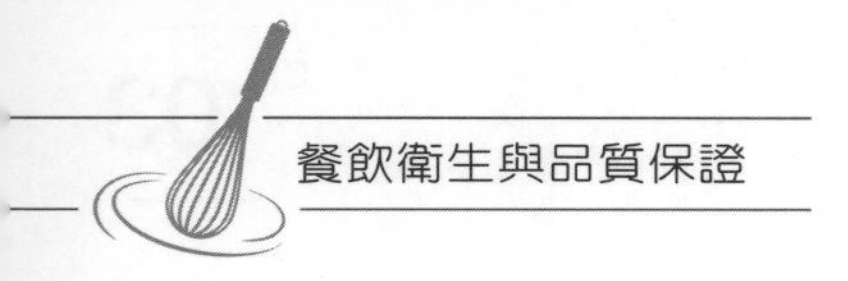

二、油脂的變敗

食品中之油脂與空氣中氧氣接觸（或陽光直接照射），進行氧化作用生成過氧化合物，再進一步裂解作用生成小分子醛、酮、酸等物質，導致油脂的營養價值降低，甚至生成自由基(free radical)之有毒物質，亦可能伴隨異味的生成，此過程之反應稱為自動氧化反應。其中進行一連串的連鎖反應，其模式如圖3-4和表3-3所示。表3-3說明一般的脂質隨時間增長，其自動氧化作用的變化，反應初期過氧化物蓄積，當反應持續進行，過氧化物就分解產生種種的裂解產物。

亞麻油酸(linoleic acid)、亞麻仁油酸(linolenic acid)和二十碳五烯酸(eicosapentaenoic acid, EPA)等多元不飽和脂肪酸(polyunsaturated fatty acid, PUFA)很容易因氧化作用形成二重體(dimer)結合化物。高熱(heat)、光線(light)、重金屬(heavy metal)和輻射線(radiation)皆會促進脂肪自動氧化作用(autooxidation)。

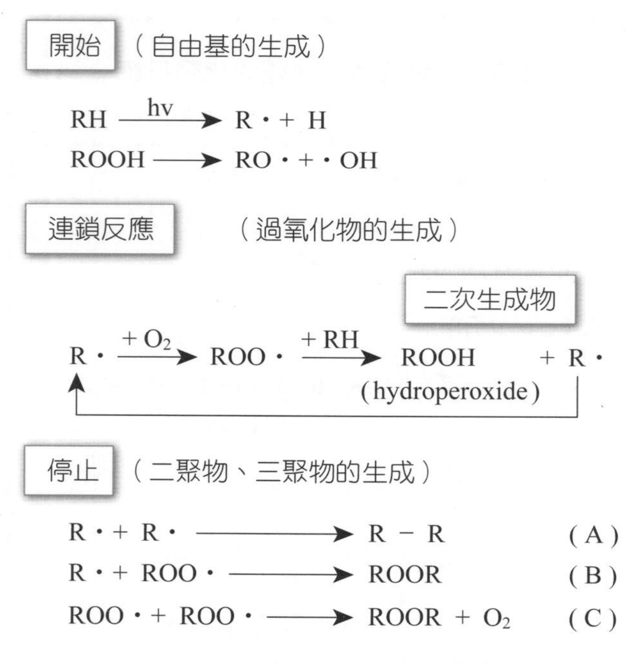

圖 3-4　油脂發生自動氧化作用過程中之變化

圖3-4中曲線A，顯示純碎的油脂於短時間內就會急速的進行自動氧化作用，而相對地曲線B，指添加抗氧化劑之油脂，其自動氧化作用顯著地被抑制。當油脂激烈地進行自動氧化作用時，過氧化物生成量增多，此段時期稱為誘導期(induce period)，曲線A之誘導期較短，而含有抗氧化劑之曲線B則有延長誘導期的效果。

食品中之油脂與抗氧化物質共存時，則有抑制自動氧化作用之進行速度。加工過程中，將天然的抗氧化物質（或合法之食品添加物）添加入油脂或富含脂質之食品中做為抗氧化劑，以增長油脂自動氧化的誘導期，期使食品於誘導期間以內達到消費之目的。

表3-3 抗氧化劑之添加對油脂自動氧化作用之影響

一般抗氧化劑(AH)為氫原子供應者或自由態游離基接受者，進行的如下所示的反應：

(1) $R\cdot + AH \longrightarrow RH + A\cdot$

$RO\cdot + AH \longrightarrow ROH + A\cdot$

$RO O\cdot + AH \quad\quad ROOH + A\cdot$

(2) $R\cdot + R\cdot \longrightarrow R-R$

$RO\cdot + A\cdot \longrightarrow ROA$

作為抗氧化劑的物質，通常須符合下述諸條件：

(1) 在生理上須沒有傷害。
(2) 不能有不好的味道、氣味及顏色。
(3) 在很低的濃度下即能表現抗氧化的效果。
(4) 須為脂溶性物質。
(5) 雖然經過繁雜的加工步驟，仍能保持有效的抗氧化能力。
(6) 須為迅速有效。
(7) 此物質的單價不能太高，須能符合經濟原則。

三、由酵素 (enzyme) 引起的變質

食品本身存在之酵素因時間、溫度、濕度或其他因素引起食品成分之變化造成變質甚或腐敗，如表3-4生鮮之水果、蔬菜中含有多酚氧化酵素(polyphenol oxidase)而引起蔬果汁褐變如芋頭或蘋果、桃子等削去皮後，則色澤會急劇變成茶褐或黑色，其他的水果和蔬菜受損傷後亦有類似此變質現象發生，此乃食品中的酵素作用引起。水果中之果膠質(pectin)因被果膠酯解酵素(pectin esterase)作用而使其硬度變軟。蔬果中之維生素亦因酵素或氧化作用而減損；動物性肉品於宰殺後經死後硬直(mortis rigor)後，經自家消化(autolysis)使肉質熟成軟化(again)，產生風味物質。食品變質或腐敗另一主因是微生物分泌酵素之作用。如經熟成後之肉品若被微生物分泌酵素再持續作用，則肉品有苦味、惡臭等不良味道之變質發生。含高量脂肪的食材暴露於陽光、高溫下因酵素作用產生油脂酸敗或肥皂臭味。食品中由酵素引起的變質之例子如表3-4所示。

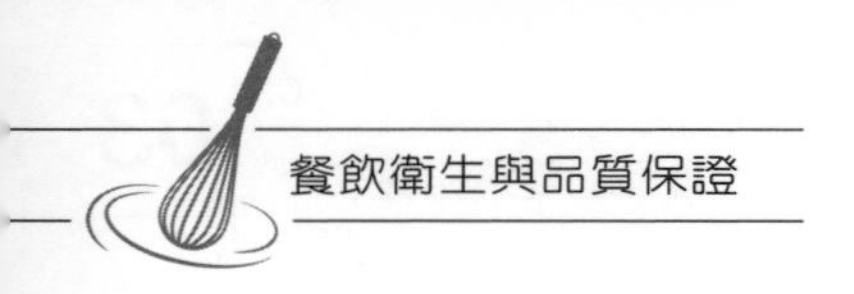

表3-4 由食品中酵素引起的變質

酵素	變質	產生之現象
多酚氧化酵素(polyphenol oxidase)	酚類化合物之氧化	黑變，暗褐色
果膠酯解酵素(pectin esterase)	果膠質水解	質地變軟
抗壞血酸氧化酵素(ascorbic acidoxidase)	抗壞血酸的加水分解	維生素C減少
蛋白質水解酵素(protease)	蛋白質之加水分解	自家消化作用
脫胺酵素(deaminase)	胺基酸分解	不良之惡臭如氨或胺
脂氧合酵素(lipooxygenase)	脂質之加水分解	脂質過氧化物之生成
脂質水解酵素(lipase)	高度不飽和脂肪酸的氧化	肥皂臭
糖解酵素(glycolytic enzymes)	乳酸之蓄積	pH值下降

資料來源：澤村良二、濱田昭、早津彥哉《食品衛生學》南江堂，1986。

四、由食品中化學成分間相互作用引起之變化

梅納反應又稱羰胺反應，是一種非酵素性的褐變反應。食品中之還原糖、醛類或酮類所提供之之羰基與胺基酸、胜肽、蛋白質、胺基化合物之胺基相互作用最後生成類黑色素(melanoidin)，引起食品褐變。

五、由氧氣引起之變質作用

由氧氣引起之變質作用有油脂的酸敗作用、油溶性色素如類胡蘿蔔素(carotenoids)因自氧化作用引起之變色、黴菌與好氧性菌之滋長及維生素 C 之氧化等。

六、腐敗、變質的鑑別

食品鮮度低下時，腐敗和變質的作用正進行，因此，不但使食品的價值下降，而且在營養上和食品衛生上之問題叢生。食品腐敗和變質的鑑別有官能性、物理性、化學性及細菌學的判別方法，由於食品種類眾多，官能鑑定的方法非常適當，但併用或綜合各種鑑定方法對食品品質的鑑定是有必要的。對蔬菜而言葉綠素，抗異壞血酸，可溶性氮含量等化學性鑑定指標常被使用，尤以可溶性含氮量之鑑定被認為具有高的敏感度。

(一) 食品鮮度的官能鑑定

蔬菜和水果類，於鮮度不佳時，會伴隨收縮，變色或退色，特有的香味消失及異（臭）味的產生。

畜產肉之色澤及味道變化亦可由官能品評來鑑定。畜產肉之色澤主要為肌紅蛋白(myoglobin, Mb)或血紅素(heme)。肌紅蛋白與空氣中之氧氣氧合時；則肌肉呈鮮紅色，再者，肌紅蛋白被氧化成為變性肌紅蛋白(met-Mb)後色澤褐變，而形成暗褐色。

魚貝類和水產物若以生食為主者鮮度的鑑定尤其重要。新鮮的魚應有光亮的魚鱗，鮮紅色之鰓，呈透明化的眼睛，且有特殊之魚味而無異臭。當鮮度低下時失去具水樣的光澤且有異臭產生。

(二) 化學性之鮮度鑑定

腐敗過程中伴隨一些生化產物生成，可由化學性來測定。測定水產物鮮度之化學性鑑定指標有很多，如 pH 值、總揮發性鹼性含氮化合物(total volatile basic nitrogen, TVB-N)，三甲基胺含氮化合物(trimethylamine nitrogen, TMA-N)，K值等之測定常被使用。當新鮮魚肉之鮮度下降時，TVB-N之值會上升。而魚肉中蛋白質被裂解之後，氨或胺類被做為其化學性鑑定的指標。一般而言，魚肉之TVB-N 在 5~10 mg/100 g 者為極新鮮；TVB-N 在 15~25 mg/100 g 者為普通鮮度；TVB-N 在 30~40 mg/100 g 者為初期腐敗；TVB-N 在 50 mg/100 g 以上者為腐敗。TVB-N 之測定法廣泛地用於魚類的鮮度判斷上，但對含多量尿素及氧化三甲基胺(trimethylamine oxide, TMAO)之板鰓類魚種則不適用。

(三) K 值的測定

K值的測定常被用來鑑定水產物生鮮前段之鮮度判定指標。腺嘌呤核甘三磷酸(adenosine triphosphate, ATP)是魚肉細胞中具高能量的主要物質。當魚體死亡後，腺嘌呤核甘三磷酸則逐漸裂解如下：腺嘌呤核苷三磷酸→腺嘌呤核苷雙磷酸(adenosine diphosphate, ADP)→腺嘌呤核苷單磷酸(adenosine monophosphate, AMP)→次黃嘌呤核苷單磷酸(inosine monophosphate, IMP)→次黃嘌呤核苷(inosine, HxR)→次黃嘌呤(hypoxanthine, Hx) ＋核糖(ribose)。新鮮魚肉中含ATP、ADP、AMP等核苷化合物較多。隨死後時間增長，因自家消化作用使這些核苷酸(nucleotides)裂解而含量逐漸減少。若核苷酸之殘存量越多則鮮度越高，故K值之計算公式為：

$$K = \frac{\text{次黃嘌呤核苷}(HxR) + \text{次黃嘌呤}(Hx)}{ATP + ADP + AMP + IMP + HxR + Hx} \times 100\%$$

K值越小表示魚肉之鮮度較高，K 值小於 10% 以下為鮮度良好者；若魚肉之K值在 20% 以下者適合做生魚片或壽司等食品之原料；K值在40~60% 之間者，適於做煉

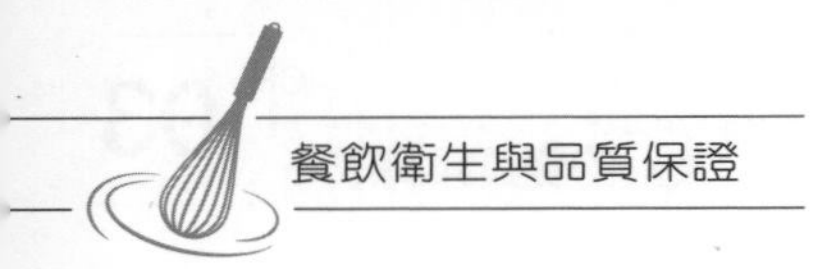

製品(kamaboko)或魚漿(surimi)等之加工原料；K值在 60~80% 者則呈腐敗之徵兆。魚類之變質期間隨魚種、調理方法、貯藏條件而有差異。

(四) 細菌學的鮮度鑑定

測定附著於食品上生菌數的方法為最常用之一種細菌學上的指標，魚貝類、肉類和蔬菜類等之原料食品從自然環境中，即附著和汙染著各種細菌，一般含有10^3~10^6 CFU/g之菌量。然而食品中之含菌量變化極大，食品以不衛生的方式採收或屠宰、捕撈，則放置時很容易使菌量大增。一般菌量在10^7CFU/g 以上者被認為鮮度不良，但菌量多並不和腐敗主正比例之關係。再者食品隨其生長環境中各條件皆影響細菌的種類和數目，因此生菌數測定並不能直接做為食品鮮度之鑑定，必須和其他鑑別方法併用才可。

第四節 防止食品變質與腐敗的方法

(The methods of prerenting the food spoilage and putrefaction)

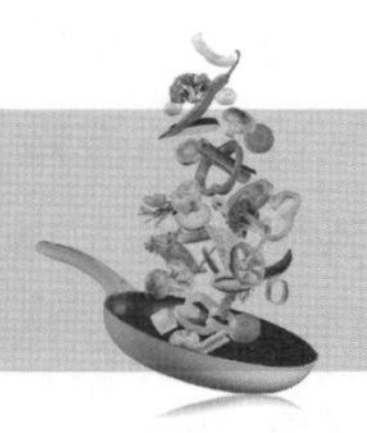

延緩食品的腐敗和變質，保持食品的營養價值及優良的品質為食品保藏之目的，使食品達到最有效的利用。食品腐敗和變敗之因子有水分含量、水活性、溫度、pH值等，其中影響最大者為水活性和溫度。微生物的發育和酵素作用引起的化學變化，都需要水分子，因此為不使大多數食品發生腐敗變質現象，除去食品過多水分乃為必要步驟。實際上將食品中之水分完全去除是不可能之事，但降低食品水活性以達保存食品之目的是可行的。再者，近來食品包裝技術之進步，大多數之食品於輸送、銷售以及方便性，為達食品的保存目的，食品包裝已是占重要的地位。食品保存技術之方法如表 3-5 所示。這些方法中，殺菌和滅菌法可使酵素完全失去作用力（失活）外，其他的方法對微生物之作用或化學反應則無法完全被抑制，故食品於加工處理時，應視產品實際需求選擇最適的加工方法。

表3-5 食品保存方法

靜菌方法

1. 低溫貯藏法：冷凍、冷藏及凍藏。
2. 降低水活性：乾燥、脫水、濃縮、煙燻、醃漬。
3. 降低 pH 值：醋漬、使用食品添加物。
4. 食品包裝、添加脫氧劑法。
5. 鹽藏法、糖漬法、醋漬法：部分脫除水分並增加滲透壓。
6. 大氣控制貯藏法、大氣調節貯藏法。
7. 使用食品添加物：如防腐劑、臭氧。
8. 燻蒸法、煙燻法。

殺菌、滅菌法

1. 加熱法：食品直接加熱達到殺菌效果。
2. 化學藥品法：殺菌劑之使用。
3. 輻射線照射法：使用紫外線、γ射線照射食品。
4. 微波、遠紅外線處理法：照射食品使其升溫達到殺菌效果。
5. 超過濾法：液體食品除菌之一種方法。

(一) 水活性 (water activity, a_w)

食品中之水分含量極多，是以自由水和結合水兩種狀態存在。自由水(free water)溶解食品之成分或做為生化反應的溶媒。微生物可以利用自由水以進行作用。故利用乾燥方法除去食品中之自由水，或使用凍結方法將食品中自由水凍結成冰，均是降低食品中自由水之加工方法。食品中之結合水(bound water)是與食品成分相結合的水分，微生物無法利用，乾燥方法可除去大部分之結合水，但凍結方法則不易使結合水完全凍結。

食品一般成分分析中求水分含量是指食品中自由水和結合水全部的水分，但水分含量並無法完全表達食品中之水分子與腐敗和變敗的關係。與食品腐敗，變敗有關之水分主要是自由水的表現，故以水活性來表示食品中水分對食品腐敗，變敗之關係，較為恰當。水活性的計算式求法如圖3-5。

水活性和食品品質之變化及微生物增殖之關係如圖 3-6 所示。

$$a_w = \frac{P}{P_0} = \frac{n_2}{n_1 + n_2}$$

P ：食品中水溶液之飽和蒸氣壓
P_0：純水的飽和蒸氣壓
P_1：溶質的莫耳數
P_2：水的莫耳數

圖 3-5　水分活性 (a_w)

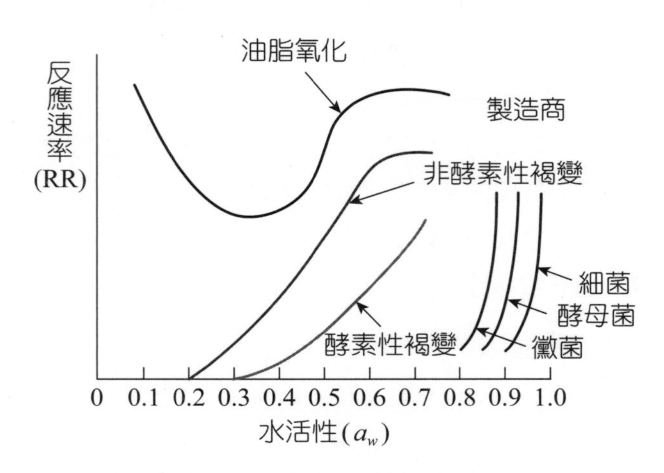

圖 3-6　水分活性對食品品質變化與微生物增殖之影響

因此控制水活性可抑制微生物的生長和發育，亦可防止食品因成分的化學變化引起腐敗和變質現象。表3-6為微生物生長繁殖所需的水活性臨界值，若食品中之水活性值小於表 3-6 所列者，微生物之作用即被抑制，故腐敗作用就無法進行。降低食品水活性的方法有乾燥、脫水、凍結、鹽藏（糖漬或醋漬）等。幾個食品實例之水活性與水分含量的關係如表 3-7 所列。

表3-6　微生物增殖與水活性之關係

微生物	a_w
產毒性細菌(toxingenic bacteria)	0.94
大部分腐敗細菌(putrefactive bacteria)	0.90
大部分腐敗酵母菌(putrefactive yeast)	0.88
大部分腐敗黴菌(putrefactive mold)	0.80
嗜鹽性細菌(halophilic bacteria)	0.75
嗜乾性黴菌(xerophilic mold)	0.61
嗜滲透壓酵母菌(osmophilic yeast)	0.61

表3-7 控制食品中水活性 (a_w) 以增加餐飲之貯藏期限實例

a_w	食品實例
0.55	綠茶(4%)
0.6	餅乾(4%) 巧克力(1%)
0.65	餅乾(5%)
0.68	煮乾品(16%)
0.70	小麥粉(14%)
0.72	果凍(18%)
0.72	蛋糕(25%)
0.73	蜂蜜(16%) marmalade(32%)
0.75	羊羹
0.78	鹽漬品(6%)
0.80	洋火腿、魚香腸、香腸(56~65%)
0.8	麵包(35%)
0.88	果醬
0.9	乳酪(40%)
0.98	肉類、蛋類(70~75%)
1.0	蔬菜、水果、魚貝類(85~90%)

註：括弧內數字表示水分含量

(二) 加熱 (heating)

罐藏品、瓶裝品、殺菌軟袋包裝食品等之加熱處可使微生物被殺滅，酵素失活。食品的種類和殺菌條件，如表3-8所示。

表3-8 食品的種類和殺菌條件

食品的種類	使用裝置的型式	殺菌條件
牛乳	平板式 瓶裝殺菌機	71~74℃, 12~30秒；130~140℃, 數秒 96~98℃, 15分；110~120℃, 10~30分
果汁	管狀式 平板式 瓶裝殺菌機	85~95℃, 10~30秒 80℃, 30~60秒 60℃, 30分；76.7℃, 30分
清酒	管狀式 平板式	55~60℃, 15分 60~62℃, 15分
啤酒	熱水噴霧式 平板式	55~60℃, 30分 71.5℃, 30秒
醬油	管狀式 平板式	86℃, 10分 86~90℃, 15分
味噌	管狀式 平板式	85℃, 10分 60℃, 10分
甜玉米罐	retort式	115.8℃, 80分

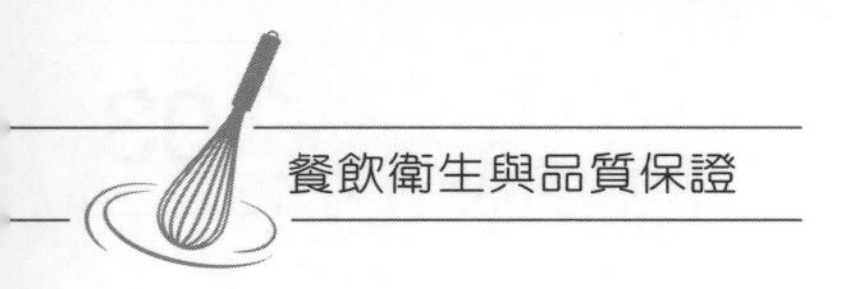

表3-8 食品的種類和殺菌條件（續）

食品的種類	使用裝置的型式	殺菌條件
煉製品	蒸氣加熱式 熱水浸漬式	70℃, 10~20分 80~85℃ (70℃ 以上, 20分)；12 分
蜜柑罐頭 水煮罐頭	熱水浸漬式 retort式（殺菌軟袋式）	82~84℃, 11~13分 110~115℃, 50~60分
人造奶油	管狀式	85℃, 15秒
殺菌軟袋食品	retort式	120℃, 20~30分；135℃, 2~8分

(三) 低溫貯藏 (low temperature storage)

低溫貯藏與鹽藏比乾燥和高溫處理等保存方法，較能保持食品原有的味道，故是一種很好的食品保存方法。冷藏法(cooling storage)是使食品在不凍結的低溫環境(2~20℃)下保存。於此低溫下，微生物的增殖能力低下，且能抑制酵素作用。以溫度2~–2℃間進行低溫貯藏稱為冰溫貯藏(chilling storage)。而冷凍貯藏(frozen storage)是以凍結點(–0.5~–2℃)以下的溫度，使食品中之水分以凍結方式貯藏的一種低溫貯藏。一般凍結食品的中心溫度達 –18℃為食品凍藏的要求標準。

(四) 食品包裝 (food in package)

食品包裝是以各種不同材質進行罐頭、瓶裝和殺菌軟袋處理。近年來，由於不透氣（氧氣）和不透光（紫外線）性之新包裝材料的開發，因此各種不同型式的包裝食品紛紛出現於市。再者真空包裝、氮氣和二氧化碳取代包裝配合氧氣吸吸劑的使用，因此大幅地提升食品保存技術。氣體充填包裝食品的氣體種類與食品變質之抑制效果，如表 3-9 所示。氧氣吸收劑（脫氧劑）是從包裝食品內除去空氣中的氧氣，可抑制食品內微生物之發育或防止氧化的效果，因此就可抑制食品腐敗和變敗作用，目前被使用於包裝食品之氧氣吸收劑（脫氧劑），如表 3-10 所示。

表3-9 生鮮食品和加工食品氣體充填包裝之種類及其效果

食品區分	食品名	氣體的種類	效果
生肉	加工用生肉	$N_2 + CO_2$	微生物抑制和肉色素維持
	一般食用生肉	$O_2 + CO_2$	肉色素的發色和微生物抑制
生鮮魚	魚肉、生魚片	$N_2 + CO_2$	肉色素維持和微生物抑制
調理加工食品	裹麵油炸魚乾	$N_2 + CO_2$	風味保持和微生物抑制
水產加工品	魚鬆、魚片	$N_2 + CO_2$	抑制細菌和黴菌發育
	包冰紅色肉生魚片	N_2	防止肉中色素之氧化
畜肉加工品	香腸、火腿、臘肉、熱狗	$N_2 + CO_2$	防止脂肪、肉中色素氧化及抑制微生物生長
乳製品	牛奶	N_2	防止奶油氧化
	片狀乳酪	N_2+CO_2	脂肪氧化防止和黴菌發育防止
製品	咖啡、紅茶	N_2	香氣逸散防止
	日本茶	N_2	維生素，損失防止，香氣逸散防止
果子類	油果子	N_2	脂肪氧化防止
	Castella	$N_2 + CO_2$	黴菌發育防止
	花生、杏仁果	$N_2 + CO_2$	脂肪氧化防化
粉末飲料	果汁粉末	N_2	維生素損失防止，香氣逸散防止

資料來源：芝崎勳、橫山理雄(1983)「食品包裝講座」日報

表3-10 加工食品的脫氧劑封入包裝

食品區分	食品名	效果
果子	油炸果子和花生	防止脂肪的氧化和風味的保持
	炒熟納豆	防止黴菌的發育
	半生果子	防止黴菌發育和變色褪色
水產加工品	柴魚	防止黴菌發育和色素褪色
	水產煉製品	防止黴菌和細菌的發育
食肉加工品	乾燥肉	防止脂肪酸氧化，褐變，黴菌發育及風味的保持
穀類	米、小豆、大豆	防止害蟲的發生及黴菌發育
		防止黴菌發育
製品	日本茶	防止變（褪）色，風味的維持及維生素類氧化

資料來源：芝崎勳、橫山理雄(1983)「食品包裝講座」日報

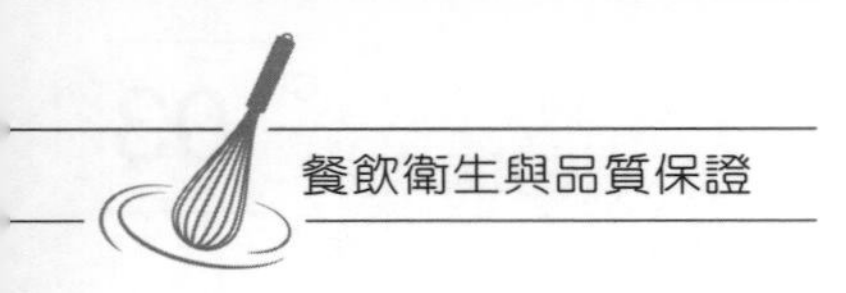

(五) 輻射線照射 (radiation or irradiation)

電子線、X 線、γ線等的輻射線，稱為離子化輻射線(ionization radiation)。離子化輻射線可直接作用至微生物細胞內之遺傳物質，亦可在微生物細胞內外形成自由基(free radical)，造成微生物死亡。

離子化輻射線被使用來殺菌、殺蟲或抑制植物種子發芽，延遲蔬果類之熟成等食品保存技術。儘管有部分學者對輻射線照射後之食品之食用安全存有疑問或非贊同之意見，但由國際間許多研究報告顯示，並無食用安全上之顧慮。目前全世界已超過60個國家地區已進入實用化。日本從 1973 年開始即以輻射線照射來抑制馬鈴薯發芽，並已企業化作業。此外，對於輻射熱照射和加熱處理對殺菌作用之比較如表 3-11。

(六) 其他的方法 (others)

煙燻處理(smoking)在禽畜產肉類和水產動物類食品常被使用。食品進行煙燻處理時，煙燻使用之木材於不完全燃燒的情況下，會產生一些化學物質如醛類(aldehydes)具殺菌能力，酚類(phenols)可抑制油脂氧化作用，同時賦予食品特殊的煙燻味道。此外，為防止食品腐敗和變壞，亦有在煙燻處理前後，使用食品添加物如殺菌劑、抗氧化劑、保鮮劑等。

表3-11 輻射線照射加熱處理對殺菌作用之比較

區分	作用特性	輻射線照射	加熱殺菌
	1. 殺菌作用的機制 2. 針對細胞酵素 3. 對肉毒素之影響 4. 對pH值之影響 5. 對細菌孢子之死滅	對核酸等物質造成失活 輻射線無法使酵素失活 輻射線無法使肉毒素失活 幾乎不影響 pH 值 無法使 DPA* 量降低	破壞細胞膜上之蛋白質 能使細胞酵素失活 能使肉毒素失活 pH 值受影響 可降低 DPA* 量
	1. 殺菌處理必需之能量 2. 對耐熱菌敏菌所用之作用 3. 乾燥和殺菌力的影響 4. 相互間之作用	小 狹小（從數倍至十幾倍） 僅有小差異 事先以熱處理後再用放射線殺菌，其殺菌效果並不增強	大 廣大（1萬倍以上） 差別較大 事先以放射線照射後再以加熱處理殺菌效果增強
	1. 細菌孢子 2. 弧狀菌屬 3. 對*M. radiodarans* 等變異性之誘導	抵抗性大 抵抗性大 抗性大 放射量每每皆會引起	抗性大 抗性小 抗性極小 幾乎沒有作用

*DPA：dipicolinic acid 為存在細菌孢子內之一種成分

名詞解釋

1. 多元不飽和脂肪酸 (polyunsaturated fatty acid, PUFA)

脂肪酸分子結構中，含有兩個（含）以上之雙鍵或三鍵者稱之。

2. GY(Gray)

計算輻射線強度之單位，此值越高，殺菌力越強，下表為輻射線單位及其定義。

單 位	定 義
雷得Rad	1雷得等於1克食品吸引100耳格(erg)，即1Rad＝100 erg／g
居里Curie(Ci)	1居里等於每秒吸引3.7×1010 ，即1Ci＝3.7×1010／sec
貝瑞Becquerel(Bq)	1貝瑞等於−2.703×1011居里，即1 Bq＝−2.703×1011Ci
倫琴Roentgen(R)	倫琴是伽馬射線或χ-射線的單位，常用的劑量單位仍使用雷得
瑞恩Rem	瑞恩是輻射當量的標準值，即1 rem＝10^{-2} joule
西弗Sievert (Sv)	1西弗等於1000克食品吸引100 rem或1焦耳 1 Sv＝100 rem／kg＝1 joule／kg

3. pH 值 (pH value)

pH值表示受測樣品（如食物供試液、血液等）的酸鹼度。以7為中性。小於7之數值越低，表示酸性越強。大於7 之數值越大，表示鹼性越強，下表為食品依酸性高低所估的分類。

酸鹼值	酸性分類	食品類別	加熱殺菌條件
pH＞4.6	低酸性食品	畜肉、魚肉、禽肉、牛乳、馬鈴薯湯、玉米牛肉、豆類、胡蘿蔔、蘆筍、馬鈴薯	116~121℃ 高溫殺菌
3.7＜pH＜4.6	酸性食品	馬鈴薯沙拉、番茄、梨子、桃子、水蜜桃、柑橘、鳳梨、蘋果、草莓、葡萄柚、酸菜	100℃沸水殺菌
pH＜3.7	高酸性食品	醃漬物、檸檬汁、萊姆汁	100℃沸水殺菌

4. 自由基 (free radical)

乃是指含有未成對電子的原子或分子，也就是其電子數出現奇數的化學單元，自由基的產生有下列幾種方式：(1) 捐出一個不成對電子給另一個分子；(2) 從另外一個分子掠取一個電子過來；(3) 與另外一個正常分子結合。如氧錯誤的接受了電子的轉移會產生下列反應：

$$O_2 \xrightarrow{e^-} O_2^-\cdot \xrightarrow[H_2]{} H_2O_2\cdot \xrightarrow{e^-} 2OH\cdot \xrightarrow{e^-} H_2O$$

習題作業

一、選擇題

1. (　) 紅外線殺菌的原理屬於： (A) 高壓殺菌 (B) 輻射殺菌 (C) 微波殺菌 (D) 加熱殺菌。
2. (　) 遠紅外線加熱的特徵為：(1) 熱放射後不被物質周圍空氣吸收 (2) 熱傳迅速 (3) 加熱較不均勻 (4) 加熱物體有陰影時，其陰影部分不被加熱，答案是： (A)(1)(2)(3)(4) (B)(1)(2)(3) (C)(1)(2)(4) (D)(1)(2)。
3. (　) 食品的劣變無論是生物、化學反應或生化學反應等任何原因都會受到儲藏環境與溫度所支配，其劣變速度與溫度有密切關係，溫度上升 10℃，品質變化增加比率為： (A)2~3 倍以上 (B)4~6 倍以上 (C)7~9 倍以上 (D)10 倍以上。
4. (　) 一般酸性食品的定義是其 pH 值在： (A)3.0 以下 (B)4.6 以下 (C)6.0 以下 (D)7.0 以下。
5. (　) 以營養代謝之觀點思考，下列何者屬酸性食物？ A. 梅子 B. 牛奶 C. 雞肉 D. 西瓜 (A)AB (B)AC (C)BC (D)BD。
6. (　) 尚未成熟之釋迦，經長時間低溫貯存後，其情況為： (A) 很容易催熟 (B) 無法催熟 (C) 沒有寒害 (chill injury) 產生 (D) 質地變非常軟。
7. (　) 造成低溫機能障害之主要可能原因，下列何者是不正確的？ (A)CO_2 氣體 (B) 分解合成反應 (C) 醇類 (D) 微生物。
8. (　) 鹽漬物魚藏品等之製造在分類上是屬於： (A) 調合技術的食品 (B) 食鹽防腐性的食品 (C) 砂糖防腐性的食品 (D) 化學作用為主的食品。

二、問答題

1. 請舉出五種食品腐敗的原因，並說明預防其腐敗的方法？

　答：

2. 試述由微生物引起之食品變質？

答：

3. 試述食品中酵素引起之變質？

答：

4. 食品中何種成分會因氧氣而造成變質？

答：

5. 請舉出七種抑制食品之變質之方法？

答：

MEMO

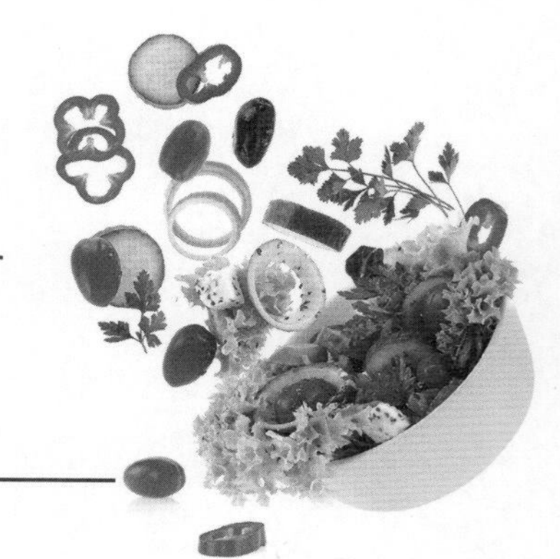

PART 02

餐飲製備之衛生管理

Food and Beverage Sanitation and Quality Assurance

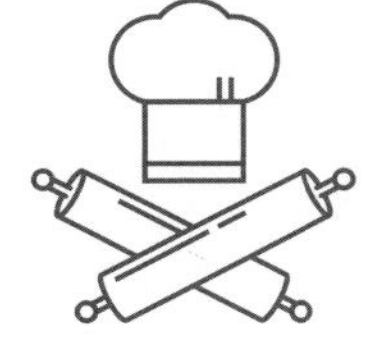

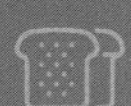

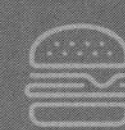

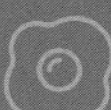

Food and Beverage
Sanitation and
Quality Assurance

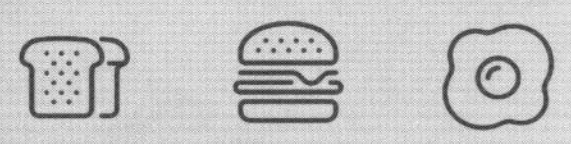
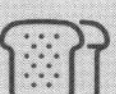
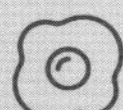

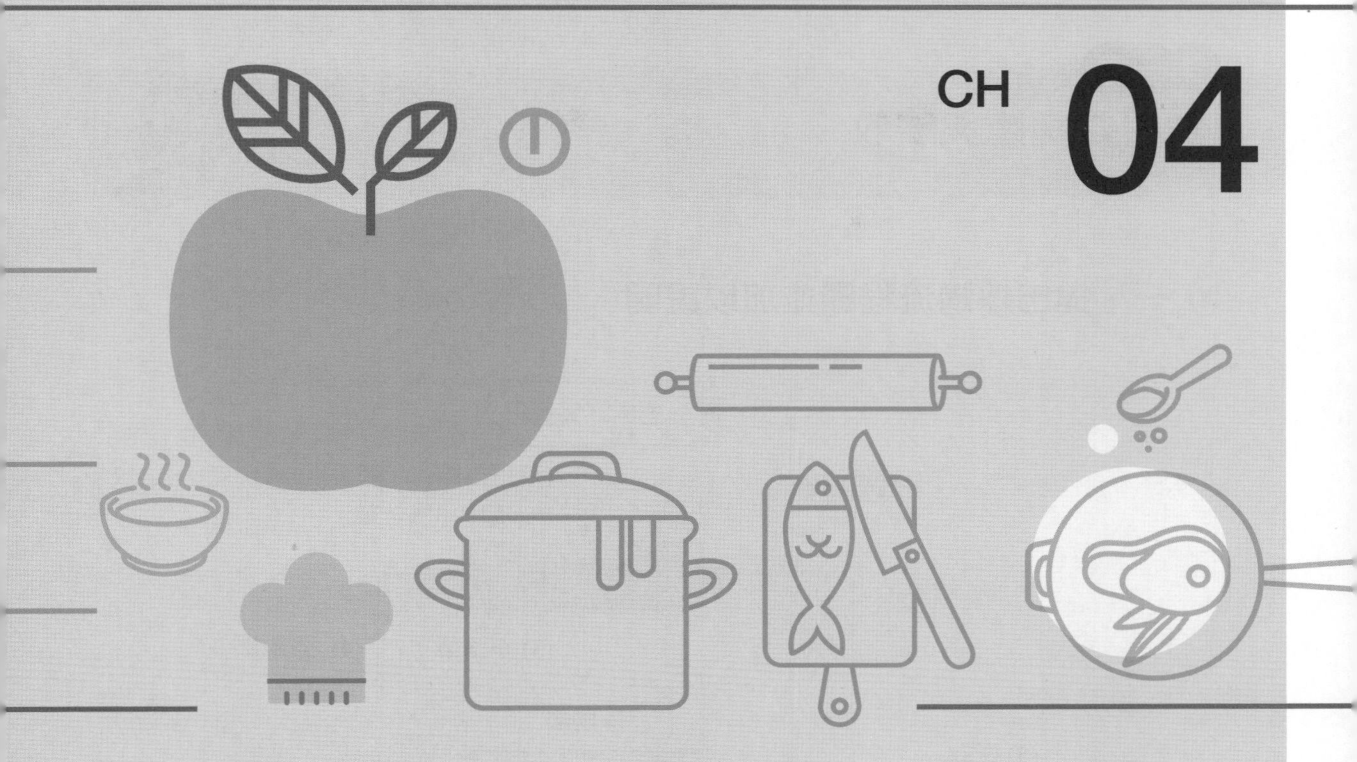

食材之採購、倉儲與製備管理

Food and Beverage Sanitation and Quality Assurance

一 學習目標 一

經研讀及學習本章後，你能了解食材在採購、倉儲與製備的重要性。透過優質採購，良好倉管和適當製備，達到品質保證與食安事件之預防。

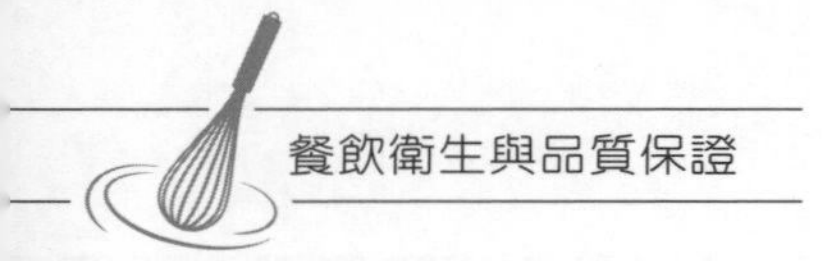

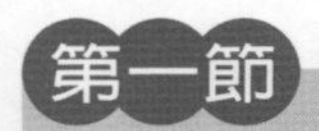

第一節

食材之採購與驗收

(The purchasing and inspection of food material)

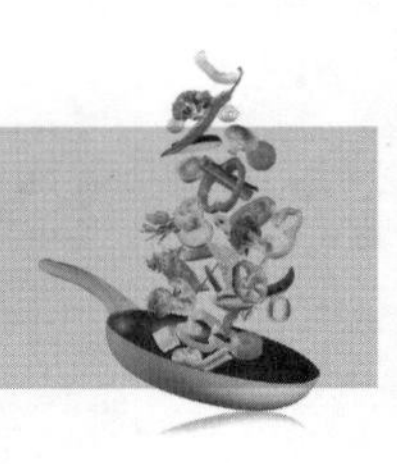

一、提出採購流程圖並加以說明

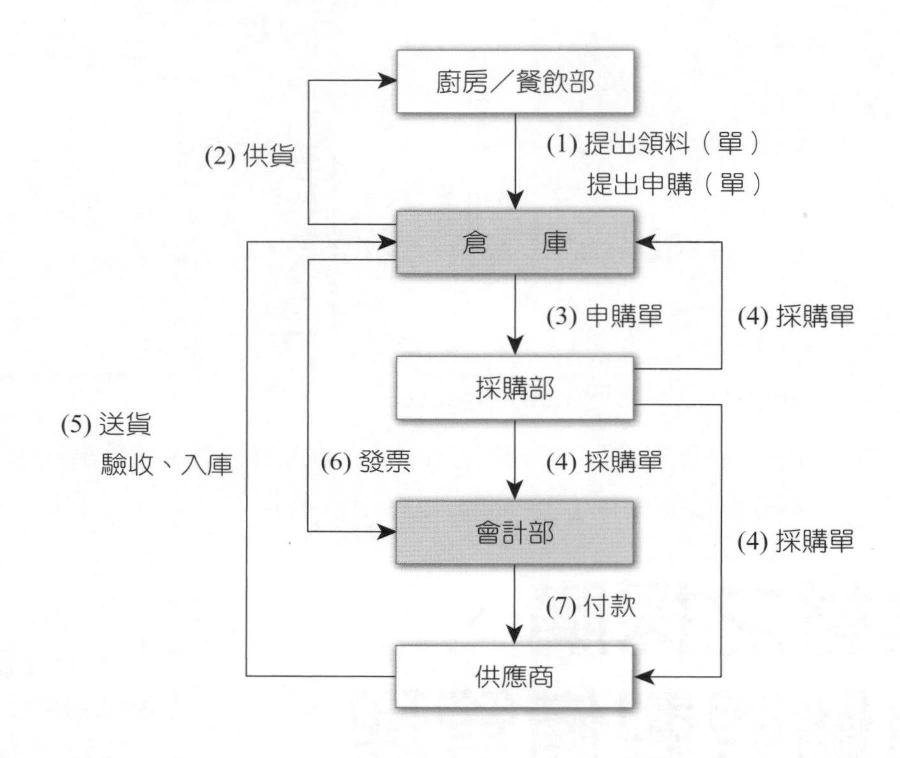

二、選擇供應商的標準

買方與供應商之間的戰略伙伴合作被定義為二者之間長期的、訊息共享的、風險與報酬共擔的持續合作關係。除了成本、品質、交貨期以外，供應商的選擇標準還包括其他許多要素，如供應商的管理水準、目標一致性及其採購之戰略方向。然而這些標準都是定性的，因此，公司需要給每個要素賦予權重。公司要慎重地進行供應商評選。

三、食材選購

(一) 十個簡易步驟保持食品餐飲之衛生安全

1. 到有信譽而且地方整潔的供應商購買。
2. 不購買已腐敗的，或超過有效期限的，或外（內）包裝破損的食品。
3. 把冷凍的、冰藏的食品或者熱食置於隔熱或保溫的容器內，並立即帶回處理。
4. 將生食和即食食品，確實分開或分架貯藏。
5. 勿將含高水活性、高油脂，高蛋白的高風險食品 (high risk foods) 置於危險溫度帶 (7~60℃) 超過 4 小時。
6. 冷凍食品應保持在 –18℃以下，冷藏食品應保持 7℃以下，而熱食食品應保存在 60℃以上。
7. 製備食物時，徹底洗淨雙手並做消毒或穿戴手套。
8. 使用乾淨清潔的器具分開處理生食和即食食品。
9. 烹調畜肉、禽肉、鮮魚和香腸等高蛋白食品時，一定要加熱至病原菌死滅。
10. 如有疑慮，將之扔掉。

(二) 在適宜的溫度範圍保存食物

將「高風險的食品(high risk foods)」保存在適宜溫度的範圍內。應避免置於危險溫度帶太久。

1. 購物時
    (1) 在差不多完成所有購物時，才購買冷凍或冰凍食品。
    (2) 熱食食品應該在完成購物時才購買，而且要跟冷食分開。
2. 儲藏和運送食物時
    (1) 保持冷凍食物於 7℃以下。
    (2) 使用冰箱溫度計檢查電冰箱內的溫度，溫度必須低於 5℃。
    (3) 保持冰凍食品冰硬。
    (4) 保持冰櫃溫度於 –15℃ ~ –18℃之間。
    (5) 保持熱食於 60℃以上。

(6) 扔掉置於危險溫度帶超過 4 小時的高風險食品。

(7) 置於危險溫度帶超過 2 小時的高風險食品應盡速食用完畢，不要再貯藏食品。

3. 於購買食品時，要小心選擇，雖然食品製造商和售賣商可能都已遵從食品安全法例，但食品的品質和衛生，有時候可能因為處理食品的方式而受到影響。

4. 一旦購買了食品，食品的安全也就變成了消費者的責任。

(1) 只到有信譽而且地方整潔的供應商購買。

(2) 檢查使用期限和標籤，避免過期的食品。

(3) 檢查食品標籤所載有關過敏原和營養成分的資料。

(4) 食品應避免儲存於損壞、凹陷、腫脹或者有滲漏的罐子、容器或其他包裝。

(5) 避免外觀即可看出已腐敗的食品，諸如發黴的或是變色的產品。

(6) 檢查服務生是否使用不同的器具，處理不同類型的食品。

(7) 只購買盛於紙箱內且標明供應商的雞蛋（避免破裂和已汙染髒物的雞蛋）。

(8) 避免已離開了冰箱或冰櫃的高風險冷凍和冷藏食品。

(9) 避免已涼掉的熱食。

(10)避免置於沒有遮蓋的櫃台上的即食食品。

(11)防止肉類、雞鴨或鮮魚的汁液漏到其他產品上。

5. 盡快把食品帶回家

(1) 如果消費者購買了熱食、需冷藏或者需冷凍的食品，必須盡快把食品帶回家。

(2) 如果旅程超過大約 30 分鐘，或者在非常炎熱的日子，建議攜帶一個隔熱的小冰箱或者保冷袋，以保持冷藏或冷凍食品的溫度。

(3) 如果旅程超過大約 30 分鐘，建議把熱食置於隔熱容器。

(4) 考慮以鋁箔紙包裹熱食。

(5) 回到家後立即把冷藏和冷凍的食品放到冰箱或冰櫃裡貯藏。

6. 攜帶食品外出時，要格外小心。

7. 享受野餐、戶外進食和帶食品上班或上學，於預備、儲存和處理食品時要格外小心。

(1) 離家前，把肉切成適合食用的大小，而且把所有涼拌菜預備好。

(2) 把生肉和高風險食品分開置於密封容器，然後放進隔熱小冰箱內。

(3) 把盛載生肉的容器置於隔熱小冰箱底部，而且跟熟食分隔開。

(4) 避免把剛剛煮好的或是還溫暖的食物包裝起來，除非可以把它保存於危險溫度帶以外，不然就要冷凍過夜才包裝。

(5) 冷凍食品應用保冷袋貯藏，冰凍了的飲品也可以用來保冷，尤其是在學校吃午餐時。

(6) 如果沒有預先徹底的清洗和抹乾容器，切勿把熟食置於那些曾經儲存生食的容器內。

(7) 如果沒有乾淨的清水可供洗手，考慮使用拋棄式抹布。

8. 把食品好好儲藏，如何防止損害食品

(1) 把高風險冷凍食品儲存於冰箱內。

(2) 保持冰凍食品冰硬。

(3) 於清潔、無毒的食品儲存容器內保存食品。

(4) 食品置於密封容器內，以密實的蓋子覆蓋，或者以鋁箔紙或保鮮膜包裹。

(5) 把熟食和生食分開儲存。

(6) 生肉、海鮮和雞應放在冰箱底部，而且要置於密實或有蓋的容器內。

(7) 吃剩的食物應在冰箱內貯藏。包裝食品一經開封，就可能變成高風險食品。

(8) 不要把食品儲存於已開封的罐子內。

(9) 雞蛋、奶類和肉類產品過期後就不可再食用。

四、食材驗收標準

廚房在進行盤點前，會將所需要的食材交給會計部門，會計部門就會依所需要的份量來計算成本，一道菜所需要的份量都是固定的，這樣較能控制餐廳的成本，所以採買的部門在選購時，也應特別注意食材的安全性，若無法有效保存食材或延長食材的保存期限，將會造成餐廳成本的提高，以下是廚房在進行各類食材選購之方法。

(一) 生鮮食品

1. 水果類：水果應選擇果皮完整，以避免可能被添加人工甘味料或漂白劑，顏色鮮豔，沒斑點，水分多，無腐爛，蟲咬或破損等現象者，以當地盛產或季節大量生產者為佳，參閱表 4-1。其採購原則為：(1) 果皮完整，(2) 顏色鮮豔，(3) 沒有斑痕，

表4-1 各月份當令水果

水果別	產期	水果別	產期	水果別	產期
香蕉	7~9月	文旦	10~11月	椪柑	10~3月
桶柑	12~2月	柳丁	10~2月	鳳梨	5~8月
荔枝	5~7月	龍眼	7~8月	蕃石榴	7~10月
枇杷	8~9月	釋迦	8~9月	蓮霧	5~6月
土芒果	5~7月	愛文芒果	5~8月	海頓芒果	5~8月
凱特芒果	8~10月	金煌芒果	8~10月	木瓜	10~1月
李	3~7月	世紀梨	6~10月	蘋果	9~11月
柿	8~11月	西瓜	3~10月	哈密瓜	3~5月
梨	8~10月	水蜜桃	3~7月	葡萄	7~10月
草莓	2~4月	小玉	3~10月		

(4) 成熟度適當，(5) 果體堅實，(6) 無斑點，(7) 水分充盈，(8) 無腐爛，(9) 無蟲咬或破傷現象。

2. 蔬菜類：蔬菜選莖葉鮮嫩肥厚，葉面光潤，型態完整，沒有斑痕、破裂，無枯萎，且有彈性，莖部豐碩，斷口部分水分充盈，無泥土附著者，多選擇深綠色或深黃色的蔬菜。其採購之衛生安全考量如下：
    (1) 不刻意挑選外觀肥美、毫無昆蟲咬傷的蔬菜。
    (2) 蔬菜的選擇宜多樣化，並應分散向不同攤商購買比較好。
    (3) 原則上外表光滑的蔬菜類較不易沾染農藥，表面有細毛或凹凸不平者較易殘留農藥，但仍需視其施藥期或是否有保護措施（如加保護套）等情形而定。
    (4) 長期貯存或進口蔬菜，一般須以藥劑處理延長其貯存時間，消費者選購時應有正確的認知。
    (5) 蔬菜外表留有藥斑或不正常的化學藥品氣味者，避免購買。
    (6) 夏秋季蔬菜殘留農藥的情形較其他季節高，或天然災害、節慶日前後，蔬果價格上揚時，也可能有提早採收的蔬菜上市，農藥殘留的可能性相對較高，應避免搶購。
    (7) 可以選擇信譽良好的冷凍蔬菜或其他蔬菜加工品取代。
    (8) 冬季蔬菜產量多，價格便宜，宜多選購。

(9) 選擇政府單位推廣、具公信力，有優良標誌（如吉園圃標誌）的產品。

(10)盡量購買當令蔬菜，不但新鮮、價廉物美且安全性較高。

(11)貴的菜不一定就是營養成分高，可視菜價及家人口味而選購。

除了以上選購的原則，能有效降低餐廳成本的支出，也還可以選購當令水果，來降低不必要的成本，也能避免吃進過多的農藥殘留；台灣農產業的進步，要吃非當令的蔬果其實不是難事，但非當令的蔬果較當令的水果體質較弱，所以要靠農藥來保護，為了安全採購時應選擇當令水果（參閱表4-2）較為正確。

3. 油脂與堅果種子類：選購植物油，少買動物性油，如買沙拉油時應選有 GMP 標記，且販賣環境優良者，不買來源不明或散裝的油，最好選包裝完整無破損，標示完整的小包裝食用油，液體油如沙拉油應選清澈，無異味、雜質及混濁現象者。

表4-2 各月份當令蔬菜

蔬菜別	產期	蔬菜別	產期	蔬菜別	產期
白蘿蔔	全年	豆薯	8~9月	胡蘿蔔	12~5月
牛蒡	2~4月	大蒜	12~3月	洋蔥	4~5月
孟宗竹筍	11~5月	芋頭	5~10月	桂竹筍	7~4月
馬鈴薯	12~3月	嫩薑	5~10月	甘薯	9~12月
老薑	8~12月	茭白筍	5~10月	蓮藕	7~4月
甘蔗筍	10~3月	萵苣	11~2月	菱角	9~12月
蘆筍	4~10月	菜心	12~2月	大頭菜	11~4月
韭菜	全年	包心白菜	5~10月	高麗菜	6~9月
小白菜	5~10月	菠菜	11~4月	芥菜	1~2月
空心菜	全年	莧菜	全年	茼蒿	10~12月
芥蘭菜	12~3月	花椰菜	10~12月	芹菜	10~4月
金針菜	6~10月	韭菜花	4~10月	大黃瓜	3~10月
絲瓜	5~9月	南瓜	3~10月	冬瓜	4~10月
茄子	10~3月	苦瓜	5~10月	番茄	11~5月
黃秋葵	3~11月	甜椒	1~3月	碗豆	11~3月
毛豆	3~10月	敏豆	全年	蠶豆	11~4月
玉米	9~3月	洋菇	全年	木耳	全年
鮑魚菇	全年	金針菇	全年	香菇	全年

4. 全穀雜糧類：「米」以選擇小包裝為宜且應注意標示，米粒應以質地光潔，粉屑少，穀粒完整，米粒飽滿，重量及大小均勻，沒有異味者。「麵粉」以色澤白，不結硬塊，沒有異味，無異物者為佳。其採購原則為：
   (1) 穀粒堅實，均勻完整，沒有發霉，無砂粒、蟲等異物。
   (2) 麵粉粉質乾爽，無異味異物或昆蟲，色略帶淡黃色。
   (3) 米越精白，維生素及礦物質越少。
   (4) 甘藷、馬鈴薯、芋頭外表要清潔完整，堅硬肥大，無芽無損傷，無感染黴菌。
   (5) 選購小包裝製品並注意標示及製造日期。
   (6) 現有推廣之小袋裝米，保鮮度甚佳，可多採用。

5. 豆、魚、蛋、肉類：「肉類」家畜類：凡瘦肉部分為粉紅色，肥肉部分有適度硬度，無不良顆粒存在，肉質結實，肉層分明，質紋細嫩，用指壓有彈性，肉的表面無出水現象者為優良品。家禽類：肉質結實，且完整表皮，且表皮與肌肉間無水樣液的薄膜，肌肉無不良顆粒者為佳。火腿臘肉香腸：應選色澤紅，用針插進去再拔出來聞之，應具有久存的肉香味，凡含濕氣且色澤斑色有裂痕，且有時會長蟲者品質不佳，包裝標示應完整，且為冷藏冷凍出售者。其採購原則為：
   (1) 豆類：豆腐、豆干應無酸臭味或黏液。
   (2) 魚類：皮膚光潤、肉色透明、肉質堅挺有彈性，鰓色鮮紅，眼珠光亮透明，鱗片平整有光澤，腹部有彈性，無傷痕，無惡臭。冷凍品應無解凍現象。活貝之殼不易啟開，外觀正常無異味。蛤蜊：以甲殼密，互敲聲音清脆，聞之無臭味者為佳。
   (3) 蛋類：外殼粗糙，不具光澤，無汙染雜物、無破損，手搖不會有搖動聲音。以光照射，分界明顯。整個蛋放入 6% 食鹽水中（即 6 克食鹽加入 100cc 水中），可以下沉，打開後蛋黃完整不散開，蛋白濃厚透明，無血絲異物，輕盪無晃動感覺。 皮蛋與生蛋一樣，無黑色或黑褐色斑點（有黑色斑點者，常含鉛旦較高），蛋白部分呈透明之黃褐色，內部生成白色相葉狀之「松花」，剝殼時蛋殼裡面，白色光滑，蛋黃部分表面呈乳色，內部糊狀呈淺藍色，乃至深綠灰色。
   (4) 肉類：豬肉呈淡紅色，紅潤有光、無黏液、無滲水、腐臭或被泥沙汙染。牛肉呈紅色，脂肪部分色澤鮮明。滲出水，或內臟過分腫大，顏色不自然者可能是被灌水，應加留意。家禽類其冠應具固有顏色，眼睛要明亮，肉質富彈性，冷凍品應無溶解現象。

6. 乳品類：鮮乳為乳白色的液汁，包裝良好無破損，無分離及沉澱現象，無酸臭味、濃度適當、不凝固、搖晃時不會產生很多泡沫，乳汁滴在指甲上形成球狀。不含任何粒狀或塊狀固體物，氣味良好無酸味、無脂肪臭、脂肪不分離、無夾雜懸浮物，應冷藏放置 4~7℃較佳。乳粉是乳白色，粉粒大小一致，無夾雜物、不成塊狀、無酸味、焦味及其他不良氣味，沖調後均勻，不應有顆粒狀，並具有牛乳獨特之風味。罐裝乳品其罐形完整不生鏽、無膨罐。調味乳及發酵乳等應無沉澱、酸敗及其他不良氣味。

(二) 包裝食品

1. 買有完整包裝者，凡無標示、標示不全、標有醫療效能或完全用外文標示的食品不買。
2. 標示需齊全包括品名、內容物名稱、內容物重量、容量或數量、食品添加物名稱、製造廠商、名稱地址、製造日期。

(三) 冷凍食品

選擇保存於–18℃，有完整標示，且包裝完整無破損跡象的食品，食品外觀包括型態、色澤應正常，產品質地要堅硬。

(四) 罐頭食品

應選標示完整，罐型正常者。

第二節 食材之倉儲管理
(The storage management of food material)

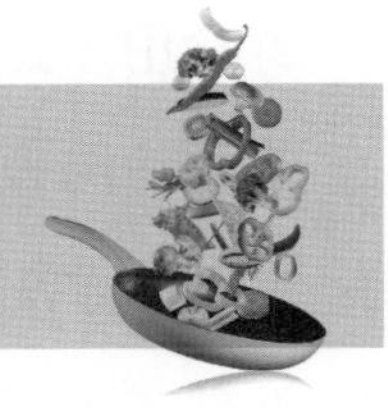

一、倉儲管理之方法

應依下列原則，制訂倉儲管理標準作業程序(standard operating procedure, SOP)，以方便食材原物料之管理和成本控管。

(一) 原材料倉庫及成品倉庫應分別設置或予以適當區隔，並有足夠空間供物品之搬運。

(二) 倉庫內物品應分類貯放於棧板或貨架上，不得直接放置於地面，並保持良好通風。

(三) 倉儲作業應遵行先進先出之原則，並確實紀錄。

(四) 倉儲過程中需溫濕度管控，應建立管制方法與基準並確實紀錄。

(五) 倉儲過程中應定期檢查並確實紀錄，如有異狀應立即處理，以確保食品或原料之品質及衛生。

(六) 有造成汙染原料、半成品或成品之虞的包裝材料，應有防止交叉汙染措施，否則禁止與原料半成品或成品一起儲運。

(七) 每批成品應檢驗合格，確實符合產品之品質衛生標準後方可出貨。

二、食材保存及處理

廚房有好的設備規劃、動線設計及倉儲設備，能減低員工工作所耗費的時間及力氣，讓出菜的時間更有效率；會計部門依餐廳的成本計算，會設計出菜單來，分量比例都是固定的，再藉由採買的選購技巧，能有效降低成本的支出，讓食物購買回來的是新鮮的，但食材購買回來，還需要有效的保存及處理，來降低不必要的成本浪費，以下是各個食材保存之方法：

(一) 蔬菜類

1. 除去敗葉塵土及汙物，用紙袋或多孔的塑膠袋套好，放在冰箱下層或陰涼處，趁新鮮食用，儲存越久，營養損失越多。
2. 烹調前洗去塵土、沙及蟲等，不易清洗之蔬菜應將葉片拆開，用清水沖洗。
3. 烹調前才洗切，即先洗後切，以免營養流失。
4. 油熱或水滾後才下鍋，用大火炒煮之，時間要短，水盡量少放，以保持其鮮綠，烹煮時若加入「蘇打」則容易破壞維生素。
5. 衡量食用人數每次烹調一餐之量，不要多次復熱，以免營養遭受破壞。
6. 冷凍蔬菜可按包裝上的說明烹調之，不用時保存於冰箱，已解凍者不可再放回冰箱。
7. 馬鈴薯、番薯發芽，或感染黴菌時，就會含有毒素，切勿食用。

(二) 水果類

1. 除去塵土及外皮汙物，保持乾淨，用紙袋或多孔的塑膠袋套好，放在冰箱下層或陰涼處，趁新鮮食用，儲存越久，營養損失越多。
2. 料理前應先清洗，即使是橘子或香蕉也應清洗後再剝皮。
3. 以生吃為原則，如欲烹調，要盡快吃完。
4. 去果皮或切開後，應立即食用。
5. 水果打成汁，維生素 C 容易氧化破壞，應盡快飲用。

(三) 全穀雜糧類

1. 放在密閉、乾燥容器內，置於陰涼處。
2. 勿存放太久或置於潮濕之處，以免蟲害及發黴。
3. 淘米、洗米次數不要過多，且勿用力搓揉。
4. 多選擇糙米，不要買太精白的食品，除減少營養成分外，可能被摻入外來有害物質。
5. 多種穀類和花生，保存不當時，易發黴產生黃麴毒素，故需注意外觀。
6. 調理好的穀類食品，最好趁熱食用。
7. 購自有信譽的商店或販賣店。
8. 購買回來後，若發現品質不良時，不可食用。

(四) 魚、肉、蛋及乳品類

1. 魚：除去鱗鰓內臟、沖洗清潔、瀝乾水分，以清潔塑膠袋套好，放入冰箱冷凍，但不要儲放太久。
2. 肉：肉和內臟應清洗、瀝乾水分，裝於清潔塑膠袋內，放在冰箱凍結層內，但也不要儲放太久；若要碎肉應先將整塊肉清洗瀝乾後再絞碎，視需要分裝於清潔塑膠袋內，放在凍結層，倘若置於冷藏層，時間最好不要超過 24 小時。
3. 蛋：擦拭外殼汙物，鈍端向上放在冰箱蛋架上。
4. 乳品：瓶裝乳最好一次喝完，未開瓶之鮮乳若不立即飲用，應放 7℃以下冰箱貯藏，未用完之罐裝奶，應自罐中倒入有蓋的玻璃杯內，再放入冰箱，應盡快飲用。乳粉以乾淨的匙子取出，用後緊密蓋好，仍要盡快食用。

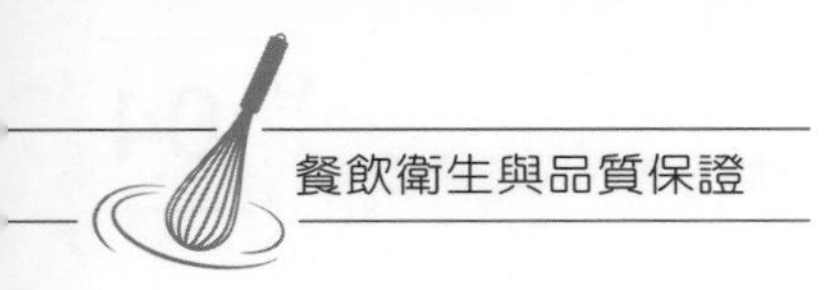

(五) 冷凍食品類

1. 冷凍食品從製造、倉儲、運送、販賣到消費者購買、存放，這一連串的步驟都要在 –18℃下進行。
2. 購買冷凍食品後盡速放進冷凍庫中，而不要放在冷藏庫裡，除非要解凍馬上食用。
3. 蔬果、肉類、水產品為了避免存放在一起產生不良氣味，可用大塑膠袋分類包起來再冷凍貯存。
4. 食物能保存多久，應視食物的種類和冷凍庫的溫度來決定，冷凍庫的溫度越低，保存期越長，所以應盡量使冷凍庫保持在 –18℃。
5. 在保存期間，如果冷凍庫故障失靈，溫度上下波動時，會縮短冷凍食品的貯藏壽命。
6. 肉類、水產之調理品，保存期限較短，購買後不宜貯存太久，應盡快食用。
7. 若保存時，不慎弄破包裝袋，可以用塑膠袋加包幾層來補救，並在上面標明日期，盡快食用。

(六) 飲料類

1. 包裝應密封完整，無破損、滲漏液。
2. 包裝上應標示清楚：廠名、品名、地址、內容物、食品添加物、製造日期或保存期限及保存條件。
3. 固有色及氣味，無夾雜色及其他雜質。
4. 開封後，無異味及變色。
5. 將瓶身慢慢橫轉倒立，經光線照射，透明無沉澱及混濁現象。
6. 無凝聚及其他變質現象。

三、庫存作業電腦化

餐飲管理基本工作，從採購開始，其以驗收、儲存、發貨、製備、服務、會計出納、報表分析及成本控制等，其中成本控制包括餐飲成本控制、人事費用控制、總務及行政費用控制。在採購之前，則要先有市場定位，再依市場區隔發展出應有服務方式、菜單種類、組織架構、裝潢布置、設備和備品等。

採購作業流程驗收之後，即將物品送到倉庫儲存。生鮮食品則送到冷藏室，以保持新鮮度；冷凍食品則送到冷凍庫，避免食物腐敗；乾貨則送到乾貨倉庫等將各類物品都分門別類妥善儲存，以減少腐爛或遭偷竊，避免不必要之損失。儲存管理主要是維護物料庫存安全，避免偷竊、盜賣或食物之腐敗所造成之損失。為達此目的，倉庫設計必須要注意溫度、濕度，防火、防滑及防盜等措施，並加強盤點，以防短缺、腐壞之發生。更應注意將有氣味物品隔離存放。

倉庫發貨原則：基本上，為求有效控制餐飲成本，須從採購開始很嚴格地控制其作業流程，所有採購入庫之物料，均依物料本身性質分別儲存於乾貨倉庫、一般用品倉庫、冷藏庫及冷凍庫內。凡物料出庫，必須依規定提出領料申請單由各單位主管簽章，並根據庫房負責人簽章之出庫供需出庫，每天分類統計，記載於存品帳內，每日清點核對庫存量，以確實掌握物品之發放，做好餐飲成本控制工作。

對於物流中心的所有商品之儲存與出貨作業上，皆採用了資訊化方式加以處理，其中在物流三部的飲料整箱出貨區，更導入了結合Radio Frequency Identification(RFID)（圖4-1）設備的儲位與庫存管理系統，將商品從進貨驗收開始，即納入整個系統的即時管控中。

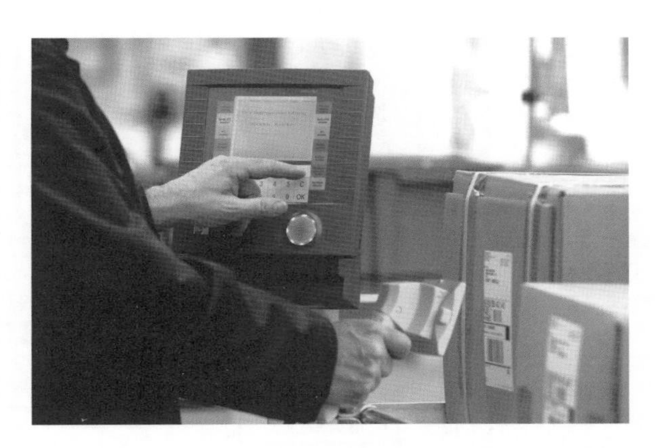

圖 4-1　Radio Frequency Identification(RFID) 手機進行進貨驗收

第三節
食材之前處理
(Pretreatment of the food material)

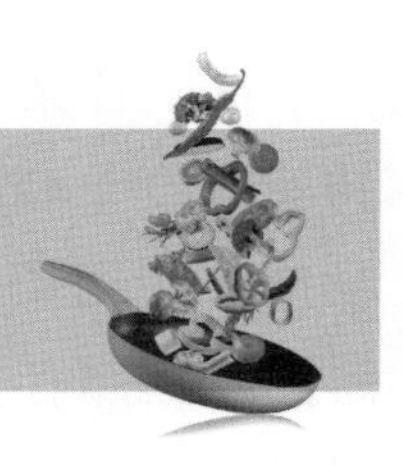

一、廚房之工作流程

顧客來餐廳吃進的每一道菜，都是需要經過繁瑣的處理過程，才能吃到如此美味的佳餚，首先採買經由餐廳的需要進行採買，採買的食材種類繁多，有不同的處理方法及保存方法，高風險食材、蔬果類、乾貨類有其先後處理的原則，廚房有冷凍區、冷藏區及乾貨區等，各個食材都有其固定保存的地方，為要有效延長各個食材的保存期限，廚房在料理一道佳餚時，生熟食會是分開的，分為冷盤區及熟食區，為要避免交叉感染，如圖4-2所示。

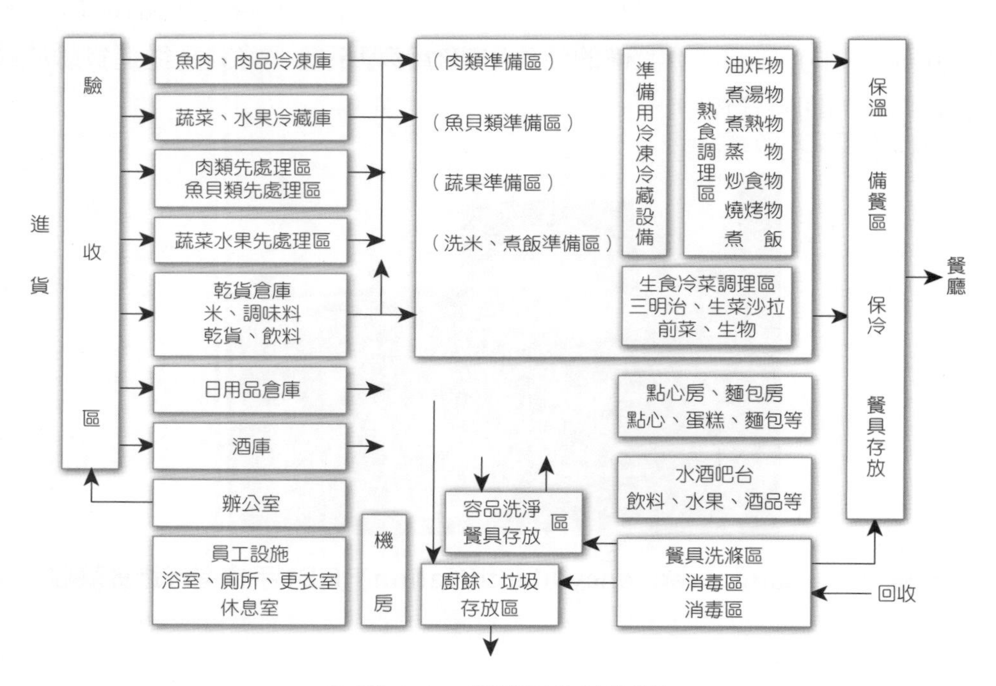

圖 4-2 廚房工作流程圖

餐廳也有不同的性質及菜色，有分輕食簡餐店、中式員工餐廳、西式員工餐廳、中式餐廳、西式餐廳及日式餐廳等，菜色分下午茶、台式、西式、中式及日式料理等，不同的餐廳廚房設備就會有所不同，依據餐廳的淨面積廚房就有不同的比例，但要看餐廳提供的是何種菜餚，若開設咖啡廳，廚房設備就沒有像西餐廳那樣規模龐大，如圖4-3。

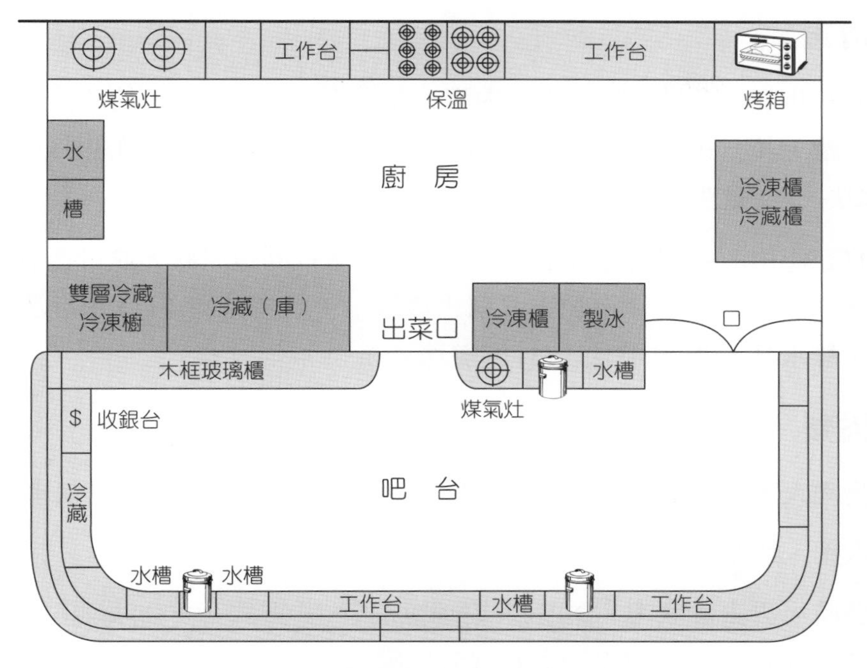

圖 4-3 中央廚房

二、食材保存及處理

廚房有好的設備規劃、動線設計及倉儲設備，能減低員工工作所耗費的時間及力氣，讓出菜的時間更有效率；會計部門依餐廳的成本計算，會設計出菜單來，分量比例都是固定的，再藉由採買的選購技巧，能有效降低成本的支出，讓食物購買回來後仍十分新鮮，但食材購買回來，還需要有效的保存及處理，來降低不必要的成本浪費，以下是各個食材保存之方法：

(一) 蔬菜類

處理流程：摘除、洗滌、 殺菁。

1. 摘除：除去蔬菜的附著雜物、老葉、老莖、老根、粗纖維部分、枯黃破損、外皮或外殼及瓜瓤、蒂頭等不可食部分。
2. 洗滌：包括水洗、浸、沖、漂、刷等動作，其方法有：(1) 冷水洗滌、(2) 熱水洗滌、(3) 鹽水浸泡洗滌、(4) 蘇打水洗滌、(5) 過錳酸鉀溶液浸泡洗滌。
3. 殺菁：以熱滾水中加少許油、鹽水川燙一下，立刻以冷水沖涼以維持青翠，同時可達軟化、殺菌、去除農藥的效果。

(二) 畜肉類

1. 畜肉類的初步加工多是對豬、牛的內臟、腳(手)、尾、舌等的洗滌、去腥、除毛等加工手續，其方式有:(1) 翻洗法、(2) 搓、(擦)洗法、(3) 刮洗法、(4) 沖洗法、(5) 漂洗法、(6) 燙洗法。
2. 乾貨食材在使用前需經過漲發手續，使材料膨脹或回復原狀，並可達清除異味，便於吸收調味料的目的。漲發加工又稱「發料」。其方式有:(1) 水發法:冷水發、熱水發、鹼水發、(2) 油發法、(3) 鹽發法。

(三) 禽肉類

1. 買回的禽肉大多已經宰殺、放血、拔毛、開胸取內臟、清洗等加工處理。
2. 可直接取用、切割、烹調。
3. 製備需要時可再去骨取肉、斷筋膜或抽除筋膜。其方式有:(1) 雞腿去骨、(2) 雞翅拆骨、(3) 雞柳去筋、(4) 鴨掌拆骨、(5) 內臟處理。
4. 雞、鴨的體型、構造相似，去骨方法大致相同。

(四) 水產食品類

1. 魚類:宰殺、放血、去鱗、鰓、摘除內臟、洗淨、劃刀醃泡或去骨去皮取肉。
2. 軟體、頭足類:頭、身分開，去眼、嘴、去內臟及中央軟骨、撕掉表面薄膜洗淨。
3. 螃蟹類:宰殺、敲開蟹蓋、去除內臟及鰓、刷洗乾淨、蒸熟、取蟹肉。
4. 蝦類:抽掉腸泥、修剪蝦槍、蝦鬚、腹足、蝦尾尖、洗淨。
5. 介貝類:吐沙、洗淨、取肉。

第四節 餐飲製備之衛生管理

(The sanitation management of the food and beverage preparation)

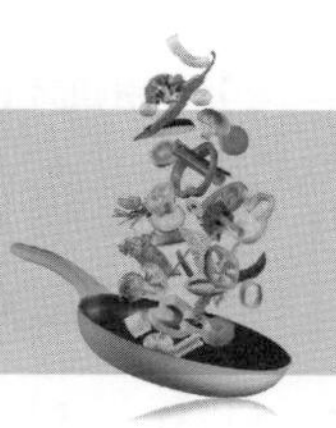

一、預備食物時作業人員務必要洗手

1. 於預備食物至少 30 秒之前，用和緩肥皂水洗手。
2. 預備食物前和接觸過生肉、雞、海鮮、雞蛋和未經清洗的蔬菜後，徹底清洗雙手。

3. 以清潔的毛巾或拋棄式毛巾，抹乾雙手。
4. 如果手有任何刀傷或傷口，用防水的傷口布條或者繃帶覆蓋。
5. 預備食物時，作業人員應穿著清潔的、有保護性的衣服，如圍裙。
6. 如果現場作業人員突感不適，應讓他人取代進行餐飲之預備與製備。

二、保持用具清潔和食品分隔開，防止食品素質變壞

1. 把生食和即食食品分開儲存。
2. 使用分開的和清潔的用具和器皿處理即食食品。
3. 沒有徹底清洗以前，切勿使用相同的器皿和用具處理生食和即食食品。
4. 使用後，徹底清洗和抹乾砧板、刀、平底鍋、碟、容器和其他用具。
5. 用熱的肥皂水清洗所有用具，而在使用它們之前，一定要確保它們是完全乾透的。
6. 使用新鮮清潔的抹碗布或者即用即棄毛巾去抹乾用具和器皿，否則，就讓它們風乾。
7. 使用洗碗碟機和適當的去汙劑清洗，並吹乾用具和器皿。
8. 處理新鮮生果和蔬菜之前，以清水沖洗。
9. 禁止動物在預備和儲藏食物的周圍走動。
10. 清除出現在預備和儲藏食物周圍的害蟲和寄生蟲。

三、使用電冰箱解凍冰凍食品

由於細菌可能在冰凍食品解凍時產生，因此必須要把冰凍食品置於危險溫度區以外。

1. 除非有其他說明指示，不然應把冰凍食品置於電冰箱內或者使用微波爐解凍。
2. 如果包裝的冰凍食品附有說明，就要依說明，從冰櫃直接取出後，預備和烹調食品。
3. 冰凍的肉、魚和家禽必須要完全解凍後才可以烹調。
4. 已經解凍的食品，必須儲存於冰箱內，直至準備好作烹調用。
5. 如果冷凍食材以微波爐進行解凍，一旦解凍後應立即烹調。

6. 如果使用微波爐，可以分開已解凍部分和仍然冰凍部分，以加速解凍過程。
7. 避免把已解凍的食品再冰凍。

四、正確烹調方式

1. 作業人員可以選用防止食品變壞中一個重要方法，把食品徹底烹調，尤其是哪些高風險食品。
   (1) 烹調家禽要煮到肉變白色：不能有粉紅色的肉。
   (2) 烹調漢堡包、碎肉、香腸、捲起的或甜釀的烤肉時，必須要煮得熟透，直至流出的任何汁液都是清澈的。
   (3) 烹調白魚直至可以用一支叉子，可將魚肉削成薄片。
   (4) 大部分食品都應該加熱至中心溫度 75℃。
   (5) 使用肉類溫度計幫助您掌握正確溫度，肉類溫度計可以在很多售賣廚房用具和燒烤用具的零售店找到。
   (6) 徹底烹調用雞蛋做的食品，諸如煎蛋餅和烘烤蛋糕。
   (7) 於預備某些食品時，而雞蛋是沒有完全煮熟的，例如蛋奶酒和家製蛋黃醬等，必須格外小心，因為蛋殼上的細菌可能汙染食品。
2. 冷卻和加熱食物
   (1) 徹底加熱食物，如蒸箱已冒出蒸氣（75℃以上），或者在加熱鍋煮至沸騰。
   (2) 把煮熟的食物儲存於危險溫度區以外。
   (3) 如有需要把食物儲存留待遲些才用，蒸氣一旦停止上升，蓋好食物而且把它放進電冰箱。
   (4) 如要預先烹調好食物，把大份的食物分開放進小而淺的容器然後冷藏。
   (5) 如不想立即冷卻食物，必須保持熱食於 60℃ 或以上。

3. 各項食材烹煮溫度

食材名稱	烹煮溫度（中心溫度）	食材中之病原菌或寄生蟲之加熱對象
豬肉	70~75℃	旋毛蟲、無鉤條蟲
牛肉	65~70℃	無鉤條蟲、隱孢子蟲、囊蟲、中華肝吸蟲、泰國肝吸蟲
水產品	75℃	腸炎弧菌、肺吸蟲、海獸骨線蟲、中華肝吸蟲、泰國肝吸蟲、廣節裂頭條蟲
蛋品	75℃	沙門氏桿菌
雞肉	75℃	沙門氏桿菌
蔬菜	70℃	大腸桿菌
白飯	70℃	仙人掌桿菌

名詞解釋

1. RFID(radio frequency identification)

(1) RFID 定義

RFID 又稱為射頻辨識標籤系統。鑑識標籤可分為被動、半被動（也稱作半主動）、主動三類。

A. 被動式

被動式標籤沒有內部供電電源。其內部積體電路通過接收到的電磁波進行驅動，這些電磁波是由 RFID 讀取器發出的。當標籤接收到足夠強度的訊號時，可以向讀取器發出數據。這些數據不僅包括 ID 號（全球惟一代碼），還可以包括預先存在於標籤內 EEPROM（電可擦拭可編程唯讀記憶體）中的數據。

由於被動式標籤具有價格低廉，體積小巧，無需電源的優點。目前市場的 RFID 標籤主要是被動式的。

B. 半被動式

一般而言，被動式標籤的天線有兩個任務：

(a) 接收讀取器所發出的電磁波，藉以驅動標籤 IC(identification code)。

(b) 標籤回傳信號時，需要靠天線的阻抗作切換，才能產生 0 與 1 的變化。

問題是，想要有最好的回傳效率的話，天線阻抗必須設計在「開路與短路」，這樣又會使信號完全反射，無法被標籤 IC 接收，半主動式標籤就是為了解決這樣的問題。半主動式類似於被動式，不過它多了一個小型電池，電力恰好可以驅動標籤 IC，使得 IC 處於工作的狀態。這樣的好處在於，天線可以不用管接收電磁波的任務，充分作為回傳信號之用。比起被動式，半主動式有更快的反應速度，更好的效率。

C. 主動式

與被動式和半被動式不同的是，主動式標籤本身具有內部電源供應器，用以供應內部 IC 所需電源以產生對外的訊號。一般來說，主動式標籤擁有較長的讀取距離和較大的記憶體容量可以用來儲存讀取器所傳送來的一些附加訊息。

(2) 技術及性能參數：

無線射頻辨識標籤是目前無線射頻辨識技術的關鍵。無線射頻辨識標籤可存儲一定容量的資訊並具一定的資訊處理功能，讀寫設備可通過無線電訊號以一定的數據傳輸率與標籤交換資訊，作用距離可根據採用的技術從若干厘米到 1 千米不等。

識別標籤的外形尺寸主要由天線決定，而天線又取決於工作頻率和對作用距離的要求。目前有四種頻率的標籤在使用中比較常見。他們是按照他們的無線電頻率劃分：低頻標籤 (125 或 134.2 KHz)、高頻標籤 (13.56 MHz)、超高頻標籤 (868~956 MHz) 以及微波標籤 (2.45 GHz)。由於目前尚未制定出針對超高頻標籤使用的全球規範，所以此類標籤還不能夠在全球統一使用。而超高頻標籤的應用目前也最受人們的最受注意，此類標籤主要應用在物流領域。頻率越高，作用距離就越大，數據傳輸率也就越高，識別標籤的外形尺寸就可以做得更小，但成本也就越高。目前面向消費者的識別標籤外形尺寸需求，一般以信用卡或商品條形碼為準。

鑒於標籤和讀寫設備之間無需建立機械或光學接觸，密碼技術在整個無線射頻辨識技術領域中的地位必將日益提高。隨著無線射頻辨識的普及，不同廠家的標籤和讀寫設備之間的兼容性也將成為值得關注的問題。

(3) 無線射頻辨識技術還包括了一整套資訊技術基礎設施，包括：

A. 無線射頻辨識標籤，又稱射頻標籤、電子標籤，主要由存有識別代碼的大規模集成線路晶片和收發天線構成，目前主要為無源式，使用時的電能取自天線接收到的無線電波中的能量。

B. 無線射頻辨識讀寫設備。

C. 與相應的資訊服務系統，如進存銷系統的聯網等。

將射頻類別技術與條碼 (Barcode) 技術相互比較，射頻類別擁有許多優點，如：

A. 可容納較多容量。

B. 通訊距離長。

C. 難以複製。

D. 對環境變化有較高的忍受能力。

E. 可同時讀取多個標籤。

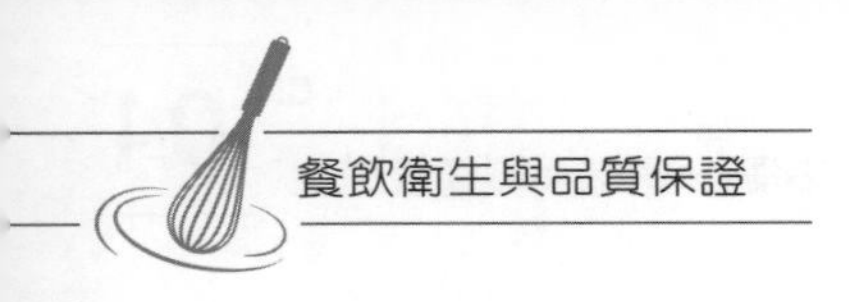

相對地有缺點，就是建置成本較高。不過目前透過該技術的大量使用，生產成本就可大幅降低。

(4) RFID 之應用

射頻辨識技術可應用的領域十分廣泛，主要決定因素是該項技術在相應領域中的經濟效益。經常提到的具體應用包括：

A. 鈔票及產品防偽技術。

B. 身分證、通行證（包括門票）。

C. 電子收費系統，如香港的八達通與台灣的悠遊卡、台灣通、一卡通（高雄捷運）。

D. 家畜或野生動物識別。

E. 病人識別及電子病歷。

F. 物流管理， RFID 技術可以實現從商品設計、原材料採購、半成品與製成品之生產、運輸、倉儲、配送、銷售，甚至退貨處理與售後服務等所有供應鏈環節之即時監控，準確掌握產品相關資訊，諸如各類、生產商、生產時間、地點、色、尺寸、數量、到達地、接收者等。

G. 行李分揀。

H. 門禁系統，許多辦公室、大學（如香港城市大學、香港理工大學）都在大門及房門設有讀卡器，用以控制何人、何時、何地的出入。

在整個電子商務領域，許多人把射頻識別技術看作為繼網際網路和移動通訊兩大技術大潮後的又一次大潮。但是目前 RFID 在中國大陸、香港、台灣的發展遠遠落後於美國及歐洲，需要非常的努力方能趕上這次「新的浪潮」。

(5) 射頻辨識晶片植入人體

美國食物及藥物管理局允許 VeriChip 公司把 RFID 晶片直接移植到人體內，讓使用者不需攜帶卡片也可被識別。此外，也有科技狂熱者將 RFID 植入體內，控制自己的電子設備。

(6) 金屬及液體環境對 RFID 的影響

RFID 超高頻 (UHF) 標籤因電磁反向散射 (Backscatter) 特點，對金屬 (metal) 和液體 (liquid) 等環境比較敏感，可導致這種工作頻率的被動標籤 (passive tag) 難以在具有金屬表面的物體或液體環境下進行工作，但此類問題隨著技術的發展已得到完全解決，例如，韓碩 (SONTEC) 標籤公司即研發出能夠在金屬或液體環境下進行完好讀取應用的被動標籤產品，以方便在上述環境或應用情形下部署 RFID。

2. 可食部分重量 (edible portion, EP)

指購入食物材料經處理過程後，最後剩餘部分的重量。而此部分是可完全、直接食用或直接做為烹調材料等用途使用的。

3. 採買重量 (as purchase portion, AP)

食譜上所列出的重量係指烹調前的重量，然而廚師填寫申購單時是採買購入的食材狀態。例如欲購入整條豬的大里肌肉在自行分切為為豬排則需考量頭尾無法使用的損耗量；另一方面，若製作烘培產品以烘培後每一單品的重量為基準。

4. 動線 (lay-out)

是建築與室內設計的用語之一。意指人在室內室外移動的點，連合起來成為就成為動線。優良的動線設計在廚房特別重要，如何讓進到空間的人，在移動時感到舒服，沒有障礙物，不易相撞，是一門很大的學問，如果沒有善加規劃，會造成擁擠等不良的狀況，例如主婦走到廚房的線條就可能有好幾條，如何考量並留下足夠的空間，是需要設計的。由此可知，並非每個空間中的動線都是以人移動要快速方便為主，在廚房則是以便利方便為訴求。

5. 及時供貨服務 (Just in time service)

上游廠商剛好在顧客需要的時候及時提供原物料或服務，這樣生產者便將可節省庫藏空間與貨物的流通。

6. 企業資源規劃系統 (enterprise resource planning, ERP)

企業資源規劃系統的定義有許多種說法，根據經濟部技術處的定義：結合系統工程及資訊科技之技術，協助企業之決策者，能掌握企業內外環境，充分而有效地整體運用企業的各項資源，進而取得競爭之優勢的電腦系統，此處所謂的資源廣泛的包括人、物、資財、行銷通路……等。企業資源規劃為一種用於企業資訊整合的科技其核心為資料庫，該資料庫匯集企業內外各種商業活動及相關流程的資料，並運用網際網路讓各單位能迅速連結此資料庫，查詢相關資訊及應用相關程式模組。

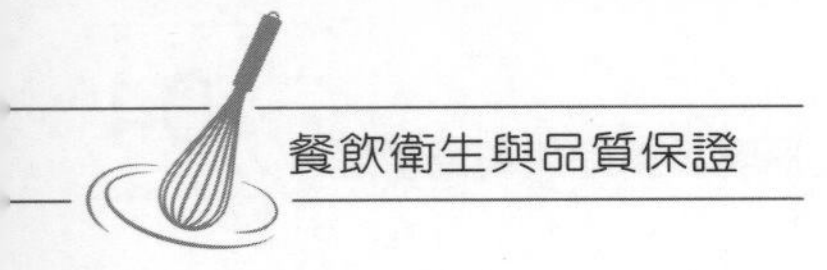

7. 下腳料價

「下腳」係指事業單位在營運過程中所殘餘之渣滓、廢料，該事業單位無法回收再生，作為其營業項目相關之用途，而尚可資為他用，仍能變價之物。

8. R(Raw)

完全生食。

9. MR(Medium Rare)

三分熟。

10. M(Medium)

五分熟。

11. MW(Medium Well)

七分熟。

12. WD(Well Done)

全熟。

13. 權利金租賃 (franchise)

一種契約是垂直行銷系統，為有效服務客戶所組織而成的完整系統。

14. Restaurant Ownership

餐廳所屬權。

15. 表演性桌邊烹調 (showmanship of table cookery)

可以在消費者面前當場表現烹調技藝者，如鐵板燒、生魚片壽司處理等。

16. 單點 (a lá carte)

在客人點菜時，以逐項單一選擇的方式者。

17. 套餐 (set menu)

於菜單上以整套或整桌方式做選擇點菜的方式。

18. 截切蔬菜

國際截切製造協會「International Fresh-cut Produce Association」和產品市場協會「Produce marketing Association」為生鮮截切產品定義為：任何水果或蔬菜或其組合樣品經過物理方式改變其原始形態且保持新鮮狀態之產品。

一、選擇題

1. ( ) 西餐廚房中建議使用四種顏色的砧板，其中分切肉類應使用： (A) 白色 (B) 綠色 (C) 紅色 (D) 藍色。
2. ( ) 基於衛生安全的考量，食材的清洗及處理有其一定的順序，以下應最後處理的是： (A) 蔬果類 (B) 肉類 (C) 蛋類 (D) 魚貝。
3. ( ) 菜餚冷卻遵循所謂「單一階段冷卻法」，是指在 4 小時內將菜餚溫度降至： (A)40 (B)21 (C)5 (D)–2℃以下。
4. ( ) 所謂「五分熟」的牛排，是指其中心溫度約為： (A)54℃ (B)62℃ (C)71℃ (D)82℃。
5. ( ) 下列何者不是多功能烤箱的功能？ (A) 顯示食品的中心溫度 (B) 調節濕度 (C) 旋風式加熱 (D) 火烤。
6. ( ) 判斷魚類鮮度的原則為： (A) 魚鰓鮮紅 (B) 魚鱗有光澤 (C) 魚眼明亮 (D) 以上皆是。
7. ( ) 下列哪一類類食品儲存期最長？ (A) 生鮮魚類 (B) 醃漬蔬菜 (C) 冷藏肉類 (D) 罐頭肉類。
8. ( ) 冷凍食品的溫度須保持在多少℃以下？ (A)5 (B)0 (C)–10 (D)–18。
9. ( ) 下列何種溫度計量測時不必與食物直接接觸？ (A) 紅外線溫度計 (B) 水銀溫度計 (C) 金屬柱溫度計 (D) 熱電偶溫度計。

二、問答題

1. 前處理之所以為管制點的理由為何？

   答：

2. 使用現成的菜餚原料，包括立即可烹調 (ready-to-cook) 或即食食品 (ready-to-eat) 兩種形式，對餐廳而言有哪些優點？餐廳使用上述食品要考量哪些因素？

   答：

3. 請探討廚房作業人員佩戴口罩的必要性。

答：

4. 影響菜餚冷卻速率的因素有哪些？

答：

5. 菜餚製備後置於熱存保溫，其風險為何？適當的做法為何？

答：

6. 餐廳在決定送貨的時間方面，要考慮哪些因素？

答：

7. 生鮮蔬菜、水果在進貨時若清潔度較差，要採取哪些措施以改善其清潔度，減少對餐廳環境的負面影響，並提升食材衛生品質？

答：

8. 餐廳中常用的溫度計種類有哪些？使用的時機為何？

答：

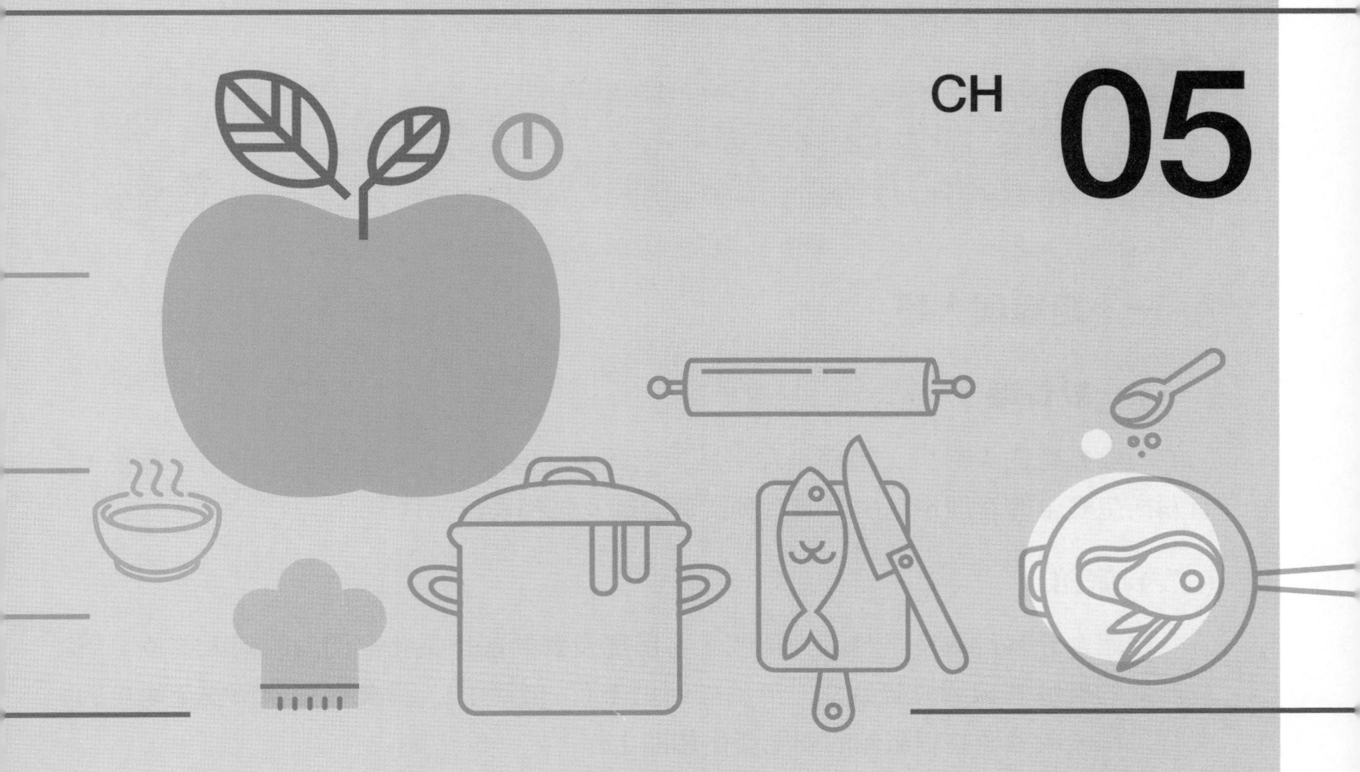

CH 05

作業人員、設備器具與飲用水之衛生管理

Food and Beverage Sanitation and Quality Assurance

— 學習目標 —

研讀及學習本章後，讀者能熟知為了確保餐飲衛生安全，除了嚴控食材品質以外，仍需有三個主要的基本的要素：加強作業人員、設備器具與飲用水之衛生管理。

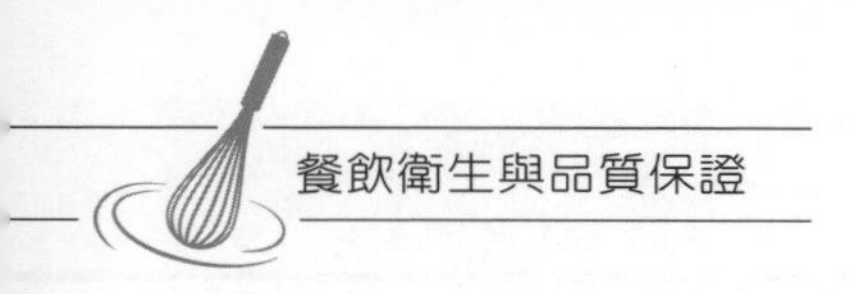

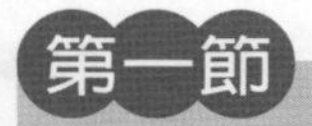

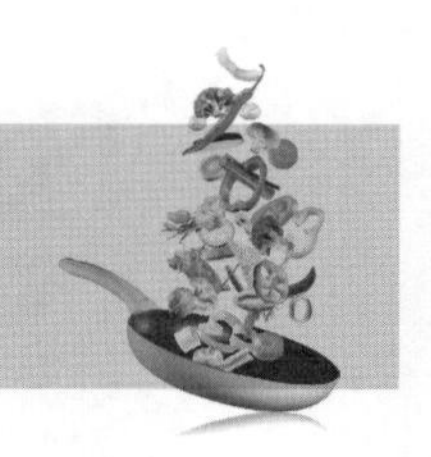

第一節

作業人員之衛生管理

(The sanitation management of staff)

一、組織與人事

(一) 一般餐廳

一般餐廳的人員少，組織呈扁平狀，老闆或老闆娘通常兼任採買、出納等職務，有關衛生安全的管理也是由老闆直接監督廚師及服務人員執行。

(二) 旅館

旅館會分為行政及業務兩大部門，客房部及餐飲部是業務部門內的兩大單位，所有形式的餐廳都隸屬於餐飲部。無論如何仍需有一名專門人員負責餐飲部安全衛生的監督工作，或總理整個旅館的安全衛生相關工作。

(三) 食品公司

在公司的運作，負責人為公司對外代表，簽訂合約時都要有公司章及負責人的私章，任何法律上的責任也都由負責人代表公司承擔。食品工廠是屬於公司的製造部門，依作業的性質可分為前處理、製造、包裝等分組。生產製造的產品可直接由運輸組送至訂貨者，或先行入庫由倉儲組保管，對外販售由行銷業務部門負責，行銷人員是第一線面對客戶的尖兵。

品質管制部門應獨立設置，其主管的地位與廠長相當，並要有充分權限以執行品質管制任務，有停止生產或出貨之權限。

食品相關行業包含製造、流通、販賣等公司廠家。為了強化衛生安全的管理，應成立專賣的衛生安全管理部門，由衛生管理專責人員及各部門主管等組成，負責規劃審議督導考核全廠衛生事宜。

二、衛生管理人員的資格

衛生管理人員在餐旅相關行業中扮演相當重要的角色，在分工合作的體系中，個人善盡自己的本分，但在忙碌時，往往會疏忽一些安全衛生上的細節，因此需要有人處於客觀的立場來監督整個流程的進行。避免安全衛生的漏洞。

行政院衛生署指定應設置衛生管理人員之食品製造工廠類別為：

1. 乳品製造業
2. 罐頭食品製造業
3. 冷凍食品製造業
4. 即時餐飲業
5. 特殊營養食品製造業
6. 食品添加物製造業

三、衛生管理員的職責

衛生管理員的工作：

1. 食品良好衛生規範之執行與監督。
2. 食品安全管制系統之擬定執行與監督。
3. 其他有關食品衛生管理及員工教育訓練工作。

為了使衛生管理人員能夠隨時掌握政府法規及吸收複習相關知識，於從業期間每年至少應接受主管機關或經中央主管機關認可之食品衛生相關機構舉辦之衛生講習8小時。

四、餐飲從業人員之健康檢查

在「食品良好衛生規範準則(good hygienic practice, GHP)」中第五條「食品業者衛生管理」，應符合良好衛生管理基準之規定。對於從業人員健康狀況的要求有明文規範：

「新進人員通過健康檢查始得聘僱，且資方於僱用後每年應主動辦理健康檢查乙次，以確保人員之健康狀況；從業人員若在A型肝炎病毒、手部皮膚病、出疹、膿瘡、外傷、結核病或傷寒等疾病之傳染或帶菌期間，或有其他可能造成食品汙染之疾病者，不得從事與食品接觸之工作」。

在職員工除了每年定期健康檢查外，在每天工作前必須接受手部及健康狀況檢查，若發現手部出現異常時，或有腹瀉感冒等症狀，應先調離直接接觸食材、菜餚的工作，並立即就醫，經醫師證明痊癒後才能返回工作崗位。這規定並非剝奪部分人士的工作權，其主要的目的是不希望帶有這些短期或慢性疾病的人員，在工作中藉由食物為媒介，將細菌或病毒傳染給食用者。

五、餐飲從業人員之教育訓練

員工訓練通常偏重短期的技術傳授或知識灌輸，長期的效果則可改變價值觀念與培養發揮個人潛力。

人力教育訓練對員工及餐旅業有下列的效用：1.增進員工能力並提升顧客的滿意度。2.降低成本。3.降低工作的危險性。4.降低員工的離職率。

教育訓練對餐旅業具有如此多的效益，但仍有諸多業者為能落實執行的原因如下：

沒有時間－有許多餐廳及旅館業者一直都很忙碌，抽不出時間來進行教育訓練，即使有空班，業者也不忍心剝奪員工的時間。

不知如何著手－有些業者知道教育訓練的重要性，但卻沒有專業人才的規劃設計，或是提不起員工的興趣，缺乏動機去持續執行。

語言障礙－目前國內許多行業為了彌補勞力的不足，紛紛申請外勞進入廠區，由於語言的障礙常會造成許多誤解或難以溝通的狀況。最好的方式是以圖形、標誌、照片代替文字，用示範的方式教導，並請外勞做一次以確認他們已經了解。

(一) 教育訓練的對象可分為新進人員及在職人員

新進人員教育訓練－就是職前訓練，目的在於讓新進員工了解餐旅業的特性、工作環境的介紹、工作的標準程序及個人衛生作業習慣的重要性。

在職人員教育訓練－就是在職訓練，在職人員已經在公司上班一段時間，對公司的規定均熟悉，但可能養成一些不正確的習慣，對於這些員工也應該定期進行在職訓練，已提醒從業人員個人、設備及環境衛生的重要性

(二) 教育訓練分為外部和內部的教育訓練

1. 外部教育訓練

(1) 參加學術機構舉辦的相關研討會和演講。

(2) 食品安全管制系統工作小組（HACCP 小組）成員，每人至少每三年應接受衛生署認可訓練機關辦理本系統有關的專業訓練、研討、講習等課程或會議，或是衛生署認可的課程，累計 12 小時以上並取得證明。

目前有關餐飲業的講習主要有「中餐烹調技術士技能檢定衛生講習」及「持證廚師衛生講習」，均使用時數累計卡的方式紀錄。

中餐烹調技術士技能檢定衛生講習時數累計卡：依照行政院勞委會職業訓練局技能檢定委員會會議之決議執行辦理。

持證廚師衛生講習時數累計卡：本卡依據食品良好衛生規範相關事項辦理，凡持證廚師應在該證書有效期限內接受各級衛生機關或其認可之餐飲相關機構辦理之衛生講習每年至少 8 個小時。

(3) 廚師自我保健、職場安全、食譜教學、工作倫理及經營管理等相關課程的課程總時數不可超過四年總時數的 1/2（也就是 16 小時）。

以上可避免課程重複或避免已核章的廚師無法在於時數卡上核章，是彈性且務實的做法。

2. 內部教育訓練

(1) 每月至少一次集合員工就特定的議題進行講習或演講，每次訓練的時間約 1~2 小時。

(2) 衛生安全教育訓練應以灌輸、導正從業人員的衛生觀念、衛生習慣為重點，配合清洗設備、維護環境清潔等訓練。

(3) 視營運狀況訂定年度計畫，並要有員工衛生教育訓練紀錄表單，每次實施時要讓參加員工簽名，最好拍照存檔備查。

第二節 設備器具之衛生管理

(Sanitation management of equipment and utensils)

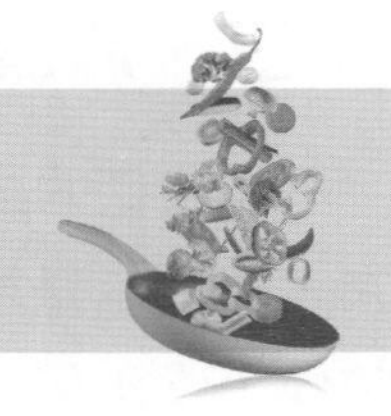

一、消毒的定義

是殺滅或清除傳播媒介上病原菌，使之達到對人體無害的程度（非無菌），然而，滅菌的定義是將傳播媒介上的所有微生物全部殺滅或清除。

二、消毒的目的

視其欲消毒的對象而有差異，消毒是以避免致病菌從某患者傳播至另一人（包括健康者）為目的。

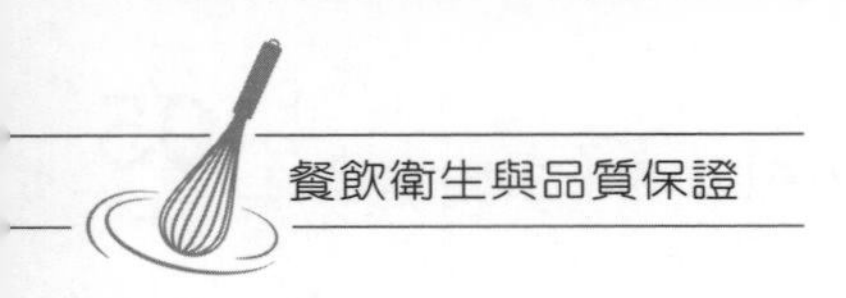

消毒工作是防病除害的一項重要組成部分，是貫徹預防為主的有效手段之一，它的目的是殺死及消除有害微生物和防止各種化學消毒劑，不同種類的化學消毒劑，其殺死微生物的能力是不同的，化學消毒劑的使用效果要受各種因素的影響，也和微生物疾病的傳播和擴散有關。

消毒大致可以分為預防性消毒和疫源性消毒，前者可有效地防止疾病的發生，後者在隔離傳染源的的同時可有效地控制及撲滅傳染病的流行。

消毒是殺滅和除去各種微生物，包括有害和無害的微生物。消毒方法有很多，一般可分為兩大類，即物理消毒和化學消毒。這兩種方法是日常工作不可缺少的，在不同的情況下可以單獨使用，必要時可以結合使用。物理的消毒可分為四種：1.機械消洗；2.加熱；3.過濾；4.輻射。

化學清毒是使用化學藥物去殺滅各類微生物，有的細菌對消毒劑的抵抗能力比較強，如結核菌是人畜共患的病毒，致病菌可形成臘膜，消毒劑不易滲透，故不用針對消毒劑是很難起到殺滅結核菌的目的。化學消毒劑配劑和濃度也可影響消毒的效果，化學藥物消毒還和消毒劑溫度、濕度有關，和被消毒物的物品有機質含量有關。

其消毒效果要和消毒劑本身地表面張力有關係，和pH值酸鹼性有關，還和消毒劑被消毒物接觸時間長短有關。

三、清潔劑種類及功用

在我們的生活上，都有使用清潔劑的經驗，無論是清潔我們的身體，或者使用的衣、物。水是地球上最多的溶劑，因此在洗滌物品時，首先考慮使用的是水。但是有時候，當水無法將汙染的物質清除時，就要藉助於一些其他的物質來清除汙染。無論這些物質是什麼，清除汙染物的物質通稱清潔劑。

常見的清潔劑有：

1. 衛浴及水管清潔劑：含有鹽酸 (HCl)、次氯酸鈉 (NaClO)、漂白水及氫氧化鈉 (NaOH)，都是強酸強鹼性物質。誤食會使食道受損，胃受侵蝕，導致死亡。
2. 顆粒狀水管清潔劑：會產生氨 (NH_3)，俗稱阿摩尼亞。蒸氣會刺激眼部及呼吸道；誤食會損傷食道、胃；皮膚接觸會引起灼傷、水泡。

3. 洗衣粉（精）、潔白去汙劑：含螢光劑、氯 (Cl)、四氯乙烯 (C_2Cl_4)，易汙染環境，引起皮膚過敏。
4. 肥皂：由於肥皂分子結合鹽類的親水特性和油脂的疏水特性，因此肥皂可以同時和油、水作用，更重要的是肥皂可以成為油、水混合的中間物。肥皂使油、水混合是一種很重要的功能，存在油中的髒汙因為油阻擋住水，無法用水去除，而肥皂可以克服這個障礙。

四、消毒方式

氯一般是添加在自來水中用來消毒殺菌的，這是必要的程序。除了氯之外，已有其他消毒自來水的方法，如二氧化氯、臭氧等，除成本較高外，最主要的問題還是在完成消毒過程後，並溶解消失於水中，而氯則不會，且水中的餘氯尚能減少自來水在輸送過程中受細菌汙染的機會。

氯是一種消毒藥，具有超強殺菌力，是淨水場不可或缺的藥品。所以，自來水中加入一定量的氯是消除細菌、淨化水質的必要程序，可達到殺菌或抑制細菌的繁殖、去除原水中的錳、氨及有機物的作用，並且可以掩飾水中的臭味。由於氯具有殺菌效果，在生活上通常用來做為衣物的漂白劑。然而因「氯氣」本身就是一種毒氣，濃度過高便會產生毒性，導致身體異常症狀。

正確的消毒方法，才能有效地達到消毒之目的，以清水（自來水）洗淨後，再以高濃度之氯溶液（氯含量50~100ppm）進行噴霧消毒，可達良好之消毒效果。若以含有濁度之水進行洗淨工作時，消毒效果將減低。

五、化學消毒劑的種類

(一) 酚類消毒劑

此藥是從煤焦油中分離而出，由於消毒效果不夠理想，故近年被殺菌力強的毒性較低的酚類衍生物所替代，如鹵化酚、甲酚類、雙酚類。酚類劑配制濃度不同，其殺滅細菌的作用也不同。酚類消毒劑可分為兩種，人工合成的酚類消毒劑，具有代表性的有：甲酚和肥皂的混合溶液，又稱甲酚肥皂，它是透明濃稠的紅棕色的液體，晃動時會起泡沫，具有毒性，易溶於水，並生成透明的微發乳光的溶液，常用濃度為3%~10%。

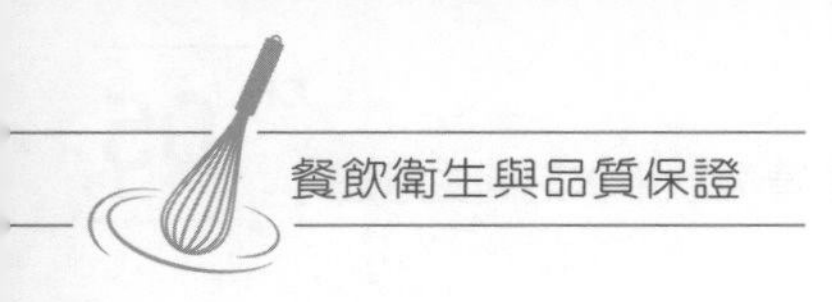

(二) 氯消毒劑

氯氣(Cl_2)和氯化合物如二氧化氯(ClO_2)、次氯酸(HClO)或其鹽類(NaClO)在殺滅細菌上效果顯著且殺菌面寬廣，能有效地殺死各種微生物，而且作用迅速，價格低廉，餘氯之氣體毒性低（可於高溫、光照或氣曝下揮發），但因氣味刺激性強，較不受人們歡迎。

(三) 漂白粉（水）

漂白粉之成分為次氯酸鈣漂白粉之成分為次氯酸鈣[$Ca(OCl)_2 \cdot 4H_2O$]，溶於水可生成次氯酸。漂白粉的有效氯百分比變動一般在30~37%，工作濃度一般在25%，不得低於此濃度，否則消毒效果不理想。漂白粉在保存期間，受日光和空氣的影響，會發生變化，要做到妥善保管，放在密封容器內，保持乾燥。

(四) 洗必太

是一種安全性高的抗菌劑，毒性極低，刺激性輕微，殺菌作用很強，目前國內生產洗必太有雙醋酸洗必太等，它們是無色或白色的微晶狀粉沫，無氣味，不吸濕，難溶於水，在常溫下能保持穩定，在沸水中能溶於1%的醇液中。

(五) 醛類殺菌劑

目前常用的醛類殺菌劑有兩種，是甲醛，2-戊二醛，前者也稱福馬林，後者又稱多聚甲醛，兩者都可以配成水溶液或醇溶液，當加熱時，可產生甲醛氣體，可用於消毒。福馬林有強烈的刺激氣味，常用消毒濃度有5~6%即可，對微生物殺滅良好；2 戊二醛，殺滅各種微生物效果很好，腐蝕性低，氣味刺激性極少，在常溫下是無色黏稠液體，不純的2-戊二醛是淡黃色，能溶於水和乙醇及其他有機溶液中。

(六) 醋酸 (acetic acid)

又稱過醋酸，殺菌面廣，作用力強，使用濃度低，消毒時間短，在殺滅多種微生物中成績名列前茅，它是無色的透明液體，呈弱酸性，帶有強烈的醋酸味，易溶於水及有機溶劑中，常配成0.2~0.5%濃度溶液。

(七) 生石灰 (lime)

普通生石灰指氧化鈣(CaO)，消毒中、工作中當調成10~20%乳狀溶液，即生石灰與水化合生成氫氧化鈣[$Ca(OH)_2$]。

(八) 鹼類 (alkalis)

清潔作用較殺菌作用強，但在高濃度下使用仍可具殺菌作用，唯使用上對工作人員較危險，所以鹼類消毒劑多做為物體殺菌前清潔用。此類消毒劑均可溶性皂類和脂肪酸構成，石蕊試驗為藍色。同時它們所存在的形式均為可溶性的鹽類，如氫氧化鉀(KOH)、氫氧化鈉(NaOH)、氫氧化鋰(LiOH)、氫氧化銫(CeOH)。這些鹼性的溶液均具腐蝕性、易燃性、破壞性，對於活組織具強大的破壞力。種類及使用量：可分為強鹼及弱鹼，強鹼包括有鈉、鉀、鈣、氨鹽類，弱鹼則為碳酸鹽、重碳酸鹽、矽酸鹽以及鹼性磷酸鹽。

六、使用注意事項

避免接觸眼睛。如不慎濺入眼睛或接觸皮膚，須立即以清水沖洗至少15分鐘後，並馬上就醫。

不可與其他家用清潔劑一併或混和使用，以防降低殺菌功能及產生其他不良的化學作用。當混合於酸性清潔劑如一些潔廁劑，便會產生有毒氣體，可能造成意外，令身體受傷。如有需要，應先用清潔劑清潔及用水過清後，才再用漂白水消毒。

個人防護裝備：

1. 手套（橡皮）。
2. 口罩。
3. 長袖全身。
4. 護目鏡。
5. 頭罩（髮帽）。

七、餐具的清洗及消毒方式

餐具消毒：

1. 濕熱消毒：煮沸是消毒餐具的一種可行方法，將水煮沸 1 分鐘，可使 A 肝病毒失去傳染性。為安全起見，一般可將病人用過的餐具加水煮沸 15~20 分鐘。
2. 化學消毒：將餐具在含有次氯酸鈉或十二烷基磺酸鈉的洗消液中浸泡 10 分鐘，用水洗乾淨後即可使用。

表5-1 餐飲（旅）業對餐具及毛巾抹布之殺菌方法

殺菌種類	溫度之介質	餐具	毛巾、抹布
煮沸殺菌法	100°C之沸水	1分鐘以上	煮5分鐘以上
蒸氣殺菌法	100°C之蒸氣	2分鐘以上	煮10分鐘以上
熱水殺菌法	80°C以上熱水	2分鐘以上	
氯液殺菌法	氯液濃度200 ppm以上	浸泡2分鐘以上	
乾熱殺菌法	110°C以上之乾熱	加熱30分鐘以上	

八、廚房清理

廚房油垢最難清潔情況可善用清潔劑。清潔重點包括抽油煙機、流理台、牆壁以及餐具。

抽油煙機部分，由於常年累積油漬，應先取下濾網及濾杯，以噴霧式清潔劑加水稀釋後浸泡幾分鐘，再以菜瓜布輕刷較容易把汙垢清掉，而瓦斯爐的清潔方式也相同，如果沾附的油垢已經變硬，最好先以熱水浸泡軟化後再浸泡清潔劑。

油汙則較適合泡沫式清潔劑，因為噴出來呈現圓圈狀的泡沫停留在牆壁上的時間較久，作用更強，噴灑的時候不需整個牆面完全噴灑，只要以Z字型的方式由上往下噴灑即可，這樣清潔劑會自動順滴下來，並覆蓋住整個牆壁。

流理台的部分除了以噴霧式清潔劑噴灑數分鐘後用抹布擦去汙垢外，現在市面上還有廚房專用的潔油布，不常開伙的小家庭只要用潔油布擦拭流理台就可輕鬆去汙垢。

鍋碗瓢盆雖然平常就會清洗，不過一些累積下來的油垢或茶垢也頗令人頭痛，可以使用稀釋後的漂白水浸泡，幾分鐘後再以清水洗乾淨，漂白水不但可以將油垢及茶垢除去，還有殺菌的作用。

瓦斯爐、烤盤等可先用蘇打粉灑在上面，再用布擦拭有去汙效果，對於燒焦的鍋子也可以加水覆蓋汙垢處並加入2小匙的蘇打粉，用小火煮開後汙垢就會自動浮出，如果家中沒有小蘇打，也可以擠過的檸檬代替，但如果是鋁鍋，就要以蘋果代替檸檬。

去除燒焦髒汙的器具如烤盤或燒焦的鍋子，以 200C.C.的水加入4大匙的地瓜粉，倒入溫熱的烤盤或鍋子，冷了之後就可以將汙垢一起刮下來。

醋則對砧板上的臭味與汙垢特別有效，將 2 大匙的醋與 200C.C.的溫水混合，倒在砧板上15分鐘後，汙垢與腥臭味就會自動浮出，用海綿菜瓜布沾上醋水擦拭不鏽鋼流理台去汙也可以。

表5-2 認識塑膠回收標誌

圖示	意義
1 PET	PET（聚乙烯對苯二甲酸酯-寶特瓶質材）應減少使用Waste PET containers
2 HDPE	HDPE（高密度聚乙烯）
3 PVC	PVC（聚氯乙烯）應禁用!Waste PVC containers
4 LDPE	LDPE（低密度聚乙烯）
5 PP	PP（聚丙烯） Waste PP/PE containers
6 PS	PS（聚苯乙烯）應限制使用Waste expansible PS containers
7 OTHER	OTHER（其他類）Other waste plastic containers

九、蓄水池及水塔的清洗

水塔、水池之清洗為建築物用水設備重要的維護工作，至少應每半年清洗一次（得視水質情況彈性調整）。清洗時應徹底清除水池、水塔之沉澱物與雜質，且同時檢修各項有關設備；另亦可委託合格之專業清洗業者來辦理。其清洗方法說明如下：

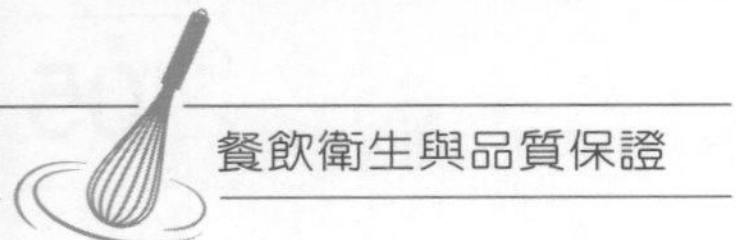

1. 使用抽水機迅速抽除殘留於槽內之積水。
2. 利用高壓洗淨機依出入口周圍、管線、頂板、壁面、底部順序洗淨。
3. 洗淨後，再以高濃度之氯溶液（餘氯 50~100 ppm）進行噴霧消毒。
4. 最後採取水樣進行檢驗，若符合自來水水質標準，始告完成。

第三節 用水之衛生管理
(The sanitation management of water)

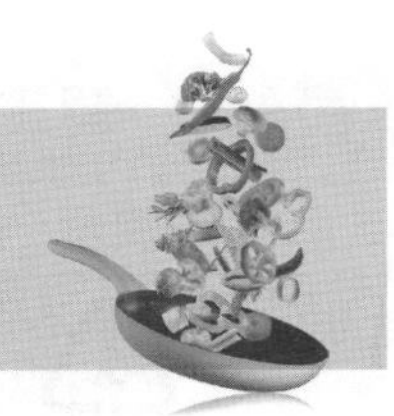

餐飲用水中的雜質計有礦物質、有機物、微生物，若未經適當處理，可能因汙染而造成食品品質衛生安全上之疑慮。因此餐飲業應訂定水質之管理辦法，定期做檢測分析以利隨時做監測。

依據(98)環署毒字0980106331E號令發布「飲用水水質標準」其項目與合格標準如表5-3：

表5-3 飲用水水質檢驗

檢驗項目	檢驗標準（最大限值）
總生菌數	1.0×10^{2} CFU/mL
大腸桿菌群	6MPN/100mL或6CFU/100mL
有效餘氯*（僅限加氯消毒之供水系統）	0.2~1.0 ppm
pH值	6.0~8.5
氟鹽（以F計）	0.8mg/L
硝酸鹽氮（以N計）	10.0mg/mL
濁度	2NTU
色度	5鉑鈷單位
臭度	3初嗅數
總三鹵甲烷	0.08mg/L
總硬度（以$CaCO_3$計）	300mg/L
總溶解固體量	500mg/L

一、自主檢測

餐飲業依據需要，自行設定取樣地點、檢測方式、檢測頻率（如每個月檢驗一次）以進行實驗並留下紀錄備查。

二、送外機構檢驗頻率

除每個月進行水質檢測，必須每半年送至衛生相關單位進行檢測，將檢測之結果和檢驗室檢驗結果進行比對。

水質檢驗紀錄表使用方式：1.由總務單位填寫。2.填註檢驗日期、採樣地點、有效餘氯量、pH值、大腸桿菌、總生菌數。

第四節 垃圾的處理方法 (Waste treatment)

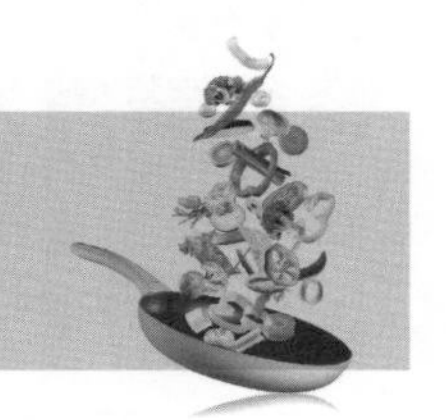

餐飲業垃圾的處理最主要可分為下列三種方式：

一、衛生掩埋

垃圾掩埋的處理對象有兩個部分，第一個部分是不可焚化的部分（包括可回收、不可回收），第二個部分為焚化過後，無法再利用的爐渣。

垃圾掩埋又分為永久性掩埋與臨時性掩埋，例如核廢料在短期間內並無法有解決的技術，故皆採用永久性掩埋，而一般垃圾掩埋由於證明生物處理效率相當低，國外傾向視為暫時性掩埋，日後勢必再處理。

二、焚化處理

焚化處理的垃圾必須為可燃、且低汙染的垃圾，這部分為焚化處理的重要爭議項目。大型焚化爐的主要效益：降低焚化後垃圾的體積，減少衛生掩埋的清運費用。大型焚化爐的邊際效益：燃燒發熱的發熱量可提供發電之用，可補貼燃燒能源的損耗，但能源回收率的高低決定於垃圾的種類。

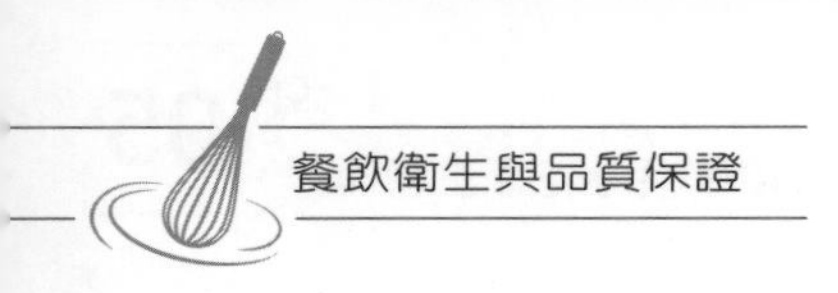

三、資源回收

先進國家對垃圾定義是「真正的垃圾是無法處理掉的」，表示任何物體在被定義為垃圾之前，必須努力的試著回收處理它，讓它有再使用的機會。

目前台灣垃圾處理流程：垃圾產出→垃圾分類→資源回收處理→可燃不可回收垃圾（焚化）→爐渣＋其餘垃圾（掩埋）。其中垃圾分類與資源回收的工作決定焚化與掩埋的垃圾量，但目前台灣這部分工作做得不好，以致於焚化處理的垃圾中包括相當多可回收的資源垃圾，而可焚化的垃圾又限於各地方政府與民眾的壓力無法統一處理，有的焚化有的還是掩埋，焚化爐使用效率不彰。

第五節 餐飲業廢水處理方式

(Treatment of waste water)

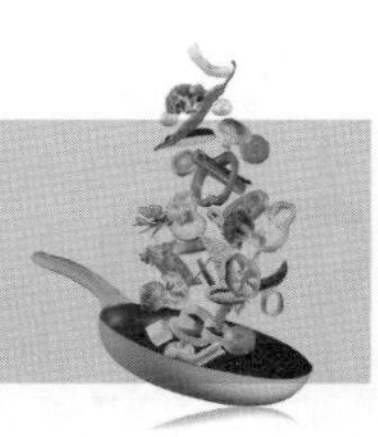

一、餐飲業汙水處理標準流程

油脂汙水和一般汙水→油脂截留器（槽）→油汙陰井儲油槽→(1)汙水處理設施、(2)汙水下水道系統→放流。

二、油脂截留器

油脂截留器（槽）是將飯店、餐廳、學校、醫院、自助餐店、住家或營業用廚房等料理場所，所排放出的廢汙水中所含有的油脂和殘渣，經由截留器收集及分離。

油脂截留器（槽）原理為利用油與水的比重差差異，並在截留器（槽）內設置隔板，使流入水之速度減慢，依序排流而完成油水分離。

餐飲業汙水造成環境問題：

1. 汙水中所含有的油脂容易造成排水管線阻塞。
2. 油脂堆積造成惡臭及蟑螂蚊蠅問題。
3. 油脂增加下水道設施的負擔。
4. 汙染河川水質，破壞自然環境。

三、廢油做肥皂

台灣一般家庭及餐飲業所產生的廢油，大多一再重覆使用或直接倒入排水管中，對於人體健康不但有害，更會嚴重汙染水質。而且國人大量使用合成洗劑，該廢水排入地下水道、河川及海洋後，則變成水中生物的大殺手，地球上嚴重的汙染源。因此，廢油集中回收，再製成肥皂，不但做到廢物利用，也更能緩和水質與土壤汙染的問題，而且洗淨力強，好處多多，也是資源再利用的美事一樁。

十多年前，主婦聯盟有感於日本維護湖泊市民運動的成功經驗，將回收廢油製成肥皂的方法引入台灣，並持續在社區及學校示範推廣。而今眼見台灣河川危機重重，因此主婦聯盟於1999年10月開始辦理「廢油做肥皂解說員培訓」課程，並進行調查，了解餐飲業及一般居民回收廢油的意願。

2000年年初開始，主婦聯盟著手推動台灣北部及中部地區的廢油回收工作，且將廢油製成的肥皂提供給消費者使用，讓國人明瞭廢油是可以有好去處的。主婦聯盟甚至將廢油做肥皂的技術移轉給921災區婦女，成為就業門路之一，並透過綠主張共同購買中心與伊甸社會福利基金會，銷售環保又好用的「環保再生皂」，歡迎社會大眾踴躍選購。

雖然廢油回收計畫已於2000年底完成，目前主婦聯盟仍繼續廢油回收的工作。家有廢油無處去者，歡迎送到主婦聯盟；若是餐飲業者，則須自行以18公升裝大桶累積10桶廢油時，再來電主婦聯盟，主婦聯盟即會連絡回收廠商前去收取，然後送給新竹的肥皂廠製成一般的肥皂。

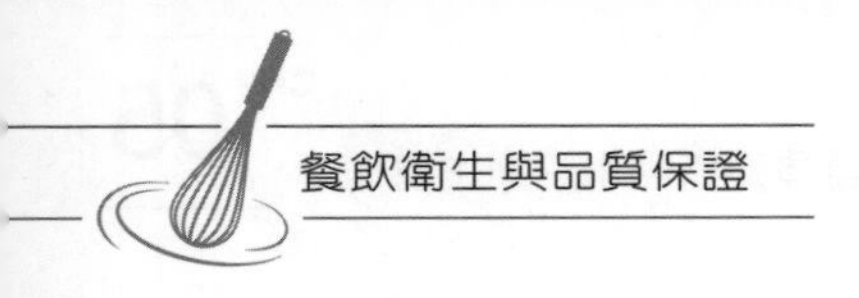

名詞解釋

1. 生化需氧量 (biochemical oxygen demand, BOD)

   利用為生物消耗有機物所需要的氧量，大約都以5天計算所得之氧量。

2. 化學需氧量 (chemical oxygen demand, COD)

   利用強氧化劑消耗有機物所消耗的氧量。

3. 仟赫斯 (kilo herz, KHz)

   取樣頻率每秒振動之次數，以千次為技術單位。

4. 紫外光或紫外線輻射 (ultraviolet light , UV)

   紫外線的波長約在200~400nm，依其波長可區分三種紫外線：UVA (320~400nm)，UVB(280~320nm)，UVC(190~280nm)。

5. 伽瑪射線 (γ-ray)

   是輻射線的一種，其特性與x-ray相同，兩者間的差異在於一個是由原子核內所產生(γ-ray)，另一個由原子核外所產生(x-ray)。

6. 殺鼠劑 (rodenticide)

   防除農田之野鼠。

7. 水中的懸浮固體 (suspension solid, SS)

   指水中的懸浮固體，其檢驗方式為將攪拌均勻之水樣以一已知重量之玻璃纖維濾片過濾，濾片移入103~105℃烘箱中乾燥至恆重，其所增加之重量即為懸浮固體重。

8. 空氣過濾器 (air screen)

   能去除空氣中貓狗皮屑、黴菌孢子以及二手菸，但並不能確實有效的減少塵及蟑螂過敏原；一般普通型家用空氣清淨機並不具此功能。另外，必須配合房間的大小，選擇適當的機型。

9. 電捕昆蟲器 (electric trap)

   電動捕蠅燈。

10. 殺蟲劑 (pesticide)

   可分微生物農藥(icrobial pesticide)和生化農藥(biochemical pesticide)兩種，專門殺滅昆蟲之試劑。

11.硬水 (hard water)

一般在水中溶有酸式碳酸鈣、酸式碳酸鎂、硫酸鈣、硫酸鎂等鹽類的水就稱為硬水。

12.殺菌劑 (bactericide)

殺滅食品上所附著微生物之物質，如過氧化氫、次氯酸鈉等。

13.空氣浴塵室 (air shower)

無塵無菌室的塵埃與細菌的發生源大多來自於作業人員，所以作業人員要進入無塵無菌室之前，必須先經過空氣浴塵室，經過高效率網的清淨空氣，以每秒20~26m/s的高風速將附著於無塵無菌衣表面上的塵埃粒子吹落。

14.米燭光 (meter-candle)

對人體最適當的光感，調理場所有足夠之光度及良好的通風與排氣（工作場所100米燭光，調理台面200米燭光）。

15.液化天然氣 (liquified natural gas, NG)

天然氣是一種碳氫化合物，具可燃性。液化天然氣之目的是便於運輸，將天然氣先經淨化處理，再經一連串超低溫(−162℃)予以液化，俾利用天然氣船由產地輸送至各地。天然氣經液化之後，體積縮小為原來的1/625，既便於儲存與運輸，又可利用海水很簡單地將之氣化，是極為方便，高效率的燃料，更被公認是地球上最乾淨的能源之一。

16.有效餘氯量 (available chlorine)

指水經加氯或氯化合物作消毒處理後，仍存在之有效剩餘氯量。有效餘氯量分別以下兩種估算法：

(1) 自由有效餘氯：指以次氯酸或次氯酸根離子存在之有效餘氯。

(2) 結合有效餘氯：指以氯胺、二氯胺存在之有效餘氯。一般而言「有效餘氯」係用在水（如飲用水或廢水）中「殘餘氯」的量；而「有效氯」一般而言係指的是商品或消毒藥劑（如漂白水等）中藥劑濃度以「有效氯」來表示。

氯溶於水中後會產生$HOCl^-$、OCl^-、H^+、Cl^-等反應物。氯在水中濃度約2~3mg/L時，人類嗅覺即能感受到其特殊刺激之氯味，由於人體之唾液及胃液能迅速反應而消除少量餘氯，因此含量在50mg/L以下時，仍不致產生不良影響。

所以，依據法規標準值來說，自由有效餘氯為0.2~1.0(mg/L)，這是有依據，不是靠經驗的。在某一定接觸時間後，存在水或廢水中之總餘氯量內以次氯酸或次氯酸根離子型式存在之部分。

17.環氧樹脂 (epoxy resin)

是由酚類（2,2-二對酚丙烷，bisphenol A）與環氧基（環氧氯丙烷 epichlorohydrin）反應產生，常與類氨基樹脂混合；用於製造油漆塗料、黏著劑、絕緣塑膠製品。

樹脂中所含的 bisphenol-A （例BIS-GMA）、glycidyloxy compounds（脫水甘油基）是主要造成危害的物質。

最重要危害效應	健康危害效應	輕微抑制中樞神經劑，高濃度蒸氣可能引起頭痛、噁心、頭暈、嗜睡、動作不協調和精神混淆、刺激眼睛、吞食或嘔吐時可能倒吸入肺部。
	環境影響	無明顯生物濃縮作用，具生物降解性。釋放至水中土壤中，會揮發及進行生物分解；釋放至空氣中，會與氫氧自由基反應而衰減。

18.餐前會報 (briefing)

主要是交代昨天發生的食安或餐服狀況，以及今日需要注意的事項。

19.旅遊手冊 (brochure)

是出門旅遊必備的資訊，如地圖、景點或行程的介紹，交通工具之安排等等。

20.衛生教育 (sanitation education)

為了使衛生管理人員能夠隨時掌握政府法規及吸收複習相關知識，於從業期間每年至少應接受主管機關，或經中央主管機關認可之食品衛生相關機構舉辦之衛生講習8小時。

21.員工教育訓練 (employee education training)

員工教育訓練之目的是增進員工在工作方面的知識、技術與能力，改變員工的態度和信念，進而提升員工的工作熱忱及實質績效。

一、選擇題

1. ( ) 行政院衛生福利部公告指定應設置衛生管理人員之食品製造工廠類別，包括： (A) 乳品製造業 (B) 罐頭食品製造業 (C) 冷凍食品製造業 (D) 以上皆是。

2. ( ) 餐盒食品工廠之衛生管理人員，得由領有中華烹調乙級證照，並接受衛生講習多少小時以上，持有中央主管機關核發之證明文件者擔任？ (A) 80 (B)100 (C)120 (D)140。

3. ( ) 下列何者不屬於內部教育訓練？ (A) 食品工業研究所受訓 (B) 參加衛生管理人員安排之衛生管理受訓課程 (C) 參加外聘專家至場受訓 (D) 由廠務幹部指導衛生管理。

4. ( ) 下列何者屬於持證廚師衛生講習的選修課程？ (A) 領導統御 (B) 參加學術研討會 (C) 幹部訓練營 (D) 餐具之清潔與簡易檢查。

5. ( ) 下列何種廚房對衛生的要求最嚴格？ (A) 飯店內各式餐館之廚房 (B) HACCP 衛生評鑑之中央廚房 (C) 美食現場作業會場 (D) 美食街。

6. ( ) 依照清潔度的劃分，廚房是屬於？ (A) 一般作業區 (B) 準清潔作業區 (C) 清潔作業區 (D) 非作業區。

7. ( ) 清潔作業區中，5 分鐘的落菌數應控制在多少以下？ (A)10 (B)20 (C)30 (D)40 CFU/ cm^2 。

8. ( ) 廚房內最適當的排水坡度約為？ (A)0.5% (B)1% (C)2% (D)3%。

9. ( ) 排水溝的側面和底部接合處應有適當的弧度，曲率半徑應在多少公分以上？ (A)1 (B)3 (C)5 (D)7。

10. ( )泡鞋池中有效游離餘氯濃度應經常保持在多少 ppm 以上？ (A)100 (B)150 (C) 200 (D)250。

二、問答題

1. 中央廚房衛生管理人員應具備的資格為何？

   答：

2. 衛生管理人員的職責為何？

   答：

3. 新進餐飲從業人員健康檢查的項目有哪些？

   答：

4. 人力教育訓練對員工及餐旅業的效用為何？其障礙有哪些？

   答：

5. 衛生管理人員必須知道的飲用水水質標準為何？

   答：

6. 有關垃圾集中區的設置要注意哪些事項？

答：

7. 餐廳以衛生安全為前提設計規劃，須遵循哪些原則？

答：

9. 請畫出廚房作業基本流程圖，並列出五項餐飲業在廚房建築與設施方面常見的衛生缺失，並提出改進方法。

答：

9. 食品作業區域地板及水溝的設計要點為何？

答：

MEMO

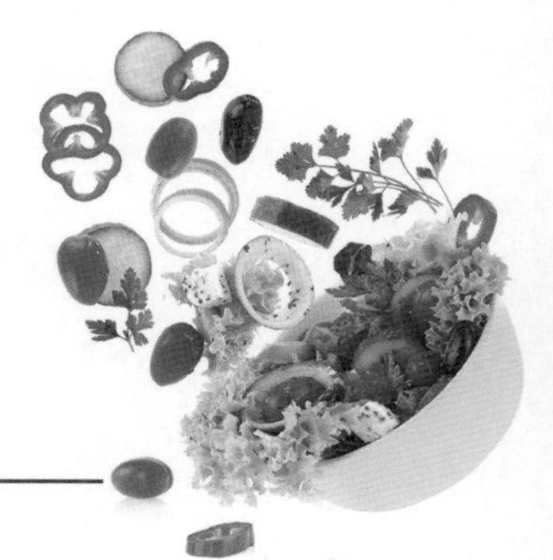

PART 03

餐飲衛生與食品中毒

Food and Beverage Sanitation and Quality Assurance

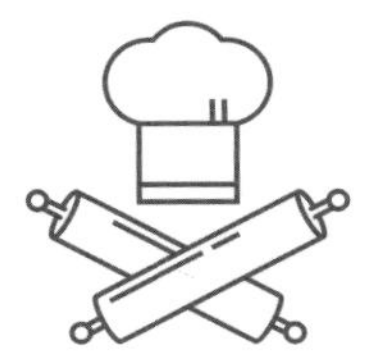

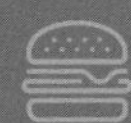

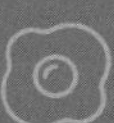

Food and Beverage
Sanitation and
Quality Assurance

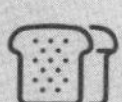
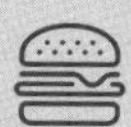
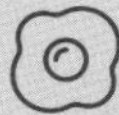

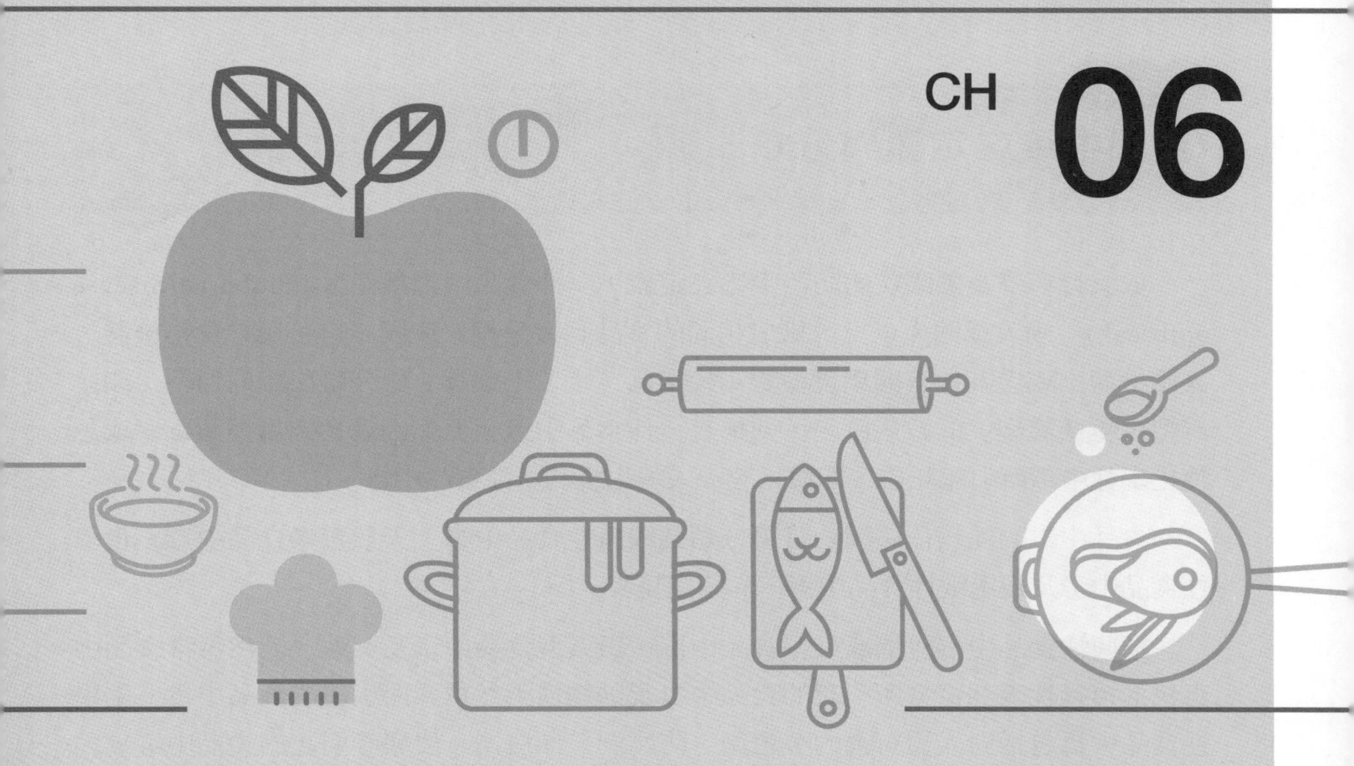

CH 06

食品中毒概論與餐飲衛生

Food and Beverage Sanitation and Quality Assurance

— 學習目標 —

透過本章之學習，讀者可了解食品中毒的種類、病因物質，同時對台灣自 2001 年以來之食物中毒事件深入分析，以及學習預防食品中毒的方法。

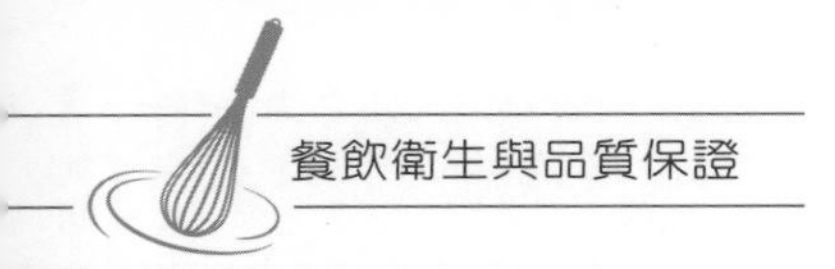
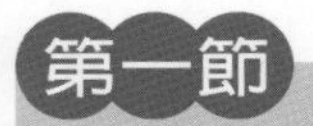

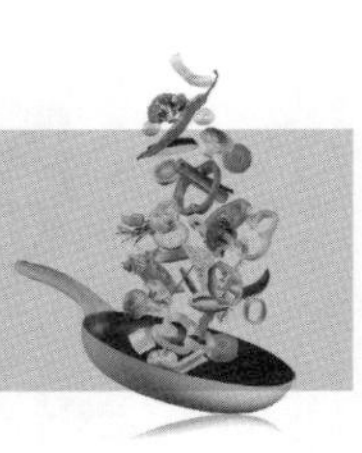

第一節
食品中毒之定義與分類
(The definition and classification of food toxicaion)

依流行病學及美國疾病防治中心之定義，一件食品中毒案件(a foodborne-disease outbreak)：兩人或兩人以上，攝取相同的食品且發生相似症狀，自可疑之食物檢體、人體檢體、或者其他有關環境檢體（如空氣、水、土壤等）中分離出相同類型（如血清型、噬菌體型）的致病原因，則稱為一件食品中毒。但如因攝食肉毒桿菌毒素或急性化學性中毒而引起死亡，即使只有一人，也視為一件食品中毒。

食品中毒的種類依病因物質可分類為細菌性食品中毒、天然毒素食品中毒、化學性食品中毒及類過敏性食品中毒，其分類見表6-1。

細菌性食品中毒包括感染型食品中毒、毒素型食品中毒及其他。天然毒素食品中毒包括植物性天然毒素所引起的食品中毒及動物性天然毒素所引起的食品中毒。化學性食品中毒包括對人體有害的著色劑、防腐劑、漂白劑、農藥等引起的食品中毒，因環境汙染經由食物鏈攝入人體而導致危害的汞、鎘等重金屬亦屬於化學性食品中毒的範疇。類過敏性食品中毒是因水產品中的蛋白質被微生物酵素分解產生組織胺等所引起的食品中毒。

表6-1 食品中毒的分類

(1) 細菌性食品中毒
  A. 感染型食品中毒體內增殖的細菌的作用，引起的食品中毒（例如沙門桿菌、腸炎弧菌等）
  B. 毒素型食品中毒由細菌的增殖產生的毒素，引起的食品中毒（例如葡萄球菌、肉毒桿菌等）
  C. 其他，並無類型，最近受注意者（例如產氣莢膜梭孢桿菌、病原大腸菌等）

(2) 化學性食品中毒
有害、有毒的調味劑、著色劑、防腐劑、漂白劑等，增量劑、器具、包裝、容器、農藥等引起的食物中毒（例如硝基系甜味劑、甲醛、奧拉明、吊白塊、鉛、汞、砷、有機磷劑、甲醇等）

(3) 天然毒素性食品中毒
  A. 動物性天然毒素引起的食品中毒（例如河豚等）
  B. 植物性天然毒素引起的食品中毒（例如毒蕈、馬鈴薯、草等）

(4) 類過敏症食品中毒
由蛋白質的腐敗發生組織胺引起的食物中

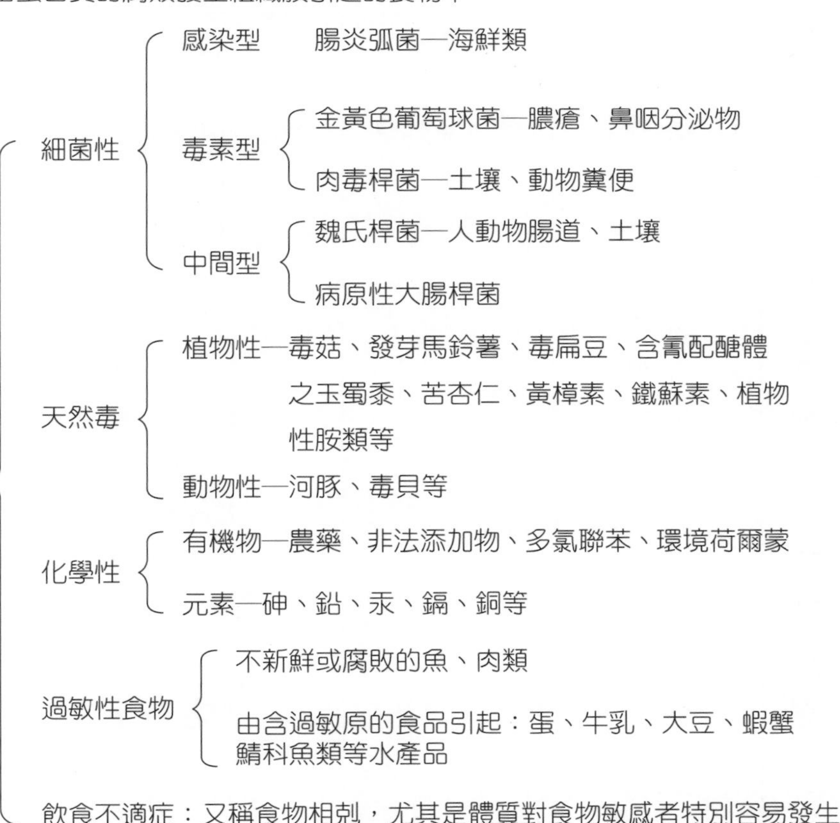

第二節

台灣食品中毒事件分析

(Outbreak of food toxication in Taiwan)

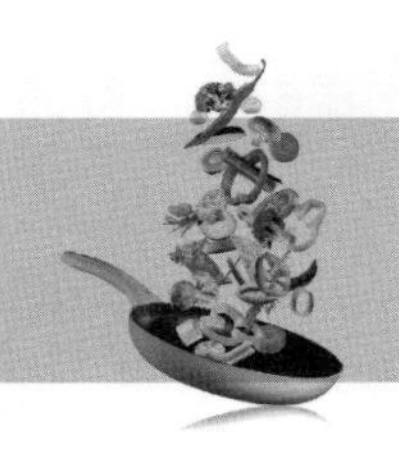

一、食品中毒發生狀況統計表

根據衛生福利部食品藥物管理署歷年(2017)來的統計，國內自1981年至2013年共有5,905食品中毒事件發生，患者105,460人，其中57人死亡，平均每年有178.9件，有3,195人中毒，每一事件之患者數平均為17.9人，每10萬人口有17.9人發生食品中毒。見表6-2。

表6-2 台灣地區近 27 年來食品中毒狀況統計

年別	件數	患者人數	死亡人數	每件平均中毒人數	中毒機率/10萬人口
70	35	791	4	22.6	4.4
71	51	1,658	1	32.5	9.1
72	81	2,431	4	30.0	13.1
73	53	1,385	7	26.1	7.3
74	80	1,541	6	18.1	8.1
75	62	1,820	6	29.4	9.4
76	84	1,505	1	17.9	7.7
77	92	1,949	3	21.2	9.8
78	84	2,547	7	30.3	15.2
79	57	1,380	1	24.2	6.8
80	93	2,378	0	25.6	11.9
81	88	3,084	1	35.0	15.4
82	77	2,150	1	27.9	10.7
83	102	4,276	0	41.9	20.4
84	123	4,950	0	40.2	23.6
85	178	4,043	0	22.7	19.0
86	234	7,235	1	30.9	33.8
87	180	3,951	0	22.2	18.3
88	150	3,112	1	20.7	14.1
89	208	3,759	3	18.1	18.9

表6-2 台灣地區近年來食品中毒狀況統計（續）

年別	件數	患者人數	死亡人數	每件平均中毒人數	中毒機率/10萬人口
90	178	2,995	2	16.8	15.3
91	262	5,566	1	21.2	26.0
92	251	5,283	2	21.0	23.3
93	274	3,992	2	14.6	17.9
94	247	3,530	1	14.3	15.3
95	265	4,401	0	16.6	19.2
96	240	3,223	0	13.4	14.3
97	269	2,921	0	10.9	13.6
98	351	4,642	0	13.2	19.1
99	503	6,680	1	13.3	29.0
100	426	5,819	1	13.7	25.3
101	527	5,701	0	10.8	24.8
102	409	3,890	0	9.51	18.1
103	480	4,504	0	9.38	20.9
104	632	6,235	0	9.87	29.0
105	486	5,260	0	10.82	24.5
106	528	6,237	0	11.81	27.1
107					
合計	8,440	136,824	57	768.69（平均每年為28.47）	639.7（平均每年為23.7）

註：中毒機率／10萬人口＝患者人數／當年全國總人口數（以10萬為單位）
資料來源：衛生福利部食品藥物管理署2018年4月21日網頁

日本與台灣飲食習慣相近，日本自1981~1998年共有19,262件食品中毒，患者645,967人，其中167人死亡，平均每年1,070件，有35,887人中毒，每一事件之患者數平均為33.5人，每10萬人口有29.1人發生食品中毒，將日本的人口是台灣人口六倍的因素考慮進去，日本食品中毒的數目略高於台灣，見表6-3。或許此與日本人民較我國人民更喜生食等之緣故有關聯。

表6-3 中日食品中毒統計比較表

	台灣 (1981~2013)		日本 (1981~1998)	
項目	總數	平均（1/年）	總數	平均（1/年）
件數	5,905	178.9	19,262	1,070
患者數	52,186	2,747	645,967	35,887
死亡人數	57	1.7	167	9.3
每件平均患者數	---	27.4	---	33.5
中毒機率／十萬人口	---	17.9	---	29.1

二、發生之季節

國內歷年來食品中毒的月份，以每年5~10月較多，主要由於夏季高溫多濕，細菌容易滋生繁殖，導致細菌性的食品中毒事件較多，進入秋初雖然天氣較為涼爽，氣溫較低，但是由於民眾的警戒心降低，氣溫的變化較大時，未能妥善注意食品的貯藏是導致10月份食品中毒事件頻傳的原因之一，至於8月份略低則是特殊的現象。

在導致食品中毒案件的原因食品方面，原因不明者占大多數，而原因清楚者，以複合調理食品（含餐盒）與水產品造成食品中毒的件數最多。這與國內外食人口眾多，調理食品的方便性有關，其次水產品及其加工品占第二位，與腸炎弧菌有密切的關係。見表6-4。

表6-4 民國 86~107 年台灣地區食品中毒案件月別統計表（單位：件）

月別 / 年別	一	二	三	四	五	六	七	八	九	十	十一	十二	總計
86年	7	1	11	8	53	40	38	15	23	20	10	8	234
87年	7	2	9	15	34	21	16	20	16	17	15	8	180
88年	6	5	7	10	12	28	30	17	12	7	9	7	150
89年	13	8	5	11	19	26	22	40	28	19	9	8	208
90年	7	5	8	11	18	19	23	21	23	21	11	11	178
91年	12	5	17	8	19	30	26	36	40	29	22	18	262
92年	23	13	10	16	14	21	22	34	55	14	17	12	251
93年	27	20	24	15	32	18	20	34	28	19	22	15	274

表6-4 民國 86~107 年台灣地區食品中毒案件月別統計表（單位：件）（續）

月別／年別	一	二	三	四	五	六	七	八	九	十	十一	十二	總計
94年	17	22	9	14	26	27	28	30	24	21	18	11	247
95年	18	20	16	14	15	27	26	25	27	30	33	14	265
96年	29	25	10	16	23	26	16	14	31	17	11	22	240
97年	20	28	21	20	27	21	31	25	28	18	13	17	269
98年	20	18	28	24	40	24	29	42	41	32	36	17	351
99年	78	55	25	26	50	25	27	27	54	48	49	39	503
100年	49	57	33	25	43	28	36	31	39	28	26	31	426
101年	53	39	47	21	36	37	35	42	43	63	60	51	527
102年	47	46	22	46	36	28	23	46	39	37	22	17	409
103年	38	61	24	41	40	40	34	38	51	33	37	43	480
104年	95	122	53	42	36	42	48	36	47	36	40	35	632
105年	38	61	80	46	32	32	19	28	37	37	48	28	486
106年	48	57	58	41	41	29	30	44	59	48	36	37	528
107年													

資料來源：衛生福利部食品藥物管理署，網頁更新日期：2018 年 4 月 21 日。網址：http://www.fda.gov.tw/TC/siteContent.aspx?sid=323

三、發生食品中毒之病因物質

在病因物質方面，約有60%的食品中毒案件可以找出致病因子，其中細菌性者占90%，化學性者（化學性物質與天然毒）約占10%，我國最常見的細菌性食品中毒案件依據衛生福利部有關台澎地區食品中毒歷年統計資料，其中以腸炎弧菌、金黃色葡萄球菌及仙人掌桿菌所導致的食品中毒意外案件分居食品中毒件數的第一、二、三名，與國人喜歡食用海鮮類、生食及衛生習慣不佳有很大的關係，見表6-5。

表6-5　民國 86~107 年台灣地區食品中毒案件病因物質分類統計表（單位：件）

年別＼病因物質	病因物質可以判明者合計	細菌共計	腸炎弧菌	沙門氏桿菌	病原性大腸桿菌	金黃色葡萄球菌	仙人掌桿菌	肉毒桿菌	其他	化學物質	天然毒	病因物質尚屬不明者合計	總計
86年	180	177	160	4	0	14	15	0	0	0	3	54	234
87年	117	114	102	5	0	3	12	0	0	0	3	63	180
88年	96	91	75	7	0	6	12	0	0	1	4	54	150
89年	126	116	84	9	1	22	5	0	0	2	8	82	208
90年	86	78	52	9	0	9	8	0	3	1	7	92	178
91年	124	111	86	6	0	18	4	0	1	2	11	138	262
92年	113	105	82	11	0	7	11	0	0	3	5	138	251
93年	96	81	64	8	0	9	7	0	0	4	11	178	274
94年	96	88	62	7	0	12	9	0	1	2	6	151	247
95年	97	92	58	8	2	18	10	1	1	2	3	168	265
96年	81	77	38	11	1	23	7	0	0	1	3	159	240
97 年	99	95	52	14	1	14	12	3	4	2	2	170	269
98年	131	125	61	22	10	30	11	1	0	3	3	220	351
99年	207	170	60	27	11	41	46	8	5	2	11	296	503
100年	160	128	52	11	16	27	36	3	1	1	13	266	426
101年	152	106	32	16	5	33	23	0	2	2	11	375	527
102年	137	111	37	21	9	31	14	1	4	1	8	272	409
103年	186	156	66	32	7	36	20	0	4	1	14	294	480
104年	135	72	16	16	4	27	9	2	3	0	5	497	632
105年	133	58	10	10	3	7	21	6	3	0	2	353	486
106年	159	43	15	7	2	9	12	0	0	1	6	369	528
107年													

資料來源：衛生福利部食品藥物管理署，網頁更新日期：2018 年 4 月 21 日。網址：http://www.fda.gov.tw/TC/siteContent.aspx?sid=323

表6-6 民國 86~107 年台灣地區食品中毒案件原因食品分類統計表（單位：件）

年別＼原因食品	確定原因之食品合計	水產品	水產加工品	肉類及其加工品	蛋類及其加工品	乳類及其加工品	穀類及其加工品	蔬果類及其加工品	糕餅、糖果類	複合調理食品（含盒餐）	其他	原因食品尚屬不明者合計	總計
86年	47	12	3	7	2	1	1	0	3	21	0	187	234
87年	21	3	1	0	1	0	2	1	2	10	1	159	180
88年	18	6	0	3	0	0	1	1	0	6	1	132	150
89年	29	8	0	2	0	0	2	1	3	13	0	179	208
90年	21	5	0	2	0	0	0	2	3	7	2	157	178
91年	38	15	0	2	0	0	3	1	0	17	1	224	262
92年	27	7	1	0	0	0	4	1	0	14	1	224	251
93年	32	6	0	0	0	0	0	8	2	16	1	242	274
94年	34	7	0	5	0	0	2	2	0	18	0	213	247
95年	39	5	2	7	0	0	4	2	1	20	0	226	265
96年	30	4	0	5	1	0	6	1	00	13	0	210	240
97 年	36	10	0	2	1	0	2	0	2	18	1	233	269
98年	55	4	0	2	0	0	3	0	18	28	1	296	351
99年	83	11	1	1	1	1	5	5	21	39	0	420	503
100年	111	20	3	4	1	0	2	7	29	45	0	315	426
101年	104	18	1	7	1	0	2	7	19	48	1	423	527
102年	71	10	0	6	2	0	3	6	1	42	1	338	409
103年	99	17	1	6	6	0	2	4	3	59	1	380	480
104年	81	16	1	1	2	0	1	6	1	50	3	551	632
105年	82	17	1	2	1	0	0	2	3	52	4	404	486
106年	62	6	1	3	0	0	1	6	0	44	1	466	528
107年													

資料來源：衛生福利部食品藥物管理署，網頁更新日期：2018 年 4 月 21 日。網址：http://www.fda.gov.tw/TC/siteContent.aspx?sid=323

四、發生食品中毒之場所

在攝食場所分類方面，發生食品中毒之場所以自宅（含外燴）最多，其次為營業場所與學校。營業場所及學校由於食用者集中，因此每次發生食品中毒事件時，人數相當可觀，對於這些場所的食品衛生與安全應格外加強小心，見表6-7。

表6-7 民國 86~107 年台灣地區食品中毒案件攝食場所分類統計表（單位：件）

攝食場所／年別	自宅	供膳之營業場所	學校	辦公場所	醫療場所	運輸工具	部隊	野外	攤販	其他（含外燴、監獄）	總計
85年	49	61	27	24	1	1	3	2	4	6	178
86年	65	89	26	37	5	3	2	2	3	2	234
87年	55	54	39	18	2	1	4	2	3	2	180
88年	54	47	30	11	1	2	4	0	0	2	150
89年	17	103	35	29	3	4	3	4	2	9	208
90年	22	83	36	21	0	6	3	1	0	6	178
91年	30	104	51	24	0	0	6	2	6	39	262
92年	33	105	51	15	1	1	4	2	7	32	251
93年	31	127	56	27	0	4	4	0	5	22	274
94年	33	102	54	19	1	1	4	1	8	28	247
95年	41	117	47	24	3	2	11	0	7	16	265
96年	35	109	51	20	0	1	2	2	5	16	240
97 年	37	125	48	22	3	0	1	1	3	10	269
98年	57	157	79	14	3	2	4	2	9	24	351
99年	65	246	116	22	3	3	2	1	19	26	503
100年	44	231	78	11	3	1	7	1	23	27	426
101年	57	297	89	25	3	0	4	4	33	15	527
102年	55	217	75	12	5	1	4	0	23	18	409
103年	59	256	81	29	6	0	3	1	29	16	480
104年	70	393	93	14	7	3	6	3	23	20	632
105年	59	299	64	14	5	1	6	4	20	14	486
106年	67	298	90	15	6	0	8	4	19	21	528
107年											

資料來源：衛生福利部食品藥物管理署，網頁更新日期：2018 年 4 月 21 日。網址：http://www.fda.gov.tw/TC/siteContent.aspx?sid=323

導致食品中毒案件的原因，依序為生熟食交互汙染、熱處理不足、食物調製後於室溫下放置過久、受人感染的汙染食品、貯藏不良、設備清洗不完全，見表6-8。

表6-8 民國 86~97 年台灣地區食品中毒原因分類統計表（單位：件）

導致食品中毒原因／年別	冷藏不足	熱處理不足	食物調製後於室溫下放置過久	嫌氣性包裝	生、熟食交互汙染	受人感染的汙染食品	設備清洗不完全	使用已被汙染之水源	貯藏不良	使用有毒的容器	添加有毒化學物質	動植物食品中之天然毒素	其他	總計
86年	21	43	47	0	112	44	10	1	23	0	0	4	76	234
87年	13	52	31	0	84	19	43	0	16	0	0	1	62	180
88年	5	80	20	0	76	13	6	1	5	0	1	4	58	150
89年	0	84	11	0	82	30	1	1	0	0	2	7	82	208
90年	0	55	7	0	59	13	0	0	0	0	1	6	96	178
91年	3	35	28	0	42	21	2	0	3	0	2	3	131	262
92年	2	72	15	0	58	12	4	0	6	0	3	2	129	251
93年	1	73	8	0	63	10	0	1	6	0	3	11	171	274
94年	5	68	9	0	56	12	0	0	3	0	2	4	153	247
95年	1	76	34	0	55	44	0	3	3	0	2	3	123	265
96年	1	74	19	0	35	28	0	0	3	0	1	3	76	240
97年	8	71	36	0	6	22	0	0	5	0	0	4	142	269

民國 98 年後衛生福利部食品藥物管理署沒有繼續發布此訊息。

資料來源：衛生福利部食品藥物管理署，網頁更新日期：2018 年 4 月 21 日。網址：http://www.fda.gov.tw/TC/siteContent.aspx?sid=323

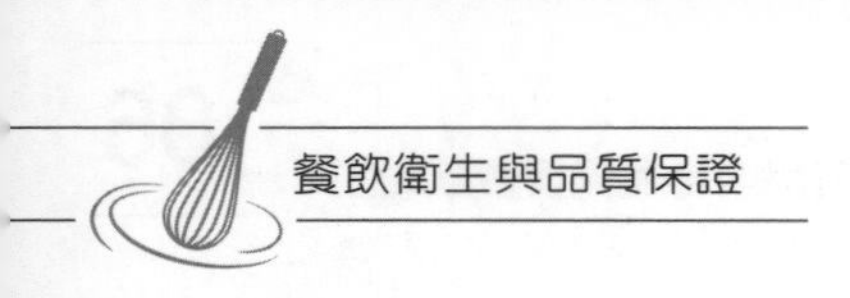

名詞解釋

1. 中毒案件 (one outbreak)

如因攝取肉毒桿菌或急性化學性中毒時，一人中毒亦視為一個案件(one case)或一件中毒案件(one outbreak)。

2. 潛伏期 (onset time)

指食用後到引起症狀發生之期間，個人年齡、體質，身體健康狀況，毒性物質攝食量等都會影響潛伏期長短。

3. 病原菌 (pathogens)

病原菌，足以讓人體產生疾病或不適症狀的微生物或寄生蟲等。

4. 交叉汙染 (cross contamination)

食品中毒菌、不潔汙染物藉由不良的個人衛生習慣、生產場所擁擠不足、生、熟食無法區隔、以及刀具砧板不當使用於生、熟食切割處理等途徑汙染至食品上。

5. 標準作業流程（或程序）(standard operating procedure, SOP)

標準作業程序，各行各業針對生產或服務流程，建立一套所有員工均可遵守執行的標準作業流程或程序。

6. 傳染病防治中心 (Communicable Disease Center, CDC)

衛生福利部疾病防治署負有對公共傳染病（如登革熱，腸病毒、流感）防治工作，即是我國中央之傳染病防治中心。

一、選擇題

1. (　) 發生食品中毒事件，必要時衛生機關須採集下列哪些環境檢體？ (A) 中毒者之分泌物 (B) 中毒者所飲用之食物 (C) 問題食物之流樣品 (D) 以上皆是。
2. (　) 在台灣下列何月份的食品中毒事件較少？ (A)3 月 (B)5 月 (C)8 月 (D)10 月。
3. (　) 由歷年數據統計可發現，由細菌引起的食品中毒，通常約占病因物質判明者的？ (A)70% (B)80% (C)90% (D)95%。
4. (　) 由歷年數據統計可發現，食品被汙染或處置錯誤之廠所中，引起食品中毒比例最低的是？ (A) 學校 (B) 部隊 (C) 醫院 (D) 工廠。
5. (　) 由歷年統計的數據可發現，導致食品中毒原因比例最低者為？ (A) 加熱不足 (B) 交叉汙染 (C) 餐盤清洗衛生差 (D) 添加有毒化學物質。
6. (　) 由歷年統計的數據可發現，導致細菌性食品中毒比例最高者為？ (A) 腸炎弧菌 (B) 肉毒梭孢桿菌 (C) 病原性大腸桿菌 (D) 傷寒沙門桿菌。

二、問答題

1. 何謂食品中毒？

　答：

2. 造成食品中毒的三大要素為何？

　答：

3. 預防食品中毒的原則為何？

答：

4. 預防腸炎弧菌食品中毒方法為何？

答：

5. 在烹調製作食品過程中，因衛生上疏忽發生細菌性食品中毒原因為何？

答：

6. 預防食品中毒七要點？

答：

7. 發生食品中毒狀況之處理？

答：

8. 從發生時間、原因食品、病因物質及攝食場所等說明國內食品中毒的概況？

答：

9. 請上網衛生福利部食品藥物管理署網頁 http：//www.fda.gov.tw/TC/siteContent.aspx?sid=323，填入表 6-1 至表 6-7 中民國 107 年台灣地區食品中毒之公布資料。

答：

MEMO

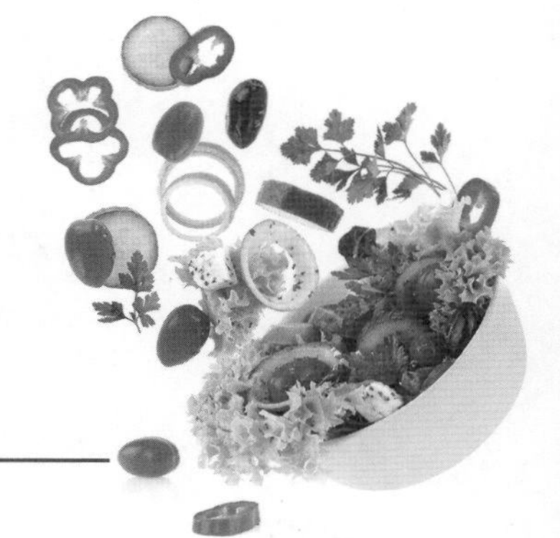

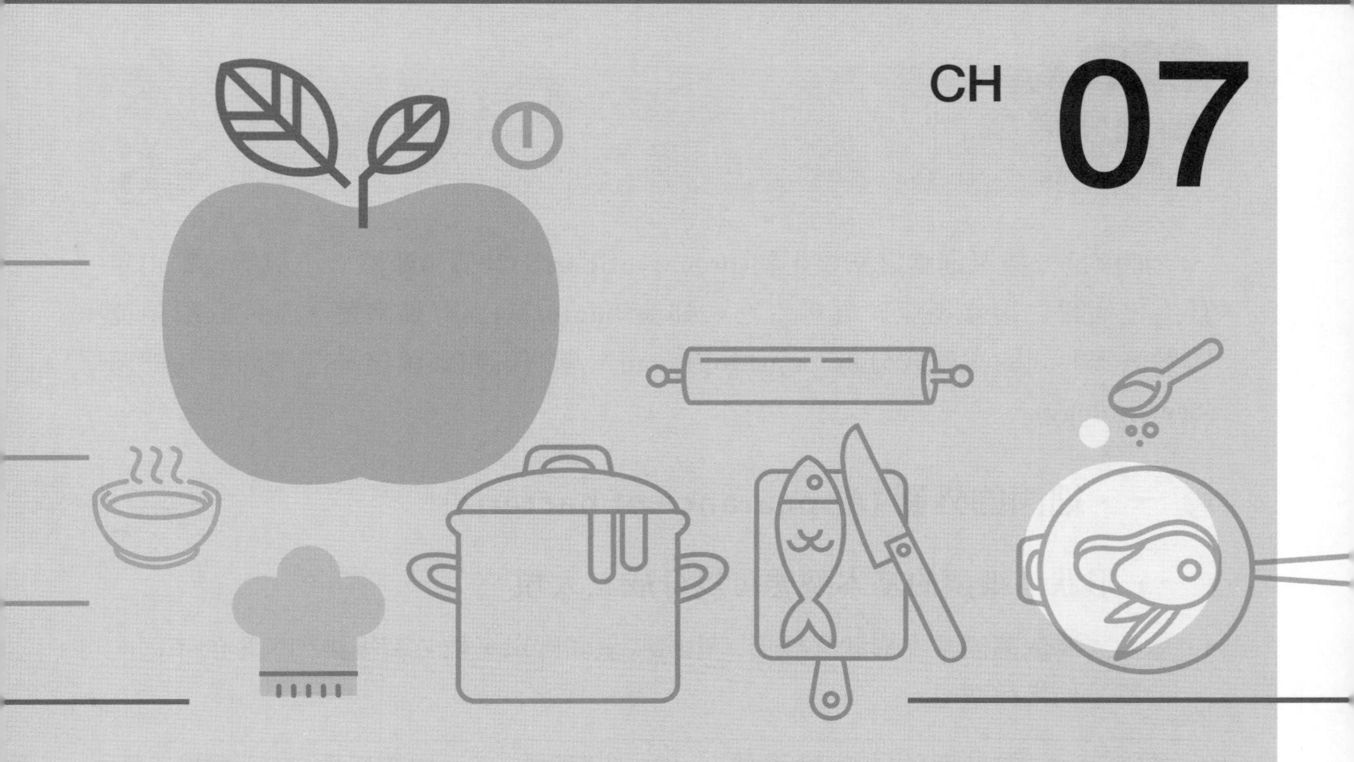

CH 07

細菌性食品中毒

Food and Beverage Sanitation and Quality Assurance

一 學習目標 一

經研讀及學習本章後，你能了解影響餐飲衛生安全的危害因子以生物性危害是屬於潛在性危害，其中又以細菌類為最，因此學習本章後會對細菌性危害因子之預防有整體性的了解。

第一節 細菌學概論

(Introduction to the bacteriology)

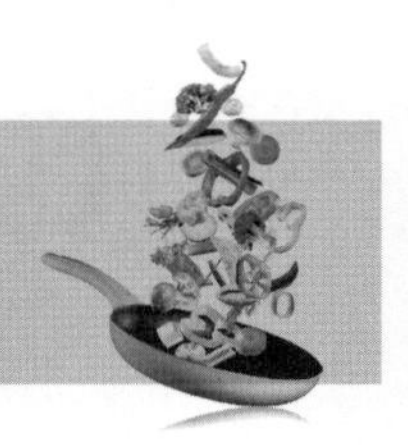

細菌是一種單細胞之原核生物(procaryotic cell)其個體雖然微小但能自給自足，且生化代謝之複雜不亞於高等生物，細菌(bacteria)具有細胞壁，其成分隨菌種不同異但其共同的主要成分為 peptidoglycan。專門研究細菌之一門學問稱為細菌學(bacteriology)。

一、細菌的外觀 (Appearance of bacteria)

(一) 形狀：細菌的基本型態可以分成三大類

1. 球菌：單個菌體基本形狀呈球形，也有些呈卵圓形，依分裂後排列情形的不同，可分為下列幾種型態。

名稱	雙球菌	鏈球菌	四聯球菌	八聯球菌	葡萄球菌
圖例					

2. 桿菌：菌體呈桿狀或圓筒狀，有時亦成微曲或波狀，菌端大多呈鈍圓形，也有尖銳或呈方形。依菌體排列方式的不同，可分為下列幾種型態。

名稱	單桿菌	成雙桿菌	鏈桿菌
圖例			

3. 螺旋菌：菌體呈彎曲或扭轉狀，有下列兩種型態。

名稱	弧菌	螺旋菌
圖例		

(二) 細菌之運動性

極為纖細、彎曲的絲狀物，此絲狀物稱為鞭毛。鞭毛是細菌的運動構造，所以具有鞭毛的細菌，其運動性都很強。菌體真正的運動為直線規則且較快速。依鞭毛排列的方式和數目，可將具有鞭毛的細菌分成下列五種。

名稱	單 毛 菌	兩端單毛菌	一端叢毛菌	兩端叢毛菌	周 毛 菌
圖例					

(三) 細菌之孢子 (endospore)

有些桿菌在發育到某一階段時，會在菌體細胞內部形成一種圓形或卵圓形的特殊結構，這種結構稱為芽胞，此特徵可作為細菌鑑別時的參考。芽胞的殼非常緻密，且芽胞內部的含水量少，使芽胞對高溫、乾燥、化學藥品等理化因素具高度抵抗力，可幫助細菌度過惡劣環境，等環境適合後，再發育成新的營養細胞。孢子較營養，細胞耐乾燥、耐冷，而營養細胞較孢子易增殖、生長、產生毒素、也有食入之危險性。在芽胞產生，且原菌體尚未消失時，依芽胞所在的位置，可將細菌分為三類。

名稱	中央芽胞	近端芽胞	頂端芽胞
圖例			

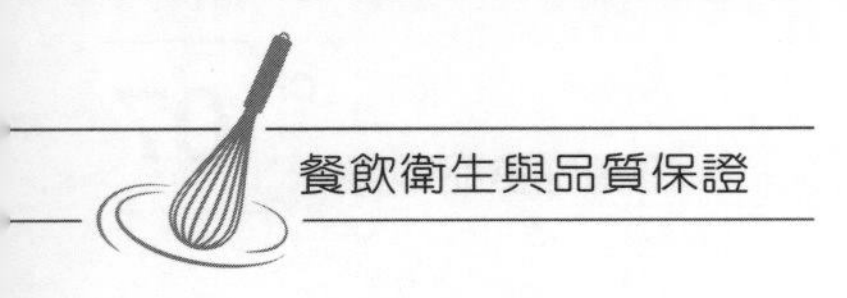

(四) 細菌生長曲線 (growth curve)

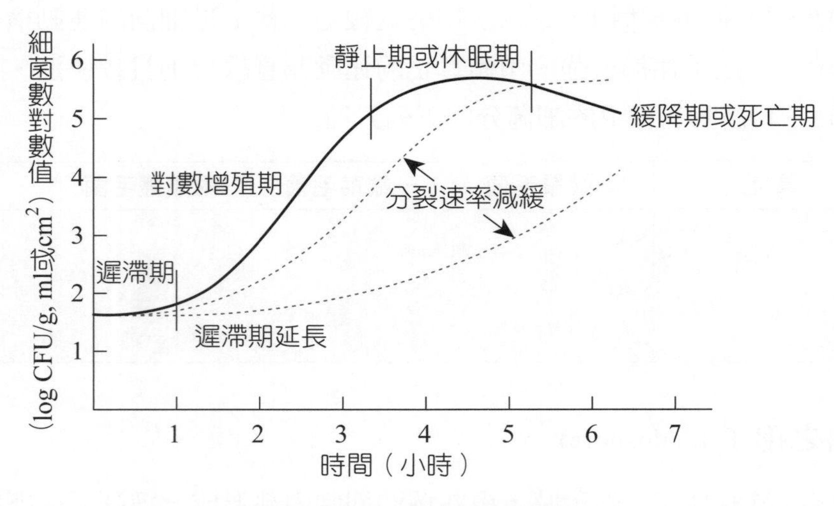

圖 7-1　細菌生長曲線圖

(五) 活菌體觀察

1. 濕檢法：滴一滴菌液蓋上玻片以石蠟油封住縫隙，以進行鏡檢。
2. 懸滴法：使用特殊有凹槽之玻片進行鏡檢。
3. 應用範圍：檢視活的螺旋菌菌體細胞之正常排列方式，運動性的鑑別觀其細胞分裂時變化及速率孢子形成，及發芽可較快檢視某些細胞內部構造。
4. 染色技術

(1) 染色原理

(細菌細胞)$^-$ +(甲烯藍)$^+$→ Na$^+$ + Cl$^-$ +(細菌細胞)-(甲烯藍)

(2) 染色目的

鑑別不同菌體之形態。

A. 鑑別不同菌體之結構。

B. 可提高放大效果。

(3) 染劑之種類

A. 酸性染劑：帶陰電荷之染劑。

B. 鹼性染劑：帶正陰電荷之染劑。

C. 中性染劑：為酸性染劑與鹼性染劑形成複合鹽類。

D. 媒染劑 (mordant)：指與染劑形成不溶性物質，常以染劑於檢體以增加染劑對檢體之親和力。

(4) 染色法

A. 簡單染色法：染劑中指含一種染料者。

B. 鑑別染色法

a. 細胞壁：1884 丹麥學著 H. C. Gram 提出 Gram staining 將細菌經結晶紫／碘液、蕃紅染色後呈紅色者為 G(-) 菌，呈紫藍者為 G(+) 菌。（原理：依菌體細胞壁之化學組織（成分）不同而會產生不同的染色。）

b. 抗酸性染色 (Ziehl-Neelsen stain)：細胞壁外含有很厚之脂肪 mycolic acid 如 *Mycobacterium* 或 *Nocardia*。*M. tuberculosis*（肺結核桿菌）、*M. leprae*（痲瘋桿菌）菌體呈紅色或粉紅色（抗酸菌性）；藍色（非抗酸性菌）。

c. 莢膜 (capsule) 染色：可用印度墨以陰性染色。

d. 鞭毛 (flagellum) 染色：菌體用明礬、單寧、氯化汞。鞭毛成紅色菌體呈藍色。

e. 孢子 (endospore) 染色：使用於 *Bacillus subtilis*（枯草菌）孢子染色。用孔雀石綠及蕃紅染色孢子呈綠色，菌體呈紅色。

C. 陰性染色法：用染劑染至背景 (background) 而非如鑑別染色染色至欲觀察之部位，使其呈對比而易觀察。

二、影響細菌在食品中生長的因素 (The factors of bacterial growth in food)

細菌的繁殖需要有六個基本條件，食品資源、pH4.6~7.0、溫度5℃~60℃、時間、不同的氧氣需求和足夠的濕度，這些可以用字首F-A-T-T-O-M表示，既然大部分的食品本來就有細菌或他種微生物存在，我們必須管控這六個基本條件來防範細菌增殖。

(一) 食品 (food) 提供細菌生長之營養源

細菌繁殖的首要條件是具備足夠的食物，大部分的細菌喜愛高蛋白質及（或）富含碳水化合物，諸如畜肉、禽肉、海鮮、白飯、豆類和馬鈴薯。

(二) 酸性 (acidity of the food)

大部分的食物是偏酸性（pH值低於7），高酸性者有檸檬、萊姆、番茄，無法提供致病菌的生長，醃漬的水果、蔬菜利用加酸的方式保存；如使用醋處理，這樣可以降低食物的pH來達成降低細菌增殖速率的目的。

pH值7以上表示食物是鹼性，這類的食物有橄欖、蛋白或蘇打餅乾。

大部分的細菌喜歡中性(pH7.0)的環境，但是有能力在pH4.6至pH9.0的範圍生長，既然大部分的食物是偏酸性，我們有必要確認從pH4.6~9.0範圍的有害細菌，在餐飲業有很多販售的食物屬於這個範圍，諸如畜肉、海鮮、牛奶是屬於這個範圍。

(三) 食品的溫度 (temperature of the food)

細菌生長的溫度不盡相同：

1. 嗜冷細菌 (psychrophic bacteria) 在 0℃至 21℃的範圍內生長，這類微生物是個大麻煩，因為它可在冷藏與室溫中繁殖，大多數的嗜寒冷細菌是腐敗性的細菌，少數具有致病性。
2. 嗜中溫細菌 (mesotrophic bacteria) 在 21℃至 43℃的範圍內生長，即易於人的體溫下生長，故致病菌均屬此類。
3. 嗜熱細菌 (thermophilic bacteria) 在 43℃以上生長良好，這類微生物全部是破壞型的細菌。

時間和溫度是細菌在食物生長的關鍵因素，大部分的致病菌可在7℃至60℃的範圍內生長，這就是一般所謂的食品危險溫度帶(temperature dangerous zone, TDZ)，有些致病菌像李斯特菌(*Listeria monocytogenes*)可以生長在7℃以下，但速度很緩慢。

餐飲業管理人必須經由儀器對時間和溫度有效的管控，來防範破壞型和致病型細菌的生長，在食品工廠我們常會聽到人們喊著保持熱度、保持冷卻或別理會，這意謂冷藏在7℃或7℃以下，熱存在60℃或60℃以上，溫度管理的濫用，造成食物的管理並沒有將溫度管控在適當的溫度，因此而造成食品中毒。

(四) 存在食品中的時間 (time for bacteria propagation)

在理想的狀況下，每15至30分鐘呈倍數的成長，產氣梭狀芽孢桿菌(*Clostridium perfringens*)每10分鐘呈倍數的成長，大多數的細菌單一的細胞能在五小時內完成一百萬個世代，所以不給細菌有繁殖的機會是很重要的，適當的儲存和處理食品對於防範細菌繁殖是有幫助的。

因為細菌有迅速繁殖的能力，最快者只需四小時就可繁殖達到造成人體發病的菌量，溫度在7℃至60℃的範圍時，只要在理想的狀況下，就能在五小時內完成一百萬個世代。

(五) 氧氣 (oxygen demand for bacteria propagation)

細菌對氧氣的需求各有不同，好氧菌需要在有氧氣的情況下才能生長，厭氧菌無法在有氧氣的情況下生存，氧氣對他們而言是有毒的，厭氧菌在真空包裝或罐裝食品中生長良好，另外，陶罐的長柄、烘焙中的馬鈴薯、烤肉或火腿皆是以此種方式培養厭氧菌。

機能性厭氧型的細菌可自行選擇好氧或厭氧的情況下生長，大多數食因性食品中毒的致病菌是屬於這個類型。

嗜微氧菌對氧氣的需求大概是3~6%的範圍。

管控氧氣的狀況並不是防範食因性食品中毒的有效方法，關於有作用的氧氣，大多數致病菌會去尋找適合他們生長的空間。

(六) 濕度 (moisture demand for bacteria propagation)

影響細菌在食品生長的濕度，科學家決定不採用百分比或容積表示，寧願以可供細菌有效利用的水分來表示，這就是水活性(a_w)表示。通常食品中的水分可分為兩種：一為結合水(bound water)；另一為自由水(free water)。此自由水即游離存在於食品組織間隙中，具有流動性。微生物只能利用此自由水生存，而導致食品腐敗。所以僅測定食品之水含量(water content)並不足以表示食品腐敗與微生物的直接關係，而必須測定微生物生長環境中之自由水多寡（即水活性，a_w）才足以決定食品腐敗與食品儲存之長短。舉例來說，一隻新鮮的雞，其雞肉中約有60%的水，水活性大約是0.98；在冷凍的情況下，肉中有60%的水，水活性大約是1。一般而言水活性的範圍在0到1.0之間，病原菌只能在水活性0.85以上的食品中生長，大多數食品在水活性0.85以下被保存，將食品乾燥或加鹽、加糖皆可降低水活性的含量。

三、細菌性食品中毒之類型 (The infection types of bacterial foodborne diseases)

介於感染型與毒素型中間，病原菌進入人體後於結腸等器官大量繁殖，並產生毒素導致中毒症狀之發生，代表性之食品中毒的原因菌為病原性大腸桿菌及產氣莢膜桿菌。產氣莢膜桿菌被發現於土壤及人類及動物之腸道中，並分布於灰塵、水及許多食品，食品中含有此菌主要為生肉。此菌為產孢菌，一般之調理時間及溫度無法殺菌。由此菌引起之中毒潛伏期約為12小時，症狀以腹痛、產氣、高燒、冷顫、脫水、頭痛等。此菌以產生外毒素致病，因此種腸毒素在pH4以下，短時間內便破壞，因此無法通過胃部，所以必須在腸管中生成才有作用，因此又稱為生體內腸毒素(intravital enterotoxin)。

細菌性食品中毒主要可以分成三大類：因細菌生長或產生毒素所引起的食品中毒稱為細菌性食品中毒，細菌性食品中毒依致病機制可區分為感染型食品中毒、毒素型食品中毒及其他。

1. 感染型 (Infection type) 係指病原細菌汙染食品（7~65℃之間，超過 4 小時以上的食物），病原菌在食品中大量繁殖後，人類攝食該食物，並將病原菌一同吃下所引起的食品中毒，稱為感染型食品中毒，主要的感染型食品中毒菌如腸炎弧菌 (*Vibrio parahaemolyticus*)、沙門氏菌屬 (*Salmonella* spp.) 等。感染型食品中毒主要由革蘭氏陰性菌所引起，潛伏期較長，主要的症狀為腹瀉、發燒。
2. 毒素型 (Intoxication type)：病原細菌汙染食品後，於食品中大量繁殖並產生毒素 (toxin)，人類在攝食該食物時，將毒素一同吃下（不需食入活菌體）毒素經腸道吸收所引起的食品中毒症狀者稱為毒素型食品中毒。主要的毒素型食品中毒菌如金黃色葡萄球菌 (*Staphylococcus aureus*)、肉毒桿菌 (*Clostridum botulinum*) 等。毒素型食品中毒主要由革蘭氏陽性菌所引起，潛伏期短，主要症狀為嘔吐。
3. 中間型：細菌經由食品進入人體後，就在腸管內增殖，並且在同一時候形成芽胞，產生腸毒素而引發食品中毒症狀者稱為中間型食品中毒。例如：病原性大腸桿菌 (pathogenic *Escherichia coli*)、仙人掌桿菌 (*Bacillus cereus*)、霍亂弧菌 (*Vibrio cholerae*)。

台灣地處亞熱帶，一年四季從早到晚的溫度均適合細菌繁殖，民眾需特別注意。常見引起食品中毒的原因：

1. 冷藏及加熱處理不足。
2. 食物調製後放置在室溫下過久。
3. 生、熟食交互汙染。
4. 工作人員衛生習慣不良或本身已被感染而造成食物的汙染。
5. 調理食物的器具或設備未清洗乾淨。

6. 水源被汙染。

7. 誤食含有天然毒素的食物。

根據衛生福利部歷年所發表有關臺灣地區食品中毒的資料中發現，已確定病因食品的細菌性食品中毒中菌以腸炎弧菌排名第一，金黃色葡萄球菌排名第二，而仙人掌桿菌排名第三。

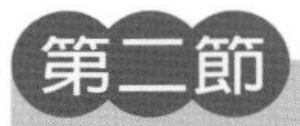

感染型之細菌性食品中毒

(The food-borne disease causing by infection type bacteria)

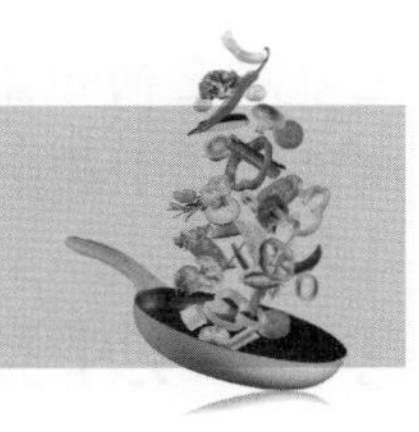

一、腸炎弧菌 (*Vibrio parahaemolyticus*)

(一) 細菌特性

腸炎弧菌為革蘭氏陰性菌，具單鞭毛，好鹽性，兼性厭氧菌，不形成孢子。分布於海洋中，3%食鹽濃度中發育最佳，淡水中不發育。最適生長溫度30~37℃。10℃以下不增殖。60℃以上加熱10分鐘死滅。可引起感染型食品中毒。

(二) 原因食品

腸炎弧菌食品中毒的主要原因食品為為海產魚貝類（尤其生食）及其加工品。

(三) 中毒原因

1. 生食受腸炎弧菌汙染的魚貝類食物。

2. 食用受到交叉汙染的其他食物。

(四) 中毒症狀

1. 潛伏期長，約 12~24 小時。

2. 噁心、嘔吐、上腹疼痛、腹瀉、發燒，少有死亡案例。

(五) 預防方法

1. 低溫保存魚貝類，因該菌 10℃以下不增殖。

2. 烹煮前以淡水充分洗淨，因該菌不耐淡水。

3. 充分加熱，因該菌不耐熱。

4. 區分生熟食，避免不同來源的食物，因使用同一塊砧板而產生交叉汙染。

(六) 中毒事件

民國84年台北市關渡國小及台北縣三芝國小等合計七所小學師生，在食用美滿食品公司供應的午餐後，陸續有1,706人發生腹瀉、腹痛嘔吐等食品中毒症狀，原因推測是外購之荷包蛋在運送至便當廠過程中受到腸炎弧菌的汙染所致，這是腸炎弧菌在台灣地區所引起之最大規模集體食品中毒事件。

二、沙門氏菌屬 (*Salmonella*)

(一) 細菌特性

革蘭氏陰性菌，具周鞭毛，好氣性或兼性嫌氣性，不形成孢子。人和家禽、豬、牛、貓、狗、羊等的腸內共同菌。最適生長溫度7~20℃，不耐熱，60℃以上加熱15分鐘死滅。引起感染型食品中毒。食品中毒中常被分離出來的沙門氏菌是鼠傷寒沙門氏菌(*Salmonella typhimurium*)引起傷寒(typhoid fever)和腸炎沙門氏菌(*S. enteritidis*)，主要引起胃腸炎。

(二) 原因食品

主要為肉品、蛋品、乳品及其加工品。

(三) 中毒原因

1. 該菌由畜產動物糞便汙染至肉品、蛋品及乳品等食物中。
2. 經由上述食品或調理加工人員的不慎，交叉汙染至其他食品，如便當、沙拉等複合調理食品。

(四) 中毒症狀

1. 潛伏期長，約 12~24 小時。
2. 噁心嘔吐、上腹疼痛、腹瀉、發燒，少有死亡案例。

(五) 預防方法

1. 防止畜產食品受到汙染，人員注意清潔衛生習慣。
2. 禁止貓、狗、鳥等動物進入加工、調理場所。

3. 低溫保存食品，保存於 5℃以下。

4. 區分生熟食，避免食物間交叉汙染。

(六) 中毒事件

民國86年國立澎湖海洋科技大學，發生台灣地區有紀錄以來最大規模沙門氏桿菌引起的食品中毒事件。273位住校生吃完早餐幾小時後，有68人發生腸炎的食品中毒案件。經調查發現，該店採用外殼破損的雞蛋煎製的煎蛋放入三明治中，且製成的火腿三明治未適當的冷藏或保溫，擱置過久，導使沙門氏桿菌增殖至足以致病的菌量，讓攝食該食品的學生發生腸炎症狀。

第三節 毒素型之細菌性食品中毒
(The food-borne disease causing by toxic type bacteria)

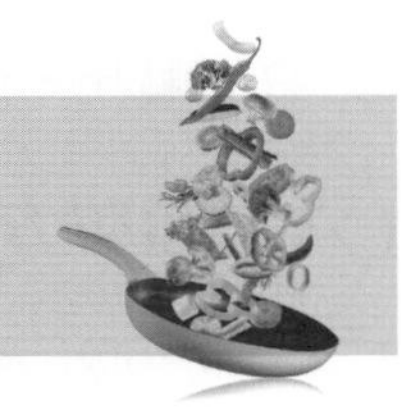

一、金黃色葡萄球菌 (*Staphylococcus aureus*)

(一) 細菌特性

革蘭氏陽性菌，外型為球菌，無鞭毛，不形成孢子，可產生凝結酶(coagulase)，耐低溫，耐鹽性，能生長於低水活性環境，廣泛分布於自然界，人或動物的皮膚、鼻咽腔、灰塵都可發現此菌的存在。最適生長溫度為35~37℃。10℃以下不增殖。細菌本身不耐熱，60℃以上加熱30~60分鐘死滅，在食品中增殖時，會產生腸毒素(enterotoxin)，此毒素具耐熱性，此菌所引起的中毒為毒素型食品中毒。

(二) 毒素特性

本菌產生的腸毒素有A~F等六型，毒素具強耐熱性，100℃加熱1小時無法破壞毒性，一般的烹調處理無法去除金黃色葡萄球菌所產生的毒素，因此一旦食品中發生該菌的生長並產生毒素，便很容易引起食品中毒的意外事件。

(三) 原因食品

複合調理食品、便當、乳製品、畜肉及其加工品。

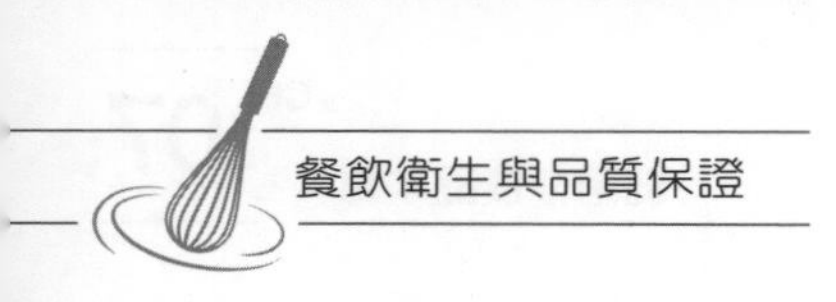

(四) 中毒原因

1. 食品直接受到毒素的汙染。
2. 食品受到金黃色葡萄球菌的汙染，然後經生長繁殖後產生毒素，造成食品中毒。
3. 食物在烹調後，處理過程中，由於調理食品人員的傷口化膿處汙染了食品，食品在室溫下放置數小時中，該菌增殖後產生毒素，消費者食用含毒素之食物即造成食品中毒。

(五) 中毒症狀

1. 潛伏期短，約 1~5 小時。
2. 激烈嘔吐、腸胃炎症狀、腹瀉、不發燒、死亡率低。

(六) 預防方法

1. 手部、臉部有受傷化膿情形，應避免從事食品調理、加工等工作。
2. 食品置於低溫保存。5℃以下本菌不會繁殖，不會產生毒素。10℃以下本菌會發育，但是不會產生毒素。
3. 食品調理後攝食之前，避免長期置於室溫下。
4. 區分生熟食，避免交叉汙染。

二、肉毒梭孢桿菌（肉毒桿菌）(*Clostridium botulinum*)

(一) 細菌特性

革蘭氏陽性菌，外型為桿菌，具周鞭毛，具產孢子能力，絕對嫌氣性，孢子具耐熱性，毒素不具耐熱性，廣泛分布於土壤中，為土壤菌的一種。本菌增殖時會產生外毒素(exotoxin)，故本菌所引起的中毒為毒素型食品中毒。本菌所造成的食品中毒事件死亡率最高。

(二) 毒素特性

1. 本菌依所產生肉毒毒素（botulinum toxin 或 botulin）的抗原性可分為 A~G 七型，其中以 A、B 及 E 三型對人類影響最大，A 及 B 型主要發生在美國、歐洲各國，E 型菌中毒則發生在日本、加拿大等北半球國家。

2. 肉毒毒素為已知生物毒素中毒性最強的，本毒素不耐熱，80℃加熱 6~10 分鐘可破壞此毒素。
3. 本菌在 pH ＜ 4.6 及 *aw* ≦ 0.85 下無法生長及產生毒素，了解此特性，可運用於加工儲藏食品，避免因此菌造成食品中毒。

(三) 原因食品

殺菌不完全的低酸性罐頭、腐敗火腿、香腸、臘腸、醃製或燻製魚類等。

(四) 中毒原因

1. 食品保存不當。
2. 食用殺菌不完全的罐頭食品。

(五) 中毒症狀

1. 潛伏期約數小時至 36 小時。
2. 本菌產生的毒素為神經毒素，症狀由噁心、嘔吐、腹瀉等消化道症狀，再轉為視力模糊、嚥吞困難等神經症狀，嚴重時四肢麻痺、呼吸困難，最後不治死亡。死亡率很高，目前有抗毒血清治療，已有效降低死亡率，但仍然偏高。

(六) 預防方法

1. 低溫保存食品，本菌 10℃以下不易發育。
2. 調整食品 pH ＜ 4.6 或以乾燥、鹽漬、糖漬方式控制食品水活性≦ 0.85 以下，可避免此菌增殖產生毒素。
3. 添加微生物抑制劑，如香腸添加亞硝酸可抑制肉毒梭孢桿菌的生長。
4. 罐頭食品食用前煮沸處理，因為肉毒毒素不耐熱，加熱可使毒素失活。勿食用有異樣的罐頭如膨罐、漏罐、腐蝕罐等。

(七) 中毒事件

肉毒梭孢桿菌中毒的事件很少發生，但在民國74年有一件，民國75及民國76年各有兩件，其中以民國75年蔭花生罐頭中含有肉毒桿菌最為嚴重。

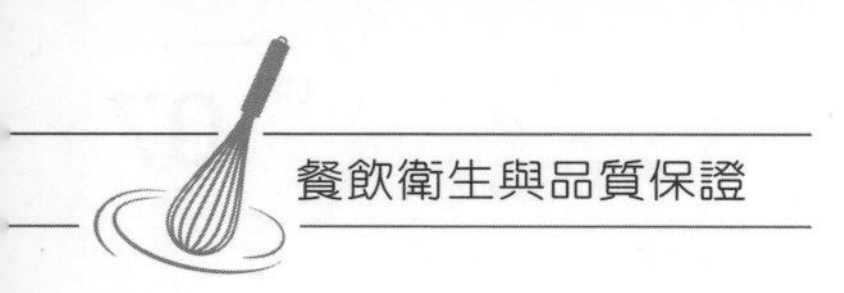

第四節 其他細菌性食品中毒

(The food-borne disease causing by others bacteria)

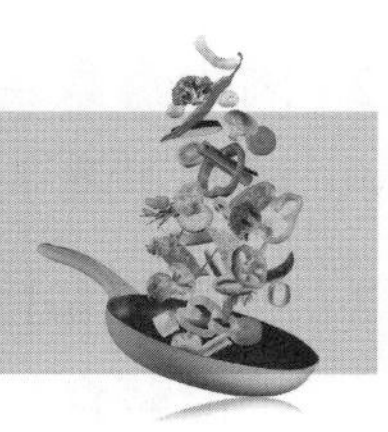

一、仙人掌芽孢桿菌 (*Bacillus cereus*)

(一) 細菌特性

革蘭氏陽性菌，外型為桿菌，具產孢子性，兼性好氣性，廣泛分布於土壤中，為土壤菌的一種，本菌具強澱粉水解能力及蛋白水解能力，常存在於澱粉性食品中。最適生長溫度為30℃，在食米中的生長溫度範圍是15~50℃。仙人掌芽孢桿菌所引起的食品中毒主要有兩種形式，分別為嘔吐型及下痢型。

(二) 產毒特性

1. 仙人掌芽孢桿菌會產生多種不同的毒素，如腸毒素、嘔吐型毒素等。
2. 下痢型可能由腸毒素所引起，嘔吐型可能由嘔吐型毒素所引起，但仍眾說紛紜。有學者指出，仙人掌芽孢桿菌食品中毒是由於菌體或孢子分解產物之作用所造成，並非由於該菌所產生之腸毒素的作用。

(三) 原因食品

穀類食品如中式餐飲米飯類食品、牛奶、乳製品、肉類、蛋類、調味料和脫水乾燥食品等。

(四) 中毒原因

食用受到本菌汙染的米飯類食品，且未保持在適當的溫度下。

(五) 中毒症狀

1. 嘔吐型，潛伏期 1~6 小時，呈現嘔吐、反胃等上腸胃症狀，主要的原因食品為米飯。
2. 下痢型，潛伏期 6~24 小時，呈現腹痛、水樣性下痢症狀。

(六) 預防方法

1. 煮飯應適量，盡量不要有剩飯。
2. 米飯溫度不可低於 55℃，炒飯時，內部溫度要高於 74℃。

二、病原性大腸桿菌 (Pathogenic *Escherichia coli*)

(一) 細菌特性

革蘭氏陰性菌，外型為桿狀，不形成孢子，廣泛存在於自然界、動物和人體的腸道內，一般的大腸桿菌並無病原性，常存於健康人的腸道中，但具零抗原的大腸桿菌有病原性，稱為病原性大腸桿菌，會引起腹瀉及腸炎。病原性大腸桿菌依其對腸道致病性的機制可細分為腸聚集性大腸桿菌(enteroaggregative *E. coli*, EAGEC)、腸病原性大腸桿菌(enteropathogenic *E. coli*, EPEC)、腸侵入性大腸桿菌(enteroinvasive *E. coli*, EIEC)、腸毒性大腸桿菌(enterotoxigenic *E. coli*, ETEC)及腸出血性大腸桿菌(enterohemorrhagic *E. coli*, EHEC)五類，其中EPEC及EIEC屬於感染型中毒，ETEC 及EHEC屬於毒素型中毒。

(二) 各類型大腸桿菌

1. 病原性大腸桿菌所引起的食品中毒是屬於感染型食品中毒，經口感染，在小腸增殖與吸附絨毛引起患者的急性腸胃炎。
2. 腸侵入性大腸桿菌所引起的食品中毒是屬於感染型食品中毒，該菌經口感染到腸道後，會再侵入大腸黏膜上皮細胞，造成腸管穿孔、潰瘍而引起急性腸炎。
3. 腸毒性大腸桿菌所引起的食品中毒屬於毒素型中毒，可產生的毒素可分為不耐熱毒素 (heat labile toxin, LT)， LT 在 60℃、30 分鐘加熱後即失去毒性，以及耐熱型毒素 (heat stable toxin, ST)，在 100℃下加熱 30 分鐘後也會失去毒性。
4. 腸出血性大腸桿菌所引起的食品中毒屬於毒素型中毒，是由血清型 O157：H7 的大腸桿菌所引起，該菌會分泌毒素 Verotoxin，該毒素與痢疾志賀氏菌 (*Shigella dysenteriae*) 所產生的志賀毒素 (Shigella toxin) 類似，因此又稱為 Shiga-like toxin，此為桿性痢疾 (bacillary dysentery) 的病原菌。出血性大腸桿菌 O157：H7 只要 100 個細胞所產生的毒素量，即可造成中毒的發生，是目前所知引起食品中毒之病原菌數最少的。亦即其毒性強悍凶猛，且有致命危險。當此菌進入人體後，所產生的毒素可引起出血性大腸炎、發燒、嘔吐、血便、下痢、腹痛、腎臟功能失常等病症，狀況嚴重時，會因尿毒併發症或中樞神經系統受損而致命。此菌對於一些高危險群的個體，如孕婦、嬰幼兒、老年人及免疫系統缺陷者，具有相當高的致死率，患者嚴重時有血便、急性腎衰竭等症狀。O157：H7 大腸桿菌不耐熱，75℃下加熱 1 分鐘即可將其殺死，因此食物應完全煮熟，即可避免該菌引起的中毒事件。

腸內出血性大腸桿菌在日本、美國等開發國家均曾引起大規模的食品中毒事件，並有病患因此死亡。1996 年夏季，日本大阪府爆發學童營養午餐中毒事件，根據日本厚生省的檢驗結果，此次嚴重威脅日本人民性命的主要病媒為病原性大腸桿菌。日本人民經過此病原菌一個多月的肆虐後，總計造成九千多人受到感染，超過 10 人死亡。阻斷大腸菌 O157：H7 的傳染途徑之方法包括食物應充分加熱，避免食用未全熟之食品、生乳及盡量避免生食。為避免交叉汙染，已經煮熟的食肉，千萬不可和生肉容器或用具接觸。烹熟的食品，立即食用，否則需於冷藏室中給予冷藏保存。並須注意飲用水的衛生管理以及個人的衛生。

第五節 細菌性食品中毒之預防

(The precaution of the food-borne disease causing by bacteria)

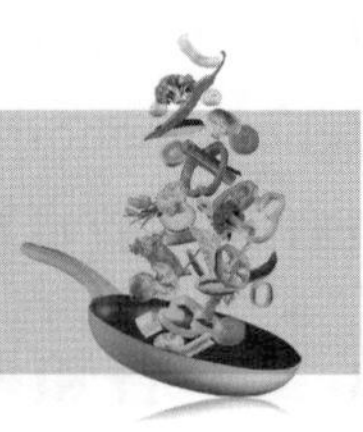

針對細菌性食品中毒的預防方法，衛生署提出了七大原則：

一、新鮮：所有農、畜、水產品等食品原料及調味料添加物，盡量保持其鮮度。

二、清潔：食物應徹底清洗，調理及貯存場所、器具、容器均應保持清潔。

三、避免交互汙染：生、熟食要分開處理，廚房應備兩套刀和砧板，分開處理生、熟食。

四、迅速：食物要盡快處理、烹飪供食，做好的食物也應盡快食用。

五、加熱與冷藏：超過 70℃以上細菌易被殺滅，7℃以下可抑制細菌生長， –18℃以下則不能繁殖。所以食物之調理及保存應特別注意溫度控制。

六、養成個人衛生習慣

1. 養成良好個人衛生習慣，調理食物前徹底洗淨雙手。
2. 手部有化膿傷口，應完全包紮好才可調理食物（傷口勿直接接觸食品）。

七、避免疏忽：餐巾調理，應確實遵守衛生安全原則，按部就班謹慎工作，切忌因忙亂造成遺憾。

有益的細菌－乳酸菌

自然界中有各式各樣的細菌。這些細菌生長在空氣中、自來水中、人們的手上、人體內等所有地方，無處不在。細菌中也有一些有益的細菌，而乳酸菌便屬於對人體有益的細菌。

乳酸菌簡介

「乳酸菌」是指能夠代謝醣類、產生50%以上乳酸之細菌，具有這些功能的細菌包括了：乳酸桿菌屬(*Lactobacillus*)、鏈球菌屬(*Strepococcus*)、念球菌屬(*Leuconostoc*)等。但乳酸菌為習慣用語，並不是分類學上正式用語。我們經常講的雙歧桿菌或比菲德菌(*Bifidobacterium*)會產生乳酸及醋酸，但乳酸不到50%，所以嚴格說來不應稱為乳酸菌。但若由保健營養觀點而言，雙歧桿菌同樣具有安全、健康等乳酸菌所標榜之形象，將之納入乳酸菌家族亦是理所當然。

人類飲用醱酵乳品歷史非常悠久，所以，乳酸菌一直被認為是非常安全的菌種(GRAS, generally regarded as safe)，是最具代表性的腸內有益菌。

乳酸菌的生活環境

乳酸菌對營養需求特別嚴苛，除了作為能源之糖類外，乳酸菌需要各種各樣的胺基酸、維生素、礦物質等，以維持其生長。乳酸菌是一種兼性嫌氣菌，比較喜歡在無氧狀態下生長，但也不會因為和氧氣接觸而死亡。整體而言，在自然界中，只要有動植物活動的地方，就會有足夠的營養供乳酸菌生存。舉凡動植物的分泌物（如乳汁、樹液等），或其殘骸堆積處，都是適合乳酸菌生育的場所。也許在這些堆積物表面有其他好氣性微生物優勢生長，但其內部缺氧部分就是乳酸菌的天地。更具體的說，適合乳酸菌生長的場所和動物相關者有乳汁、消化道、陰道、糞便等，和植物相關的則有花蜜、樹液、植物殘骸、果實損傷部位等。

人類所產製的各種醱酵食品（如泡菜、醬油等）中，也有許多乳酸菌發揮積極的功能。這些乳酸菌對製品之風味品質影響甚大。

人體消化道中存在許多乳酸菌，其數目和種類會隨年齡而改變，如幼兒腸道中，雙歧桿菌較多，而老年人則以乳酸桿菌較多。

乳酸菌對胃腸道的益處

乳酸菌是「益生菌」中最重要的一群，益生菌的定義為「某一種或複數種微生物當餵食予人類或動物時可增進其腸內菌叢之品質」。乳酸菌能增進腸內菌叢品質之作用機轉可能是：(1)生產有機酸、降低腸內pH值，(2)和有害菌競爭養分，(3)附著於腸粘膜上皮，減少有害菌增殖場所，(4)產生抗菌物質等。乳酸菌要發揮整腸效果，想當然的必須要能定著於腸道。目前有許多醱酵乳或整腸用乳酸菌製劑使用由人腸道中分離出來的乳酸菌，以求提升其在人體內的定著性。許多臨床實驗也證實這類乳酸菌確實有不錯的整腸效果，也確實會降低腸內不好的菌類。

目前國內許多醱酵乳產品，皆實施大規模人體飲用實驗，證明其產品增進腸道有益菌之效果，且通過衛福部之保健食品認證。

名詞解釋

1. 革蘭氏染色法 (Gram staining)

此種染色法由丹麥微生物學家Hans Christian Gram於西元1884年所創，是最常用的細菌鑑別染色法。步驟如下：(1)用結晶紫先將細菌染色（細菌會成紫色）、(2)用盧戈氏碘溶液處理、(3)用酒精脫色、(4)以稀釋石碳酸複紅或沙黃複染。凡細菌在染色過程中經酒精脫色後，能將紫色脫去，而複染成紅色者稱為革蘭氏陰性 [G(–)]菌，不能被酒精脫色，仍成紫色者稱為革蘭氏陽性[G(+)]菌。

革蘭氏染色在實驗室被用來細菌鑑別，亦可在疾病防治上也是選擇抗菌藥物的一個根據，例如青黴素，主要對革蘭氏陽性菌有效，鏈黴素對革蘭氏陰性菌有效。

下列為革蘭氏陽性 [G(+)] 菌與革蘭氏陰性 [G(–)] 菌的比較

性 質	革蘭氏陽性菌	革蘭氏陰性菌
1.染色結果	仍維持紫色	由紫色變為紅色
2.細胞壁組成	脂質含量較少(1~4%)	脂質含量較多(11~22%)
3.細胞壁結構	單層，且較厚(15~80 nm)	三層，且較薄(10~15 nm)
4.對鹼液的抵抗力	不溶於 10% KOH 中	可溶於 10% KOH 中
5.孢子之產生	常見	少見
6.對物理狀況之抵抗力	大	小
7.營養需求	多數都較複雜	需求簡單
8.常見的菌種	大多數的球菌和產孢桿菌	非產孢桿菌

2. 潛在危害因子 (potential hazard factor, PHF)

食物或餐飲中潛藏在內之危害因子，如食品中毒菌，毒素、重金屬、農藥、藥物殘留或致癌性物質等。

3. 水活性 (water activity, a_w)

表示餐飲中自由水的含量$0 \leq a_w \leq 1$，a_w越高，代表餐飲易被其內所含之菌進行生化反應而變敗。

4. **柵欄效應 (hurdle effect)**

又稱「柵欄技術」，為使餐飲或食品保存在良好的儲存狀態，可利用多種阻止食品（餐飲）腐敗之方法，同時或依序共用時先加熱（殺菌）再乾燥a_w下降最後包裝（阻隔空氣氧化及空中落菌之汙染）成罐頭食品。

5. **危險溫度區間 (temperature dangerous zone, TDZ)**

7~59℃的溫度是細菌或其他微生物，尤其是病原菌和食品中毒菌最適合生長的溫度帶。因此，食物在烹煮完後應盡量不要在此溫度帶貯藏。

6. **世代時間 (generation time)**

由一個成熟的母細胞分裂生成2個子細胞所需的時間稱為一個世代或世代時間。

7. **細菌的生長曲線 (growth curve of bacteria)**

如下圖所示。

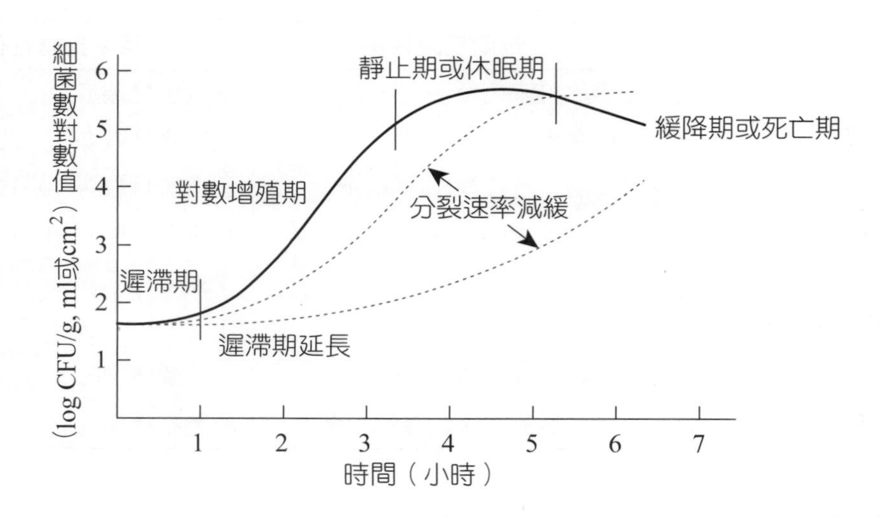

8. **腐敗菌 (spoilage bacteria)**

一般在中溫帶(20~40℃)生長的微生物，若在食材或餐飲中會分解食品中之營養成分使之發臭或發霉或變酸等變敗現象。

9. **低酸性食品 (low acidic food)**

pH值在4.6以上，比較不酸的食品。如肉類罐頭。低酸性罐頭食品，係指其內容物達到平衡後pH值>4.6，且水活性>0.85之非酒精飲料或罐頭食品。

10.益生菌 (probiotics)

有人譯為原生物素、生菌素、生菌劑、益生菌或原生保健性菌種。其來源衍生自希臘語，意思是 “or life” ，最早由 Lilly & Stillwell於1965年提出，用以表示某一原生動物產生的物質，可促使另一原生動物生長。

11.食品中毒 (food-borne disease)

兩人或兩人以上攝取相同的食品而發生相似的症狀，並且自可疑的食餘檢體及患者糞便、嘔吐物、血液等人體檢體，或者其它有關環境檢體（如空氣、水、土壤等）中分離出相同類型（如血清型、噬菌體型）的致病原因，則稱為一件「食品中毒」。但如因攝食肉毒桿菌毒素或急性化學性中毒而引起死亡，即使只有一人，也視為一件「食品中毒」。

12.減弱作用 (attenuation)

將病原菌用物理或化學的方法將毒性減弱製成疫苗。

13.二名法 (binominal nomenclature)

Carl Von Linne提出的一種生物之命名可由屬名＋種名形成學名來表示。

14.純培養 (pure culture)

將好幾種混雜的菌經過一連串的畫線培養、分離篩選分別成為個別單一的純菌株。

15.光合成自營菌 (hotolithotrophic autotroph)

可利用光線進行光合作用合成能源物質而且可利用CO_2(N_2)或無機化合物（如Na_2CO_3, $NaNO_2$）作為C源（N源）之菌體。

16.兼氣厭氧菌 (facultaive anaerobe)

在有無氧的環境下均可生長，但在有氧的情況下會生長得更好。

17.狹窄溫度帶生長菌 (stenothermal bacteria)

只能在狹窄溫度範圍內生長的菌，如病原菌的菌株*Neisseria gonorrhea*。

習題作業

一、選擇題

1. ( ) 所謂食品的溫度危險區域是指？ (A) 低於 –18℃ (B)–5~–1℃ (C)7~55 ℃ (D) 高於 60 ℃。
2. ( ) 下列食品中pH值最高者為何？ (A)麵包 (B)蘇打餅 (C)番茄 (D)蛋白。
3. ( ) 所謂低酸性食品是指其 pH 值？ (A) 低於 2.0 (B) 低於 3.7 (C) 高於 4.6 (D) 高於 6.0。
4. ( ) 細菌生長最迅速是在哪一時期？ (A) 遲滯期 (B) 對數增殖期 (C) 靜止期 (D) 緩降期。
5. ( ) 下列何種食因性疾病通常會致命？ (A) 仙人掌桿菌腸胃炎 (B) 產氣莢膜桿菌腸胃炎 (C) 肉毒桿菌症 (D) 葡萄球菌腸胃炎。

二、問答題

1. 繪出細菌生長曲線，並標出四個生長時期。

   答：

2. 細菌依照適合生長的溫度之不同，區分幾類？

   答：

3. 影響細菌之生長因素有哪些？抑制細菌於食品中生長的方法有哪些？

答：

4. 細菌性食品中毒可分為哪三種類型？比較其差異，並舉例說明之。

答：

5. 名詞解釋：(1)PHF，(2)pH，(3)a_w，(4)hurdle effect。

答：

6. 說明腸炎弧菌與沙門桿菌的特性？可能的原因食品？如何預防？

答：

7. 說明金黃色葡萄球菌與肉毒桿菌的特性？可能的原因食品？如何預防？

答：

8. 說明出血性大腸桿菌的特性？如何預防？

答：

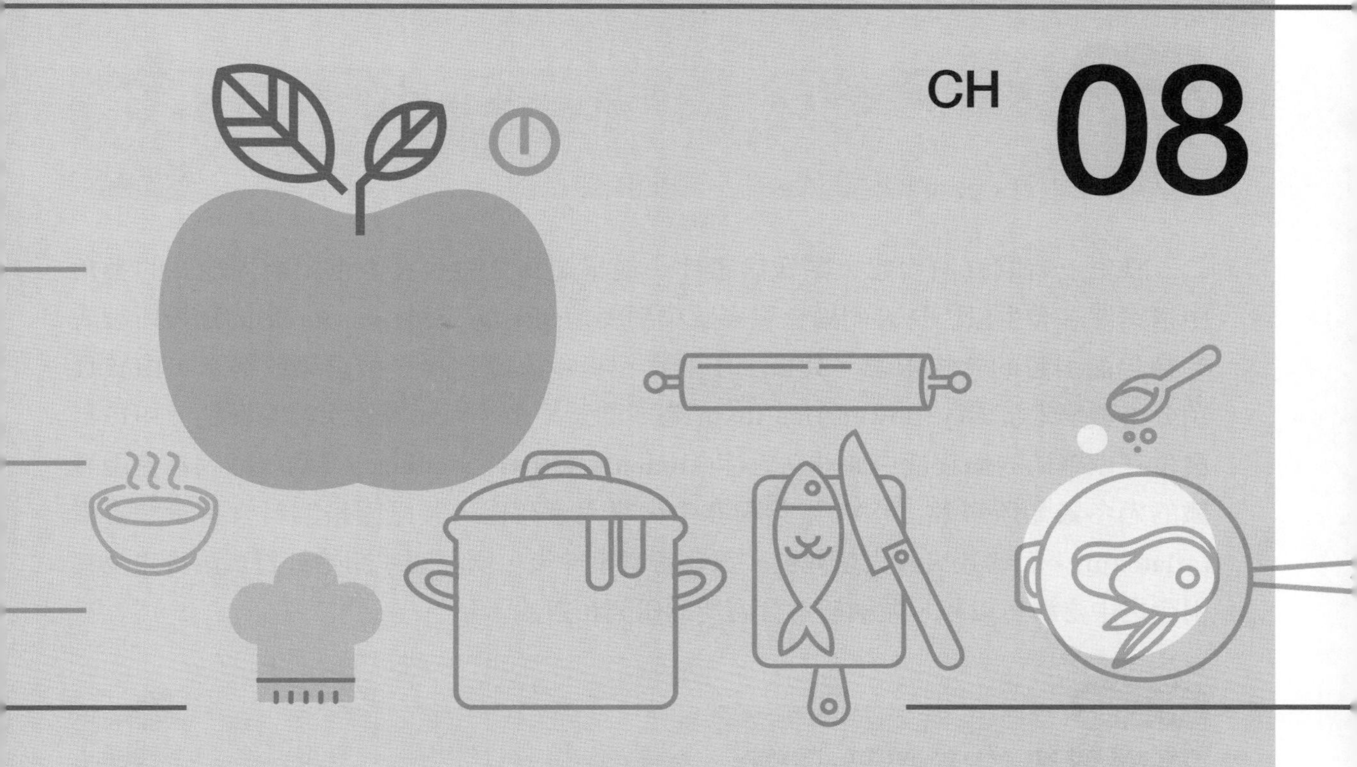

真菌毒素

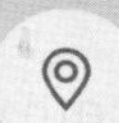

Food and Beverage Sanitation and Quality Assurance

— 學習目標 —

透過研習本章後，能了解真菌與其分泌之毒素對人類餐飲衛生安全的威脅與毒害，並可經由餐飲衛生安全管理徹底執行食材驗收與倉儲管理，達到產品沒有真菌汙染與其毒素危害消費者之目的。

第一節 前言

(Introduction)

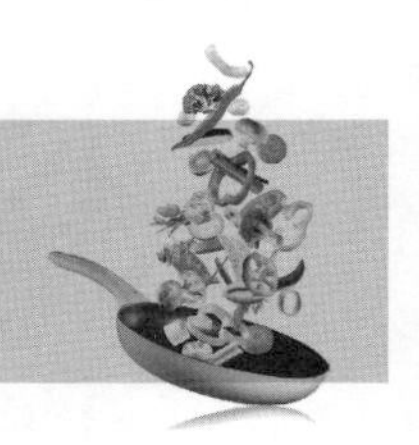

歷史上有關真菌引起人類致病事件，最早紀錄是發生在中世紀歐洲地區的麥角中毒案件。發生原因為人們攝食黑麥感染到麥角菌(*Claviceps purpurea)*的麵粉所製成的麵包而引起的食物中毒。其後，十七世紀日本人因食用真菌感染於稻米，由該真菌分泌黃變米毒素(yellowed rice toxin)造成的黃變米，因而導致疾病的發生。1913年發生在俄羅斯的攝食性白血球缺乏症(alimentary toxic aleukia, ATA)，是因為食用發黴的過冬穀類所導致。1960年英國發生火雞大量死亡，其原因是飼料含有黃麴毒素(aflatoxin)，而導致火雞大量死亡。黃麴毒素事件後，國際間才開始針對真菌毒素及其引發之中毒嚴正以視，並積極進行廣泛的研究和對治。

第二節 真菌毒素的定義及分類

(The definition and types of the mycotoxins)

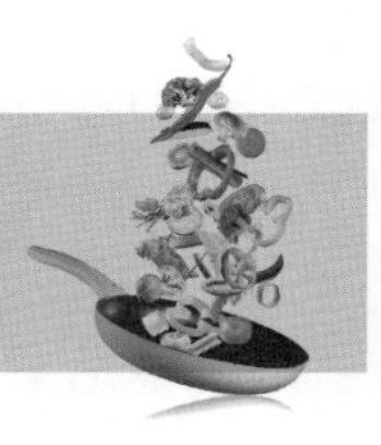

真菌毒素(Mycotoxin)為真菌所產生的二次代謝產物(secondary metabolites)，真菌毒素的毒性，可能對動物或人體引發急性或慢性的毒性反應，如致癌性(carcinogenicity)、致突變性(mutagenicity)、致畸胎性(teratogenicity)等。到目前為止，已確知的真菌毒素有數百種之多，大部分由麴菌屬(*Aspergillus*)、青黴菌屬(*Penicillium*)及鐮菌屬(*Fusarium*)的微生物所產生。真菌毒素中以黃麴毒素(aflatoxins)的致癌性最強，可引發肝癌。其他尚有不少真菌毒素具有化學安定性，且耐熱，烹調過程並不易破壞此種真菌毒素。

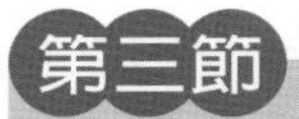

真菌毒素與其汙染食品中毒

(Mycotoxins infected foods causing food-borne diseases)

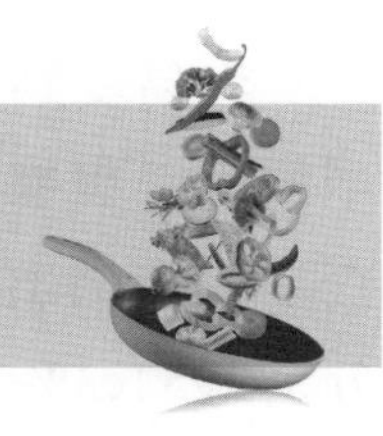

一、黃麴毒素 (Aflatoxin)

1960年英國發生火雞大量死亡事件，受害火雞達10萬隻以上，當初由於不明原因，稱為火雞X病(turkey-X disease)。後來經過深入調查和研究後，發現是汙染至飼料中的黴菌*Aspergillus flavus* 所產生二次代謝產物所致，該批飼料是來自巴西的花生，此花生因被真菌汙染產生毒素，餵食雞隻後而使火雞大量死亡，此毒素被命名為黃麴毒素(aflatoxin)。在熱帶與亞熱帶的國家亦曾經檢驗出黃麴毒素汙染之食品個案，如表8-1 所示。

表8-1 黃麴毒素曾經汙染之食物之個案

被感染之食物類別	食品名稱
穀類、薯類	玉米、小麥粒、大麥、燕麥、白米、樹薯
豆類、種子類	花生、花生製品、杏仁、大豆、四季豆、棉籽、開心果
乳品類	鮮乳、生乳、乾酪(cheese)
調味品（辛香類）	肉豆蔻、胡椒、辣椒

黃麴毒素在真菌毒素中是毒性極強的毒素，主要由*Aspergillus flavus*及*Aspergillus parasiticus* 感染至食物原物料後所分泌出來的。黃麴毒素為非常安定的化合物，加熱無法破壞其毒性。該毒素吸收進入肝臟代謝，其代謝物具有高度的生化反應，極易與攝食者之DNA結合，使攝食動物誘發癌症、細胞突變等病變。

黃麴毒素主要結構有B_1、B_2、G_1及G_2等四型，依檢驗呈色可分為六型$B(blue)_1$、B_2、$G(green)_1$、G_2、M_1及M_2，其中以B1的毒性最強，對包括囓齒動物、鳥類、魚類及猴子等動物實驗均顯示會引起肝癌。流行病學的研究也證實，攝食受到黃麴毒素汙染的食品導致肝癌的發生機率有極密切的關係。肝臟受損者如體內有B型肝炎病毒和黃麴毒素同時存在，會增加罹患肝癌的機會。蓄養動物（如乳牛）攝食含有黃麴毒素的飼料後，此毒素亦會殘留於其乳汁中，會在其牛乳或乳製品中檢出M_1、M_2型的黃麴毒素。

容易受到黃麴毒素汙染的食品，包括花生、玉米、穀類、鮮乳、乳製品類、香辛料等。根據衛生福利部食品藥物管理署1998年關於「市售花生製品黃麴毒素之調查」報告指出，花生糖類、粒狀花生類、花生醬類與花生粉類，黃麴毒素的檢出率分別為51.3%、17.6%、88.2%及15.0%，多種產品檢出含高量甚至超過人體負荷量的黃麴毒素。顯見黃麴毒素廣泛地存在日常生活接觸的食品中。因此，對於發黴的食品（物），應該避免食用，以免對健康產生危害。針對黃麴毒素的衛生管理，衛生福利部訂定「食品中真菌毒素限量標準」（中華民國102年08月20日部授食字第1021350146號令修正），第3至第5條規定詳見表8-2。此外，第六條規定「嬰兒食品之真菌毒素限量應符合嬰兒食品類衛生標準之規定」。嬰兒食品類衛生標準第二條規定本標準適用於可替代人乳且符合十二個月以下嬰兒營養需求之粉狀或液狀嬰兒與較大嬰兒配方食品，以及含百分之二十五以上（以乾重計）穀類及豆類等成分之嬰兒穀物類輔助食品。第三條規定嬰兒食品應具原有之良好風味及色澤，不得有腐敗、不良變色、異臭、異味、汙染、發霉或含有異物、寄生蟲。

表8-2　食品中真菌毒素限量標準

第二條　食品中黃麴毒素 (aflatoxins) 限量應符合下列標準：

食品種類	總黃麴毒素限量 （包括aflatoxin B1, B2, G1, G2）
花生、玉米	15 ppb以下
米、高粱、豆類、麥類及堅果類	10 ppb以下
食用油脂	10 ppb以下
鮮乳	0.5 ppb以下（以M1計）
乳粉	5.0 ppb以下（以M1計）
其他食品	10 ppb以下

第三條　食品中赭麴毒素 A(ochratoxin A) 限量應符合下列標準：

食品種類	赭麴毒素A限量
米、麥	5 ppb以下
烘培咖啡及咖啡粉	5 ppb以下

表8-2 食品中真菌毒素限量標準（續）

第四條　食品中棒麴毒素 (patulin) 限量應符合下列標準：

食品種類	棒麴毒素(patulin)
蘋果汁含蘋果汁的混合飲料	50 ppb以下

第五條　食品中橘黴素 (citrinin) 限量應符合下列標準：

食品種類	橘黴素（citrinin）
紅麴色素	200 ppb以下
原料用紅麴米	5 ppm以下
使用紅麴原料製成之食品	2 ppm以下

二、黃變米真菌毒素 (yellowed rice mycotoxin)

主要由青黴菌屬(*Penicillium*)的黴菌生長所產生的一種真菌毒素。被該青黴菌屬的真菌所汙染的米粒，會轉變為黃色，稱為黃變米，黃變米毒素主要有下列幾種：

1. 檸黃素 (citreoviridin)：1937 年日本人從台灣生產的貯藏米中發現黃色的變質米（黃變米），研究後發現此黃變米是被 *Penicillium citreoviride* 汙染所分泌，其毒性物質為檸黃素，具黃色結晶會導致貯藏米變成黃色。檸黃素毒性強，對中樞神經有強烈毒性，會造成全身性麻痺、循環障礙、呼吸麻痺而死亡等症狀。
2. 島黴毒素 (islanditoxin) 及黃變米毒素 (luteoskyrin)：埃及黃變米中發現其病原菌為 *Penicillium islandicum*(PIS)，會產生島黴毒素及黃變米毒素兩種對肝臟產生毒害之毒素，會引起急性肝臟功能障礙，長期給予此兩種毒素會引起肝癌。本菌可自米、麥、大豆等穀類分離出。
3. 橘黴素 (citrinin)：泰國黃變米中發現泰國米被 *Penicillium citrinum* 汙染，會產生毒性物質橘黴素 (citrinin)，黃色長針狀結晶，是一種對腎臟傷害之物質，會造成動物腎臟的生理障礙。

三、鐮菌屬 (*Fusarium*) 產生的真菌毒素

1913年俄羅斯民眾攝食了過冬含有毒素的穀物：小麥、栗子、大麥等，而造成「攝食性白血球缺乏症(alimentary toxic aleukia, ATA)」的食品中毒案件。經研究發現是上述穀物汙染到鐮菌屬的*Fusarium sporotrichioides*，其分泌真菌毒素所造成的病

症。該真菌毒素的成分有fusariogenin、epicladosporic acid、與fagicladosporic acid等成分。攝食性白血球缺乏症主要症狀分為三期，包括初期有喉嚨發炎、腹瀉、嘔吐等症狀，第二期為免疫力下降，骨髓無法再生，第三期為死亡期，嚴重時出現白血病、壞死性咽喉炎、敗血症而死亡。

四、其他真菌毒素

其他真菌毒素尚有許多，列舉重要之其他真菌毒素於表8-3。

表8-3 其他真菌毒素

其他真菌毒素	黴菌	汙染食品與誤食中毒
ochratoxin A	Aspergillus ochraceus Penicillium viridicatum	1. 大麥、小麥、燕麥、花生、豬肉 2. 腎臟病變
sterigmatocysitin	Aspergillus versicolor	1. 小麥、咖啡豆 2. 肝癌
Zearalenone (F2 toxin)	Fusarium graminerarum	1. 玉米、大麥、其他穀類 2. 嘔吐，症狀未明
patulin	Penicillium expansum	1. 蘋果、麵粉、香腸 2. 可能是一種致癌性物質

第四節 真菌毒素的控制
(The control of the mycotoxins)

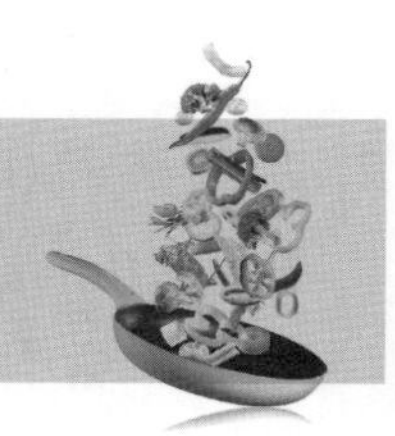

有效控制真菌毒素不出現在食品或飼料中的方法，包括避免產毒之真菌如*A. flavus*或*A. parasiticus*汙染食品或飼料，或者抑制這些真黴菌的生長或產生毒素。亦可藉由分析食品中黃麴毒素的存在與否，來進一步的決定如何來處理該食品，包括去除、破壞毒素或將該食品丟棄。預防真菌毒素產生的方法如下：

一、防止汙染

減少作物受到真菌汙染的機會，或培養抗真菌汙染的作物。

二、防止真菌的生長

1. 降低食物於採收、貯藏運送過程中的物理傷害：食品原料於採收、貯藏運送過程中受到物理傷害的穀物比較容易受到真菌的威脅，因此控制蟲害及採收時小心注意，可以減少穀物受到傷害，另外將受物理傷害的穀物分開處理，也可以減少黴菌的生長及產毒的機會。
2. 水分和相對濕度 (relative humidity, RH)：降低水分含量及儲存在低相對濕度的環境下，是減少真菌生長及產生真菌毒素最有效的方法。水分在 13% 以下，相對濕度在 65% 以下，均可達到抑制真菌生長的效果。
3. 溫度：低溫儲存可以防止黃麴毒素的產生，但某些真菌可以在 10℃以下的低溫產生毒素，因此低溫並不能完全保證不會產生任何的真菌毒素。
4. 氧氣：真菌為好氣性微生物，降低儲藏環境中之氧氣含量，或同時提高二氧化碳（氮氣）之濃度，可以有效地抑制真菌之生長與分泌毒素。
5. 添加化學藥劑：將花生浸置於對胺基苯甲酸 (*p*-aminobenzoic acid) 中，可以降低黃麴毒素的產生達 50%，其他有效的化學添加物如亞硫酸鉀 (potassium sulfite)、氟化鉀 (potassium fluoride)、亞硫酸氫鈉 (sodium bisulfite)、己二烯酸鹽 (sorbate)、丙酸鹽 (proionate)、硝酸鹽 (nitrate) 都可以降低黃麴毒素的產生。

三、殺滅真菌

在作物儲存前以紫外線照射或 γ 射線照射可以抑制*A. flavus*的生長。另外加熱方式也可以有效的殺滅真菌。

四、天然抑制劑的添加

肉桂(cinnamon)、丁香(cloves)、芥末 (mustard)、胡椒(peppers)等為真菌毒素產生的抑制劑。

五、於包裝食品中放入脫氧劑

降低包裝食品內之氧氣含量，可以有效地抑制真菌之生長與毒素之分泌。

名詞解釋

1. 十億分之一 (part per billion, ppb)

亦即一公噸（1,000公斤）的食物中含有1毫克的黃麴毒素，稱為該批食物含1ppb的黃麴毒素。

2. 黃麴毒素 (aflatoxin)

主要由*Aspergillus flavus*及*Aspergillus parasiticus*兩株黴菌所產生的真菌毒素。黃麴毒素為非常安定的化合物，加熱無法破壞其毒性。黃麴毒素在肝臟進行代謝，所產生的代謝物具有高化學反應性，容易與DNA結合，使動物體發生癌症、突變等障礙。黃麴毒素主要分為六型B_1、B_2、G_1、G_2、M_1及M_2，本毒素最重要的結構有B_1、B_2、G_1及G_2等四型。其中以B_1的毒性最強，包括齧齒動物、鳥類、魚類及猴子等的動物實驗均顯示會引起肝癌。流行病學的研究也發現，攝食受到黃麴毒素汙染的食品與肝癌的發生有密切的關係。

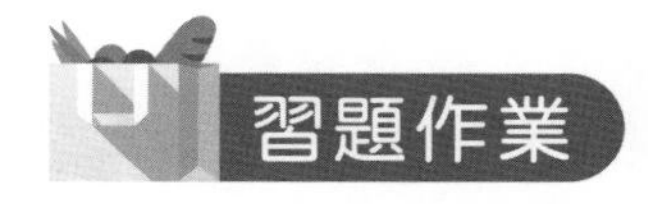

一、選擇題

1. (　) 使用紅麴原料製成之食品會產生下列何種毒素？ (A) 赭麴毒素 (ochratoxin) (B) 棒麴毒素 (patulin) (C) 玉米烯酮 (zearalenone) (D) 黃麴毒素 (aflatoxin)。
2. (　) 關於黃麴毒素之特性，下列何者為非？ (A) 耐強酸及強鹼 (B)M_1 型毒素之毒性最強 (C) 由 *Aspergillus flavus* 所分泌 (D)280℃以上時可被完全破壞。
3. (　) 麴黴素 (citrinin) 是由何者產生？ (A)*Aspergillus oryzae* (B)*Penicillum notatum* (C)*Aspergillus niger* (D) *Penicillium citrinum*。
4. (　) 烘培咖啡及咖啡粉中，赭麴毒素 A 限量標準為多少 ppb 以下？ (A)5 (B)10 (C)15 (D)20。
5. (　) 下列何種化合物之致癌性最強？ (A)nitrosoamine (B)benzopyrene (C) aflatoxin (D)hydroperoxide。
6. (　) 依據現行衛生管理法則規定含蘋果汁的混合飲料之棒麴毒素限量為？ (A)20 ppb (B)40 ppb (C)50 ppb (D)60 ppb。

二、問答題

1. 說明如何抑制真菌生長之方法？

   答：

2. 我國食品衛生安全管理標準中有關黃麴毒素在不同食品中之最低限量為何？

   答：

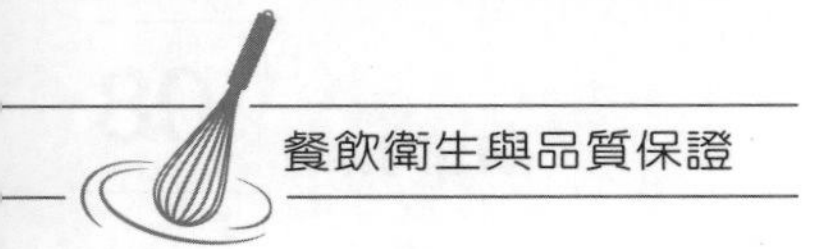

三、填充題

1. ＿＿＿＿＿是易受黃麴毒菌汙染的食物。而黃麴毒素是一種致癌性非常高的毒性物質。
2. 當相對濕度在＿＿＿＿＿% 以下，臨界水分含量為＿＿＿＿＿幾乎不產生黃麴毒素，黃麴毒素的毒性以＿＿＿＿＿最強。
3. 黃變米是＿＿＿＿＿屬黴菌感染所引起的。
4. alimentary toxic aleukia (ATA)：
＿＿＿＿＿＿＿＿＿＿＿＿＿＿＿＿＿＿＿＿＿＿＿＿＿＿＿＿＿＿＿。

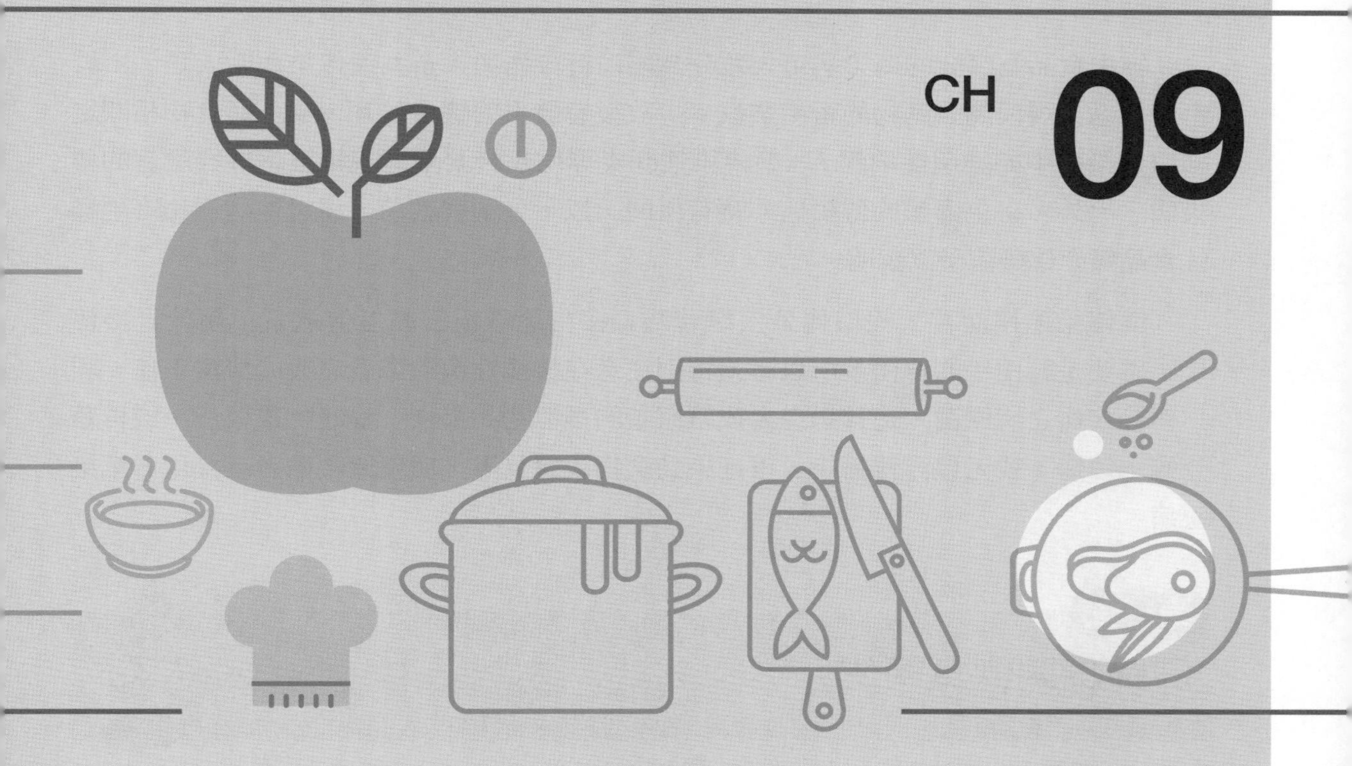

CH 09

病毒媒介之疾病與防制

Food and Beverage Sanitation and Quality Assurance

— 學習目標 —

研讀學習本章後，讀者可了解病毒為媒介汙染與其致病性，繼而預防因病毒為媒介汙染所引起之衛生安全的危害。

經由食品為媒介的傳染病可大致分為經口傳染病與人畜共通傳染病兩大類。由於台灣地區大規模飼養動物的畜產業較少，故後者發生的機會較為少見。與食物相關之經口傳染病中如細菌性痢疾、A型傳染性肝炎等均為台灣地區較常被報導與證實的傳染病。另外，寄生蟲類的傳染病亦時有所聞，以下分別就細菌、濾過性病毒和寄生蟲性食品媒介傳染病予以說明。

就傳染途徑而言，經口傳染疾病若為直接由患者或帶原者傳遞者，屬於直接傳染，主要是經由手的傳播，所以必須特別注意在接觸性照顧患者之後的清潔工作。經口傳染疾病之病原菌，是透過患者或帶原者的排泄物如糞便、嘔吐物或尿液，或再藉蒼蠅、蟑螂、或老鼠等傳播後，再汙染到食物或餐具等，使餐飲製備者或食用者感染疾病。

第一節 口蹄疫與飲食衛生

(Foot and mouth disase and food and beverage sanitation)

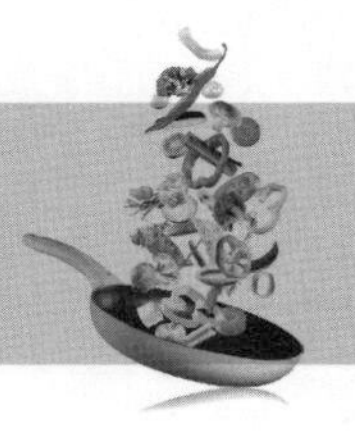

一、口蹄疫之由來

口蹄疫(foot-and-mouth disease, FMD)或(hoof-and-mouth disease)是牛和豬的一種非致命的病毒(*Aphtae epizooticae*)傳染病。在中國大陸該種病亦稱為「五號病」或「W病」。該種病毒也可能感染至其他偶蹄動物如鹿、山羊、 羊等及象、鼠、刺猬等動物，至於此病毒對馬和人類感染的病例則非常少見。

1897年Friedrich Loeffler將感染到口蹄疫動物的血液經過當時最高級的瓷玻璃過濾器，發現收集到的液體亦能使健康的動物發生同樣的疾病，首先揭示口蹄疫起因是病毒引起。

早期台澎地區因為多年未發生口蹄疫，故當時畜養的豬隻都無抵抗口蹄疫病毒。因此，在口蹄疫疫苗進口數量未能全面供應全台豬隻注射使用前，為防止養豬場發生「口蹄疫」豬瘟的重大損失，必須將已發豬瘟畜養場的病豬全部撲殺，以降低口蹄疫病毒散播之疫情。

口蹄疫在全球許多地區（包括歐洲、非洲、亞洲和南美洲）都曾經發生過。如2001年在英國爆發的口蹄疫導致了該國境內大量的牲畜被屠宰。在此期間，諸如Ten Tors等一系列的體育賽事和休閒運動也紛紛被取消。2007年8月3日，英國南部薩里郡農場又再一次地出現口蹄疫疫情。迄今（2018年3月）包括加拿大、美國和澳大利亞等先進國家仍陸陸續續有該病例零星之報導，故有關該病毒大範圍蔓延及迅速的傳播仍是國際社會關注之焦點。

二、口蹄疫之病因、症狀與疫苗

口蹄疫是由一種小核醣核酸病毒科之病毒－口蹄疫病毒屬所引起的。口蹄疫病毒可區分7種截然不同之血清型抗原性。台灣發生口蹄疫事件後，當時日本立即宣布在往後幾年間，停止台灣的冷凍、冷藏生鮮豬肉的輸入，日本為了避免進口的生鮮豬肉將口蹄病毒傳播過去，而危害其國內的偶蹄類動物，並不是擔心其國民受病毒感染。因此，仍然允許台灣經過加熱調理的畜產品，進口輸入日本消費市場。

畜類口蹄疫發病的徵狀主要有：1.經2~3天發高燒後迅速降溫；2.口腔周圍會有水泡出現，其分泌黏性或泡沫狀之唾液過多時，會流淌出口外；3.足部的水泡可能破裂並導致殘廢；4.成年乳牛感染後，牛乳分泌會明顯地減少；4.雖然大部分動物得病後可自行恢復，但該病嚴重時亦可能導致心肌炎（心臟肌肉感染）或死亡，對於新生畜養動物特別顯著；5.一些受感染的動物可能沒有徵狀（它們不會出現發燒或是任何上述之病症），但這些動物也是口蹄疫帶原者，它們同樣會傳染該疾病。

口蹄疫的傳播感染是區域性的。一般易感性畜養動物因直接接觸帶原者或發病的動物，或者接觸被汙染的鐵籠或運輸牲畜的貨車而被感染。動物管理人（如農場工人）的外衣或皮膚，動物接觸過的水，和未煮過的食物碎屑以及包含感染動物產品的飼料添加劑都可能是病毒傳播的媒介。母牛亦可能經由公牛精液感染到口蹄疫病毒。對畜養動物疫情的控制可隔離受感染的牲畜或撲殺已發病之病體，以及禁止向感染疫區的國家進口該區域的冷凍食用生肉以及相關加工產品。

人類可能經由接觸受感染動物而罹患到口蹄疫，但這種情況很罕見。因為口蹄疫病毒對胃酸非常敏感，所以人類通常不會因食用肉類而感染口蹄疫。

在英國，最後一次確認人類罹患口蹄疫是在1967年。在歐洲大陸、非洲以及南美也只有很少的感染案例。人類感染口蹄疫病毒的徵狀包括感覺不舒服、發燒、嘔吐，口腔組織發生紅色潰瘍腐爛（表面腐蝕性水皰），偶有皮膚小水泡。值得注意的是，該症狀與另外一種病毒疾病（手足口病）的症狀很類似。「手足口病」發生在人類身

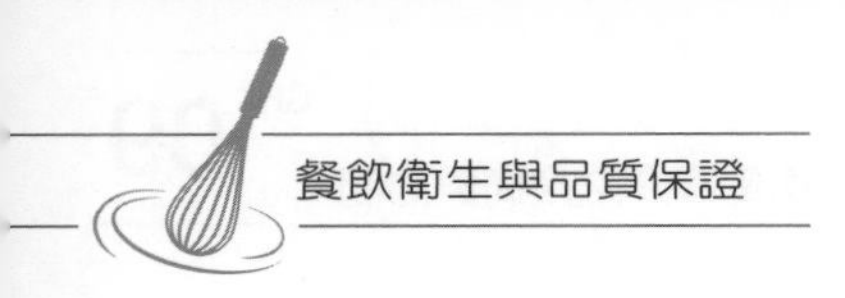

上機率相當高，尤其是幼兒；手足口病是亦由小核糖核酸病毒科的另一種病毒引起，稱為柯薩奇A病毒的腸道病毒。

由於口蹄疫病毒在動物間會快速的感染傳播，所以它對農畜業的危害比對人類健康的危害要大得多。當口蹄疫疫情發生於世界各地時，農畜業者和畜產加工業者可能因大量畜類被撲殺及牛奶與肉類產品的劇減，一年可高達10億美元之損失，進而導致該消費市場畜產物價大幅度的波動。

將引起口蹄疫的病毒利用生物科技大量培養後，收集其含病毒之培養液，經殺菌處理予以適當的減毒處理(attenuation)後，製成不會致病的「口蹄疫疫苗」。「口蹄疫疫苗」注入健康的豬隻數天後，就會誘發豬隻在體內產生具有蛋白質成分的免疫抗體，並於第一劑注射後3~4週，再注射第2劑，以提高抗體之產量，此免疫抗體即可保護健康的豬隻不因感染口蹄疫病毒而發病。

三、口蹄疫與餐飲衛生

口蹄疫疫苗是無毒的，打入豬隻體內後經誘導所產生的免疫抗體則是種安全的蛋白質。因此，來自免疫抗體畜養的豬肉原物料，經過加熱烹調後，即可安心食用。

口蹄疫病毒雖無礙於人體，但政府為讓國人吃得安心、吃出健康，除了在各地養豬場及肉品拍賣市場嚴格杜絕口蹄疫病豬流入市面外，更在各指定合格的屠場派駐獸醫師逐一檢查屠體。消費者若是喜好溫體豬肉，可至傳統零售肉攤購買，但應記得檢視肉商是否備有合格屠宰場出貨時隨豬肉屠體所附「電宰衛生檢查證明單」（該證明是由駐場獸醫師開具的），以及豬皮上是否蓋有合格的紅色戳章；若喜歡低溫豬肉則可至超級市場購買，除查驗上述之「電宰衛生檢查證明」外（圖9-1），亦可在低溫櫃中挑選具CAS認證標誌之冷藏或冷凍「CAS優良肉品」（圖9-2）。

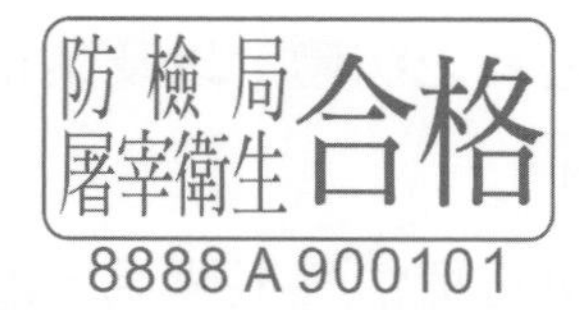

圖 9-1　電宰衛生檢查證明

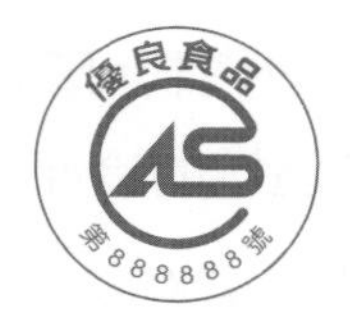

圖 9-2　CAS 優良肉品標章

依照按前述要領選購生（豬）肉，就不會買到患有口蹄疫的不合格食肉。口蹄疫病毒不耐熱，烹調時中心溫度達85℃，加熱1分鐘以上，該病毒即被殺滅，故充分加熱烹調生肉食材是解決食安問題的主要重點。口蹄疫病毒亦不耐酸，人體的胃液酸度很高（酸鹼值約2左右），不慎有口蹄疫病毒入胃，也會立即被強酸殺滅。

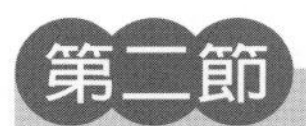

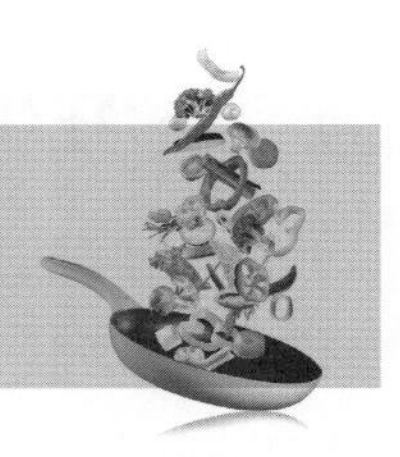

第二節 狂牛症與飲食衛生
(Mad cow disease and food and beverage sanitation)

一、狂牛症 (mad cow disease) 之起因

狂牛症是一種使牛隻發生傳染性海綿樣腦病變(bovine spongiform encephalopathy, BSE)的疾病，於1986年在英國發現後，至少造成16萬5千頭牛的死亡。經過多年的研究發現，牛隻可能是吃了感染了羊搔癢症（scrapie，是一種傳染性海綿樣腦病變，於1930年被發現）的羊隻為原料，製造成的肉骨糜的飼料之故。狂牛症的潛伏期很長，可能長達好幾年，一旦發病，牛隻便會在幾個星期內死亡，患病的牛隻會先出現驚恐及易被激怒的狂牛行為，慢慢的變得行動困難、虛弱、然後死亡。牛死後經解剖發現大腦有萎縮的現象，及大量的神經細胞死亡。目前認為這些傳染性海綿樣腦病變的致病原因可能和1982年美國普西納(Stanley B. Prusiner)醫師所發現的一種具侵略性之蛋白質微粒－普利子蛋白(prion)有關，此種病源蛋白粒子具抗熱性、又耐化學處理，也不易用蛋白酵素分解。其實患者的大腦外表看起來只是有點萎縮，主要是其大腦切片在顯微鏡下顯示神經細胞大量死亡，而存活的神經細胞之間有許多的空隙存在，在沒有染色的狀態下，看起來如同海綿的空洞一樣。

傳染性海綿樣腦病變是一種由普利子蛋白(prion)所引起的病症，發生在人身上主要是庫賈氏病及克魯症，在羊為羊搔癢症，在牛為狂牛症，在貂為傳染性貂腦症。庫賈氏病在1920年即被診斷出來。1972年普西納醫師因為其病人死於庫賈氏病才致力於此症之研究。1983年才確認病因是普利子蛋白引起的。新變型庫賈氏症的患者在剛開始時會出現一些精神科方面的症狀，如憂鬱、焦慮及幻覺。慢慢地會出現走路不穩、行動困難以及一些無法自主的肢體動作，最終導致智力衰退，精神障礙等失智症狀，多數患者在發病後一年內死亡。截至2003年12月1日，全世界共有153個確認的新變型庫賈氏症個案，其中143人來自英國、6人來自法國、1人為加拿大、1人為愛爾蘭、1人來自義大利、一個美國人，這些發病者當地都是狂牛病疫區（美國的這個案例，原本是住在英國後來才搬至美國定居）。目前對狂牛症無適當藥物治療，所以預防是最重要的方法。

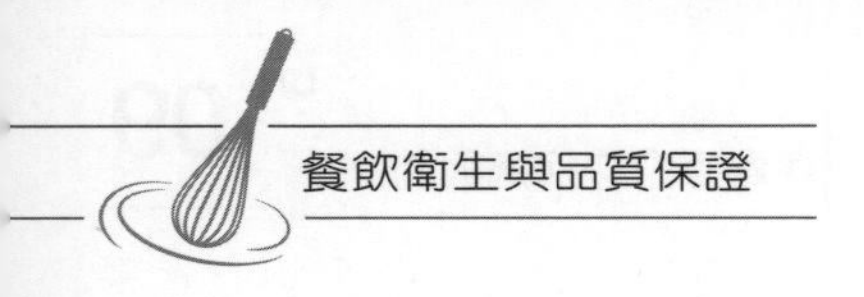

二、狂牛症的症狀

患者腦部及神經組織受破壞，初期發病的徵狀通常是暈眩、視力模糊或見到雙重影像，此徵狀可能只持續數天，患者很快便會產生其他精神退化的症狀如情緒變得不穩定或睡眠出現不規律等狀況。

患者說話時會有發音的障礙，亦可能在理解上出現問題，變得詞不達意或有執筆忘字的情況。其他病徵包括快速進行性失智、肌肉震顫及痙攣、有幻覺，腦電圖出現不尋常電波。

患者的腦細胞會逐漸萎縮退化，並在腦中產生一個個的空洞，最後整個腦部在顯微鏡底下就像海綿一樣。病徵出現後可於三個月至兩年內死亡。

1. 狂牛症的成因

被一種具侵略性之蛋白質微粒感染，此蛋白質微粒叫做prion。在人類或牛羊腦中有一種正常的prion先驅蛋白(prionprecursorprotein, PrP)，但若吃到患有瘋牛症或搔羊症（scrapie，一種傳染性海綿樣腦病變）的牲口的肉、腦或骨髓，變異的prion蛋白進入體內後會誘導正常的PrP變成變異的prion蛋白，造成腦細胞中堆滿了prion而逐漸退化，最終可致命。

(1) prion 可能是正常型的普里昂蛋白，在某種原因下產生異常的變種。它的大小比病毒還小，即使在電子顯微鏡下也只能以集合體的型態加以辨識。此外，它與病毒或細菌不同之處，是不含 DNA 或是 RNA 等遺傳物質，不做自體增殖。而且也不會因熱、紫外線、福馬林等而喪失毒性。

(2) prion 對人類而言是個完全陌生的寄主。Prion 所引發的疾病統稱為「prion 病」，感染至人體的 prion，已知發病者有庫茲菲德 ‧ 賈克氏病（Creutzfeldt-Jakob disease, CJD，是以發現者 (Creutzfeldt-Jakob) 的名字來命名）、古魯病、傳達性水貂腦症等。其中以 CJD 最廣為人知，主要患者年齡層在 50~60 歲之間，全世界平均每 100 萬人就有 1 人罹患此病。在日本，每年增加的病患約 100 名，目前除了治標外別無治療良策，一旦染上此種 prion，遲早腦部會受損，因而痴呆症狀日益嚴重，終至併發症而死。

2. 狂牛症之擴散途徑

可能是以肉骨粉飼養牛隻而引起。以肉骨粉作為小牛獲得蛋白質之來源之飼養方法已有數十年之歷史。但在1970年代以後，由於肉骨粉之製造方法略有改變，而此種改變使得綿羊搔癢症之病原體殘存於肉骨粉中且仍有感染能力，因而傳染給牛隻。

狂牛病之病原體在罹患此病牛隻之腦、脊髓、視網膜等組織中可被發現。如以人工接種此一病原體，亦可於小腸、骨髓及背部神經結中檢驗出病原體。

3. 英國政府所採取的因應措施

在1988年，英國政府下令禁止在飼料內添加牛或羊的肉骨粉，以及出售牛腦和脊髓等供人食用，此已經是發生狂牛病症後的第3年。1996年3月中旬，英國爆發大量牛隻感染狂牛病政府於1週後才採取因應措施，禁止銷售年齡超過30個月的牛隻，並計畫選擇性撲殺患病、疑似患病及較年邁的牛隻，並撥款至少1億3千萬美元援助牛肉業。同時英國首相梅傑也飛往杜林參加歐洲聯盟高峰會，呼籲結束全球抵制英國牛肉的行動。

4. 台灣政府對此狂牛病事件的因應措施

農委會畜牧處處長池雙慶建議衛生福利部，即日起(1996.03.27)全面檢討我國牛肉罐頭進口措施，並禁止英國產地的牛肉罐製品進口至台灣，至於奶粉等乳製類產品，農委會將進行深入查證，如有必要也會跟進採取禁令措施。

衛生福利部以最速件行文經濟部商檢局要求，即日起暫停英國輸入的牛肉調製品（罐頭、火腿、香腸）通關。衛生福利部食品衛生處處長陳樹功指出，暫停通關政策將持續到事件獲得澄清為止，除非科學證實食用病牛產品與人類罹患CJD無關，否則禁令仍將維持。且我國相關部會對肉品進口已採取嚴格管制措施，以維護民眾健康。

三、狂牛症之預防

1. 暫時禁止對所有家畜使用動物性飼料；自 2001 年 7 月起，對所有出生 30 個月以上之牛隻，實施狂牛症之檢驗。
2. 指定牛腸等高危險部位必須去除與廢棄。
3. 為確保食用安全與肉品市場供需平衡，引進廢棄處分的購買機制，將出生滿 30 個月卻未檢疫之牛隻，排除在食物供應鏈 (food chain) 外。
4. 對畜養戶之管制
   (1) 在未發病時，禁止自疫區進口活牛、羊隻、胚胎、精液、牛或羊肉骨粉、牛或羊肉加工品。禁止利用牛或羊肉骨粉供餵牛與羊隻。在農委會主持下，嚴格執行 BSE 監控，凡舉疑 BSE 病例者，必須通報防治所或農委會，做進一步檢查。加強教育認識 BSE、羊搔癢症與 CJD。禁止攝食牛與羊的腦脊髓、內臟。

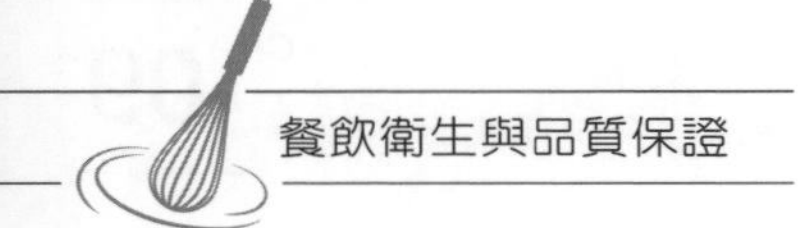

(2) 在已發生時，患牛與同群牛隻一律撲殺與銷毀。禁止自疫區進口活牛、羊隻、胚胎、精液、牛或羊肉加工品或肉骨粉、碎肉、內臟等。加強 BSE 監控系統與通報系統。

第三節 A 型肝炎病毒與飲食衛生
(Hepatitis type A virus and food and beverage sanitation)

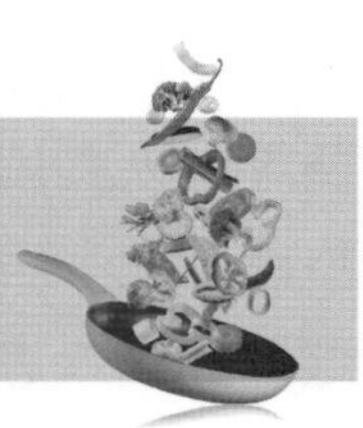

食物性濾過性病毒（foodborne viruses，後簡稱病毒）如同食物中的病原性真菌和細菌，可引起食品中毒或疾病等人體的危害。雖然感染人類的病毒通常在食物中無法增殖，但可以經由肛口傳布機轉傳染(anal-oral mode transmission)，而產生腸胃性或肝炎性的疾病。就目前的調查結果而言，腸胃炎型病毒與感冒型病毒是目前發生頻率最高的二類病毒。蝦蟹貝類(shellfish)為檢出腸胃炎性病毒最多的食品種類。

一、A 型肝炎 (Hepatitis A) 又稱感染型肝炎

人類的病毒性肝炎共有A、B、C、D、E、F、G、H、I等9種。其中A型與E型肝炎是經口傳染。A型肝炎的致病病毒與脊髓灰質病毒均屬於單股型核糖核酸(single-stranded RNA)的細小病毒科(*Picornaviridae*)。通常係經由汙染的水源或者生食魚蝦貝類產生感染，患者在感染後約經歷15~45天的潛伏期。患者的症狀因人而異，有呈現發熱與黃疸者，有發作形成惡性肝炎者，亦有症狀輕微或者不具明顯感染現象者。患者可能會經歷前驅期（噁心、嘔吐、下痢）、發熱期（突然惡寒、發熱至38℃、食慾不振、具疲倦感、頭痛、腰痛等）、黃疸期（肝臟肥大、全身呈現黃疸）以及恢復期（約2至6週）等階段。

由於患者的糞便是主要的汙染來源，並且在症狀發作三個月後患者仍會排出病毒，所以對於患者的排泄物與使用的飲食器具皆應嚴格消毒。另一方面由於患者的咽喉黏液也存在著病毒，對於人與人之間的傳染也必須加以防範。

二、A 型肝炎之潛伏期、病症與傳染途徑

急性A型肝炎病患的糞便含有大量A型肝炎病毒，被糞便汙染的水源、食物就可能感染沒有抵抗力的民眾。

A型肝炎的潛伏期約2~4週左右。在臨床上，很難從症狀上斷定病人所罹患的肝炎是A型肝炎。因為各種肝炎的症狀都很像，必須靠抽血檢查A型肝炎抗體才知道。

A型肝炎抗體有兩種，一種是IgG anti-HAV，此抗體若為陽性，表示曾感染過A型肝炎，而且目前對A型肝炎病毒已有免疫力或抵抗力。另一種是IgM Anti-HAV，此抗體若為陽性表示目前感染急性A型肝炎。若是沒有IgG Anti-HAV，表示你未感染過A型肝炎病毒，而且對A型肝炎病毒沒有免疫力。

若不幸感染A型肝炎，有一部分的人不會有症狀，抽血時才知道自己已感染過A型肝炎。有一部分的人會有噁心、嘔吐、食慾不振、疲倦、黃疸等症狀。只有極少部分人會發生猛爆性肝炎。所幸的是，絕大部分的A型肝炎都可痊癒，而且也不會變成慢性肝炎、肝硬化或肝癌等後遺症。

由於A型肝炎的傳染主要是經口傳染，所以預防A型肝炎傳染的最佳方式就是注重飲食及飲水的衛生。若是不得不前往A型肝炎的疫區，而且自己沒有保護性的IgG Anti-HAV抗體，最好接受A型肝炎疫苗注射。

值得一提的是，台灣地區近一、二十年來，由於環境衛生改善，三十歲以下的年輕人很多沒感染過A型肝炎，對A型肝炎病毒毫無抵抗力，比較容易爆發A型肝炎的大流行。當A型肝炎病毒進入體內，會在肝細胞內繁殖、感染，人體會產生Ig M anti-HAV抗體對抗它，約兩星期後，再產生IgG anti-HAV抗體，這個抗體會長期留在體內，保護肝臟不再受到A型肝炎病毒的入侵。IgM是代表急性期的發作，而配合肝功能指數升高，常常A型肝炎的指數都是在四、五百到上千之間，萬一患者出現黃疸、疲累的症狀時，就得住院治療，當經過恢復期以後，此時病患的IgG就會產生，而這時就沒有傳染性了。若曾經注射過A型肝疫苗、或曾經感染過的人，身體內就會有對此病毒的抗體。

A型肝炎病毒在肝臟裡破壞的速度緩慢，受感染的人開始時並不會有任何明顯的感覺，要經過2~5週的潛伏期，才會有肝炎的現象。一般在發病前7~14天，就可以在感染者的糞便、排泄物當中檢測出大量的病毒，特別是急性A型肝炎患者，糞便中一定會有大量的A型肝炎病毒顆粒出現，而這段時間也是最容易把病毒傳染給別人的高峰危險期。假如病患本身肝不好，再加上A型肝炎病毒的傳染，會演變成猛爆性肝炎。然而只有極少數大約千分之一的人會因感染A型肝炎而發病死亡。而A型肝炎病毒主要是經由腸胃道進入體內，才感染到肝臟，所以才會說這是一個病從口入的疾病。A型肝炎病毒的散播，和公共衛生有絕對的關係，原本應該是在環境衛生改善後，會逐漸消失不見，可是只要還有一個人帶有A肝病毒的話，就有可能感染周遭所有的人。當大家慢慢不再去在意它時，卻是最有可能製造大肆入侵的好機會。近幾年調查，發現台灣都會區十五歲以下的孩童，幾乎都沒有感染過A肝，可是兒童在學校是屬群聚活動，如果再加上衛生習慣不良的話，就會很容易將病毒傳染給其他孩童。

三、防治方法

過去曾發生幾次在山地鄉A型肝炎集體感染的情形，衛生福利部針對幾個鄉鎮的兒童，做疫苗施打措施，以防A肝擴大流行，這是預防病毒四處傳染的有效方法。只要生食都有一定的風險存在，像這些年生機飲食的流行，自助沙拉吧上的生菜沙拉，這些都有A肝病毒感染的危險。雖然無法全面消除A肝病毒，但已有疫苗可以預防它，只要小心注意生活的環境衛生，事實上要預防A型肝炎病毒感染也不是一件難事。我們也清楚它是經由口糞傳染，食物、飲水都可能是成為汙染源，所以良好的衛生習慣和飲食習慣，都是可以避免感染的方法。特別是勤洗手，尤其是飯前洗手的好習慣。在公共衛生上積極推行的公筷母匙或同桌分食，是一個防範病毒的好方法，自從推動公筷母匙的飲食習慣以後，確實為台灣在A型肝炎防治上成功跨出一大步，但是，生食海產魚貝類卻是提高感染的另一個原因，尤其是近年有些魚貨是來自大陸沿海地區，而中國大陸卻是A型肝炎病毒的高感染區，這就成為防疫上的另一個漏洞。

防範A型肝炎肝炎的方法：第一步是衛生，第二步是隔離，第三步是建議施打疫苗。

A型肝炎肝炎是一種傳染性極高，有時甚至可致命的肝臟疾病。以往稱之為「傳染性肝炎疾病」，現則以導致此病的病毒命名而稱為「A型肝炎」。A型肝炎病毒可在患者的糞便中發現，傳染途徑主要是口糞傳染，通常是透過人與人的接觸，或誤食受汙染的食物或飲水所致。

一般通常是透過以下途徑感染到A型肝炎病毒：

1. 接觸帶有 A 型肝炎病毒的人，包括兒童（通常是沒有呈現徵狀）。
2. 在處理受病毒汙染的物品（例如已有排便的尿布）後沒有洗手。
3. 進食感染 A 型肝炎病毒者所處理的食物，或使用受病毒汙染的水來洗滌。
4. 吃下生的或未經煮熟而受 A 型肝炎病毒所汙染的貝殼類海產。
5. 飲用受汙染的水。

此外，有極少數的例子會因輸血或與感染者共用針筒而染上A型肝炎。A型肝炎病毒時常由自己未知已染病的患者傳遞出去，主要是因為A型肝炎病毒的潛伏期長達20~50天（兒童的潛伏期更長），受感染者在症狀未發病前便把此疾病傳播開，此外，由於兒童在感染後沒有明顯病徵，故往往沒有跡象地把病毒傳播開來。下列人士最容易傳播A型肝炎者：

1. 處理食物人員，他們如受到感染，往往因沒有徹底洗手而將病毒傳入食物中。
2. 6 歲以下受感染而沒有徵狀的兒童。
3. 父母或育兒工作者在處理已被排便的尿布後，不自覺地受感染並傳播此病。

6歲以下兒童，感染A型肝炎病毒通常是沒有症狀的，成年人則可能出現的病徵有發燒、發冷和身體虛弱等。

其他症狀如食慾不振、噁心、黃疸（眼睛及皮膚呈現黃色）、小便深色、糞便淡色、腹痛和疲勞也很常見。

慢性感染的情況不會在A型肝炎患者中出現，可是完全康復期至少需要幾個星期，20%的患者可能會復發及症狀可能持續達6個月之久。

如何避免感染A型肝炎，父母親可以讓小朋友接受A型肝炎疫苗或免疫球蛋白(immune globulin)的注射；或者是不要使用未經煮沸的水，或用該水製成的冰塊，此外，也應避免吃未削皮的水果、沙拉、未經煮熟的蔬菜，和生貝類海產（如蠔、蚌），這類食物即使在高雅奢華的飯店供應，亦可能受A型肝炎病毒感染。

避免A型肝炎的傳播，個人應常養成正常的洗手習慣，其步驟如下：

1. 用溫水沖洗手上汙物並潤濕雙手。
2. 將清潔劑滴於雙手，並摩擦至少 20 秒。
3. 徹底用溫水把雙手沖洗乾淨。
4. 用紙巾把舊式水龍頭（感應式者，此步驟即免）關掉。
5. 用乾風機吹或用清潔的紙巾擦乾雙手。
6. 在上廁所後或處理可能受汙染的物品後（如排便後的尿布），以及在處理食物前，必須如上 5 步驟清淨雙手。

A型肝炎患者一般癒後良好，不會變成慢性肝炎、肝硬化，恢復後將終身具有免疫力。由於A型肝炎病毒主要是經糞口傳染，預防方法包括：1.注意飲食衛生，不吃未

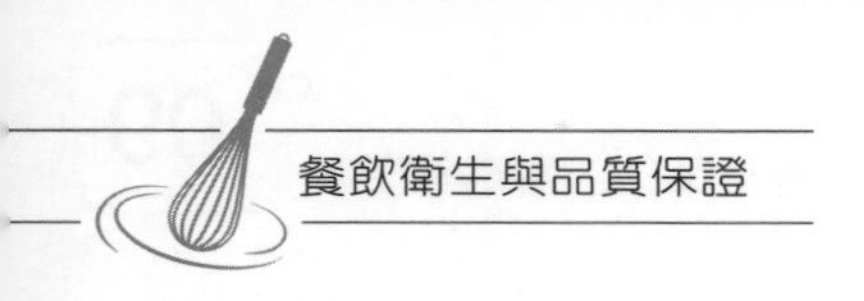

經煮熟的食物、不喝未煮沸過的水；2.飯前、如廁後，必須用肥皂徹底洗淨雙手，這樣就可以杜絕病從口入。3. A型肝炎與環境衛生息息相關，台灣因環境衛生改善，年輕人多未感染過A型肝炎病毒，體內沒有具免疫力的A型肝炎抗體。

故國人出國旅遊、經商機會日增，特別是東南亞、大陸等地，皆為A型肝炎高感染區，可施打疫苗作為防護措施。

若沒A型肝炎抗體，除了注意飲食衛生及個人衛生清潔外，最保險的方法即施打A型肝炎疫苗，藉主動免疫方式產生抗體，特別是年紀較大或慢性肝炎、肝硬化患者，多一層防護，可避免感染急性A型肝炎，降低再次傷害肝臟的機會。

病毒經口腔進入人體後，會先潛伏約一個月，然後再使患者有發燒、出汗、畏寒、肌肉痠痛、食慾不振、噁心、甚至嘔吐的現象。在這種類似感冒的症狀持續幾天後，病人開始有茶色尿或併有眼白變黃（即黃疸）的徵兆。因肝細胞受損而釋放的肝臟酵素通常在黃疸出現之前5至10天就逐漸爬升，大多數受感染的病人並無黃疸發生，而只有些微症狀和血清肝臟酵素的升高，代表著肝臟發炎的程度可能較為緩和。

在個人衛生方面應注意：

1. 製備食物前及進食前應該洗手。
2. 如廁後要沖廁同時用清潔劑或肥皂洗手。

在飲食衛生方面應注意：

1. 飲用水要確認煮沸後，方可飲用。
2. 所有食物都應清洗乾淨並徹底煮熟，特別是蝦、貝、蟹等甲殼類海產。
3. 若無法即時烹調或進食，應將食物蓋好或放進冰櫃（箱）儲存。
4. 切勿在汙穢街道邊的攤販消費。

在環境衛生應注意：

1. 糞便需適當處理，以防染汙水源、土壤及食物。
2. 廚房及飲食用具要確實保持清潔。
3. 垃圾桶需經常清洗並以蓋子覆蓋著。

若是不得不前往A型肝炎的疫區，而且自己沒有保護性的IgG anti-HAV抗體，最好先接受效果很好亦安全的A型肝炎疫苗注射。

A型肝炎病毒雖然於85℃下1分鐘即可殺死，但是廚師不潔的手一樣會沾染已經煮好的食物，因此最萬全的保護方式，就是讓自己身體能產生抗體具抵抗力。由傳染源汙染的一般環境中，A型肝炎病毒可存活1個月，在甲殼類水產品中能存活3個月左右。

餐具消毒：

1. 濕熱消毒：煮沸是消毒餐具的一種可行方法，將水煮沸一分鐘，可使 A 肝病毒失去傳染性。為安全起見，一般可將病人用過的餐具加水煮沸 15~20 分鐘。
2. 化學消毒：將餐具在含有次氯酸鈉或十二烷基磺酸鈉的洗消液中浸泡 10 分鐘，用水洗乾淨後即可使用。

容易感染A型肝炎者有，育幼工作者、嗜食海鮮者、前往開發中國家旅遊、工作者（尤其是旅遊從業人員、航空公司人員、駐外使節等）、軍人、醫護人員、衛生工作者、餐飲從業人員、B型肝炎帶原者和其他肝病患者若再感染急性A型肝炎，則容易引發更嚴重的病症，如猛爆性肝炎。

預防措施：

1. 注意飲水及食品衛生，飲水一定要先煮沸，切勿生飲、生食。
2. 保持良好個人衛生習慣，經常正確洗手。
3. 注意環境衛生，尤其廁所環境清潔。
4. 確定為 A 型肝炎之病患，應注意腸胃道排泄物之處理並將病患加以隔離，但在發生黃疸後一個星期即無需隔離。
5. 若抽血檢查沒有 A 型肝炎抗體的人，可自費施打 A 型肝炎疫苗，前往 A 型肝炎高感染地區（例如：東南亞、大陸等）的人尤應先行接受 A 型肝炎預防注射。

第四節 諾瓦克病毒和飲食衛生相關之其他病毒
(Norwalk virus and other viruses relevant with food and beverage sanitation)

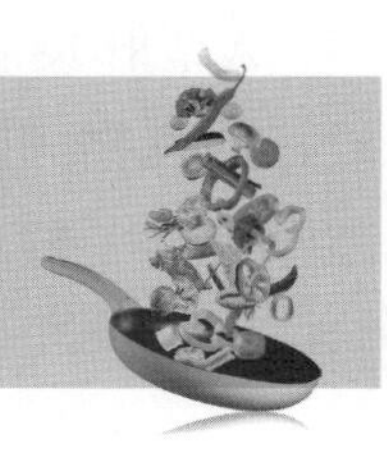

一、諾瓦克病毒 (Norwalk viruses)

諾瓦克病毒由於其顆粒(particle)為小而且圓形構造(small and round structure, SRS)，故被稱為小而且圓形病毒(small and round structural viruses, SRSVs)，屬於杯狀病毒科(*Caliciviridae*)。諾瓦克病毒(Norwalk viruse)，在美國約有三分之二的成年人體內有該病毒的抗體，可見其感染之普遍性。感染案例中以汙染水域中之海產類食物為主，例如食用牡蠣或被海鮮交叉汙染的食物，均可能產生如噁心、嘔吐、下痢和腹絞痛等症狀。

二、輪狀病毒 (rotaviruses)

輪狀病毒為雙股核糖核酸(double-stranded RNA, dsRNA)之裸病毒，屬於呼吸道及腸道病毒科，主要為經口食物傳染的病毒。可被區分為A、B、C、D、E、F等六群，A群為主要的幼兒與兒童的感染病毒株，B群則主要發生在中國大陸，能感染成人造成下痢的症狀。

輪狀病毒通常藉由不潔飲用水或食物發生感染，感染後約潛伏兩天，主要的症狀是持續三天的嘔吐，同時伴隨著發生3~8天的水樣便。此病毒大都感染5歲以下的兒童，尤其是6個月至2歲間的幼兒更是受到感染的高危險群。

感染輪狀病毒後的診斷必須藉由免疫電子顯微鏡檢查(immuno-electron microscopy)、反轉錄核酸聚合酶鏈反應(reverse transcription polymerase chain reaction, RT-PCR)、酵素免疫測定法(enzyme-linked immunosorbent assay, ELISA)、以及乳膠凝聚實驗(latex agglutination)等技術確定之。

第五節

流行性感冒病毒與飲食衛生

(Epidemic influenza and food and beverage sanitation)

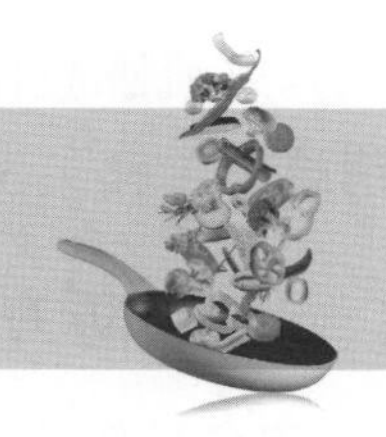

一、禽流感病毒 (poultry influenza virus)

禽類的流行性感冒開始影響人類，是從1997年發生於香港的家禽流行性感冒病毒，它可同時感染人類及鳥類，2009年香港發生人感染H5N1亞型為原本感染禽類的病毒，是第一次由人體分離出此種病毒。

世界衛生組織(world health organization, WHO)說明一般禽流感病毒可分為高病原性(highly pathogenic AI)H5N1與低病原性(low-pathogenic AI)H5N2型兩種型式，在臨床上，H5N1型的病毒株可能會經由禽類傳染給人體，但是H5N2型卻沒有這樣的疑慮。

H5N1、H5N2型病毒株，兩種基因型都是屬於流感病毒，流感病毒是一種RNA病毒，病毒外表有兩種抗原，分別稱為H抗原及N抗原，病毒的類型就是以這兩種抗原做培養分類，進一步分類為亞型，目前研究得知，流感病毒約可分為135種。但是引起人類疾病流行的病毒株目前僅有H1、H2、H3三種H抗原與N1、N2兩種N抗原，而歷年來曾經發生在禽類身上的高病原性流感的H抗原都屬於H5與H7兩種亞型。

早先所發現的H5N1禽流感病毒，此病毒自然存在於鳥類的消化道中，單單只影響禽類，尤其是雞隻一旦染病通常會快速影響鄰近許多雞隻，受高致病性禽流感病毒感染的鳥類，呈現羽毛明顯凌亂，食慾減退，停止產蛋，雞冠呈紫色，病徵開始出現後迅速惡化，家禽感染高致病性禽流感病毒的致死率可高達80%以上。這種病毒株很容易基因突變，衍生出的新品種便開始影響人類，由於這種新品種是屬於突變種，人體中並沒有抗體，所以對人類造成死亡威脅。

世界衛生組織指出，目前的H5N1型病毒株僅能透過禽類傳染給人體，但是這種病毒很容易變種，必須要防範其病毒與人類的流行性感冒病毒株接觸進行基因重組，突變出「人傳人」的禽流感病毒，一旦出現很可能會比SARS更為棘手。

世界衛生組織也強調，H5N2型病毒株與H5N1型病毒株不同，屬於弱病毒株，並不會影響人體，但是由於H5N2型病毒株也曾有突變成為H5N1型病毒株的記錄，所以必須嚴密監控疫情，以免疫情擴大影響人類。

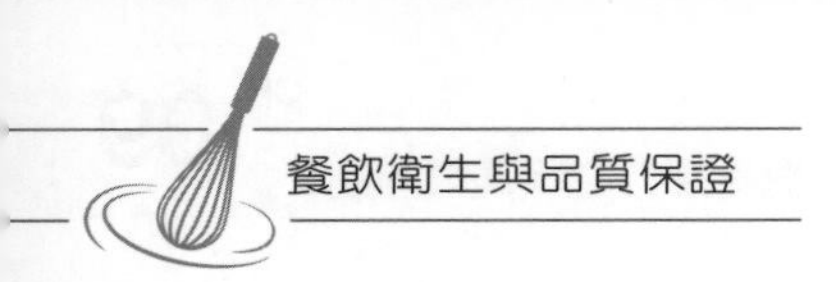

禽流感發作的症狀從典型的流感症狀（即發燒、咳嗽、喉嚨痛和肌肉疼痛）到眼睛感染、肺炎、急性呼吸困難、病毒性肺炎和其他嚴重危及生命的併發症不等。

(一) 預防方法

1. 避免接觸禽鳥及其糞便，若不慎接觸，應以肥皂徹底清洗雙手。
2. 養成良好個人衛生。
3. 切勿食用未烹煮的肉類（包括蛋類及相關產品），且食物需煮沸。
4. 避免到生禽宰殺處所。
5. 減少出入公共場所。
6. 勤洗手，養成良好個人衛生習慣。
7. 均衡飲食，適當運動及休息，提升自體免疫力。
8. 出現疑似症狀，撥打 177 醫療諮詢專線，依指示戴口罩就醫。

(二)「十不五要」預防指南

1. 十不
   (1)「不」靠近、接觸及餵食候鳥及一般禽鳥。
   (2)「不」至禽流感流行地區參觀禽鳥的養殖或展示，不私自攜帶禽鳥入境。
   (3)「不」讓飼養之禽鳥與其他不同類飼養禽鳥（雞、鴨）、家畜（豬）混居。
   (4)「不」將飼養之禽鳥（鴿類）野放。
   (5)「不」購買來路不明之禽鳥肉品。
   (6)「不」碰觸、販售、購買及攝食罹病禽鳥。
   (7)「不」隨意棄置病死禽鳥。
   (8)「不」自行宰殺禽鳥。
   (9)「不」生食禽鳥類製品（包括蛋類及相關產品）。
   (10)「不」去擁擠和空氣不流通的公共場所。
2. 五要：
   (1)「要」勤洗手：接觸禽鳥肉類及排泄物後，應以肥皂清潔雙手。
   (2)「要」打「人流感疫苗」。

(3)「要」熟食：禽流感病毒不耐熱，56℃加熱 3 小時、60℃加熱 30 分鐘、100℃加熱 1 分鐘即可殺滅，故雞肉、雞蛋均應熟食。

(4)「要」均衡飲食、適當運動、充足睡眠和休息、減少壓力。

(5)「要」做好自我健康管理，每天量體溫，若發燒，應戴口罩立即就醫。

二、嚴重急性呼吸道症候群 (severe acute respiratory syndrome, SARS)

在2003年3月底，在中國、台灣等地區發生了感染嚴重急性呼吸道症候群(SARS)，是非典型肺炎的一種。引起這種所謂SARS的病毒，在顯微鏡照相下，其直徑是80~140奈（即0.08~0.14微米），厚度是20~40奈米（0.02~0.04微米）。

(一) SARS 症狀特徵

這種引起大家惶恐，在台灣全無防範措手不及的情況下，只能將發現病患的醫院封閉，並在無藥可醫的窘態下，犧牲了幾位醫護人員的生命。

此病患在X光片顯示肺炎的肺部浸潤現象，發燒超過38℃的高燒，並至少有四項症狀的兩項：過去兩天內有寒顫的病史，咳嗽、呼吸困難、鬱悶、肌肉痛。其他尚有頭痛、腹瀉、頭昏眼花、呼吸急促、唾液、夜間盜汗、鼻炎、喉嚨發炎、嘔吐、噁心、腹瀉等症狀。其潛伏期平均是6.37天。

此種病毒喜歡冷的、鹼性高的地方，於室溫下在糞便及尿液中可穩定存活至少1~2天。一般消毒雖殺不死病毒，但是可以使其失去傳染力。

(二) 預防方法

1. 消毒方法可比照使用一般市售漂白水（次氯酸鈉，濃度約 12%）為最便宜有效。最常用的稀釋濃度是 100 mg/L 的次氯酸鈉（0.01% 漂白水）清洗手部及一般器物等處。對大型客車廂內部或其他場地有可能受分泌物汙染，則稀釋濃度要低一點，即以 1% 漂白水沖洗或擦拭為佳，嘔吐物以 5% 漂白水清洗即可。當初病例發生並蔓延迅速，在 3 月發生後，到 5 月 23 日，已達 538 例。全球有 28 國通報 8240 可能病例，共計 745 人死亡。
2. 預防 SARS 以口罩防護最有效，勤洗手也相當有用，飛沫傳染應該是主要的傳染途徑。

3. 餐飲業者確實做好餐飲衛生措施，自助餐業者的配膳檯加設防塵罩，以防 SARS 肆虐。餐飲業工作人員應每日量體溫和洗手，調理人員進人廚房進行食品操作時應強制配戴口罩，如果發現有員工是 SARS 可能病患應立即停業進行消毒，人員也應立即進行隔離。
4. SARS 流行期間民眾外出飲食時，應配合餐廳做好下列措施：
   (1) 進入餐廳時，主動配合業者的量體溫措施。
   (2) 搭乘電梯應配戴口罩，且避免交談。
   (3) 飲食前，依「濕搓沖捧擦」步驟，確實做好手部清潔。
   (4) 用餐時，行「公筷母匙」或「中餐西吃」分食方式，避免飛沫傳染。用餐交談時，也應注意避免口沫噴散。

因為SARS，「分餐」這問題又被許多人提起，重新引起社會重視，其實早在1993年年底，中國烹飪協會在向全餐飲業提出「中式宴席改革」方案時，其中很重要的一項就是「分餐制」。從推行的情況看，一些大飯店、高檔酒樓已經實行，但普通的、小型的餐飲業還沒有做到分餐制。分餐主要有三種形式，一是用餐人自己分，二是服務員為顧客分，第三種是使用公筷、公杓。但目前看來比較容易推行的是公筷、公杓的形式。SARS對餐飲業打擊沉重，但從另一方面看，又確實有利於分餐制的推行和普及。媒體和輿論應該加以引導，例如用餐時，主動提出「分餐」，主動要求公筷母匙、公杓母瓢，逐步成為一種社會習慣，進而成為一種餐飲制度。

三、豬流感病毒 (swine influenza virus)

A型流感病毒H1N1亞型，是A型流感病毒的一種，也是人類最常感染的流感病毒之一。一些H1N1的種類可以在人類間傳播，包括1918年的流感大爆發，另一些可在雀鳥和豬隻間傳播。

這種病毒的遺傳組成存在爭議。根據它的血凝素蛋白和神經胺酸酶的類型，科學家同意這是一種H1N1病毒。它是由人、豬和禽流感的遺傳物質組成，而世界衛生組織認為它主要是由豬流感的基因組成的。

H1N1新型流感（豬流感）原是一種於豬隻中感染的疾病，屬於A型流感病毒。美國疾管局資料顯示，美國以前即曾有人類感染豬流感之病例。目前墨西哥與美國爆發的豬流感疫情，即為H1N1病毒所引起，但目前對此種結合豬流感、人類流感的新病毒的流行病學了解很少。

2009年3至4月，墨西哥爆發H1N1疫潮，導致過百人感染。疫情其後傳播到全世界。2009年4月30日凌晨，世界衛生組織把全球流感大流行警告級別提高到第5級。2009年6月11日，世界衛生組織將全球流感大流行警告級別提升至最高等級第6級。

墨西哥及多個國家已確認多宗A型流感病毒H1N1亞型的個案。A型流感病毒H1N1亞型通常只會在豬隻群中互相傳播，但亦會偶爾感染人類。而最近在國際間的A型流感病毒H1N1亞型爆發已出現了人與人之間的傳播。

A型H1N1流感於2009年爆發時，最初世界衛生組織使用了「豬流感」(wine flu)的名稱，當初獲得大部分國家跟隨，除了以色列因為猶太教禁食豬肉而使用「墨西哥流感」。另還有豬源流感、人類豬（型）流感、墨西哥流感、北美流感、H1N1新型流感，以及2009年H1N1流感等各種不一致的稱呼。然而，沒證據顯示墨西哥是疫症源頭，有關做法純粹出於政治、宗教考慮。後來美國豬農抗議「豬流感」名稱使人誤會病毒經豬隻傳播，要求改稱為「北美流感」，歐盟隨即改稱病毒為「新流感」。

2009年4月30日，由於農業界及聯合國糧農組織的關切，世界衛生組織為免對因豬流感一詞造成流感能經由進食豬肉製品傳播的誤解，當日開始改用A型H1N1流感稱呼該病毒。香港初時稱俗稱「豬流感」，其後跟隨改稱「A型H1N1流感」，官方亦開始以「人類豬（型）流感」向外界通報。美國疾控中心則稱之為新型A型H1N1流感(novel Influenza A(H1N1))。而香港大學微生物學系教授袁國勇表示，世衛將新型流感改名為A型H1N1流感會令人分辨不到新型流感和季節性流感的分別。

A型H1N1流感的患者可能有發高燒（高於攝氏37.8℃）、頭痛、全身性肌肉痠痛、關節疼痛、明顯疲勞、咳嗽、喉嚨痛、鼻塞等病徵。25%的患者有腹瀉、嘔吐和像痢疾的癥狀。

A型H1N1流感病毒可透過飛沫傳染、接觸傳染。

潛伏期：半天到三天，最高可達七天

有效傳染期：發病前一天～發病後第七天。

易引發重症對象：20~45歲青壯年人。

治療方式：抗病毒藥物克流感、瑞樂沙，輕症患者可口服潘生丁（雙嘧達莫）並且可能有一定預防作用（注：該方法未經過臨床驗證，僅供相關醫務人員參考）或不必治療即可痊癒。

致死率：墨西哥致死率為6~7%，北美洲則較輕微。

預防方法：與一般流感相同，並避免與豬、鳥禽接觸。

美國疾病控制與預防中心國家免疫和呼吸系統疾病中心的主席安・舒查特博士(Dr. Anne Schuchat)表示，加州及德州已有7人確診感染這種奇異而罕見的A型H1N1流感。根據這些病例的基因排序，A型豬流感病毒由四種不同的流感病毒不尋常地所組成，分別是北美豬流感病毒、北美禽流感病毒、人類A型流感H1N1亞型病毒和常見於亞洲歐洲的豬流感病毒。其中兩個病例的基因排序已經完成。現在已經交由美國科學家準備研究疫苗。博士表示這種變種流感病毒對金剛烷胺(amantadine)和金剛乙胺(rimantadine)呈現抗藥性，而奧司他韋(Oseltamivir)和扎那米韋(Zanamivir)對這種變種流感病毒仍然有效。暫時顯示的基因特徵是血球凝集素基因(HA)與1999年美國豬流感相似，但神經胺酸酶(NA)和基質蛋白(M)基因卻像從歐洲各種豬流感組合出的新品種。病毒外表的基因從來未曾在人類和豬之間出現傳染，但美國沒有預警系統來報告什麼病毒在豬隻間傳染。季節性的H1N1流行性感冒疫苗不大可能為人類提供保護。

豬隻與人類都可以是流感的宿主，當適應其他物種時，讓病毒通過交換基因來產生新的全國流行病毒株。

當年美國疾病控制與預防中心並不完全明白為什麼發生在美國的病例，一般都病情輕微，而墨西哥的則是十分致命。但是，對於以前全國流行病毒株的研究推斷不同國家的致命率差異很大，致命病例都集中在發展中國家。病毒間的差異或者共同感染都可能是原因。在14個從墨西哥獲得的樣本中，經過檢測後，發現其中7個與美國的變種吻合。看來病毒經過多次感染循環，而在德州與加州的患者間沒有已知的關聯。要防止病毒擴散似乎不大可能。美國領事報告美國疾控中心的調查小組發當年25日抵達墨西哥城與墨西哥方面合作研究病毒。

4月27日，美國疾控中心署理主席貝瑟博士(Dr. Richard Besser)表示在40宗確診病例中只有一個感染人士住院。他亦發現感染人士年齡最少7歲，最大54歲，中位數是16歲。直至4月29日，美國共有91確診病例，其中5位在醫院接受治療，還有一位死亡。

其實，大部分流感對長者與幼兒影響最大，這個新病毒卻導致年齡25歲至50歲的患者死亡。但是，科學家對於哪個年齡組會受到影響還不能確定。

5月14日，一個植物病毒學家提出A型H1N1病毒起源於實驗室，但是隨後被世界衛生組織在一次新聞發布會上否定。也有科學家在分析了在網上能免費獲取的A型H1N1流感病毒的遺傳序列之後認為該病毒是人造的，也有認為是自然形成的。

隨著A型H1N1流感病毒在全球造成的影響，開發一種針對這種流感的疫苗的競賽已經是科學家重點考慮的事項。雖然有專業人士認為普遍免疫接種稱是「不可能的」。但是許多國家仍然躍躍欲試，包括了印度、英國等。雅加達郵報則報導說，來自中爪哇Airlangga大學的科學家已經開發出了一種疫苗。

第六節 病媒防治
(Precaution of infection carrier)

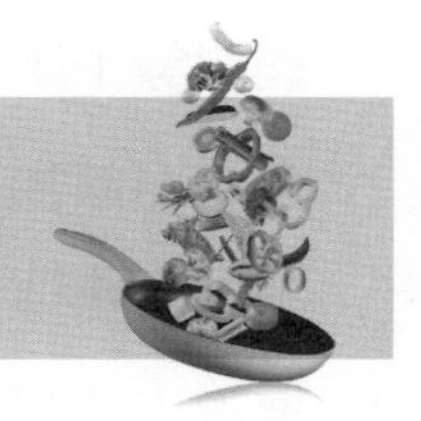

與食品相關的動物中，除了人體寄生蟲外，其他如昆蟲(insect)和蝨類(lice)等節肢動物(arthropods)以及老鼠等，均會造成許多食品安全與衛生上的問題。

在食品產業的原料存放、加工生產和成品儲藏等區域皆應有效的防治上述病媒的存在與對於食品衛生安全的不良影響。

一、老鼠 (mouse)

全球約有二千多種鼠類，因其侵入人類居住和活動的場所而造成諸多食品衛生上的問題。鼠類除偷食食物外對於加工設備之破壞與汙染的影響也頗大，而且由於其攜帶有病原體，常成為人類傳染病之感染源，如2000年發生於台灣地區的漢他病毒(Hantaan virus)所造成的疫情。另如沙門氏桿菌(*Salmonella*)曾經由老鼠的尿液排出，汙染到水源，再由人類經皮膚感染而造成集體中毒事件。其他如老鼠之體內和體外常有寄生蟲存在，亦隨著老鼠接觸食物與加工設備的過程，而形成傳染病之汙染。

鼠類的防治是長期的、治本及治標的工作。可先觀察環境中之鼠類糞粒種類及大小來判斷鼠隻是否存在。鼠類足跡的大小及數量亦為判斷鼠害之依據，惟因足跡往往殘缺不全或模糊不清，對判斷工作頗有影響。鼠尿經紫外光照時會產生螢光，但某些物質亦會產生螢光，故須進一步分析，以免混淆。由於鼠類不斷磨牙，可由被咬囓過之物質如木頭、家具，甚至磚牆上之牙痕判斷鼠種。其他如鼠巢、汙斑、鼠屍、鼠毛等亦可判斷鼠類危害之程度。一般而言，鼠類之防治方法主要有下列四類，若單獨使用其中一類方法可防治鼠類的問題至某一程度，但如果能夠綜合使用則可使防治效果更為顯著。

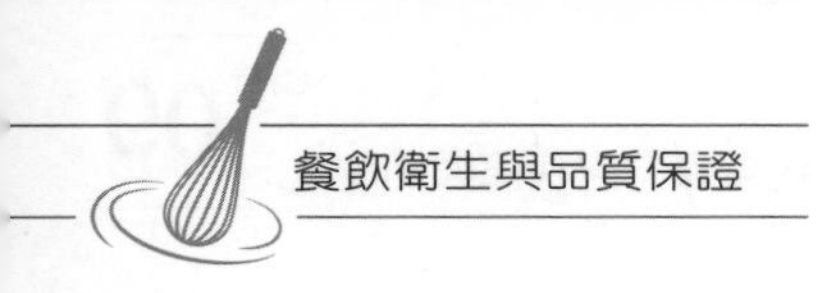

(一) 環境衛生

欲長期有效防除鼠類，最重要的是從環境衛生著手，例如清除鼠類之通道、食物及隱蔽所。

1. 加強房屋結構、封堵圍牆孔隙、門戶緊密、避免縫隙及破損，排水溝與落水孔加裝網柵等不讓鼠類自由出入。
2. 食品廚餘加蓋密藏，每日的垃圾盡快清除，禽畜之多餘飼料隨時清掃，盛食物之櫥架至少離地 30 公分，斷絕水源，傾倒積水容器等不讓鼠類獲得食物來源。
3. 環境力求整潔，設備力求簡單，戶外雜草、垃圾、箱簍及其可能棲息的窩巢、洞穴，均應清除或封閉，不讓鼠類易於居住。

(二) 防止鼠類侵入的措施

主要在防止鼠類循各種管道侵入，主要在封閉鼠穴及通道，以防止其侵入。如加裝小口徑鐵網或鋼網於排水孔或通風孔，最好為活動型較佳；木板門下方包裝鐵皮；其他管道或洞穴以水泥堵住或鋁板封死；加強建築物之地基，在房舍外圍加裝「L」型地基；廠房內之防鼠措施，可加裝擋鼠板，防止鼠類利用牆角落為支撐物而自由來往於天花板與地面間；若有必要時，廠房外圍可保留約1公尺無雜草之障礙區，其上並可鋪上碎石子，以防鼠隻靠近。

(三) 捕鼠器的使用

一般的捕鼠器有三類即捕鼠籠（夾）、自動捕鼠籠及黏鼠板。捕鼠器的優點是安全無毒、效果快速及可以迅速清除鼠隻而不致產生臭味，尤其是只有少數鼠類時，更是防治鼠類最好的方法。但是當鼠隻密度太大時，會耗費太多的勞力而不夠經濟。使用捕鼠器前必須注意：進行捕鼠前需先將環境中可供鼠類食用的食物清理乾淨，才能使鼠類不得不取食捕鼠器內的餌料。以及要避免徒手處理鼠屍，以免感染鼠隻身上之外寄生蟲或病菌。

(四) 化學防治法

殺鼠劑的使用可分為兩大類：

1. 抗凝血劑：抗凝血劑的作用是干擾老鼠體內的凝血機制，使其內出血而死。老鼠取食抗凝血劑後會慢慢死亡，不致造成忌食現象，對人及貓、狗之危害性很低。抗凝血劑的作用慢且有很好的解毒劑（維生素 K），一旦誤食仍有足夠時間進行急救。目前使用的抗凝血劑包括：殺鼠靈、可伐鼠、得伐鼠等第一代抗凝血劑，此類殺鼠劑須多次取食才能達到致死劑量，且有些鼠類已對此類殺鼠劑產生抗藥性。可滅鼠、撲滅鼠等第二代抗凝血劑的作用機制與第一代抗凝血機制相同，僅需取食一次即可達致死劑量，適用於防治已產生抗藥性的鼠類。

2. 非抗凝血劑：主要有溴殺靈 (Bromethalin)、維生素 D、氟醋酸鈉、馬錢素及磷化鋅等。此類藥劑因效果考量及對人及貓、狗等毒性太大，目前已經少用。

二、蠅蛆病 (housefly disease)

蠅除騷擾人、汙染食品外，更重要的是傳播多種疾病。傳播疾病的方式有兩種：機械性傳播與生物性傳播。蠅通過停落、舔食、嘔吐和排泄等活動將病原體擴散，如痢疾、霍亂、傷寒、脊髓灰質炎、腸道蠕蟲病、原蟲病、結核病、細菌性皮炎、炭蛆、破傷風、眼結膜炎、沙眼等。有些蠅，如非洲的采采蠅，吸血時將病原體錐蟲吸進蠅體，蟲在蠅體內繁殖更多的蟲，當蠅再次叮人時，將錐蟲注入人體，引起錐蟲病（睡眠病），這種傳病方式稱為生物性傳播。蠅還能引起蠅蛆病，它是由蠅幼蟲寄生於人體和動物的組織、器官而引起的疾病。多數由狂蠅科和皮蠅科的一些幼蟲所引起，狂蠅將幼蟲直接產於動物鼻腔、眼等處，這些幼蟲在鼻腔、眼中寄生，也可鑽到更深的部位，甚至入顱腔，造成嚴重神經症狀，引致死亡，皮蠅則產卵於動物皮膚，特別在破損處，卵孵化為幼蟲，幼蟲鑽入皮下，有些還鑽入內臟器官表面，引起皮下蜂窩性組織炎或內臟器官損傷。目前在香港出現攻擊豬、牛、貓、狗的「食肉蠅」，可能也屬於這一類。

防治方法：蠅蛆病對人畜雖有一定的威脅，但並不可怕，可以防治。消滅蠅類不但是除害滅病的重要措施，也是防止蠅蛆病最好的方法。改善衛生環境，消滅減少蠅蛆孳生場所，處理好人、糞便、垃圾，對特殊行業如肉類、水產、皮革食品加工廠、養豬場等更要重視衛生管理。消滅蠅蛆孳生環境、隔絕孳生物使蠅不能接觸產卵、設紗窗、紗門、紗罩以防止蠅類接觸食物，用藥物噴灑等都不失為行之有效防制措施。

三、果蠅 (fruit fly)

體長3~4mm，似種很多，通常體型都小，本種主要特徵為複眼褐色具稜邊，腹部黑色肥大，微具光澤，胸背板有黑色長毛，腹背則密生短毛，翅膀黃褐色透明，各腳黑色但中後腳脛節為淺褐色。生活於平地及低海拔山區，喜歡舔食腐果。果蠅類昆蟲由於體型小，很容易穿過紗窗，因此居家環境內也很常見。在垃圾桶邊或久置的水果上，只要發現許多紅眼的小蠅，即是果蠅；果蠅類幼蟲習慣孳生於垃圾堆或腐果上。

果蠅容易受到蔬果（特別是番茄）和發酵物質的吸引，由於在垃圾堆中的蔬菜有些已經腐爛，其入口就容易成為果蠅的聚集之處。果蠅由卵至成蟲完整的生活史需時7天（如果溫度夠高），可以在垃圾及腐爛的蔬果中完成其世代。而且果蠅的生命力比一般的昆蟲還要強，能在25℃下由卵至成蟲只需11天，在18℃則加倍，在16℃則為3倍。其他因素如過度擁擠與食物不足皆會影響果蠅在試驗狀況下之生育。

環境整頓為防治果蠅最根本的方法，蠅類的存在主要是環境衛生的問題。清除各種有機物，消滅孳生源則為防治蒼蠅的關鍵。徹底清除蔬果殘渣，每天擦拭廚房料理台及地板並保持「乾」淨，醬類、水果罐頭、果汁等開罐後保持密蓋，空瓶、空罐應沖洗乾淨後再回收。

根據研究指出，食物應存放在深色的盒子中，因為鮮豔的顏色對果蠅比較有吸引力，特別是黃色。果蠅對哈蜜瓜與芭樂情有獨鍾，如果是已進入腐爛的上述兩種水果那更是喜愛，因此，可以用哈蜜瓜與芭樂兩種水果來捕殺果蠅。除此之外，醋酸、樟腦油、除蟲菊和香茅油在滅殺果蠅的效果也相當不錯，在果蠅出沒的地方噴灑由上述東西做成的殺蟲劑便可以有效的防治果蠅了。

四、蟑螂 (cockroach)

(一) 蟑螂種類介紹

蟑螂又稱蜚蠊，危害台灣居家最常見的蟑螂約有德國蜚蠊、美洲蜚蠊、澳洲蜚蠊、家屋蜚蠊等四種；而這些蟑螂也是對於環境衛生影響較大的。夜晚經常出沒於廚房、垃圾堆或戶外溝渠中活動。

1. 美洲蟑螂 (Periplaneta Americana)

本種為本省家住性蟑螂中體型最大的，為世界共通種，也是影響環境衛生三大害蟲之一。體色概為赤褐色乃至暗褐色，前胸背板近為偏平，其周緣部具黃白色輪紋；美洲蟑螂喜好溫暖潮濕之環境，是本省一般家屋內，最多、最活躍之蟑螂。

2. 德國蟑螂 (Blattella germanica)

又叫德國蜚蠊，在本省普遍分布，但在一般家屋較少，平時多半活躍在醫院、地下商場、飲食店、公車站及辦公大樓等。德國蟑螂又名俄國蟑螂或葉翅蟑螂，成蟲之體呈淡黃色褐色；最主要的特徵是前胸背板上有兩條黑色縱紋。由於能分泌群體費洛蒙，所以可常發現整群聚集；在室內，牠們大多處於浴室、廁所、廚房、水溝附近活動。

3. 澳洲蟑螂 (Periplaneta australasiae)

澳洲蟑螂酷似美洲蟑螂，除了體型較小外，澳洲蟑螂的前緣尚具有金黃色縱帶，與美洲蟑螂的翅膀完全是暗褐色來比較，還是相當容易辨別的，此種蟑螂耐寒較弱，澳洲蟑螂比較少出現於廚房之中，通常出沒花園、枯枝敗葉及樹皮之下。雖屬於雜食性，但牠們卻較喜嗜食腐植質食物。

4. 家屋蟑螂 (Neostylopyga rhombifolia)

這是一種屋舍中較常見的蟑螂，但在台灣地區，偶爾出現於家中，而較常出現的地區則是儲藏室或豬舍。家屋蟑螂外最大的特色是成蟲前翅已退化塑翅芽狀，而後翅缺口，宛如若蟲一般，不管是幼蟲或成蟲，於穢物處活動居多。

5. 灰色蟑螂 (Nauphoeta cinerea)

體中型，長2.5~2.9公分，全身灰棕色，有深色斑點密布，前胸背板以及翅鞘均有不規則之斑點。每一卵鞘內有26~40個卵。源自東非，以植物為食，但常闖入庭院而在住屋之四周被發現，以麵粉工廠、食物儲藏所及室外居多。

6. 潛伏蟑螂 (Pycnoscelus surinamensis)

體中型，長1.8~2.4公分，前胸背板暗褐色，翅為淡黃灰色，腹面淡黃色，及至黃褐色，與前胸形成一明顯之對比，故稱雙色蟑螂。每一雌蟲平均產三胎，每一卵鞘平均約26個卵。一般以植物為食，較常於室外之花盆下、垃圾堆，偶爾侵入室內。

(二) 蟑螂的危害

蟑螂已被證明攜帶約40~50種對脊椎動物致病的細菌，當牠們爬過的食物上，往往會把所攜帶的病原留下而傳播各種疾病，如痢疾桿菌、大腸桿菌、鼠疫桿菌等，可引起食品中毒，傳播肝炎、脊髓灰質炎、肺炎、結核等致病細菌。它又是多種寄生蟲的中間宿主，可攜帶蛔蟲、十二指腸鉤口線蟲、牛肉條蟲、蟯蟲、鞭蟲等多種蠕蟲卵，也攜帶有多種原蟲，其中有四種對人或對物有致病性，如痢疾米巴原蟲等。此等病症嚴重時將危害到人的生命。

由於蟑螂取食時會產生有臭味的分泌物，破壞食物味道，體質弱或敏感的人如果接觸蟑螂汙染過的食品或蟑螂糞便和分泌物及汙濁的空氣，會產生各種過敏反應。

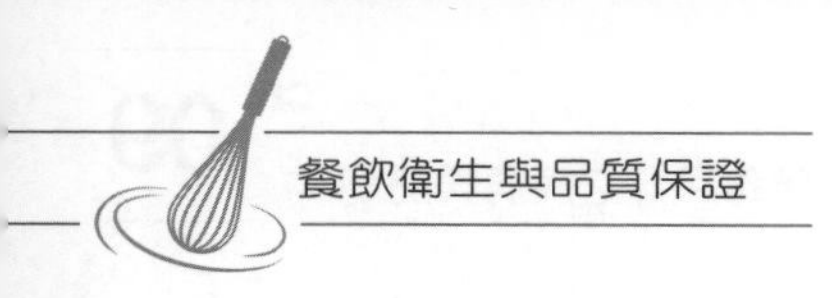

(三) 防治方法

1. 改善環境衛生

(1) 家中所食用的任何食品（包括零食、調味料等）碎屑如掉落於地面，應立即清除，擦拭乾淨。唯有斷絕蟑螂所有的食物，才能杜絕蟑螂孳生。

(2) 已開封的食品用完後，應立即沖洗丟棄或密封完善完全收起，勿四處堆放。

(3) 家庭主婦總是喜愛在廚房流理檯台、下櫥櫃，使用紙製品類墊底（包括各類紙箱、紙盒、紙張）；但因蟑螂喜愛躲藏於紙類製品夾縫，這樣會使環境更加惡劣複雜。所以應該避免堆積紙類物品、最好能讓紙製品消失於廚房或倉庫中。

(4) 營業場所中的廚房也相同，大多的廚師為避免廚房地面潮濕，總是堆積很多的紙板、紙箱以供地面鋪設使用，這都是躲藏最多的蟑螂的地方。所以建議營業場所最好別使用紙板、紙箱做為防滑墊。

(5) 堵住門、牆壁上的縫隙以及戶外或鄰近房間進入室內的各種管道的孔洞，防止蟑螂進入家中。防止蟑螂夾在食品或物品中被攜帶回家，要注意包裝袋外是不是有蟑螂卵。消除或盡量減少蟑螂的孳生場所。

2. 撲殺

(1) 將滅蟑粉劑灑在牆角、縫隙、暖氣罩、床墊下等隱蔽處。

(2) 可使用黏蟑盒、黏蟑紙黏住蟑螂。

(3) 將毒餌放在蟑螂休息和活動的場所，如碗櫃、食品櫃、衣櫃等一些不適宜灑殺蟲劑的地面。投藥要做到量少、點多、面廣，同時要收藏好食品，以提高毒餌的誘殺效果。

(4) 採用特定的燻蒸器械及藥品對蟑螂進行燻蒸。

(5) 在蟑螂藏身的縫隙內灑殺蟲劑。

五、蚊子 (mosquito)

蚊子屬雙翅目、蚊科。學名*Culicidae*，是一種具有刺吸式口器的纖小飛蟲。通常雌性以血液作為食物，而病原體經由此途徑，亦傳播散布於生態之間，而雄性則吸食植物的汁液。吸血的雌蚊是除南極洲外各大陸皆有蚊子的分布。蹤跡分布世界各地，由於蚊類之孳生環境於陰暗潮濕之死水為多，故容易受病原體之寄生或附著。生命周期會徹底改變形態，分為卵、幼蟲、蛹及成蟲四期。

(一) 常見的蚊子種類

1. 熱帶家蚊：為血絲蟲病之病媒，是住家常見之蚊蟲，可孳生在各種水域中。
2. 三斑家蚊：為日本腦炎主要病媒，均孳生於水田、小溪溝等處。
3. 白線斑蚊、埃及斑蚊：成蟲為登革熱之病媒，埃及斑蚊主要孳生於人工容器之積水內，如水函、廢輪胎、蓄水槽等。
4. 斑腳沼蚊：為馬來絲蟲和斑氏絲蟲之病媒，幼蟲和蛹必須附著於水生植物的莖或根上，才能完成整個生活史。
5. 白腹叢蚊：幼蟲主要孳生於化糞池、連桶、豬舍之廢水等含有機質之水中。
6. 小黑蚊：台灣鋏蠓，屬於雙翅目，該蟲之成蟲於日間活動，雌蟲嗜吸人血。由於個體微小體長約 1.44mm，所以叮咬為害，不易被察覺。

蚊子容易傳播與感染病媒如：瘧疾－瘧蚊、絲蟲病－熱帶家蚊、日本腦炎－三斑家蚊、登革熱—埃及斑蚊、白線斑蚊。

幼蟲孳生源之清除及環境整頓為害蟲防治最根本之手段，如登革熱之病媒蚊，主要孳生於人工容器，故其防治主要為加強清除登革熱病媒蚊主要孳生場所、棄置之積水容器等，降低病媒蚊密度指數如：翻盆倒罐，處理廢容器及廢輪胎，可收積極之防治效果。

(二) 物理防治法

1. 加設紗窗、紗門，並盡量關閉部分門窗，降低室內光線，蚊類自然離去。
2. 餐廳、廚房或食品加工廠，可裝置空氣簾幕或空氣走道，以防止蚊類跟人員進入室內。
3 黏蟲紙、捕蟲燈，運用得宜亦可有效防治蚊類。

(三) 幼蟲生物防治法

主要利用捕食性或寄生性的天敵來進行，較有可行性的生物防治法，如利用大肚魚或孔雀魚來防治水中孑孓。

防治蚊蟲的根本方法是消除源頭，即根除蚊蟲孳生地。孳生地有：

1. 永久或半永久的積水區：如沼澤、池塘、湖泊、儲水池與滲出水處等等。
2. 流動水區：如泉水、溪水、河水溝渠水等。

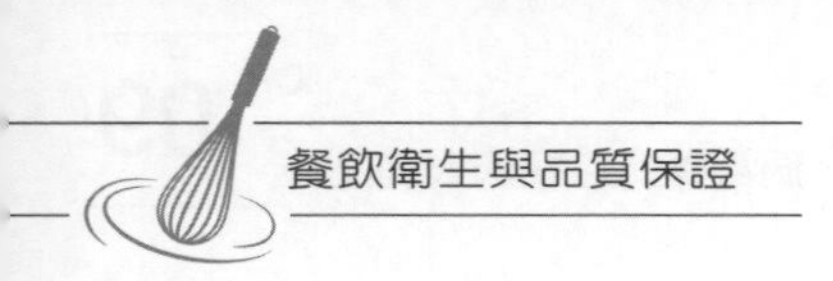

3. 暫時的孳生地：如雨後的小池稻田、窪穴等。

4. 積水容器內：如樹洞、空罐、花瓶、涵洞、廢輪胎等處。

(四) 化學藥劑防治

用化學藥劑的噴灑或投置來控制蚊子的孳生，主要是以含有除蟲菊精類和陶斯松類的藥劑，針對周圍環境與孳生地做噴灑與投餌的動作，以抑制其生長。

(五) 個人保護

1. 用防蚊網防止蚊子發進。

2. 在皮膚或衣服上塗上昆蟲驅避劑，以避免受蚊子叮咬。

3. 用蚊香或即殺噴霧，直接殺死蚊子。

4. 在大規模防治蚊蟲或預防疾病行動中，使用噴霧器噴灑即殺劑。

六、蝨類 (louse)

蝨類屬於節肢動物，全世界有一萬種以上，在食品中常見者約有100種，廣泛的在穀物、乾酪粉、糖果、餅干與魚乾等食品中被檢出。蝨類在食品中繁殖所需要的環境濕度為75%以上，而食品中的含水率則需要在13%以上，如果環境濕度和食品含水率低於上述數值時，則蝨類將無法生殖。蝨類的最適增殖溫度是20℃。

在食品衛生安全上可以採用下列方法防治蝨類，例如食品以適當的包裝方式密封保存，可以減少或防止蝨類入侵和繁殖。當食品乾燥至水分含量低於10%時，亦可減少或減緩蝨類寄生的問題。另如使用防止濕度增加之包裝容器或放置在濕度為60%以下的空間中，亦可防止蝨類之繁殖問題。一般而言，當食物加熱至高於70℃後，汙染的蝨類即可被殺死，故加熱常被用做驅除或預防蝨類侵入和在食品上繁殖的有效處理方法。食品中的蝨類處於低溫如0~10℃的環境中時，雖未死亡，但亦無法正常的增殖，因而可以降低蝨類造成的衛生安全問題。食品若以凍結儲藏，則蝨類會因凍結而急速死滅，故比較不需要顧慮蝨類的問題。如果環境中遭遇到蝨類嚴重的汙染，雖然在食品中不可使用殺蟲劑，但是對於食品以外的環境可以使用較低毒性的有機磷系殺蟲劑進行殺滅蝨類的處理。

名詞解釋

1. A 型肝炎病毒 (hepatitis A type virus, HAV)

引發A型肝炎（中國大陸常簡稱甲肝）在許多案例當中，患者只有少許症狀或無症狀，尤其是年紀較輕的病患。從感染到發病，其潛伏期約為二至六週。如果出現症狀，持續時間通常為八週，症狀可能包含：噁心、嘔吐、腹瀉、皮膚發黃、發燒和腹痛。約10至15%的病患，在初次感染後6個月內會出現復發症狀。嚴重病患可能出現急性肝功能衰竭(acute liver failure)。A型肝炎最常見的傳染途徑，是食入或飲用到被感染者糞便汙染的食物或飲水，有時也可見到因為食用未煮熟的貝類而感染的病例，與患者有密切接觸也可能會因此感染。故從事直接與食品接觸之員工檢驗出此病毒正在感染或帶原，則暫時不得在從事此工作，直到HAV消失。

2. 帶原者，攜帶者 (carrier)

身上帶著病原，卻暫時沒有明顯的病徵。即是帶原者以後可能會發病或傳遞給其他的人或動物，但是目前在安全階段。例：三斑家蚊是登革熱之病毒攜帶者，瘧蚊是瘧疾之攜帶者，這兩種蚊蟲是帶原者，叮咬到人會傳染至被咬者。

3. 羊搔癢症 (scrapie)

山羊及乳羊的「搔癢症」，是一種退化性疾病，發生在綿羊及山羊上，造成它們的神經系統異常。它跟牛海綿狀腦病與鹿的慢性消耗病相同，都是傳染性海綿狀腦病的一種，由異常的朊毒體所引起。它在1732年於英國的牧場發現。目前沒有傳染至人體的病例。瘙癢通常影響3至5歲左右的羊。羊出生時和與胎盤組織接觸的傳播潛力是顯而易見的。

4. 牛之腦海綿狀病變 (subacute bovine spongiform encephalopathies, BSE)

俗稱狂牛症(mad cow disease)，是由傳染因子－變性蛋白(prions)通過餵食含有疾病的動物骨粉傳播所引起，屬於牛的一種影響神經系統的傳染性海綿狀腦病。該病的主要特徵是牛腦發生海綿狀病變，並伴隨大腦功能退化，臨床表現為神經錯亂、運動失調、痴呆和死亡。

5. 變性蛋白 (prions)

由proteinaceous infectious particles三個字合成，唸為「preeons」，它既非細菌也非病毒，而是一種蛋白質經變性後，具有感染侵襲力的傳染因子。

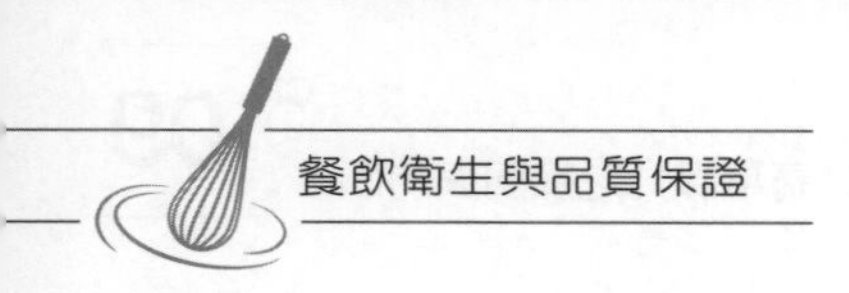

6. 庫茲菲德 · 賈克氏症 (Creazfeld-Jakob Disease, CJD)

人亞急性海綿狀腦病變(Creutzfeldt-Jakob disease)，或稱庫茲菲德－賈克氏症，簡稱庫賈氏症，是一種發生在人類身上的傳染性海綿狀腦病，分為普通和變種兩個品種。庫賈氏症可按致病途徑分為偶發性、遺傳性。

7. 庫魯病 (kuru)

同類相食或類似的行為可以引起朊毒體在世代間積累，例如太平洋一個小島上發生的庫魯病(kuru)，非prions引起，是屬病毒性疾病，其症狀上與CJD相似。

8. 家族遺傳失眠症 (Gerstmann-straussler syndrom, GSS)

家族遺傳失眠症(Gerstmann-straussler syndrom)。

一、選擇題

1. (　) 狂牛病 (mad cow disease) 的致病因子為？ (A) 細菌 (B) 黴菌 (C) 病毒 (D) 變性蛋白。
2. (　) 下列哪種肝炎病毒可藉由飲食傳染？ (A)HDV (B)HBV (C)HAV (D) HCV。
3. (　) 下列哪一種病媒對目前台灣餐飲衛生之影響層面之廣度最大？ (A) 蚊子 (B) 飛蛾 (C) 蟑螂 (D) 蒼蠅。
4. (　) 在春節期間常因餐飲衛生不良引起之下痢之病因為？ (A)A 型肝炎病毒 (B) 輪狀病毒或諾華克病毒 (C) 豬型流行性感冒病毒 (D) 漢他病毒。
5. (　) 下列何者不是防止飛蟲（如蒼蠅）從門窗飛入餐飲工作廠區之預防措施？ (A) 黃色防蟲簾 (B) 空氣簾 (C) 捕蚊蠅燈 (D) 截油槽。

二、問答題

1. 說明重要的因濾過性病毒而產生的食物傳染病？

   答：

2. 說明原蟲類寄生蟲所造成的梨形鞭毛蟲病、阿米巴病和隱孢子蟲病的異同點？

   答：

3. 說明老鼠與蟲類對於食品衛生安全的影響。

答：

4. 請簡述鼠類防治的方法？

答：

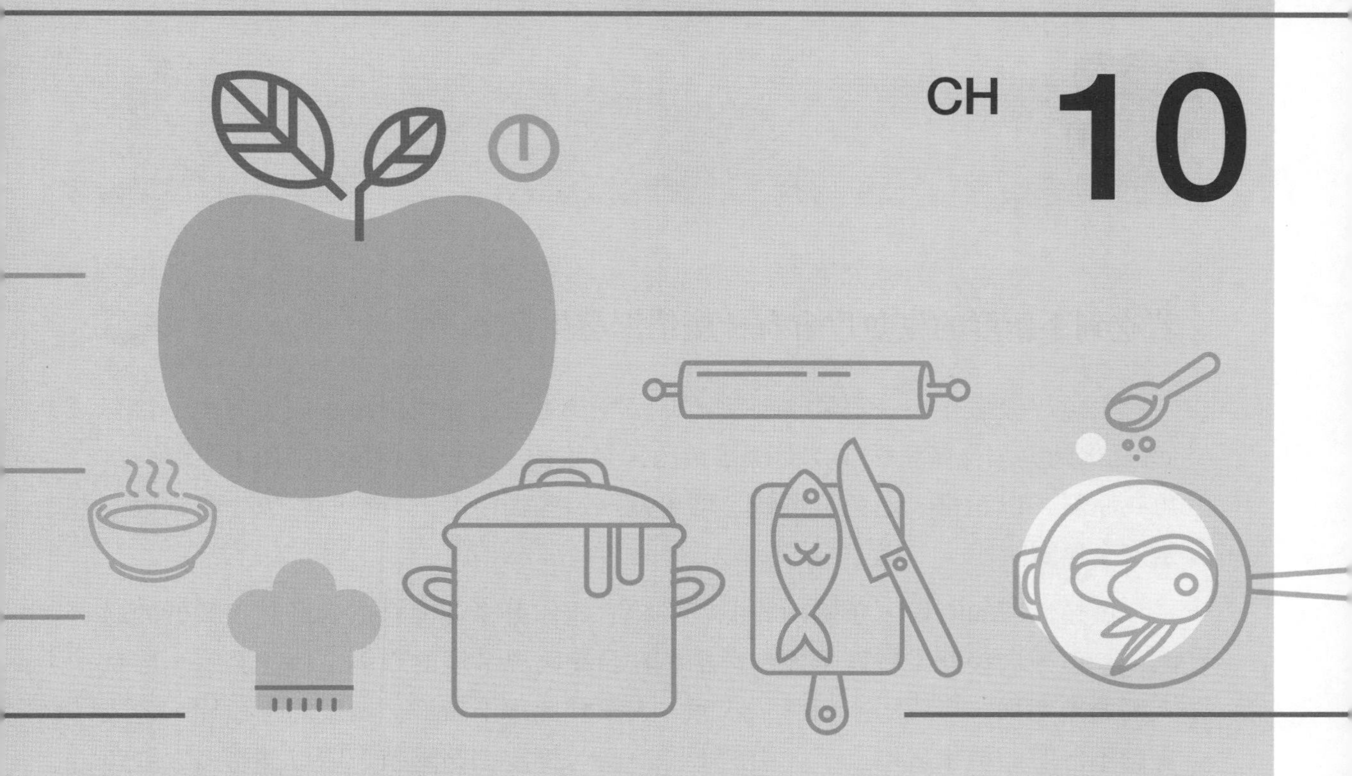

CH 10

生食餐飲之衛生安全

Food and Beverage Sanitation and Quality Assurance

— 學習目標 —

研讀及學習本章後，能了解衛生安全之生食餐飲是高技術性的餐飲製作技巧。生鮮食材經簡單清洗與切割後，立即作為餐飲產品，其帶來的衛生管理問題以及如何提高其生食品質的方法。

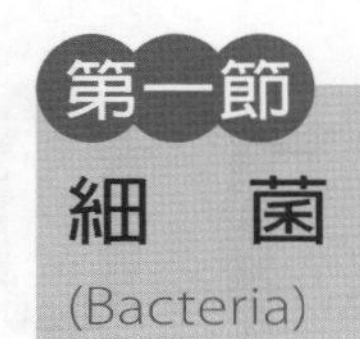

第一節 細　菌 (Bacteria)

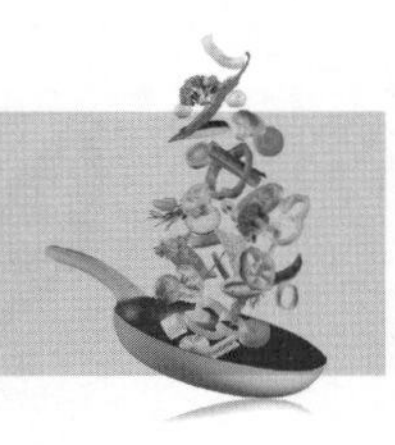

若吃到不新鮮的生魚片會有什麼情況發生？

生魚片天然存在一定量的細菌，但因許多生魚片都使用海水魚（海水中含有3%氯化鈉），含菌量較少；而淡水魚含菌量較多，所以生魚片若是使用生鮮海水魚為原料，以正常人之免疫系統，均可抵抗這些細菌，故新鮮的生魚片在食用上是安全無虞的。

魚類活著的時候，魚體內的免疫系統之運作可將細菌繁殖量抑制在較低的範圍，一但死亡後此系統停止運作，細菌在台灣高溫多濕的環境下快速繁殖，菌量大幅急速增加，形成「不新鮮」狀態。人誤食此種不新鮮魚做成的生魚片，造成身體不舒服的機率就增高了。由於低溫冷藏可抑制細菌繁殖，所以捕撈後之鮮魚應盡速放於低溫儲藏。

結論，盡可能選海水魚做為生魚片之原料，生魚片要趁新鮮食用，若在餐桌放太久就應再加熱煮熟後食用！

打氣生魚片保色不保鮮，最怕生細菌食品中毒

高雄市衛生局針對市售生魚片，進行一氧化碳含量抽測，結果發現，19件來自餐廳、大賣場及一般市場的生魚片中，6件違規添加一氧化碳，比例高達31%。林口長庚醫院毒物科前主任林杰樑表示，一氧化碳若與魚肉中的血紅素、肌紅蛋白結合，魚肉就會變得異常鮮紅，讓消費者誤以為肉質新鮮，且此效果可持續一段時間。不過，一氧化碳只能保色、無法保鮮，縱使魚肉看來紅潤、鮮豔，卻可能已經腐敗、大量孳生細菌。消費者若誤食此種「保色不保鮮」的生魚片，可能引發食品中毒。

一氧化碳與肌紅蛋白結合後，就會轉變成羥基肌紅蛋白，進入人體胃部即會被分解，對健康並沒有任何危害，處理生魚片對人體最大的危害，還是在於潛在

食品中的過敏物質、微生物滋長與寄生蟲的問題。如紅色肉魚，肌肉中組織胺原（過敏原）的含量較高，一旦變質，細菌孳生速度特別快，也會釋出大量組織胺，而生魚片不經烹調，極易導致食品中毒。輕者拉肚子、噁心或嘔吐，抵抗力差的老人、小孩，若感染致命細菌，嚴重者甚至會引發敗血症，賠上一條命。

林醫師指出，經過超低溫，即攝氏零下20~30℃處理的生鮮魚肉，可以保存一、兩個禮拜。因此，民眾選購生魚片時，不能只靠肉眼辨別新鮮度，一定要注意商家是否有超低溫冷藏設備，如果魚肉摸起來彈性差、試吃食入口魚味少、口感鬆軟，或有腥味出現，就得高度懷疑是否為加工生魚片。

為了不讓消費者被矇騙，誤買了不新鮮的魚肉，包括歐盟、韓國、新加坡等地都禁止食品添加一氧化碳。近年不時傳出少部分業者為了私利，不顧民眾健康與食品安全問題，添加違法品，讓民眾吃得不安心，或許誠如林杰樑建議，政府不妨比照日本，明訂魚肉添加一氧化碳不得超過兩百微克，因為在這個數值下，一旦魚肉開始腐敗，消費者仍可單憑魚肉顏色的改變，來判斷新鮮與否，加上定期的抽檢及設立標章等制度，才能避免業者有「魚目混珠」的空間。

什麼是腸炎弧菌？

夏天到了也是腸炎活躍季節。隨著天氣漸漸轉熱，因水產品中腸炎弧菌(*Vibrio parahaemolyticus*)引發的腸胃道感染的案例也越來越多，這就是所謂的細菌性食品中毒。每一年都有不少人因受細菌汙染的食物而引起疾病。為了防止這樣的疾病，除了良好的個人衛生習慣外，若能理解產生食品中毒的細菌更有意義，更能了解預防之道。

由細菌引起的食品中毒，其成立的必須條件如下：

1. 這些微生物或者它的毒素一定存在於食品中。
2. 食品一定適合細菌的成長。
3. 溫度也一定合適細菌成長。
4. 有足夠時間提供細菌的生長。

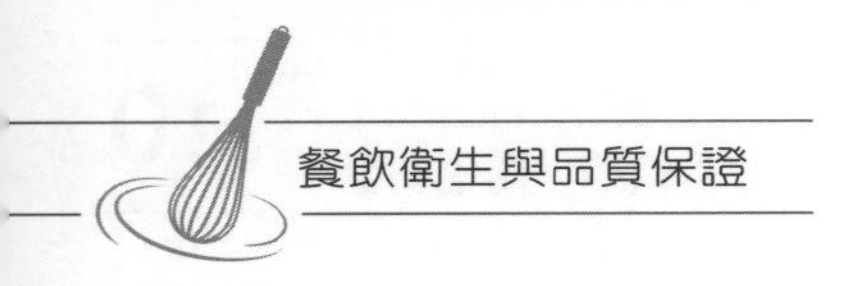

5. 必須有夠多的微生物或是它們產生的毒素，足以引起疾病。

6. 人們吃下受汙染食品。

它又包括了兩大類狀況，一是攝入了細菌分泌的毒素而致病，代表細菌是金黃葡萄球菌。另一類則是細菌汙染食物，直接食入的細菌在腸道滋生後致病，這類的代表則是沙門桿菌，與本文所提到的腸炎弧菌。

最早是在1950年代，在日本水產品中毒案件中證實腸炎弧菌為致病菌。而根據食品藥物管理署統計民國八十年後台灣地區食品中毒的病因中，以件數來看，腸炎弧菌卻可說是「第一名」。腸炎弧菌是個像逗號狀的細菌，遍及世界大多數的港灣和其他海岸地區，是海洋正常菌株的一種。最理想的成長溫度是37℃，但25~44℃還是看得到它。在多數地區，腸炎弧菌的數目隨著季節有所變化，通常在夏日較多、密集，也增加了食品中毒的爆發機會。這現象在美國、溫帶地區與台灣都可觀察到。在台灣腸炎弧菌引起的腸炎也以4~11月較常見。

但並非所有的腸炎弧菌都會致病，由自然界分離出的菌株僅0.18至1.0%，具溶血素與致病性。由罹病人身上分離得到的腸炎弧菌菌株，超過95%在Wagatsuma培養基上會有溶血現象(Kanagawa phenomenon)。而由自願服入無溶血素菌株腸炎弧菌的病患，則無發病現象。腸炎弧菌於適當的條件下繁殖相當快，9分鐘即可分裂一次，只要十隻腸炎弧菌，估計3~4小時即可增殖至一百萬隻！

常受腸炎弧菌汙染的食品主要是鮮魚、牡蠣、小蝦和龍蝦等之海產品。而腸炎弧菌導致的腸胃炎通常較溫和，少有嚴重案例，但有敗血症之病例出現。一旦食入不潔的海產後，依細菌多寡、患者抵抗力優劣，約2~4小時內發病，通常在12~18小時，所以常在前一晚享用喜宴的隔日，開始有症狀，而非當夜。常見症狀有腹瀉、腹絞痛、嘔吐與頭痛，發燒與畏寒則較少見。發病時通常只限於一段時日即可自癒，故只要稍加注意，補充足夠的水分與電解質，三天後大都能恢復健康。

什麼是海洋弧菌？

創傷弧菌的英文學名為*Vibrio vulnificus*，生存於河、海交界之處，又稱海洋弧菌。海洋弧菌大多生長在熱帶及亞熱帶的夏日季節（8月~10月）的海洋地區。在台灣的中南部，尤其在高雄和台南都曾發現這種病菌的案例。

一、人類感染海洋弧菌的途徑有兩種：

1. 生食：食用遭受海洋弧菌汙染的海產，例如：生蠔、蚵仔、蝦蟹及生魚片等。
2. 經由傷口直接感染：遭魚具或魚蝦刺傷，或身上已有傷口卻又不慎接觸到海洋弧菌汙染的海水，導致引發壞死性筋膜炎。

二、何人容易感染？

並不是每個人都那麼容易感染海洋弧菌，免疫力特別差者、罹患慢性肝炎、肝硬化的病人，有糖尿病患和酗酒造成的酒精性肝炎及腎衰竭的病人、常吃類固醇的人等等，都是特別容易感染的族群。

三、會有什麼症狀？

1. 飲食感染：潛伏期大約是 12 小時至 4 天左右，會發生腹痛、噁心、嘔吐、腹瀉、發燒或是打冷顫，然後就是下肢皮膚會感覺疼痛，接著就是紅疹、水泡的發生和潰爛，最嚴重的狀況就是休克，甚至是死亡。
2. 傷口侵入：12 小時之內，皮膚開始發生紅腫、水泡現象，最後成為壞死性筋膜炎，處理方式是將潰爛部分挖掉，甚至是將其切除、截肢。

海洋弧菌會侵犯肌膜及肌肉空腔，12小時內皮膚即會有紅腫、出現水泡的現象，惡化形成壞血性筋膜炎，死亡率達50%，如果因而休克，死亡率更逾90%。創傷弧菌可放出強烈毒素進入血液，將引起敗血症及休克，誘發全身器官衰竭導致死亡。

四、治療方法？

目前使用第三代抗生素和四環黴素等抗生素治療。患者如果不及時截肢而終導致休克者，其死亡機率高達90%，所以海洋弧菌是一種非常可怕的細菌。高壓氧對於海洋弧菌感染也是一種重要的輔助治療，初期可給予2.0~2.5大氣壓力，

90~120分鐘，一天2次的高壓氧，一旦病情穩定，可以改為一天1次的治療。依病人及病情之不同，有時治療的時間必須長達30天或更久。因為可以改善組織氧的供應，且可以抑制厭氧菌的生長和毒素的產生，改善白血球的噬菌能力。

五、如何預防？

1. 少吃生冷食物，尤其有酗酒的習慣、慢性肝炎、糖尿病、腎衰竭的病人等，應將食物煮熟，因海洋弧菌，只要高溫煮熟，就會消失殆盡。
2. 處理魚時避免被刺傷，皮膚若有傷口，也應避免接觸海水；到海邊遊玩時，要先將傷口包紮好，以減低感染海洋弧菌的機率。

生魚片之原料魚盡量使用深海魚

生魚片的衛生管理，食品藥物管理署目前訂有生菌數標準，同時衛生單位亦會不定時抽查業者。不過，民眾食用生魚片時，最好還是選擇知名、外部環境清潔的餐廳，有良好衛生的生產操作流程，這樣才能吃得安心。

食品藥物管理署強調，製作生魚片每個環節都要注意，從魚貨來源至餐廳，再到送入消費者嘴中，都必須嚴加把關。1.首先要求業者盡量使用深海魚來做生魚片之原料，因為淡水魚所受到的汙染較多，寄生蟲也多。2.嚴格檢驗生魚片原料所用深海魚是新鮮狀態，並立即冷凍或冷藏。3.當生魚食材送進餐廳後，就應該馬上切割處理，從魚表面、鱗片到內臟都不能受到汙染。4.處理者必須有良好的個人衛生習慣。5.廚師的手部、砧板、刀具都應該消毒，以保持生魚片之衛生標準。6.保持生魚片成品於衛生標準下，直至消費。

一、生食用食品類衛生標準

第四條規定：生食用食品之微生物限量如下：

項目 類別	每公克中生菌數 (CFU/g)	每公克中大腸桿菌群(Coliform)最確數(MPN/g)	每公克中大腸桿菌(E. coli)最確數(MPN/g)	每百公克揮發性鹽基態氮
生食用魚介類	10^5以下	10^3以下	陰性	15mg以下
生食用水果類	10^5以下	10^3以下	10以下	－
生食用蔬菜類	10^5以下	10^3以下	10以下	－

◎生食用食品係指經清洗、去皮等調理過程處理後可立即供食之食品。

二、冰類衛生標準

第三條規定：冰類細菌限量：

類別	內容	限量		
		每公撮中生菌數	每公撮中大腸桿菌群最確數	每公撮中大腸桿菌最確數
冰類	食用冰塊	（融解水）100以下	（融解水）陰性	
	刨冰、冰棒、冰磚及其他類似製品： 1. 含有果實水、果實汁、果實香精及其他類似製品。 2. 含有咖啡、可可、穀物、紅豆、綠豆、花生或其他植物性原料者。	（融解水）100,000以下	（融解水）100以下	（融解水）陰性
	冷凍冰果： 1. 含有乾果、蜜餞、糕點等冷品與冰混製之各種液體冷凍冰果。 2.含有鮮果實、鮮果醬之各種冷凍冰果。			
	含有乳成分或乳製品之各種冰類製品與冷凍冰果			

三、包裝飲用水及盛裝飲用水衛生標準

第五條規定：適用於直接供人飲用之包裝飲用水及盛裝飲用水微生物限量：

項目	限量
大腸桿菌群	陰性
糞便性鏈球菌	陰性
綠膿桿菌	陰性

第六條規定：包裝飲用水及盛裝飲用水溴酸鹽限量：0.01ppm以下。

都是生食惹的禍？

現年39歲家住八德市的徐姓民眾的家族，日前因親戚送了一些新鮮的大肚魚，喜愛吃新鮮、生食料理生魚片的家人，就呼朋引伴一起享用美食，相談甚歡。不料，晚餐後3個多小時，徐先生出現嚴重腹痛，還有嘔吐現象，經家人緊急送到聖保祿醫院急診室治療。

聖保祿醫院一般外科主治醫師經過問診、檢查，研判他可能罹患闌尾炎，馬上進行手術治療。開刀後發現闌尾正常，但在腹內竟發現有3條寄生蟲，在腸子中間蠕動，也發現寄生蟲將腸子部分穿破，他馬上將寄生蟲取出，將病患腸子修補好，再將檢體送化驗。這寄生蟲長約7公分，名字叫馬毛蟲。主治醫師指出，腸壁出現寄生蟲，最常出現在生食的食品上，食物未經煮熟過程，寄生蟲的幼蟲或成蟲，會隨著食物進入人體腸胃，吸收人體營養。寄生蟲成蟲後會穿破腸子，引發腹膜炎、敗血症，甚至死亡。這案例在台灣很少見，日本較常見。

聖保祿醫院感染科主任指出，馬毛蟲最主要的宿主是昆蟲，以汙水的環境最容易生存，遇到這類寄生蟲的病患，是他行醫臨床上的首見，治療上很麻煩，因為沒有針對此寄生蟲的治療藥物，如果不手術直接取出，需透過內視鏡尋找蟲蟲蹤跡，再一一夾出。許主任呼籲，國人在飲食方面，盡量以熟食為主較安全，喜歡生魚片的人，則要注意生鮮魚的來源、處理過程，小心食品衛生安全。

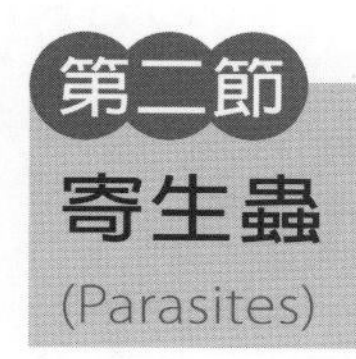

第二節 寄生蟲 (Parasites)

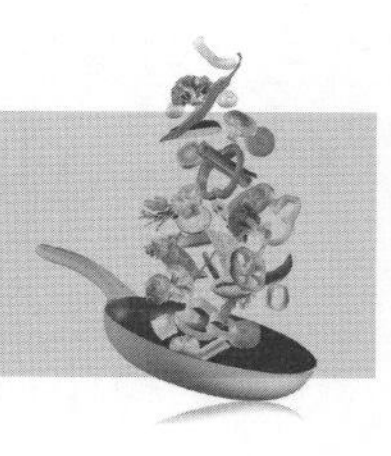

通常寄生蟲進入宿主的途徑為經皮膚侵入、經吸血昆蟲侵入或以食物為媒介經口侵入。因攝取食物而感染的動物寄生蟲可歸入下述三大群：原蟲類(protozoa)、扁蟲類(flatworms)、和圓蟲類(roundworms)，以下僅就其中較為重要者進行說明。

一、原蟲類 (protozoa)

原蟲屬於原生生物，為最小和最原始的動物型態，與食品相關的五個屬為：1.梨形鞭毛蟲屬或賈地蟲屬(genus *Giardia*)、2.內阿米巴屬(genus *Entamoeba*)、3.弓蟲屬(genus *Toxoplasma*)、4.肌囊蟲鼠(genus *Sarcocystis*)、5.隱孢子蟲屬(genus *Cryptosporidium*)。

(一) 梨形鞭毛蟲病 (giardiasis)

梨形鞭毛蟲(*Giardia lamblia*)屬於一種具鞭毛的原生動物(protozoan)，存在於水的環境中。生命週期中有屬於成蟲狀態的營養體(trophozoite)和休眠狀態的胞囊(cyst)二種形態，以胞囊形態存在於水和食品中時，可經由被汙染的水和食品進入人體，由於胃酸和蛋白酶的作用，梨形鞭毛蟲自胞囊內萌發成為營養體，引起呈現如急性胃腸炎等症狀之梨形鞭毛蟲病(giardiasis)。

致病原因多為在野外活動時飲用未經充分煮沸的水後，即感染而發病。梨形鞭毛蟲病是一種高傳染性疾病，對人類而言，梨形鞭毛蟲胞囊的最低感染數量為10或更少。美國疾病管制中心(Centers for Disease Control, CDC)的調查，顯示梨形鞭毛蟲是種極普遍存在大自然中的寄生蟲，經由食物傳染導致感染梨形鞭毛蟲病者亦較已有病例記錄者多。

(二) 變形蟲病（amebiasis，又稱阿米巴病）

痢疾阿米巴(*Entamoeba histolytica*)是一種嫌氣性變形蟲，與梨形鞭毛蟲一般有營養體和胞囊。當經由汙染的飲用水感染人類後，會引起變形蟲病，其常見之症狀為腹部絞痛、腹瀉並有血便。感染至人體之胞囊在腸道中萌發後，即侵入大腸黏膜細胞，造成潰瘍，而若未能迅速治療，則其營養體可能會移轉至肝臟、肺臟和腦部等處，造成該處細胞和組織的壞死，導致肝臟、肺臟和腦的病變。

(三) 隱孢子蟲病 (cryptosporiodiosis)

隱孢子蟲(*Cryptosporidium parvum*)是一種絕對的細胞內球形寄生蟲，在同一個宿主個體內可以完成其整個生命週期。被攝食進入宿主小腸的隱孢子蟲厚壁卵囊(thick-walled oocysts)，可破囊而出成為自由狀態的生殖芽孢，並穿過宿主腸道上皮細胞的微絨毛部位，同時在此過程中經有性生殖發展成為接合子(zygote)。接合子可以破壞宿主和自已的細胞膜後侵入其他宿主細胞。大約80%接合子會形成具有厚壁的卵囊，進而在宿主細胞內形成孢子的結構，當其藉由宿主糞便排放至環境中時，即可感染下一個新的宿主。

近年來，隱孢子蟲已被確認至少有40種哺乳動物和多種爬蟲類與鳥類的致病源。感染此類寄生蟲對於免疫活性功能正常的人體而言，較不會有嚴重的症狀出現，多僅發生痢疾。但是對於如愛滋病患者或免疫功能不全的感染者而言，則會造成較嚴重的症狀如多而稀的痢疾、下腹疼痛、反胃、嘔吐以及溫和的發燒。

隱孢子蟲病至少能經由五種途徑感染人類，即人畜感染、人與人傳染、水、病院傳染或食物傳染等五種途徑。

二、扁蟲類 (flatworms)

扁蟲類皆屬於扁形動物門，與食品相關者包含吸蟲綱(Class *Trematoda*)和條蟲綱(Class *Cestoidea*)的寄生蟲。前者中具代表性者為吸蟲(flukes)，後者中具代表性者為條蟲(tapeworms)。

(一) 吸蟲

吸蟲類的中間宿主多為淡水與較低鹽度海水中的魚蝦貝類，生食者非常容易因食用未煮熟之該類水產動物性食品而感染吸蟲類的寄生蟲。可經由食用動物感染並具重要意義的吸蟲包括：肺吸蟲、肝吸蟲、橫川氏吸蟲、中華肝吸蟲和日本血吸蟲。

肺吸蟲病主要是由肺吸蟲屬特別是衛氏肺吸蟲(*Paragonimus westermani*)所引起者，亦被稱為寄生蟲性咳血。蟲卵在水中發育為幼蟲後，感染如淡水螺與蝦蟹等第一和第二中間宿主，通常寄生在蟹的鰓、肝、筋等處，當人類攝食這些中間宿主後，即經由十二指腸和穿越腸壁至胸腔，約六週後發展為成蟲，所產生的蟲卵可經由氣管隨痰排出或著經吞嚥後由糞便排出患者體外，在進入水中後即再次感染第一和第二中間宿主，而完成其生命週期。

當肺吸蟲感染至肺部時，會造成患者支氣管擴張、發熱、血痰或咳血等症狀。除了肺臟外，也可以侵入肝臟、腦部、淋巴結、肌肉等部位，形成該部位器官與組織的各種病變的症狀。

肝吸蟲(*Fasciola hepatica*)亦稱肝瓜仁蟲或肝蛭，所造成之肝吸蟲病為熱帶與亞熱帶地區常見的一種寄生蟲病，以孩童較易感染，成年人之罹患率較低。肝吸蟲在水中的第一宿主通常是泥螺，第二中間宿主則多為鮒魚和鯉魚等淡水魚類。肝吸蟲的幼蟲常寄生於該種魚類的鱗、皮下組織和肌肉等處，人類攝食帶有未殺死寄生蟲的魚肉後，即造成肝吸蟲的寄生感染。肝吸蟲寄生在膽管等處時，可能會形成如肝肥大後萎縮、下痢、貧血、食慾不振、夜盲症等症狀，但較不會單獨造成病危的狀況。

橫川氏吸蟲(*Metagonimus yokogawai*)寄生於小腸中，其第一中間宿主為淡水螺螄，第二中間宿主為淡水鱒魚和香魚等，當人類生食入帶有此類吸蟲幼蟲的魚肉後，即感染此種寄生蟲病。在感染之橫川氏吸蟲發展為成蟲後，由於其附著至小腸黏膜，刺激患者的小腸黏膜產生過量黏液，引起腸道充血或表皮潰爛。一般臨床上所呈現的症狀為腹瀉、嘔吐及血便等。成蟲排出的卵可積存於組織中或者隨血液侵入腦、肝、肺等器官，造成該部分組織的病變。

中華肝吸蟲(*Clonorchis sinensis*)也被稱為中華肝蛭，通常寄生在宿主的膽管中，有時也被發現寄生在宿主的胰管中。中華肝吸蟲的第一中間宿主為淡水田螺，第二中間宿主多為某些淡水魚類如青魚等。當人類食入未煮熟或生食含中華肝吸蟲的魚類食品後，囊幼蟲到達十二指腸中時即破囊而出，然後進入輸膽管中發育為成蟲，會引起組織增生與發炎的反應。蟲體較少時可發現之現象如胃口不佳、腹漲、水腫等較輕的症狀，若蟲體數量較多時，整個肝臟受到侵害，也會產生如門靜脈硬化、黃疸甚或毒血病等嚴重的症狀。

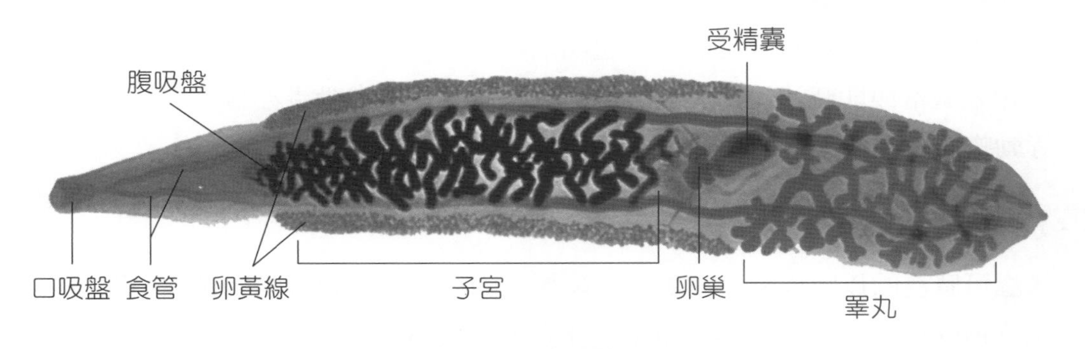

圖 10-1　中華肝吸蟲

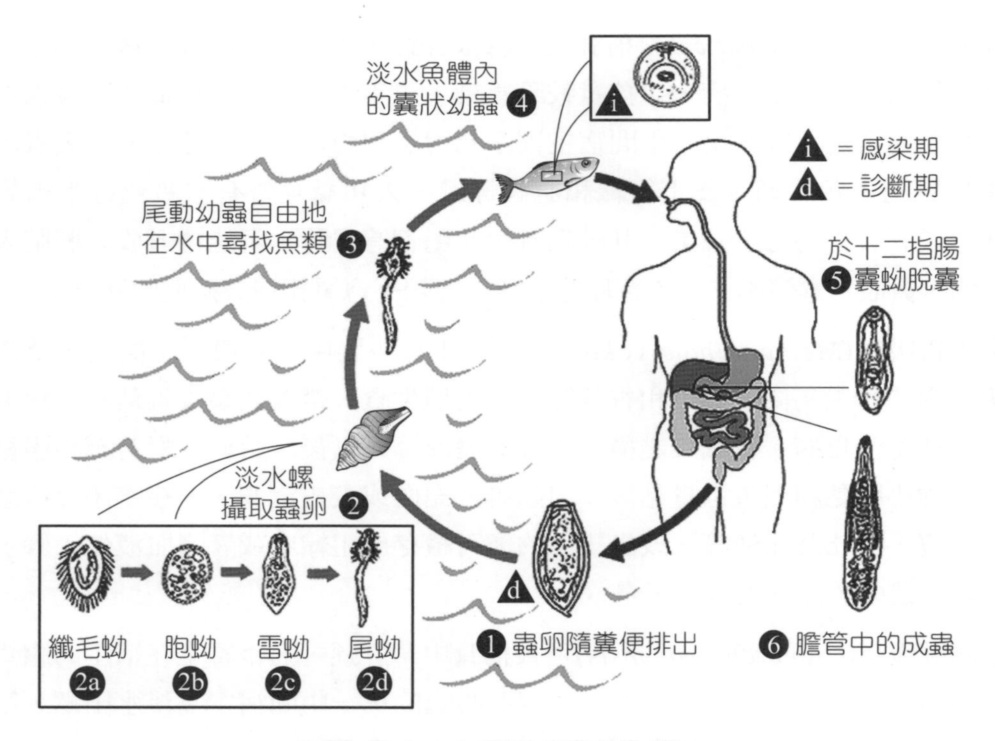

圖 10-2　**中華肝吸蟲的生活史**

日本血吸蟲(*Schistosoma japonicum*)會感染動物並為一種遍及全球之寄生蟲病。一般先以絲狀小蟲感染蝸牛或螺螄做為其中間宿主，隨後形成蝌蚪狀小蟲，亦可由水中直接進入動物體內，寄生於肝、肺、脾臟等內臟器官中，甚或侵入腦部生長繁殖。感染後之症狀多為脾肝臟水腫、腹水、貧血、發燒、食慾不振等。當蟲卵經由血液侵襲至患者體內各重要器官時，可能會引起如痢疾、肝腫大、肝硬化、脾腫大等嚴重併發症狀，如未適當與即時治療，可能導致死亡。此外日本血吸蟲亦會侵入黃牛、水牛與山羊等動物體內做為其感染人類的中間宿主。

(二) 條蟲

條蟲可廣泛的以哺乳類、鳥類、爬蟲類、兩棲類或魚類等動物做為中間宿主，人類在生食道受條蟲感染的動物肉類後，亦產生各類不同的症狀。常見之條蟲為闊節裂頭蟲、曼氏裂頭條蟲、大複殖孔蟲、有鉤條蟲、無鉤條蟲等五類。

闊節裂頭蟲(*Diphyllobothrium latum*)之中間宿主為水蚤類和淡水魚類，例如鱒魚食入感染的水蚤後，闊節裂頭蟲即寄生於淡水魚的肌纖維間，並發展成為全尾幼蟲，人類生食受感染的魚類後即感染此寄生蟲病。感染後之症狀為腹痛、營養不良、體重減輕以及貧血等。除了可以感染人類外，亦可寄生至狗和豬等動物體內。

曼氏裂頭條蟲(*Diphyllobothrium mansoni*)的中間宿主可能是水蚤類、蛇、青蛙和鳥類。人類食入曼氏裂頭條蟲的幼蟲後，蟲體穿過患者的腸壁，移行到皮下組織或筋膜中，發育成全尾幼蟲，造成在皮膚、結合膜、與陰道等處之局部感染，多寄生於腹部、鼠蹊部和大腿等部位的皮下組織中形成局部浮腫和發癢等症狀。

大複殖孔蟲(*Diplogonoporus grandis*)的中間宿主為一般的海產魚類，多寄生於鯨類體內。經常食用海產魚類生魚片者易於感染此寄生蟲病。患者通常呈現腹絞痛、下痢便祕交替、繼發性貧血、脈搏加快、疲倦等症狀。

有鉤條蟲(*Taenia solium*)又稱為豬肉條蟲，成蟲的體長可至2~7公尺，中間宿主是豬，攝食加熱不足的豬肉食品為感染的主要原因。感染後的有鉤條蟲附著在患者小腸壁上寄生，症狀多呈現較輕微者如腹部不適、噁心、嘔吐、下痢或下痢便祕交替、飢痛以及胃口不佳等，在潛伏期的後期亦會產生白血球增多症狀。在少數的病例記錄中曾指出有鉤條蟲會穿破腸壁，造成患者腹膜炎。

無鉤條蟲(*Taenia saginata*)又稱為牛肉條蟲，成蟲的體長一般為10~12公尺，中間宿主為牛、野牛、長頸鹿、駱駝、馬等。人類為此類寄生蟲之唯一終宿主，感染之原因多為食入未煮熟之牛肉所致。無鉤條蟲感染人類後約費時10~12週進行發育，在發育期後期宿主通常呈現下痢、飢痛、體重減輕、白血球增多等症狀。當無鉤條蟲的成蟲體形巨大時，可能會使得患者的消化管道發生機能障礙，也可能會引發急性闌尾炎。

三、圓蟲類 (roundworms)

可於食品中導致寄生蟲病的重要圓蟲屬於圓形動物門中的旋毛蟲目和蛔蟲目，以下僅就主要作用進行說明。

(一) 旋毛蟲病 (Trichinosis)

旋毛蟲病為食品傳染病中最受關注的圓蟲疾病，旋毛蟲屬較特別的是由前一位宿主傳染給後一位宿主，並未如同其他大部分的扁蟲和圓蟲般呈現自由存活期。也就是說，旋毛蟲的幼蟲期和成蟲期是可以在同一個宿主個體渡過。一般而言，感染人類的旋毛蟲最常來自於生食的或烹調不足的豬肉產品。

當多種哺乳動物和人類攝食受到旋毛蟲屬寄生蟲感染的動物肉類後，旋毛蟲可以成蟲形態存在於哺乳動物的十二指腸和空腸黏膜中，其存活期可達一個月，但通常未產生疾病的症狀。上述期間卵子於雌蟲中孵化後產出，每隻雌蟲可產生約1,500個體長約為0.1mm的幼蟲，這些幼蟲會鑽過宿主的腸壁及身體的某些部位，只有進入骨骼肌肉的幼蟲才能存活，待生長到約1mm大小，即捲縮成為胞囊，直到被第二個動物宿主食入，因其胃中的消化酵素作用而使胞囊中的幼蟲被釋出，並可在小腸腔內成熟長大。

食入含大量胞囊的肉品1~2天後，旋毛蟲會穿透過小腸黏膜，呈現反胃下腹疼痛腹瀉和偶爾嘔吐等症狀。若只食入少量旋毛蟲幼蟲時，則其潛伏期可長達30天。當每克肌肉組織中含有100隻以上的幼蟲時，通常會發展出臨床上的旋毛蟲病症狀；當每克肌肉組織中含有1,000隻以上的幼蟲時，可能會產生嚴重和急性的症狀，例如肌肉疼痛以及呼吸、咀嚼和吞嚥困難。

(二)安尼線蟲病(Anisakiasis；胃黏膜蛔蟲症)

導致安尼線蟲病之圓蟲是屬於相近的兩種寄生蟲，分別是以鯨魚做為最終宿主的*Anisakis simplex*(whaleworm)，以及以灰海豹為最終宿主之*Pseudoterranova decipiens*(sealworm)，人類係意外的感染此兩種寄生蟲，成為其某一發展階段的中間宿主。人類的感染發生於當攝食了含此兩類寄生蟲幼蟲的魚類。被食入的*A. simplex*幼蟲會穿透黏膜內層，導致較嚴重的傷害。

人類食入受感染的魚類後約4~6小時後，會產生如上腹疼痛、反胃及嘔吐等症狀，嚴重的病例中也曾觀察到發燒和血便的現象。如果感染的蟲體穿透黏膜，可能會發展成為嗜伊紅顆粒瘤，或著在穿過胃腸壁後導致腹膜炎的發生。

嗜生魚片—當心蟲從口入

滋味鮮美的生魚片，常令老饕無力抗拒，但可得小心中華肝吸蟲、菲律賓毛細線蟲等難纏的寄生蟲病，可能病從口入。

來台參加「海峽兩岸寄生蟲病研討會」的廣東省疾病預防控制中心寄生蟲病防治研究所方副所長指出，廣東省中華肝吸蟲平均感染率仍達16%，以珠江三角洲最嚴重，感染機率最高83%，在廣東吃生魚片，或魚片火鍋、烤小魚、魚蒸得不夠熟，都可能被感染。

中華民國寄生蟲學會黃理事長表示，的確有不少台商、遊客在廣東、廣西、香港等地吃海鮮而感染肝吸蟲，其成蟲會吸附在膽管，使膽管細胞纖維化。方悅怡說，感染肝吸蟲，罹患膽囊炎、肝癌、肝硬化的機率都明顯增高；兒童還可能出現生長矮小、侏儒症、第二性徵發育遲緩等現象。黃理事長強調，除了大陸，國內美濃、屏東內埔、日月潭、苗栗明德水庫等地仍有肝吸蟲蹤跡，民眾宜避免生食魚肉。幸而，目前以Praziquantel等藥物治療肝吸蟲，治癒率98.7%，效果相當不錯。

此外，台北醫學大學醫學系寄生蟲學科鍾教授提醒，淡水魚或半淡鹹水魚的生魚片，可能寄生有菲律賓毛細線蟲病，食用後可能導致貧血，嚴重者甚至引發細菌性併發症及敗血症。鍾教授指出，台灣地區自民國78年至今，已累積29例菲律賓毛細線蟲感染個案。這種蟲寄生在人體，新陳代謝出來的毒素會引發嚴重水瀉及劇烈下腹痛；而體內白蛋白大量的流失，則會引發貧血，甚至細菌性併發症及敗血症。

菲律賓毛細線蟲宿主以草魚、鰱魚、鯰魚及溪哥等淡水魚為主，河海交會處的魚類也偶見其蹤。鍾文政指出，這種寄生蟲不耐高熱，60℃只能存活3分鐘，100℃高溫更只能活3秒，只要將魚煮熟，就能遠離感染。若不幸遭感染，每天服用4顆Mebendazole藥物，3週即可痊癒。

吃生魚片的蟲蟲危機—中華肝吸蟲

許多民眾似乎對吃生魚片情有獨鍾，有些人本來不敢吃，看別人吃，自己慢慢也學著吃，可是在滿足口腹之慾時，可能同時也吃進去了肝吸蟲具有感染性的幼蟲，引起肝膽道的寄生蟲疾病，成了慢性肝吸蟲病患而不自知。

中華肝吸蟲在古代典籍就有記載，只是使用名稱不同，長約1至2公分，寬0.3至0.5公分，第一中間宿主為淡水螺類，第二中間宿主是淡水魚，如草魚、鰱魚、鱸魚、吳郭魚等，它以囊狀幼蟲形態寄生在魚肉內，不管是養殖的或捕獲的，人們食用含有此幼蟲的未完全煮熟的魚類或生魚片就很容易被感染，一定要吃煮熟的。中華肝吸蟲的囊尾幼蟲，在60~70℃，只要6秒鐘就可將其殺死。

這種囊狀幼蟲進入腸道約7~10小時內，就會經由總膽管移至肝內的小膽管內，4週後就發育成熟開始產卵，每隻成蟲每日排卵平均達三、四千個，頗為驚

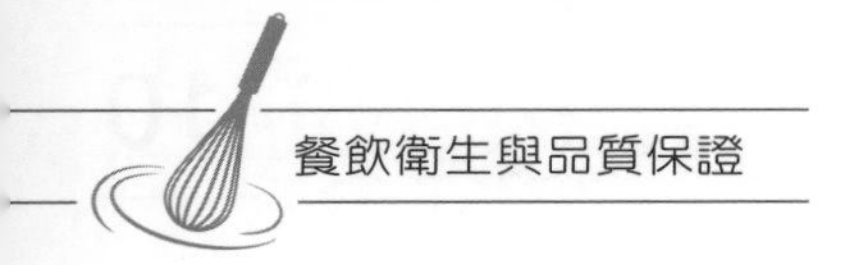

人。中華肝吸蟲的壽命更可長達一、二十年，這段感染期間可能幾無異狀，肝功能檢查除了極少數人鹼性磷酸脢稍會上升，常被當做慢性的肝疾病處理。但蟲體在膽道系統內卻容易引起其他併發症，使膽道結石、膽囊炎的發生比例相對增加，也會造成膽管內皮細胞的變異，是成為膽管癌的主要因素之一。也有較急性反應的，如右上腹部的疼痛、發燒、黃疸等，可以驅蟲藥治療，效果不錯。

肝吸蟲病在中國大陸、東南亞、日本都有流行。據先前的報導，廣東省可能有五百萬人染上肝吸蟲病。台灣也有肝吸蟲問題，某些地方的居民還是有使用糞便餵魚的習慣，也仍有人嗜食生魚片、魚粥，尤其是草魚，為中華肝吸蟲繼續存在、感染提供了適宜的環境與機會。預防方法是應該吃煮熟的淡水魚、螺；加強餐廳及個人廚房衛生習慣，如切魚過後的刀及砧板務必洗淨。

四、寄生蟲病的預防

對於阿米巴病等經水傳布的寄生蟲疾病的預防，主要仍為將水加熱煮沸後再飲用，至於經由食物傳染的寄生蟲病亦可經由充分的加熱處理獲得預防的效果。

在吸蟲類寄生蟲病的防治之道，則主要是不要生食蝸牛或螺螄，對於動物的糞便和水源均要有合乎衛生的管理方法，並監控可能帶有日本血吸蟲的中間宿主動物如黃牛、水牛、山羊、蝸牛或螺螄等之感染狀況，以斷絕可能的傳染來源。

預防旋毛蟲病的方法在源頭上應避免餵食飼養的家畜可能被感染的肉類，並盡量只餵食烹煮過的飼料，則旋毛蟲的發生率應可迅速降低。而人類要杜絕感染旋毛蟲病，可以經由徹底烹煮（60℃以上）豬肉和其他動物肉類而達成目標。此外適當的凍藏處理，如存放於-17.8℃下6~10天後，也可以破壞旋毛蟲的胞囊。

圓蟲寄生蟲病的預防之道在於避免攝食生的或者加熱不夠完全的魚類食物，例如烹煮魚肉時，內部溫度到達後60℃持續加熱1分鐘，或65℃加熱30秒，皆足以殺死具傳染能力的*Anisakis simplex*(whaleworm)與*Pseudoterranova decipiens*(sealworm)兩類寄生蟲。

表10-1 生食可能吞進的寄生蟲種類

生食種類	寄生蟲
豬肉	旋毛蟲、有鉤條蟲、弓形蟲、囊蟲
牛肉	無鉤條蟲、隱孢子蟲、囊蟲、中華肝吸蟲、泰國肝吸蟲
淡水魚	中華肝吸蟲、泰國肝吸蟲、廣節裂頭條蟲
海水魚	海獸骨線蟲
淡水蟹	肺吸蟲
蝸牛	廣東住血線蟲
生菜	牛羊肝吸蟲、薑片蟲、蛔蟲、鞭蟲

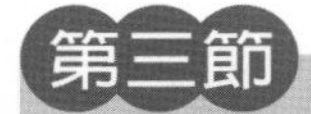

影響身體吸收之有害物質

(Hazardous substances infecting body adsorption)

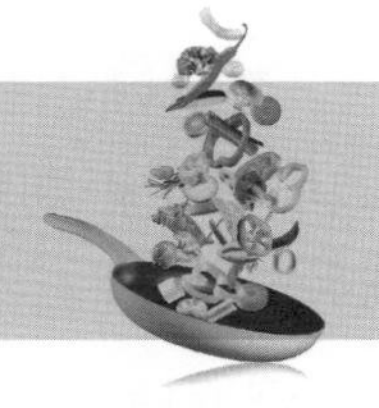

種 類	分 類	存在製品例子
重金屬	砷(arsenic；As)	地下水
	汞(mercury；Hg)	近海魚貝類
	鎘(cadmium；Cd)	稻米
	鉻(Chromium；Cr)	牛乳
	鉛(lead；Pb)	農作物
	銅(copper；Cu)	近海養殖牡蠣
	錫(tin；Sn)	罐頭食品
抗營養性物質	胰蛋白酶抑制劑(trypsin inhibitor)	黃豆與蛋白中之蛋白質如卵黏蛋白 (ovomucin)，會抑制胰蛋白酶(trypsin)的分解作用
	伴白蛋白 (conalbumin)	蛋白中之一種蛋白質，會螯合多價陽離子如鐵、銅、鋅等，阻礙腸道吸收
	血球凝集素(hemagglutinin)	黃豆中之一種蛋白質，使紅血球凝集失去活性
	皂素(soaponine)	在試管試驗中會使紅血球分解，能在雨水中形成持久性泡沫狀態，對於成長中之動物會有抑制生長之作用
	抗生物素蛋白(avidin)	雞蛋之蛋白，會與維生素biotin結合，而阻礙腸道吸收
	過量之膳食纖維(dietary fiber)	蔬果

名詞解釋

1. 血球凝集素 (hemagglutinin)

使紅血球特異凝固之物質。依凝集反應之不同呈現，可分為完全凝集、不完全凝集及補體依存性抗體。

2. 胰蛋白酶 (trypsin)

胰液的蛋白質分解酵素。食糜中不被為胃蛋白酶(pepsin)作用而殘留的蛋白質分子，可被胰蛋白酶分解。其作用之酸鹼值在8~11進行。

3. 胰蛋白酶抑制劑 (trypsin inhibitor)

對trypsin有抑制作用之物質。分布於植物中，例如大豆中就有此物質，可以加熱破壞之，否則不但大豆蛋白質無法消化，連同食用之其他食品的蛋白質之消化易受抑制。

4. 深海魚 (deep-sea fish)

是在深海中生長之天然魚類如鮪魚、旗魚、鯨魚等，不是以人工養殖方式，或是海岸邊、淺海生長之魚類。

5. 胞囊 (cyst)

寄生蟲之幼蟲寄居於人體內胃腸細胞所形成之一種囊體狀態。

6. 鯛魚肌肉保色劑 (color retention agent of snapper meat)

將一氧化碳打入鯛魚體內，一氧化碳會與肌紅蛋白結合後，轉變成羥基肌紅蛋白，乃加工鯛魚生魚片呈紅色之原因。人們食入此種鯛魚肉片後，羥基肌紅蛋白會被胃中蛋白分解酵素分解，故對健康並不會有任何危害。

7. 敗血症 (septicemia)

敗血症是一種血液中毒的病症，患者多是免疫系統較弱之人。主因是身體某些部位的細菌擴散至血液，人體免疫系統無法殺滅該細菌，引起血液壞死之現象。敗血症發生時，患者會因嚴重的感染發炎而引起發燒、畏寒、心跳加快、呼吸急促的症狀，患者的意識也可能出現混亂、譫妄。

1. (　) A 型肝炎的流行狀況是由哪個單位負責監控？ (A) 農委會 (B) 食品藥物管理署 (C) 疾病管制署 (D) 藥政處。
2. (　) A 型肝炎的潛伏期為？ (A)30 天 (B)1~2 天 (C)1~2 小時 (D)3~5 天。
3. (　) 豬肉不可以生吃的主要原因是其中可能有何種寄生蟲？ (A) 中華肝吸蟲 (B) 蟯蟲 (C) 蛔蟲 (D) 旋毛蟲。
4. (　) 下列何者不是存於受感染的生鮮紅肉中？ (A) 豬肉條蟲 (B) 牛肉條蟲 (C) 旋毛蟲 (D) 中華肝吸蟲。
5. (　) 勿食生蛋白，因其含有？ (A)avidin (B)livetin (C)keratin (D)albumin 會抑制人體對食糜中生物素 (biotin) 的吸收。

二、問答題

1. 寄生蟲侵入宿主的途徑有哪些？

   答：

2. 試述寄生蟲致病的原因。

   答：

3. 請比較圓蟲類寄生蟲病中之旋毛蟲病和安尼線蟲病的感染途徑與防治方法？

答：

4. 簡述扁蟲類寄生蟲病中重要者有哪些？

答：

5. 為什麼生豆漿（黃豆中含哪些抗營養因子）不適宜生飲？

答：

6. 雞蛋之蛋白中含哪些抗營養因子？為什麼蛋白不適宜生食？

答：

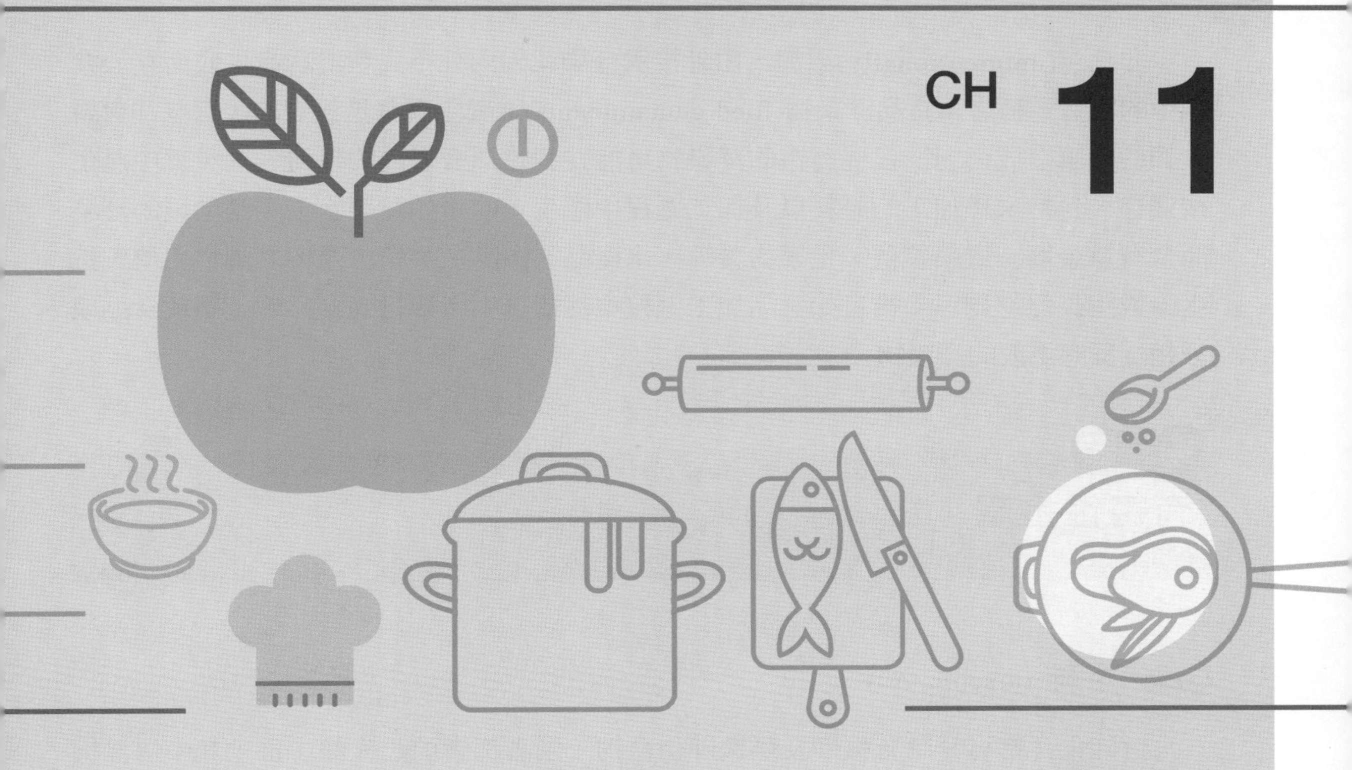

CH 11

環境、人為汙染物與餐飲衛生

Food and Beverage Sanitation and Quality Assurance

— 學習目標 —

研讀及學習本章後，讀者能了解環境、人為汙染物對餐飲衛生安全之傷害，讓我們對保護大自然環境以及嚴格監控人為汙染物之濫用，以確保生鮮食材之優良品質，間接地達到餐飲之品質保證與飲用安全。

非刻意(unintentionally)添加，由外接觸汙染或因內外不良環境誘發生成而存於食品中的物質，稱之為食品汙染物(food contaminants)，其中有些是無害的，有些卻會對人類的健康造成傷害。這些有害的汙染物可能在到達消費者前的任何一個步驟中產生或殘存，包括未經加工的原料以及加工過程中產生，前者如蔬菜水果受到環境的汙染而含有重金屬、農藥殘留、化學物質等，水產品、肉品、牛奶中殘留的動物用藥、抗生素或生長促進劑等；後者如食品加工過程中從器具中所移行到食品的金屬或食品成分相互反應生成的汙染物。

第一節 有害性金屬
(Hazardous metal ions)

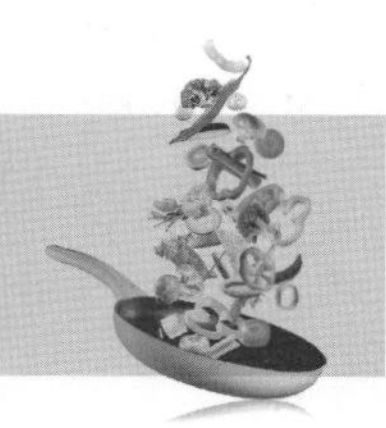

一、砷 (arsenic, As)

含砷化合物可分為有機砷及無機砷化合物，兩者都會引起人類中毒，其中以無機砷的毒性較高，例如三氧化二砷(As_2O_3)、砷酸鉛[$Pb_3(A_sO_4)_2$]、砷酸鈣[$Ca_3(AsO_4)_2$]等對人類都具有高毒性，無機砷化合物經常使用於殺蟲劑、除草劑及殺鼠劑中。

砷中毒常發生於誤食含砷農藥（如除草劑、殺蟲劑、殺鼠劑等）、添加含砷食品添加物之食物、飲用水或包裝器具中溶出砷。1955年日本森永MF印德島工廠產的奶粉，因為奶粉中含有砷，而造成飲用該奶粉的兒童產生砷中毒症。主要是因為添加至乳粉中的乳化安定劑磷酸氫二鈉（粗劣製品）中含有砷所致，此案例的死亡人數達到130人。以後在台灣本島部分飲用地下水地區，因地下水中含有砷，當地居民在長期飲用後而罹患「烏腳病」。

砷會與硫氫基結合，人體內有許多酵素含有硫氫基，當砷與之結合後常因此導致此類酵素的失去活性正常功能。因砷所引起的急性中毒症狀包括頭暈、頭痛、吞嚥困難、嘔吐、腹痛、腹瀉、血尿等。砷所導致的慢性中毒症狀包括皮膚變黑、手掌、腳底角質增生、四肢末端麻木、骨髓造血功能受損等。

食品衛生標準中針對各類食品對砷訂有最大容許量，包括「五、食用油脂類衛生標準」、「六、冰類及飲料類衛生標準」、「十四、食用綠藻（含製品）衛生標準」、「二十、食品原料阿拉伯樹膠衛生標準」、「三十、包裝飲用水衛生標準」等。

二、汞 (mercury, Hg)

水銀電池、水銀燈、化妝品中的白降汞、農藥殺黴劑等含汞的物質均為汞的汙染來源，由於工業上及農業上廣泛的使用汞及其衍生物，已經導致環境的嚴重汙染，進而導致食品中汞含量的增加。其中以水產品特別容易受到汞的汙染，汞常以甲基汞的形態存在於被汙染的水中生物體內。

汞的毒性依其存在的形態（元素態汞、無機汞及有機汞）而異，其中有機汞的毒性比其他兩者強，有機汞為脂溶性(lipophilic)，容易透過生物膜(biomembranes)而生成，如甲基汞(CH_3Hg^+)和二甲基汞[$(CH_3)_3Hg^+$]。甲基汞為烷基汞中毒性最強的一種，為神經毒。無機汞在自然界中會經由厭氧性微生物、魚和哺乳動物體內微生物的轉化成為有機汞，人類經攝食後，也會因此而中毒。汞離子易與酵素和核酸結合，導致該類生物分子變性而產生疾病。

汞引起之食物中毒曾經發生於日本及伊拉克，日本水俣市水俣灣沿岸一所化學工廠排放含汞化合物的廢水，汙染水源及魚貝類，致使當地居民因攝食這些汞汙染之水及魚貝類，於1956年陸續發生中毒症狀，因為發生於水俣市，因此又稱為水俣病。伊拉克則因民眾攝食含汞的小麥而導致汞中毒，與該小麥經過含汞殺菌劑(mercurial fungicidel)處理過有關。

有機汞中毒症狀包括牙齒脫落、胃發炎、貧血、腎臟損害、神經炎、神經中樞永久性傷害、視覺壓縮感、聽力受阻、語言障礙步行困難等。

食品衛生標準「三、魚蝦類衛生標準」規定迴游性魚類除外之所有魚蝦類甲基汞含量應在0.5ppm以下，迴游性魚類之甲基汞含量應在2.0ppm以下。

三、鎘 (cadmium, Cd)

由於工業上大量使用含鎘化合物，使得金屬鎘廣布於自然環境中，許多受到工業汙染的汙泥被做為土壤的肥料，間接造成栽種的土壤含有高量的鎘。日常生活中鎘的來源包括釉料、塑膠、樹酯、合金、油漆、印染料、鎳鎘電池等，以及由電鍍廠排放的廢水。

含鎘化合物可分為無機鎘(inorganic cadmium salts)及有機鎘(organic cadmium)化合物，食品中只有無機鎘鹽類存在，有機鎘化合物非常的不安定，與重金屬鉛及汞最大的不同是有機鎘很容易被植物所吸收，廣布於植物體，當人類食用這類的植物食品，可能會因攝食過量的金屬鎘而中毒。因此植物中鎘的含量格外受到大家重視，在

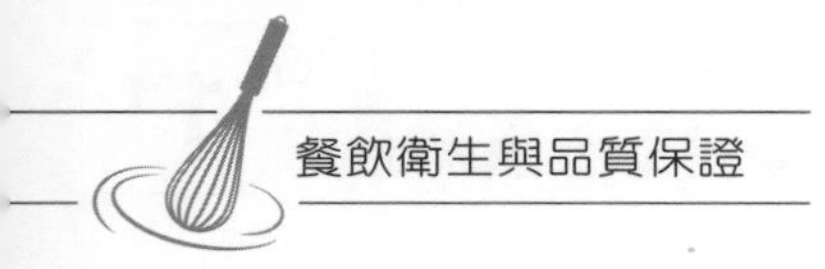

我國的食品衛生標準「二十六、食品重金屬限量標準」中規定米中鎘含量不得超過0.5ppm。動物類食品中亦會累積鎘，其中以肝臟、腎臟及牛奶中容易受到鎘的汙染。

1968年日本富川縣通川流域因礦山排出的廢水中含鎘，汙染河川水源後被稻米及魚貝類吸收，人類因長期的食用這些含鎘的食物而導致鎘中毒。鎘中毒會引起骨質軟化及腎功能不正常，進而產生蛋白尿及多鈣尿症，特徵是骨骼因鈣的流失而變形毀壞、身高減縮，患者四肢軀幹的關節及肌肉疼痛異常，因此又稱為「痛痛病」。台灣地區在彰化、和美交界地區亦曾發生農地受到鎘汙染而休耕。

四、鉛 (lead, Pb)

有關鉛的中毒可追溯到羅馬時代，由於當時利用鉛鹽(lead salts)來中和酒中的酸味，曾因此而造成廣泛的鉛中毒。事實上鉛在日常生活中處處可見，如鉛釉、鉛管、含鉛汽油、保險絲、焊接劑等均含有鉛的成分，環境中的鉛主要來自工業的汙染及含鉛汽油。

鉛化合物不易溶於水，因此大約僅有10%會被生物體吸收，骨骼、頭髮、牙齒中的鉛累積量會隨時間而增加，因此對於由飲食所造成的鉛的毒性及影響，必須透過長期的監控，方能了解其對身體之傷害變化。

鉛於體內可與酵素和核酸物質結合而造成中毒，無機鉛和有機鉛都會引起中毒，無機鉛如砷酸鉛、碳酸鉛、醋酸鉛，為人類中毒的主因；有機鉛如四乙基鉛，大多是由呼吸道吸入肺。慢性鉛中毒會對中樞神經及末梢神經系統產生不良的影響、貧血、干擾腎臟正常功能、體重減輕等症狀，事實上，因攝食受鉛汙染的食品及水而導致鉛中毒的例子很少，大部分是因為職業上長期接觸含鉛物質的關係所導致。早期製造皮蛋會使用鉛，因此曾有鉛殘留的問題，目前因已經改用其他的成分故應不再是汙染的來源。在我國的食品衛生標準「二、蛋類衛生標準」中規定蛋中鉛含量不得超過2ppm。

五、鋁 (aluminum, Al)

由於鋁的質量輕，故早期喜愛用鋁製的盛裝容器作為團膳業熱炒菜餚的器皿，然而鋁極易因高溫下溶出而汙染至菜餚餐飲上，故經由食物為媒介，長期食入鋁化物，恐有導致老人癡呆症之虞。

第二節 農　藥
(Pesticides)

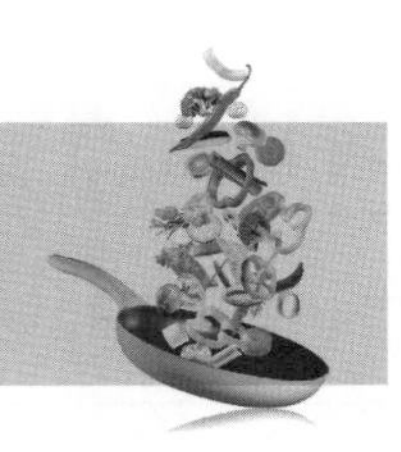

一、農藥的定義

為保護農林作物免受病蟲、草鼠及其他生物危害，所使用的化學品稱為農藥。農藥依其防治的對象可概分為殺蟲劑(insecticides)、殺真菌劑(fungicides)、除草劑(herbicides)、除藻劑(algicides)及植物生長調節劑(plant growth regulators)。若依化學結構區分，可分為有機氯劑(organochlorine compounds)、有機磷劑(organophosphours compounds)及胺基甲酸鹽劑(carbamates)。

二、重要的農藥汙染物

農藥是具有毒性的化學物質，除了因誤食或自殺的大量使用所造成的急性中毒外，長年累月的吸收或接觸亦可能引發疾病或致癌，早期許多曾經被大量使用且認為安全無虞的農藥，後來經研究都發現其對動物體甚至人類的健康均會造成嚴重傷害，實驗證明有害的農藥除了會汙染環境外，可能對動物（含人體）致畸胎性、具生育毒性、致癌性、致腫瘤性及劇毒性，這些產品目前已被世界各國所禁用，我國自民國61年起至今已禁用了超過100種的農藥，見表11-1。

表11-1 農業藥物毒物試驗所公告歷年政府禁用之農藥一覽表

TACTRI　2017 年 10 月

農藥名稱	英文名稱	禁止製造、加工、輸入日期	禁止銷售使用日期	備註（禁用原因）
安特靈	Endrin	60年1月1日	61年1月1日	長效性環境汙染
有機水銀劑	Organic mercury	60年10月25日	61年10月25日	長效性環境汙染
滴滴涕	DDT	62年7月1日	63年7月1日	長效性環境汙染
蟲必死	BHC	64年1月1日	64年10月1日	長效性環境汙染
地特靈	Dieldrin	64年1月1日	64年10月1日	長效性環境汙染
阿特靈	Aldrin	64年1月1日	64年10月1日	長效性環境汙染
飛佈達	Heptachlor	64年1月1日	64年10月1日	長效性環境汙染
福賜松	Leptophos	66年6月1日	67年6月1日	劇毒性

表11-1 農業藥物毒物試驗所公告歷年政府禁用之農藥一覽表（續）

農藥名稱	英文名稱	禁止製造、加工、輸入日期	禁止銷售使用日期	備註（禁用原因）
護谷、護谷殺丹、護得壯、丁拉護谷	Nitrofen	70年1月1日	72年1月1日	致畸胎
二溴氯丙烷	DBCP	70年6月6日	71年6月6日	生殖毒性
克氯苯	Chlorobenzilate	71年9月21日	72年9月21日	致癌性
必脫草	PCP-Na + Phenothiol	72年7月19日	73年1月19日	五氯酚混合劑
益必田	EDIDEN	72年7月19日	73年1月19日	五氯酚混合劑
草敵克	PCP-Na + CPH	72年7月19日	73年1月19日	五氯酚混合劑
保無根	PAMCON	72年7月19日	73年1月19日	五氯酚混合劑
五氯酚鈉	PCP-Na	72年7月19日	73年1月19日	不純物dioxin致癌
毒殺芬	Toxaphene	72年7月19日	73年1月19日	致畸胎性
二溴乙烷	EDB	73年2月22日	74年2月22日	致癌性
靈丹	r-BHC(Lindane)	73年8月7日	74年2月1日	致腫瘤性
蕉特靈	Lindane-C	73年8月15日	74年2月1日	靈丹混合劑
抑芽素30%溶液	MH-30	73年10月24日	74年5月1日	不純物致癌性
達得爛	Naptalam + Dinoseb	75年12月8日	75年12月20日	達諾殺混合劑
達諾殺	Dinoseb	75年12月8日	75年12月20日	致畸胎性
滴滴	Dichloropropane-Dichloropropene	76年7月9日	76年7月9日	致癌性
氰乃淨	Cyanazine	76年7月9日	76年7月1日	致畸胎性
滴滴滅	VORLEX	76年7月9日	76年7月9日	滴滴混合劑
樂乃松	Fenchlorphos	76年9月2日	76年9月2日	致畸胎性
四氯丹	Captafol	76年10月22日	77年10月1日	致癌性
鋅銅四氯丹	Captafol + Zn + Cu	76年10月22日	77年10月1日	四氯丹混合劑
保粒四氯丹	Polyoxins + Captafol	76年10月22日	77年10月1日	四氯丹混合劑
安殺番35%乳劑	Endosulfan	78年1月13日	79年1月15日	劇毒及殘留
亞拉生長素	Daminozide	78年6月21日	79年1月1日	致腫瘤性
福爾培	Folpet	78年7月13日	79年7月1日	致腫瘤性
錫蟎丹	Cyhexatin	78年7月13日	79年7月1日	致畸胎性
五氯硝苯	PCNB	78年7月13日	79年7月1日	致腫瘤性
福爾本達樂	Folpet + Benalaxyl	78年7月13日	79年7月1日	福爾培混合劑

表11-1 農業藥物毒物試驗所公告歷年政府禁用之農藥一覽表（續）

農藥名稱	英文名稱	禁止製造、加工、輸入日期	禁止銷售使用日期	備註（禁用原因）
福賽培	Folpet + Fosetyl-Al	78年7月13日	79年7月1日	福爾培混合劑
白粉克	Dinocap	79年5月9日	79年12月31日	致畸胎性
白克蟎	Dinocap + Dicofol	79年5月9日	79年12月31日	白粉克混合劑
鋅錳粉克	Dinocap + Mancozeb	79年5月9日	79年12月31日	白粉克混合劑
大脫蟎	Dinobuton	80年5月27日	80年12月1日	代謝物為達諾殺
得滅克	Aldicarb	80年10月15日	81年1月1日	極劇毒
全滅草	Chlornitrofen, CNP	83年7月15日 禁止輸入 84年12月31日 禁止製造加工	86年1月1日	致腫瘤性
丁拉滅草	Butachlor + CNP	83年7月15日 禁止輸入 84年12月31日 禁止製造加工	86年1月1日	全滅草混合劑
殺滅丹	Benthiocarb + CNP	83年7月15日 禁止輸入 84年12月31日 禁止製造加工	86年1月1日	全滅草混合劑
得滅草	Molinate + CNP	83年7月15日 禁止輸入 84年12月31日 禁止製造加工	86年1月1日	全滅草混合劑
滅草	CNP + MCPA	83年7月15日 禁止輸入 84年12月31日 禁止製造加工	86年1月1日	全滅草混合劑
醋錫殺滅丹	Fentin acetate + Benthiocarb + CNP	83年7月15日 禁止輸入 84年12月31日 禁止製造加工	86年1月1日	全滅草混合劑
得脫蟎	Tetradifon	83年10月4日	85年7月1日	致腫瘤性及畸胎性
得克蟎	Tetradifon + Chloropropylate	83年10月4日	85年7月1日	得脫蟎混合劑
大克脫蟎	Tetradifon + Dicofol	83年10月4日	85年7月1日	得脫蟎混合劑
必芬得脫蟎	Tetradifon + Pyridaphenthion	83年10月4日	85年7月1日	得脫蟎混合劑

表11-1 農業藥物毒物試驗所公告歷年政府禁用之農藥一覽表（續）

農藥名稱	英文名稱	禁止製造、加工、輸入日期	禁止銷售使用日期	備註（禁用原因）
巴拉松47%乳劑	Parathion	84年3月24日	86年1月1日	極劇毒，致癌性C級
巴馬松50%乳劑	Parathion + Malathion	84年3月24日	86年1月1日	極劇毒，致癌性C級
飛克松40%乳劑	Prothoate	84年3月24日	86年1月1日	極劇毒，致癌性C級
亞特文松50%乳劑	Pirimiphos-Methyl + Mevinphos	84年3月24日	86年1月1日	極劇毒，致癌性C級
能死蟎	MNFA	85年7月3日	88年11月1日	致腫瘤性
能殺蟎	MNFA + Bromopropylate	85年7月3日	88年11月1日	能死蟎混合劑
加保扶 85%可濕性粉劑	Carbofuran	85年9月16日	88年1月1日	劇毒
得氯蟎	Dienochlor	85年10月14日	87年8月1日	長效性環境汙染
一品松	EPN	85年12月9日	87年8月1日	極劇毒 遲發性神經毒
甲品松	Methyl parathion + EPN	85年12月9日	87年8月1日	一品松混合劑
二氯松原體 二氯松50%乳劑	Dichlorvos, DDVP	85年12月30日	87年8月1日	致腫瘤性
益穗	Thiram + iram + Urbacid	86年3月7日	86年3月7日	不純物致癌性
鎳乃浦	SANKEL	86年7月7日	87年7月1日	不純物致癌性
益地安	ETM	86年7月7日	87年7月1日	不純物致癌性
三苯羥錫	TPTH	86年9月30日	88年1月1日	畸型性
三苯醋錫	Fentin acetate, TPTA	86年9月30日	88年1月1日	畸型性
亞環錫	Azocyclotin	86年9月30日	88年1月1日	代謝物為錫蟎丹
鋅乃浦	Zineb	86年9月30日	88年1月1日	致大鼠畸型性
銅鋅錳乃浦	Copper oxychloride + Zineb + Maneb	86年9月30日	88年1月1日	鋅乃浦混合劑
銅合浦	Basic copper sulfate + Cufram Z	86年11月11日	88年1月1日	致腫瘤性
加保扶 75%可濕性粉劑	Carbofuran	86年12月31日	88年1月1日	劇毒

表11-1 農業藥物毒物試驗所公告歷年政府禁用之農藥一覽表（續）

農藥名稱	英文名稱	禁止製造、加工、輸入日期	禁止銷售使用日期	備註（禁用原因）
大福松47.3%乳劑	Fonofos	86年12月31日	88年1月1日	極劇毒
美文松25.3%乳劑	Mevinphos	86年12月31日	88年1月1日	極劇毒
福文松70%溶液	Phosphamidon + Mevinphos	86年12月31日	88年1月1日	極劇毒
福賜米松51%溶液	Phosphamidon	86年12月31日	88年1月1日	極劇毒
普伏松70.6%乳劑	Ethoprop	86年12月31日	88年1月1日	極劇毒
普硫美文松45.3%乳劑	Prothiophos + Mevinphos	86年12月31日	88年1月1日	極劇毒
鋅錳波爾多	Basic copper sulfate + Maneb + Zineb	87年2月13日	88年1月1日	鋅乃浦混合劑
亞素靈55%溶液	Monocrotophos	89年1月1日	89年9月1日	對鳥類高毒性、呼吸極劇毒及農民曝露風險
百蟎克	Binapacryl	90年7月1日	90年7月1日	具生殖毒性
溴化甲烷	Methyl bromide	92年1月1日	92年4月1日	聯合國臭氧層管制物質
西脫蟎	Benzoximate	92年6月3日	92年6月3日	缺完整毒理資料、國際上已淘汰使用
溴磷松	Bromophos	92年6月3日	92年6月3日	缺完整毒理資料、國際上已淘汰使用
得滅多	Buthiobate	92年6月3日	92年6月3日	缺完整毒理資料、國際上已淘汰使用
加芬松	Carbophenothion	92年6月3日	92年6月3日	缺完整毒理資料、國際上已淘汰使用
加芬丁滅蝨	Carbophenothion + BPMC	92年6月3日	92年6月3日	缺完整毒理資料、國際上已淘汰使用
加芬賽寧	Carbophenothion + Cypermethrin	92年6月3日	92年6月3日	缺完整毒理資料、國際上已淘汰使用
加滅蝨	Carbophenothion +MIPC	92年6月3日	92年6月3日	缺完整毒理資料、國際上已淘汰使用
克氯蟎	Chloropropylate	92年6月3日	92年6月3日	缺完整毒理資料、國際上已淘汰使用
可力松	Conen	92年6月3日	92年6月3日	缺完整毒理資料、國際上已淘汰使用

表11-1 農業藥物毒物試驗所公告歷年政府禁用之農藥一覽表（續）

農藥名稱	英文名稱	禁止製造、加工、輸入日期	禁止銷售使用日期	備註（禁用原因）
甲基滅賜松	Demephion	92年6月3日	92年6月3日	缺完整毒理資料、國際上已淘汰使用
得拉松	Dialifos	92年6月3日	92年6月3日	缺完整毒理資料、國際上已淘汰使用
普得松	Ditalimfos	92年6月3日	92年6月3日	缺完整毒理資料、國際上已淘汰使用
繁福松	Formothion	92年6月3日	92年6月3日	缺完整毒理資料、國際上已淘汰使用
美福松	Mephofolan	92年6月3日	92年6月3日	缺完整毒理資料、國際上已淘汰使用
殺螨多	PPPS	92年6月3日	92年6月3日	缺完整毒理資料、國際上已淘汰使用
亞殺螨	PPPS +azoxybenzene	92年6月3日	92年6月3日	缺完整毒理資料、國際上已淘汰使用
殺力松	Salithion	92年6月3日	92年6月3日	缺完整毒理資料、國際上已淘汰使用
托美松	Terbufos +mephofolan	92年6月3日	92年6月3日	缺完整毒理資料、國際上已淘汰使用
福木松	Fomothion	92年7月1日	95年1月1日	缺完整毒理資料、國際上已淘汰使用
大福松	Fonofos	93年7月1日	95年1月1日	缺完整毒理資料、國際上已淘汰使用
大福丁滅蝨	Fonofos + BPMC	93年7月1日	95年1月1日	缺完整毒理資料、國際上已淘汰使用
大福賽寧	Fonofos + cypermethrin	93年7月1日	95年1月1日	缺完整毒理資料、國際上已淘汰使用
福保扶	Fonofos + Carbofuron	93年7月1日	95年1月1日	缺完整毒理資料、國際上已淘汰使用
福滅蝨	Fonofos + MIPC	93年7月1日	95年1月1日	缺完整毒理資料、國際上已淘汰使用
滅加松 35%乳劑	Mecarbam	95年1月3日	95年1月3日	劇毒性農藥、國內多年無產銷紀錄
普伏瑞松 10%粒劑	Ethoprophos + phorate	95年1月3日	95年1月3日	劇毒性農藥、國內多年無產銷紀錄

表11-1 農業藥物毒物試驗所公告歷年政府禁用之農藥一覽表（續）

農藥名稱	英文名稱	禁止製造、加工、輸入日期	禁止銷售使用日期	備註（禁用原因）
裕馬松 40%乳劑	Phosalone-methamidophos	95年1月3日	95年1月3日	劇毒性農藥、國內多年無產銷紀錄
普硫美文松30%乳劑	Prothiofos + mevinphos	95年1月3日	95年1月3日	劇毒性農藥、國內多年無產銷紀錄
加護松 50%乳劑	Propaphos	95年1月3日	95年1月3日	劇毒性農藥、國內多年無產銷紀錄
芬保扶 50%可濕性粉劑	Carbofuron-carbophenothion	95年1月3日	95年1月3日	劇毒性農藥、國內多年無產銷紀錄
氯化苦 99%溶液	Chloropicrin	95年1月3日	95年1月3日	劇毒性農藥、國內多年無產銷紀錄
納乃得 90%可濕性粉劑、90%水溶性粒劑	Methomyl	95年6月1日	95年6月1日	劇毒性成品農藥
覆滅蟎 50%水溶性粉劑	Formetanate	96年12月31日	96年12月31日	劇毒性成品農藥
毆殺滅 24%溶液	Oxamyl	96年12月31日	96年12月31日	劇毒性成品農藥
二氯松 30%煙燻劑	Dichlorvos	97年12月31日	97年12月31日	致腫瘤性
普滅蝨 40%乳劑	Ethoprop + MIPC	97年12月31日	97年12月31日	劇毒性成品農藥
普二硫松 10%粒劑	Ethoprop + Disulfoton	97年12月31日	97年12月31日	劇毒性成品農藥
谷速松 20%乳劑	Azinphos methyl	97年12月31日	97年12月31日	劇毒性成品農藥
普伏松 45%乳劑	Ethoprop	97年12月31日	97年12月31日	劇毒性成品農藥
雙特松 27.4%溶液	Dicrotophos	97年12月31日	97年12月31日	劇毒性成品農藥
益保扶 50%可濕性粉劑	Phosmet + Carbofuran	97年12月31日	97年12月31日	劇毒性成品農藥
福賜米松25%溶液 50%可濕性粉劑	Phosphamidon	97年12月31日	97年12月31日	劇毒性成品農藥

表11-1 農業藥物毒物試驗所公告歷年政府禁用之農藥一覽表（續）

農藥名稱	英文名稱	禁止製造、加工、輸入日期	禁止銷售使用日期	備註（禁用原因）
福文松 35%溶液	Phosphamidon + Mevinphos	97年12月31日	97年12月31日	劇毒性成品農藥
毆滅松 50%溶液	Omethoate	97年12月31日	97年12月31日	劇毒性成品農藥
甲基巴拉松 50%乳劑	Methyl parathion	97年12月31日	97年12月31日	劇毒性成品農藥
滅大松40%乳劑	Methidathion	99年12月31日	101年12月31日	劇毒性成品農藥
安殺番	Endosulfan	101年01月01日	103年01月01日	持久性有機汙染物
美文松 10%乳劑	Mevinphos	102年7月15日	103年1月1日	劇毒性成品農藥
美文松 10%溶液	Mevinphos	102年7月15日	103年1月1日	劇毒性成品農藥
二硫松 5%粒劑	Disulfoton	102年7月15日	103年1月1日	劇毒性成品農藥
谷速松 25%可濕性粉劑	Azinphos methyl	102年7月15日	103年1月1日	劇毒性成品農藥
雙特氯松 50%溶液	Dicrotophos + Trichlorfon	102年7月15日	103年1月1日	劇毒性成品農藥
達馬芬普寧45%乳劑	Fenpropathrin + Methamidophos	102年7月15日	103年1月1日	劇毒性成品農藥
巴達刈 42.5%水懸劑	Paraquat + Diuron	102年7月15日	103年1月1日	劇毒性成品農藥
巴達刈 60%可濕性粉劑	Paraquat + Diuron	102年7月15日	103年1月1日	劇毒性成品農藥
滅賜松 25%乳劑	Demeton-S-methyl	103年1月1日	105年1月1日	劇毒性成品農藥
達馬松 50%溶液	Methamidophos	103年1月1日	105年1月1日	劇毒性成品農藥
福賽絕 75%乳劑	Fosthiazate	103年1月1日	104年1月1日	劇毒性成品農藥
納乃得 24%溶液	Methomyl	105年1月1日	106年1月1日	劇毒農藥、有效成分含量高

表11-1 農業藥物毒物試驗所公告歷年政府禁用之農藥一覽表（續）

農藥名稱	英文名稱	禁止製造、加工、輸入日期	禁止銷售使用日期	備註（禁用原因）
加保扶 37.5%水溶性袋裝可濕性粉劑	Carbofuran	105年1月1日	106年1月1日	劇毒性成品農藥
加保扶 44%水懸劑	Carbofuran	105年1月1日	106年1月1日	劇毒性成品農藥
加保扶40.64%水懸劑	Carbofuran	105年1月1日	106年1月1日	劇毒性成品農藥
芬普尼 4.95%水懸劑	Fipronil	106年9月6日	106年9月6日	高風險
巴達刈 33.6%水懸劑	Paraquat + Diuron	107年2月1日	108年2月1日	劇毒農藥
巴拉刈 24%溶液	Paraquat	107年2月1日	108年2月1日	劇毒農藥

資料來源：農業藥物毒物試驗所（107.1.11 更新）

在簡單表列了數項近年來禁用之農藥後，以下介紹數種重要的農藥汙染物。

(一) 有機氯殺蟲劑 (Organic chlorine insecticide)

農藥中最受到重視的就是有機氯劑，包括滴滴涕(DDT)、DDE、地特靈(dieldrin)、克氯丹(chlordane)、六氯苯(benzene hexachloride, BHC)、阿特靈(aldrin)、安特靈(endrin)、飛佈達(heptachlor)及靈丹(lindane)等，阿特靈等之化學結構見圖8-1。有機氯劑是脂溶性的化合物，非常的安定，在土壤中可持續的存在數月或數年之久，種植於該土壤的植物還會因此而累積大量的有機氯劑，特別是根菜類；動物的脂肪中甚至母乳中都可測得殘存的有機氯劑。其主要毒性為侵犯中樞神經系統，例如阿特靈就是一種神經毒性物質，會干擾腦中的γ-aminobutyric acid transmitters。

1. 滴滴涕：滴滴涕在開發初期被認為是一種完美的農藥，用於消滅瘧蚊及昆蟲，後來研究發現滴滴涕在環境中非常安定，會累積於環境中，並經由食物鏈而進入人體，蓄積一定量以上，對於生殖能力有影響，我國於民國 62 年開始禁用。
2. 靈丹：有機氯碳氫化合物中六氯環已烷又稱六氯苯 (benzene hexachloride, BHC) 有五種異構物其中最毒的異構物，被懷疑為具有致癌性，我國已於 73 年公告禁用。

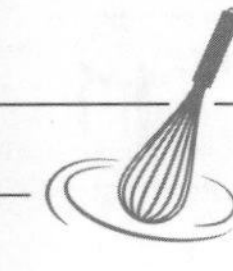

3. 安特靈、阿特靈及地特靈：安定性強、殘留性強、經由土壤被植物吸收入植物體內，急性毒性比滴滴涕高，被懷疑具致癌性，我國於民國 60 年及 64 年公告禁用。
4. 克氯丹及飛佈達：主要使用於殺滅白蟻，急性毒性包括對中樞神經系統及肝臟造成傷害，克氯丹亦被懷疑具有致癌性。我國於民國 64 年公告禁用飛佈達。

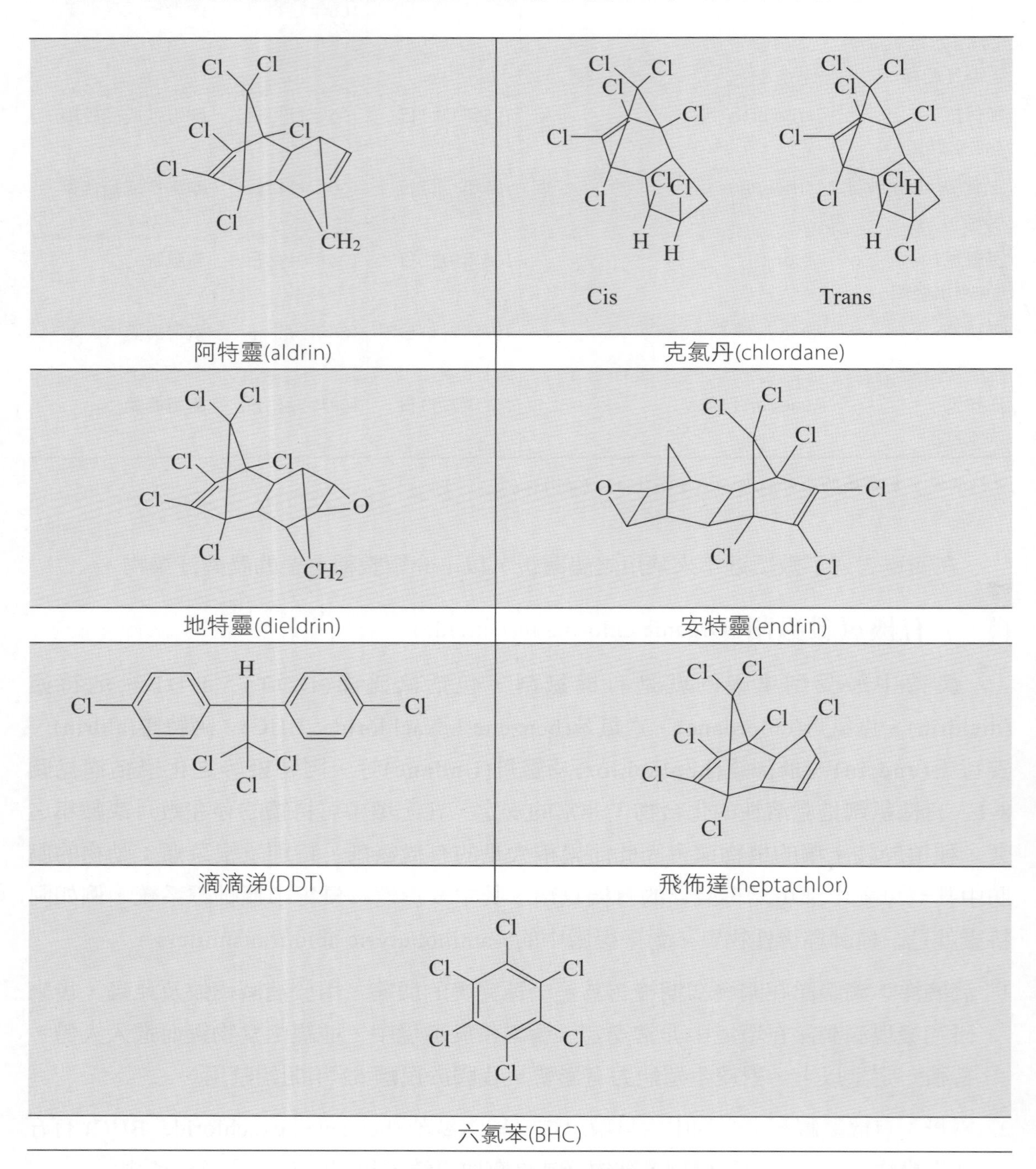

圖 11-1　有機氯劑的結構式

(二) 有機磷殺蟲劑 (organic phosphorus insecticide)

有機磷殺蟲劑一般為親油性，具有良好的滲透性，用於稻作、果樹、蔬菜類等之害蟲防治。有機磷劑與有機氯劑最大的不同是不會持續的存在於環境中，因此不會經由食物鏈而累積至食品中，目前已逐漸取代的有機氯殺蟲劑成為主要的農藥。但是有機磷劑的急性毒性強，因此經常發生中毒事件。依結構的不同，該類農藥的毒性也不同，其中最毒的有機磷劑是巴拉松(parathion)，可經由皮膚吸收累積而達到中毒的劑量；馬拉松(malathion)對昆蟲的毒性較強，對人類的毒性比巴拉松低。有機磷殺蟲劑會抑制乙醯膽鹼酯酶(acetylcholin esterase)，導致流淚、瞳孔壓迫、痙攣、呼吸困難甚至昏迷，此酵素會藉由水解乙醯膽鹼(acetylcholine)來調節控制神經傳導(neurotransmission)。

(三) 胺基甲酸鹽系殺蟲劑 (carbamates)

胺基甲酸鹽系殺蟲劑是屬於胺基羧酸的酯化合物(esters)，可做為殺蟲劑和殺黴劑等。當昆蟲對有機磷劑具有抗藥性時，農民經常會改用胺基甲酸鹽系的殺蟲劑。加保利(carbaryl)是此類中最常見的殺蟲劑，LD_{50}為630 mg/kg，須大量口服才會導致中毒，可使用的作物類別包括大漿果類、小葉菜類等。

胺基甲酸鹽系殺蟲劑中最毒的化合物為得滅克(aldicarb)，得滅克是屬於一種系統性的殺蟲劑，即與作物接觸後能在短時間內滲透進入植物組織中而移行到植物體各部位，此類藥劑在植物體內不會造成局部性之高殘留量，但卻常維持很長的殘留時間，無法使用洗滌的方式去除，不過加熱處理可以降低其殘留量。我國已於1991年公告禁用得滅克。

胺基甲酸鹽系殺蟲劑的毒性機轉與有機磷劑相同，會抑制乙醯膽鹼酯酶。嚴重的中毒症狀包括壓迫瞳孔、肌肉無力、痙攣、低血壓、無法呼吸、心臟停止。由於胺基甲酸鹽系殺蟲劑與有機磷劑在環境中及加工過程中容易分解，目前已漸漸的取代有機氯劑化合物。

三、如何減少殘留農藥

農作物採收後通常經過前處理後才能食用，妥善的前處理可以減少農藥殘留或加速農藥的分解。

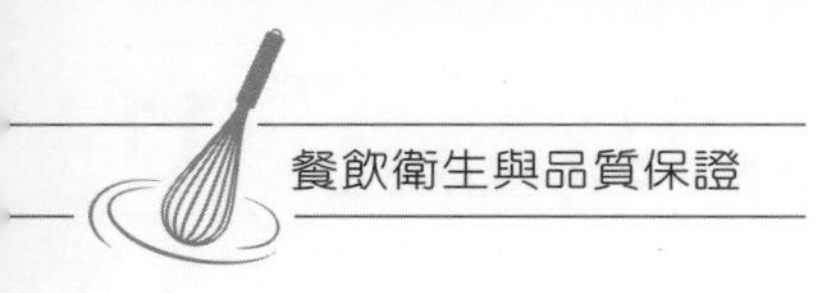

(一) 去皮

大部分的農藥殘留於作物的表面，今此將穀物的外殼、果皮、根莖類蔬菜外皮及包葉菜類之外葉等剝除，可以將附著於表皮或累積於表皮組織中大部分或全部的農藥去除。

(二) 水洗

水洗可以減少作物表面的農藥殘留，對於表面光滑而臘質含量少者，利用大量的清水沖洗，可以去除大部分的農藥，對於表面粗糙或凹凸不平者，可以配合使用軟毛刷幫助清洗。

(三) 水煮

加熱烹煮可以促進農藥因熱分解、將殘留於作物組織內的農藥溶出到水中及隨水蒸氣而蒸發。

(四) 加工

食品加工過程必須經過清洗、殺菁、除皮榨汁、裝罐、殺菌等過程，每一個步驟都可能可以去除部分的殘留農藥。（以上內容引用自翁愫慎等學者）

四、管制及標示

有關農藥的管理，政府在食品衛生標準中訂有「殘留農藥安全容許量」，對於核准使用的農藥在不同的農作物訂有相異的容許量，表中未列之農藥（包括農藥主管機關不准使用或雖已准用但不准殘留者）均不得檢出，殘留量超過標準或檢出未經核准的農藥都是不被允許的。對於安全性高，得免訂容許量的農藥，政府亦列表公告，如蘇力菌、保米黴菌等對人畜環境影響較小的生物性農藥，見表11-2。

此外政府為使消費者能選擇較有保障的蔬菜，由農業藥物毒物試驗所設計推廣「吉園圃」標誌，申請安全標章的蔬果生產班必須接受農會輔導、農業改良場植物保護技術指導、農藥殘留檢驗合格或接受縣市政府違規用藥處分調訓，農民必須有長期用藥的紀錄，並經初審及複審合格才可使用吉園圃標誌，標誌上的三個圓圈分別代表教育、檢驗與執法，GAP則是優良農業操作(good agriculture practice, GAP)，見如圖11-2。就是使用最合乎自然的耕作條件來種植農作物，減少因為農業而帶來對自然環境的傷害，適時適地適種就能合理的使用農業資材，如肥料及農藥來達到保護農作物，提高農產品品質之目的，因此「吉園圃」 標章之意義是經由優良農業操作所生產的優良農產品。

表11-2 得免訂容許量之農藥一覽表

農藥名稱	英文名稱
蘇力菌	Bacillus thuringiensis
保米黴菌	Blasticidin-S
碳酸鈣	Calcium Carbonate
碳酸銅	Copper Carbonate
鹼性氯氧化銅	Copper Oxychloride
氧化亞銅	Cuprous Oxide
氫氧化銅	Cupric Hyeroxide
細胞分裂素	Cytokinins
石灰硫黃	Lime and Sulfur
亞納銅	Nonylphenol Coppersulfonate
保粒黴素	Polyoxins
夏油	Summer oil
可濕性硫磺	Sulfur
四環素	Tetracycline

資料來源：食品衛生法規彙編

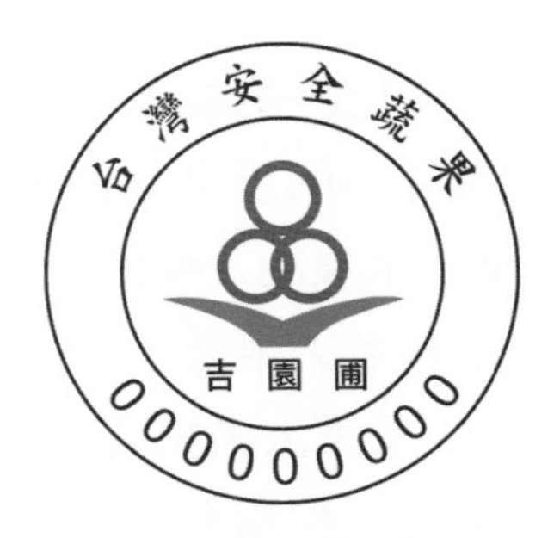

圖 11-2　吉園圃標章

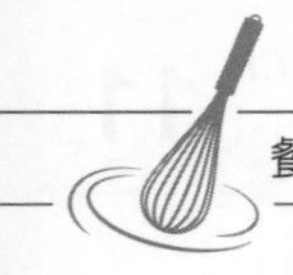

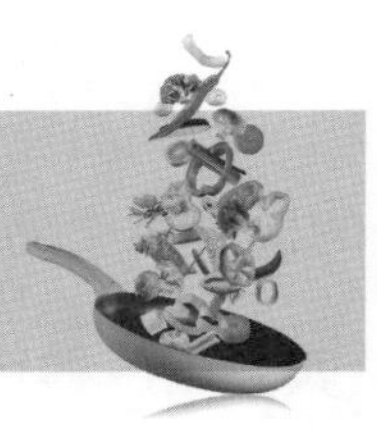

第三節 多氯聯苯 (Polychlorinated biphenyls)

多氯聯苯(polychlorinated biphenyls, PCBs)被認為是危害性最高的環境汙染物，由於早年曾被廣泛應用，使得許多環境逐漸受到多氯聯苯的汙染。多氯聯苯的汙染範圍很廣泛，甚至發現經由食物鏈而造成母乳中殘留的案例。多氯聯苯的汙染途徑主要由工廠的廢棄物、製造過程中的意外事故以及食品的汙染所導致，攝食受汙染的農作物也是人體累積多氯聯苯的一個途徑。

多氯聯苯的分子式為$C_{12}H_{10-n}Cl_n$(n=1~10)，見圖11-3，依聯苯結構上氯原子取代數目及位置的不同共有209種同源物(congeners)，從氯化程度的不同又區分為10種同族物(homolog)，每一同族物中，依氯原子位置的不同，會有不同數目的同分異構物(isomers)。多氯聯苯於1881年首先由Schmidt 及Schulz兩人所合成，1929年由美國製造出商業產品，隨後多氯聯苯被大量的應用於工業上，行銷於全世界。很多國家都曾生產多氯聯苯，並有自己的商品名，包括美國Monsanto公司的Aroclor系列、日本Kanegafuchi Chemical公司的Kanechlor系列、德國Bayer公司的Clophen系列等。

多氯聯苯具有很多的特點，包括低介電常數、沸點高、熱容量大、絕緣性強、不易燃性、耐酸、耐鹼、不溶於水和化學穩定等特性，過去曾廣泛的應用在各種化學工業、塑膠工業甚至食品工業中，直到1966年Jensen於魚類和野生動物體中發現高含量的多氯聯苯，人們才開始注意多氯聯苯在環境中的變遷及毒性效應。

多氯聯苯曾經在日本及台灣中部地區造成嚴重的食品中毒事件，1968年日本九州製造米糠油的工廠在油脂製造過程中的脫臭階段，因為被用來做為熱媒的多氯聯苯外漏，滲入脫臭的容器內，汙染了米糠油，導致食用該油品的消費者在食用半年後陸續出現中毒的症狀，造成一千六百多人中毒。1979年台灣中部的台中縣、彰化縣發生與日本相同的米糠油中毒事件，受害人數更高達兩千人。中毒患者症狀包括肝功能受損、肝脂肪堆積、影響免疫系統、疾病抵抗力減弱、影響神經系統、內分泌系統受損、生殖系統失調。由於多氯聯苯的毒性高，在環境中安定不易分解，動物試驗顯示高劑量的多氯聯苯會造成體重下降及體內多種器官的機能障礙，包括皮膚、肝臟、膽囊、輸膽管、尿道、內分泌系統及生殖系統。此外多氯聯苯也具有致畸胎性(tetratoenesis)及致癌性(carcinogenesis)。有鑑於此，1977年歐美先進國家將多氯聯苯列為有害的廢棄物，嚴格禁止使用，國內也在1980年全面禁止使用含有多氯聯苯的電容器及變壓器，1988年環保署公告禁止製造及輸入販賣與使用多氯聯苯，我國「食品中多氯聯苯限量標準」中亦規定各類食品中多氯聯苯之限量，見表11-3。

圖 11-3　多氯聯苯的結構

表11-3 食品中多氯聯苯限量標準

類別	限量(ppm)	備註
鮮乳乳製品	0.5	脂肪基準
肉類	1.0	脂肪基準
蛋類	0.2	
遠洋魚介類	0.5	
近海、沿岸魚介類	1.0	可食部分
淡水、養殖魚介類	1.0	
嬰幼兒食品	0.2	
紙製食品包裝材料容器包裝	5.0	

中華民國102年8月20日部授食字第1021350146號令修正

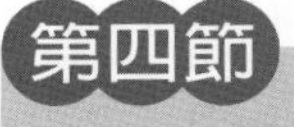

抗生素
(Antibiotics)

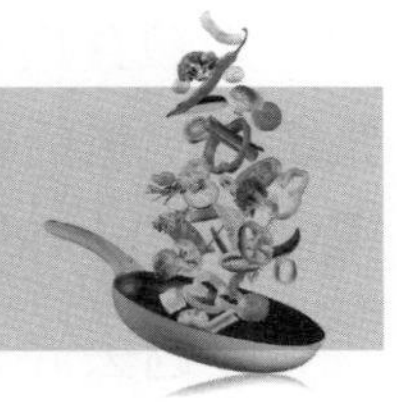

一、抗生素的定義

抗生素是一種微生物產生的二次代謝產物，能殺死或抑制許多其他不同種類的微生物。抗生素的主要生產菌為黴菌及放線菌(*Actinomycetes*)。芽孢桿菌(*Bacillus* spp.)也會產生類似抗生素的物質。此外*Lactococcus lactis*也會產生類似抗生素的細菌素(bacteriocin)，如乳酸鏈球菌素(nisin)。

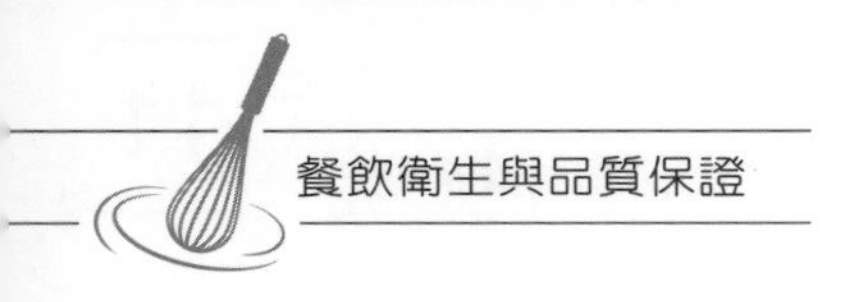

二、抗生素的應用

抗生素廣泛的使用於家畜、禽飼養業中，起初抗生素被使用於治療動物的疾病或預防傳染病，如同人類發生疾病時，醫生也會給予抗生素治療。直到1950年，研究人員發現飼料中添加20 ppm的四環素(tetracycline)，每單位飼料餵食豬隻所增加重量的比率會因而提高，亦即可以改善飼養的效率(feed efficiency)，因此抗生素很快的被有關單位核准使用為飼料添加物(feed additives)。

抗生素會被大量的使用，主要的原因是一方面低劑量的添加於飼料中可以增加飼養動物的生長速率(growth rate)與改善飼料利用率(feed utilization)，另外抗生素的使用可以降低飼養動物的死亡率(mortality)、罹病率(morbidity)以及預防動物的一般疾病(animal disease)。

此外，抗生素也被使用於食品貯藏，例如乳酸鏈球菌素(nisin)及納塔黴素(natamycin)被許多國家核准使用於食品中；氯四環素(chlorotetracycline, CTC)和氧四環素(oxytetracycline, OTC)也曾被研究使用於生鮮食品中。不過消費者對於食品中使用抗生素並不表贊同，因此這方面的應用受到限制，我國目前僅核准2種抗生素做為食品防腐劑：1.乳酸鏈球菌素(nisin)，本品可使用於乾酪及其加工製品，用量為0.25g/kg以下。2.鏈黴菌素natamycin(pimaricin)可使用於乾酪及經醃漬、乾燥而未加熱處理之加工禽畜肉製品，用量在20mg/kg以下。

三、抗生素的殘留

抗生素的大量使用，也產生了若干的問題，過量使用會使得抗生素殘留於肉品中，人類食用後也會將殘留的抗生素攝入，對於有害的抗生素甚至會對健康會產生不良影響，包括會導致人類的過敏反應(allergic sensitivity)和（或）細菌對抗生素產生抗藥性(antibiotic resistance)。

在過去尚未大規模使用抗生素的時期，細菌的抗藥性很少被發現，但是近年來由於家禽和家畜飼養中大量的使用，使病原菌的抗藥性則有逐漸增加的趨勢，其中比較令人擔心的是細菌對於具有疾病治療效果的抗生素產生抗藥性，導致人或動物發生疾病時，無法給予及時與適當的抗生素治療。由於動物泌乳時可以使用抗生素，因此生乳已經被檢查出含有許多具有抗藥性的細菌，懷疑是由動物體轉移至生乳所導致。另外微生物亦可能透過質體(plasmids)將抗藥性由非病原菌轉移至病原菌中。

除了增加抗藥性外，有些對人體會造成傷害的抗生素也會經由動物體轉移至食品如牛奶、肉類及其他的食物中。例如氧四環素和富來頓(furazolidone)皆被懷疑是一種致癌物，也有報告指出氧四環素會與亞硝酸鹽(nitrite)反應生成致癌物亞硝胺(nitrosamines)。

四、常見的抗生素

(一) 乳酸鏈球素 (Nisin)

乳酸鏈球素係自*Lactococcus lactis*培養物分離出來的抗生素，屬於一種無害的多胜 (polypeptide)，可有效地對抗革蘭氏陽性菌，對於產孢菌之孢子如*Bacillus* spp.、*Clostridium* spp. 特別有效，但是對於真菌及革蘭氏陰性菌則無效。

乳酸鏈球素具有熱安定性、貯藏安定、可被消化酵素分解以及不會造成異味的特性。乳酸鏈球素可做為食品保藏劑，乳酸鏈球素使用於食品中的最早用途是添加於Swiss Cheese中來防止因*Clostridium butyricum*所引起的腐敗。我國在「食品添加物使用範圍及用量標準」中規定乳酸鏈球菌素可當做防腐劑，限制使用於乾酪，用量為0.25 g/kg 以下。

(二) 鏈黴菌素 natamycin(pimaricin)

是一種可當做食品防腐劑的抗生素，可使用於乾酪及經醃漬、乾燥而未加熱處理之加工禽畜肉製品；用量在20mg/kg以下。

(三) 盤尼西林 (Penicillin) 及安比西林 (Ampicillin)

盤尼西林為最早被製造出來的抗生素，1929年由Fleming從Penicillium notatum的培養液分離而得，會阻礙細菌之細胞壁的合成，對革蘭氏陽性菌的效力較大。安比西林亦為廣效性之青黴素類藥劑，會阻礙細菌細胞壁的合成，對革蘭氏陰性菌有較強的抗菌力。行政院衛生福利部公告「動物用藥殘留標準」規定盤尼西林在牛及豬中之肌肉、肝、腎及脂中殘留量不得超過0.01ppm，牛乳中殘留量不得超過0.01ppm。

(四) 四環素 (Tetracycline)、氧四環素 (Oxytetracycline, OTC) 及氯四環素 (Chlorotetracycline, CTC)

四環素、氧四環素、氯四環素等都屬於同類的抗生素，氧四環素是自*Streptomyces rimosus*的培養物分離的一種抗生素，具有廣泛的殺菌效果。氯四環素是自*Streptomyces aureofaciens*產生的抗生素，用於革蘭氏陽性及陰性菌疾病的治療。行政院衛生福利部公告「動物用藥殘留標準」規定此類抗生素在牛、豬、綿羊、家禽類、魚及大明蝦中的肌肉殘留量不得超過0.2ppm，在牛、豬、綿羊及家禽類其肝殘留量不得超過0.6ppm，腎殘留量不得超過1.2ppm，家禽類蛋中殘留量不得超過0.4ppm，牛及綿羊乳中殘留量不得超過0.1ppm。此外規定魚及大明蝦准予殘留氧四環素，而不得殘留氯四環素及四環素。

(五) 紅黴素 (Erythromycin)

由*Streptomyces erythreus*產生之抗生素，會阻礙細菌蛋白質之合成，可用於治療革蘭氏陽性菌感染病。行政院衛生福利部公告「動物用藥殘留標準」規定紅黴素在牛、豬、綿羊、山羊及家禽類之肌肉、肝、腎及脂殘留量不得超過0.3ppm，家禽類所生產的蛋亦不得超過0.3ppm，綿羊及牛其乳中不得超過0.04ppm。

(六) 泰黴素 (Tylosin)

由*Streptomyces fradiae*產生之抗生素，這種抗生素是一種非多烯類的大環內酯(macrolide)，可與核糖體次單元結合，抑制蛋白質的合成，泰黴素可用於動物飼料和治療家禽疾病，泰黴素對革蘭氏陽性菌及好熱性芽孢形成菌之發育具抑制作用(modern food microorganism)。行政院衛生福利部公告「動物用藥殘留標準」規定泰黴素在牛、豬、雞及火雞等動物中，其肌肉、肝、腎及脂中不得超過0.2ppm，雞及火雞所生產的蛋殘留量亦不得超過0.2ppm，牛乳中殘留量不得超過0.05ppm。

(七) 鏈黴素 (Streptomycin) 及雙氫鏈黴素 (Dihydrostreptomycin)

由*Actinomyces griseus*的培養物所得到的抗生素，將鏈黴素的-CHO基還原為-CH_2OH基者，稱為雙氫鏈黴素。鏈黴素對革蘭氏陽性菌及陰性菌均有作用，雙氫鏈黴素用於結核病及革蘭氏陰性菌感染症。行政院衛生福利部公告「動物用藥殘留標準」規定這兩種鏈黴素在牛、豬、綿羊及雞中，其肌肉、肝及脂殘留量不得超過0.6ppm，其腎中殘留量不得超過1ppm，牛乳中殘留量不得超過0.2ppm（動物用藥殘留標準）。

(八) 氯黴素 (Chloramphenicol)

由*Streptomyces venezuelae*產生的抗生素，會阻礙細菌蛋白質之合成，可用於革蘭氏陽性及陰性感染症之治療（細菌性魚病防治），但是對於革蘭氏陰性菌的作用較強，為目前最廉價的抗生素。行政院衛生福利部公告「動物用藥殘留標準」規定在牛、豬、綿羊、山羊及家禽類中，其肌肉、肝、腎及脂中之殘留量不得超過0.01ppm。

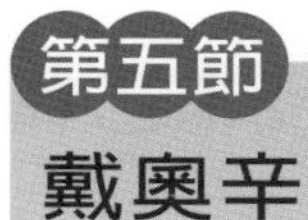

戴奧辛
(Dioxin)

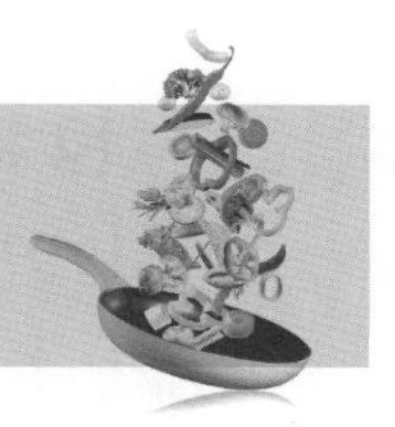

近20年來工業的急遽發展，原本使人們快速、便捷與省時之創新研發物，被發現有部分在環境中經轉換或變化後，生成類似生物體荷爾蒙之作用，會嚴重影響干擾其內分泌系統，甚至使天然之荷爾蒙在正常運作下產生負面功效，該類化合物科學家稱之為「環境荷爾蒙」(environmental hormone)。戴奧辛(Dioxin)為最具代表性之環境汙染物質。環境荷爾蒙的種類可略分為四大類，包含合成雌激素、植物型雌激素、動物生長激素和農工業用化學物質等，隨著鑑定與分析檢驗技術之提升，環境荷爾蒙數目必然逐年增加。例如：近年來高分子聚合物做為熱食食品之盛裝容器，其受熱溶出對人體環境荷爾蒙，亦造成人體某種程度的傷害。再者，高溫加熱下會產生苯芘等。

一、戴奧辛 (Dioxin) 的介紹

戴奧辛(2, 3, 7, 8-Tetrachlorodibenzo-p-dioxin, TCDD)是含氯的碳氫化合物在焚化爐中經高溫加熱所形成的一種化合物，為環境中的一種汙染物質，見圖11-4，除草劑2,4,5-trichlorophenoxyacetic acid(2, 4, 5-T CPAA)的製造過程也會產生戴奧辛副產物。

戴奧辛的急性毒性很強，會造成試驗動物的肝臟受損、畸胎、porphyria、抑制免疫能力及增加腫瘤發生率。人類暴露於戴奧辛的主要途徑是透過飲食，例如使用噴灑除草劑2, 4, 5-T、牲畜的飼料受到汙染、種植於焚化爐附近的水果或蔬菜等都可能使食物受戴奧辛的汙染，經由食物鏈的作用，戴奧辛可被累積於動物體內，依據世界衛生組織專家委員會(World Health Organization Expert Committee)的建議，戴奧辛的人體每日容許攝取量(acceptable daily intake, ADI)設定為10 pg/kg/day。

2, 3, 7, 8-TCDD　　2, 3, 7, 8-TCDF

圖 11-4　戴奧辛結構式

二、包裝材質溶出之有害物質－氯乙烯 (Vinyl chloride) 及苯乙烯 (Styrene)

運輸的方便以及增加貯藏性食品通常會透過包裝來達到，然而用以製造包裝材料的單體(monomers)或塑化劑(plasticizers)可能會微量的被轉移至食品中。氯乙烯是製造聚氯乙烯(polyvinyl chloride, PVC)的單體，而苯乙烯也是製造許多塑膠的原料。聚氯乙烯製造時必須使用可塑劑，其中最重要的可塑劑是鄰苯二甲酸酯(phthalic acid ester)類化合物，例如苯二甲酸二酯[di-(2-ethylhexyl)phthalate, DEHP]及鄰苯二甲酸二丁酯(di-n-butyl phthalate, DBP)。

氯乙烯會從聚氯乙烯包裝材料浸出而溶解於水中或油脂中，例如以聚氯乙烯所製造的塑膠瓶裝礦泉水，經過一段時間，可以從水中檢測出氯乙烯。動物實驗顯示氯乙烯會導致肝癌，急性毒性會導致中樞神經系統的機能衰退(depression of the central nervous system)以及肝臟損害。

苯乙烯則會從聚苯乙烯(polystyrene, PS)包裝材料浸出而轉移至食品中，特別是包裹著高油脂含量食品的PS包材。苯乙烯會導致腎臟、肝臟受損、肺水腫(pulmonary edema)及心律不整(cardiac arrhythmia)。至於可塑劑DEHP及DBP的急性毒性均不強，但可能會造成肝臟及肺臟的受損。

第六節 食品加工調理所產生之有害物質

(Hazardous substomces from food processing)

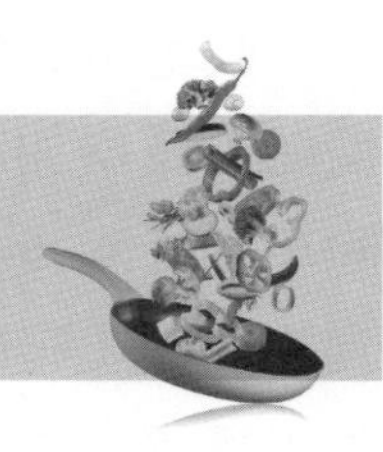

一、多環芳香烴 (polycyclic aromatic hydrocarbons, PAH)

因加熱作用將化合物分解為活性較高的小分子稱為熱解(pyrolysis)，這些活性高的小分子會再與其他的成分結合形成安定的化合物。食品若被加熱到300℃以上，就可能會產生熱解而形成一些有害的化合物，如多環芳香烴化合物，已知某些此類化合物具有致癌性，如最可能致癌的是benzo α pyrene(3,4-benzpyrene)。事實上脂肪是形成PAH很重要的前驅物(precursor)，在高溫加熱下，飽和脂肪酸、不飽和脂肪酸、甘油脂、膽固醇等很容易產生PAH，烤焦的餅乾或麵包、烤肉、烘焙的咖啡豆(roasted coffees beans)都可以檢出benzo[a]pyrene。此外澱粉加熱至370~390℃時也會有熱解反應，並形成benzo-α-pyrene，在烘焙過程中，麵包的表面很容易就到達上述的高溫。燻製的食品製造過程中，利用木材或其他燃料的燃燒也會形成多環芳香烴化合物。

除了脂肪、澱粉外，胺基酸經高溫加熱也會熱解產生致突變物(mutagen)，如色胺酸(tryptophan)高溫熱解成致突變物3-amino-1, 4-dimethyl-5H-pyrido [4-β] indole及3-amino-1-methyl-5H-pyrido [4, 3-β] indole，苯丙胺酸(phenylalanine)熱解成致突變物20-amino- 5-phenylpyridine。高蛋白質食物經250℃以上高溫加熱，也會產生類似的化合物如奎啉(quinolines)及1, 4-苯二嗪(quinoxalines)。

二、3-單氯丙二醇 (3-chloro-1, 2-propanediol,3-MCPD)

3-MCPD是氯丙醇(chloropropanol)化合物中的一種，可能存在於酸水解植物性蛋白質(hydrolysed vegetable proteins, HVP)或由氯甲基一氧三圜(epichlorohydrin monomer)製造環氧樹酯(epoxy resins)過程中產生。酸水解植物性蛋白質廣泛的被應用於增加食品的風味，包括許多的加工食品或預混合食品。1980年發現以鹽酸分解植物性蛋白質時，存在於油脂中的甘油(glycerol)在高溫的氯化下會生成氯丙醇化合物汙染物(contaminants)，其中最主要的化合物就是3-MCPD。

醬油中3-MCPD的產生源自於醬油的製造過程。醬油是具有優良香味的含鹽釀造調味料，以黃豆、小麥等為主原料，傳統方法是利用麴菌(*Aspergillus oryze, Asp. soyae*)生長所產生的酵素，將原料中的蛋白質及碳水化合物加以分解發酵，再經熟成、調煮、殺菌、澄清及過濾所製得，然而傳統釀造法所需的時間長，約4到6個月，原料的利用率較低，所需的成本相對提高。因此應運而生的是利用化學處理的方法所製成的醬油，稱之為化學醬油，主要製程是以脫脂黃豆蛋白為原料，不使用微生物釀造的方法，而改以鹽酸進行水解（亦即酸水解植物性蛋白質），再經純鹼中和、過濾而製得，製造時間只需幾天，相當符合經濟效益。因此目前許多醬油將不同比例的釀造醬油與化學醬油互相調配後販售，除釀造醬油外，一般醬油中可能含有部分的化學醬油。化學醬油製造過程中雖然以脫脂黃豆蛋白做為原料，然而原料中仍有殘存的三酸甘油酯(triglyceride)，在加酸加熱的條件下，轉為甘油，然後氯離子與甘油發生親和性取代反應形成3-MCPD，由此可知醬油中3-MCPD主要來的來源為脫脂黃豆蛋白經酸水解反應所生成。

有關3-MCPD的代謝及毒性，van den Wijngarrd *et al.*(1989)指出在微生物酵素作用下，3-MCPD的特殊結構會被代謝成具有基因毒性的中間產物(genotoxic intermediate)如2, 3-環氧丙醇（2, 3-expoxypropanol，亦稱為glycidol）。Silhankova

等(1982)指出3-MCPD代謝所形成的glycidol會導致細菌的突變；May(1991)指出在*in vitro*試驗中，3-MCPD會導致哺乳類細胞的突變；Sunahara 等以老鼠(F344 rats)為實驗，發現3-MCPD會導致腎臟產生癌症。英國衛生部(Department of Health)癌症委員會(Committee on Carcinogenicity, COC)則針對所蒐集有關3-MCPD的致突變性(mutagenicity)和致癌性(carcinogenicity)資料，進行探討並做出若干的結論，指出3-MCPD是一種*in vitro*的致突變物，但是在*in vivo*的試驗中，卻沒有顯著的基因毒性，因為實驗結果顯示，以3-MCPD餵食老鼠或從腹腔給與3-MCPD，其尿液代謝物的主要物質為 chlorolactic acid，而不是glycidol或其他具有基因毒性的中間產物。雖然研究結果對於3-MCPD所可能導致的致癌性有所爭論，而且也沒有直接的證據顯示會對人體導致毒性，但是目前的發展是努力減少醬油中3-MCPD的含量。

表11-4 各國對醬油中 3-MCPD 之限量標準

國家	限量標準(ppm)
奧地利	0.8
加拿大	0.5
美國	0.5
德國	0.5
紐澳	0.02
馬來西亞	0.02
歐盟	0.01
中華民國	0.4

資料來源：中華民國 102 年 8 月 20 日部授食字第 1021350146 號令修正公告「醬油類單氯丙二醇衛生標準」。

至於3-MCPD的管理，目前國際上對3-MCPD的限量意見分歧，如表11-4所示，其中以奧地利的限量標準較高，歐盟的限量標準較低，鄰近的日本、韓國及中國大陸並沒有對該化合物做出限量標準，然而世界各國都傾向於降低該化合物在醬油中的含量。由於國際上對3-MCPD的重視，近年常發生國內廠商出產的醬油遭到國外衛生單位檢出3-MCPD或被禁用的案例，因此衛生福利部（原行政院衛生署）於民國102年8月20日依據食品衛生管理法第十條修訂「醬油中類單氯丙二醇(3-MCPD)之衛生標準」，限量標準為0.4 ppm，醬油類係指醬油及以醬油為主調製而成之調味醬油（譬如醬油膏、蠔油等）。一方面提供業者遵循，朝降低有害物質的方向製造醬油；另一方面對消費者的健康也提供更多的保障。

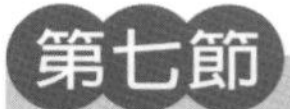

第七節 基因改造食品之衛生安全
(Sanitation of genetic modified food)

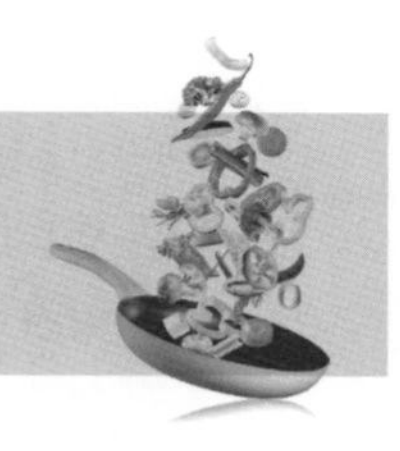

基因改造食品 (genetic modified foods)

基因改造為對植物或微生物基因（DNA, deoxyribonucleic acid，去氧核醣核酸），將帶有必須情報的其他生物的基因組合進去的技術。

(一) 國際間基因改造食品範圍（發布日期：2014.08.13）

於 2014 年有商業化種植之基因改造作物種類：黃豆、玉米、棉花、油菜、甜菜、苜蓿、木瓜、南瓜 (squash)、茄子 (Eggplant) 等。

※ 資料來源：http：//www.isaaa.org/resources/publications/briefs/49/executivesummary/default.asp

(二) 我國流通之基因改造食品項目（發布日期：2014.08.13）

1. 目前取得我國基因改造食品原料查驗登記許可有黃豆、玉米、棉花、油菜與甜菜，都是國外所開發的品種，尚無國內所開發的產品提出申請。
2. 通過審查之資料已公布在衛生福利部食品藥物管理署網站＞業務專區＞食品＞食品查驗登記管理＞基因改造食品。建議讀者可自食品藥物管理署網頁查詢最新核可之基因改造食品名單。

   ※ 連結網址 http：//www.fda.gov.tw/TC/siteContent.aspx?sid=2197

3. 基因改造食品上市前查驗登記制度

   依據 WHO、FAO 及 OECD 發展出來的安全評估原則，並參考日本、美國等先進國家的管理經驗，衛生福利部於 89 年 11 月 7 日訂定「基因改造食品安全評估方法」，用以評估基因改造食品與既存食品是否等同或類似，其評估範圍包括基因改造食品的本身安全及製程安全，涵蓋該食品之遺傳物質、人類食用之經驗及歷史、食品成分、新品種與已知品種在使用上差異的各項資料，評估項目包括產品的特性、過敏誘發性、營養成分、抗藥性及抗生素標識基因等資料。

   為因應未來可能開發上市之新型基因改造原料特性，與國際規範接軌，並參考國際法典委員會 (CODEX) 規定，分別於 97 年 8 月 20 日及 99 年 9 月 9 日，二次增

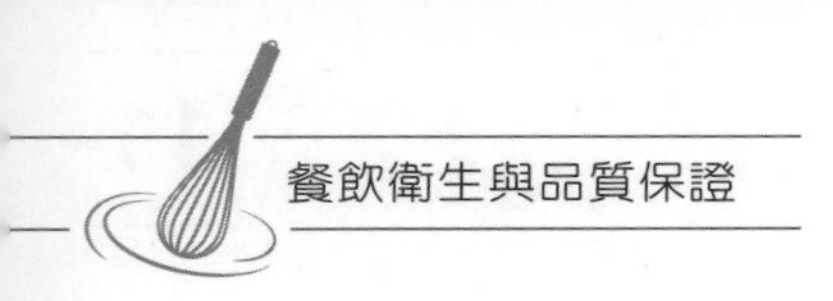

修評估項目，增加項目包括基因改造植物產品之營養組成變異等相關資料，另針對混合型基因改造黃豆及玉米原料，也在 97 年 5 月 6 日發布「混合型基因改造食品安全性評估原則」。

為審查國內之基因改造食品，衛生福利部已聘請分子生物、農業化學、毒理學、免疫學、營養學、生物化學、微生物學、醫學、生物技術及食品科學等相關學術領域中之專家學者，組成「基因改造食品審議小組」，分成基本資料組、營養組、過敏組及毒性組，針對業者之申請案，依產品的特性、過敏誘發性、營養成分、抗藥性及抗生素標識基因等資料，依據前述安全性評估方法逐案嚴格審查，並藉以檢驗確認該轉殖品系之基因表現情形，確保基因改造食品安全無虞，始核准其輸入我國。

依民國 103 年 2 月 5 日總統令公布修正食品安全衛生管理法，已納入食品所含之基因改造食品原料，應經中央主管機關健康風險評估審查之規定，提昇基因改造食品管理規範位階。

4. 常見市售基因改造食品原料及其加工食品

現在由此所成功做出的農作物有黃豆、玉米、油菜籽、棉花、番茄等。在農作物上，已開發出對害蟲有抵抗性的玉蜀黍、可以耐貯藏的番茄、對除草劑有抗性的黃豆或油菜籽等。以這些原料做成的食品就是「基因改造食品」。

名詞解釋

1. 烏腳病 (blackfoot disease)

1950年代末期，台灣西南沿海地區發生的末梢血管阻塞疾病，因患者雙足發黑而得名。其中又以八掌溪下游南北兩岸的嘉義縣布袋鎮、義竹鄉及台南縣學甲鎮、北門鄉等四個濱海鄉鎮案例最多。烏腳病很早就確定為飲用深井水有關，隨著自來水普及後病患已大幅減少。而當地深井水中含有高量砷，因此被懷疑是可能之致病因，然烏腳病其真正致病原因仍未明確，據臨床研究、文獻報告、病理組織、流行病學、動物實驗以及生物統計學顯示可能與井水中的砷(arsenic, As)、螢光物質(fluorescent compounds)、土壤中的腐質酸(humic acid, HA)、麥角生物鹼，或其他營養遺傳基因等生態循環有關聯。

2. 水俣病 (mimamata disease)

水俣病實際為有機汞（水銀）中毒，分為急性、亞急性、慢性、潛在性和胎兒性。患者手足麻痺，甚至步行困難、運動障礙、失智、聽力及言語障礙；重者例如痙攣、神經錯亂，最後死亡，至今仍無有效的治療法。發病起3個月內約有半數重症者死亡，懷孕婦女亦會將這種水銀中毒遺傳給胎中幼兒。

3. 痛痛病 (ita-ita disease)

又稱疼痛病、骨痛病，1950年發生在日本富山縣是世界最早的鎘中毒事件。鎘中毒導致骨骼軟化（骨質疏鬆症）及腎功能衰竭。

4. 有機汞 (organic mercury)

為脂溶性(lipophilic)，容易從生物膜(biomembranes)中檢出，如甲基汞(CH_3Hg^+)和二甲基汞$(CH_3)_3Hg^+$。

5. 慢性鉛中毒 (chronic lead toxicity)

會產生對中樞神經及末梢神經系統的影響、貧血、干擾腎臟正常功能、體重減輕等症狀，事實上因攝食受汙染的食品及水而導致鉛中毒的例子很少，大部分是因為職業的關係所導致。早期製造皮蛋會使用鉛，因此曾有鉛殘留的問題。

6. 吉園圃標章 (GAP logo)

安全蔬果吉園圃標章是優良農業操作(good agriculture practice, GAP)，目前已經歸入CAS之內容之一。代表產品經過「輔導」、「檢驗」、「管制」，符合國際間為達到品質安全所強調之優良農業操作。

7. 每日容許攝取量 (acceptable daily intake, ADI)

營養學上對一營養素每日容許攝取之限量，以避免攝取過多而引起不良的後果。

習題作業

一、選擇題

1. (　) 綠牡蠣之成因除珪藻附著以外，亦可能因何種金屬沉積牡蠣內所造成？ (A) 砷 (As) (B) 鋅 (Zn) (C) 鎘 (Cd) (D) 銅 (Cu)。
2. (　) 下列何者不屬於食品汙染物？ (A) 多氯聯苯 (B) 重金屬 (C) 農藥 (D) 放射線。
3. (　) 下列何種金屬有致癌性？ (A)Cr (B)Sn (C)Hg (D)Zn。
4. (　) 日本森永奶粉之中毒事件主要係含？ (A) 砷 (B) 汞 (C) 鎘 (D) 鋅。
5. (　) 我國現行標準中，對蛋類含鉛量之規定為？ (A)2ppb 以下 (B)2ppm 以下 (C)20ppb 以下 (D)20ppm 以下。
6. (　) PC(polyvinyl chloride) 材質適合包裝鮮果汁、食用油，卻不能包裝含酒精飲料，原因是？ (A)Cl_2 生成 (B)vinyl chloride 生成 (C)alcohol 減少 (D) 透氣性差。
7. (　) 下列何者是因食品中之化學組成分在高溫烹調下產生之有毒物質？ (A) 多氯聯苯 (B) 多環芳香烴化合物 (C) 戴奧辛 (D) 抗生素。
8. (　) 下列何種抗生素可允許添加至食品中？ (A) 四環素 (B) 盤尼西林 (C) 乳酸鏈球素 (D) 鏈黴素。
9. (　) 當昆蟲對有機磷劑具有抗藥性時，農民經常會改用哪種殺蟲劑？ (A) 滴滴涕 (B) 安特靈 (C) 馬拉松 (D) 胺基甲酸鹽系。
10. (　) 下列何種物質是製造化學醬油時，所產生的致癌性物質？ (A)3- 單氯丙二醇 (B) 酒精 (C) 過氧化氫 (D) 胺基酸。

二、問答題

1. 何謂食品汙染物？

   答：

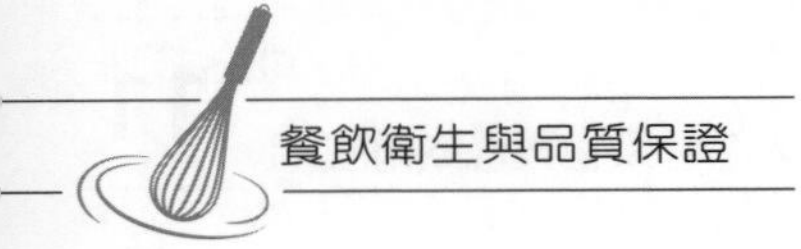

2. 水俁病與痛痛病是因何種重金屬汙染所引起的疾病？

答：

3. 為何許多有機氯劑會被禁用？試述有機氯劑與有機磷劑的差異？

答：

4. 如何減少食品中的殘留農藥？

答：

5. 試述多氯聯苯的特性及米糠油中毒事件之起源？

答：

6. 試述抗生素對人類健康的負面影響？

答：

7. 抗生素的應用為何？是否可使用於食品中？

答：

8. 試述戴奧辛的汙染途徑？

答：

9. 試述多環芳香烴的生成途徑為何？

答：

10. 試述醬油中單氯丙二醇如何產生？

答：

MEMO

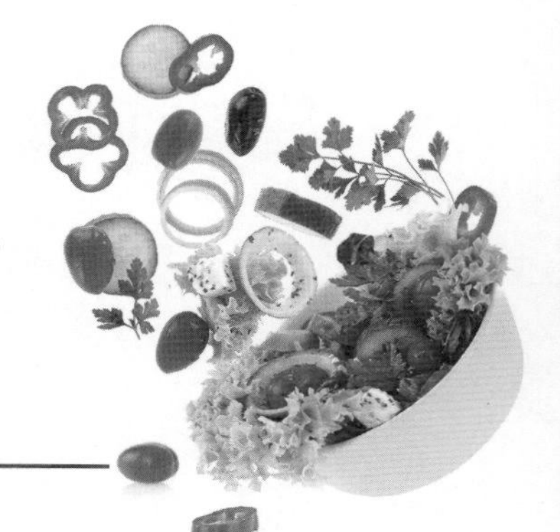

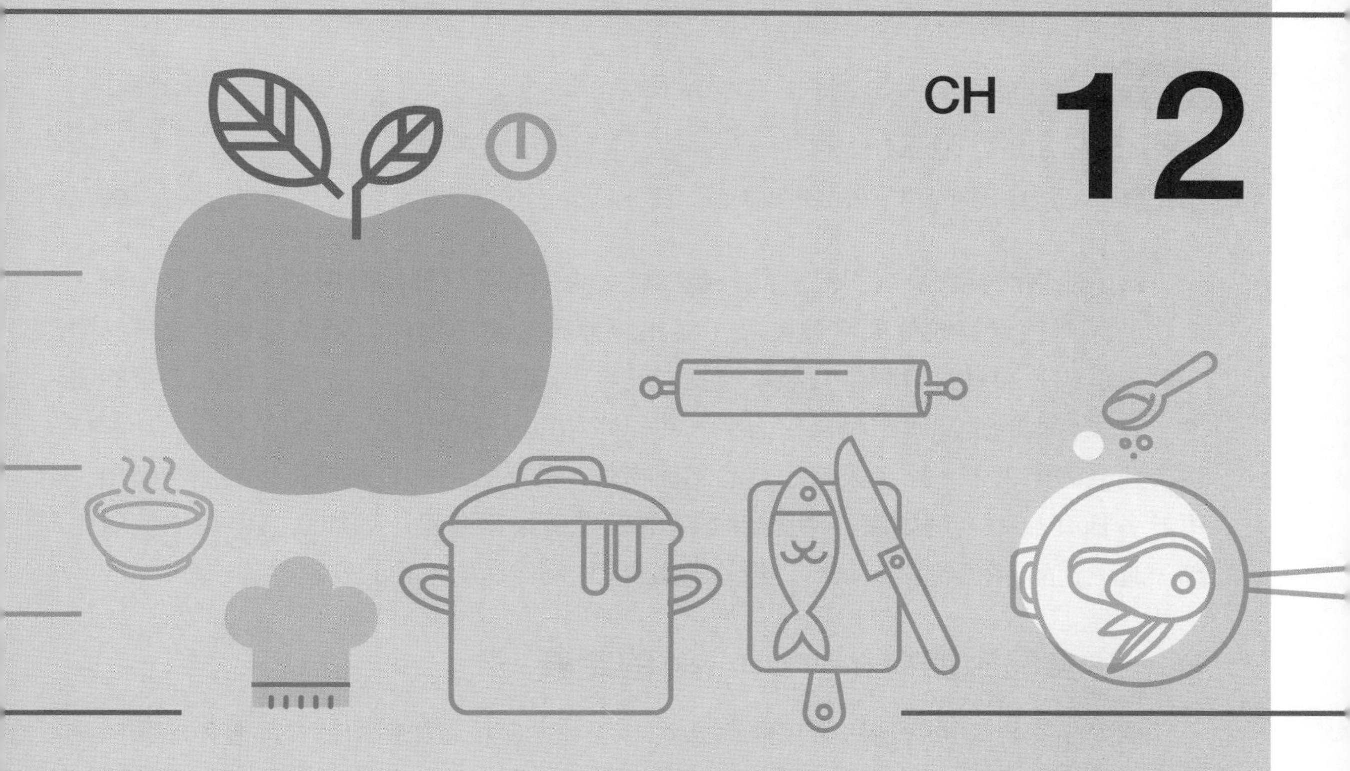

CH 12

食品添加物

Food and Beverage Sanitation and Quality Assurance

— 學習目標 —

研讀及學習本章後，讀者能了解合法食品添加物之種類、功能、其使用限量與目前禁用的食品添加物。透過本章之學習，可以在合法的情況下添加食品添加物，使餐飲之原物料保持在最佳的生鮮狀態或在最適當之加工調理下保存。

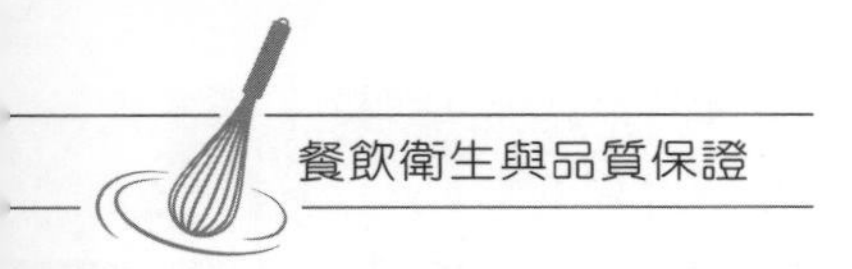
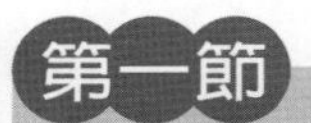

第一節

食品添加物概要

(Introduction to food additives)

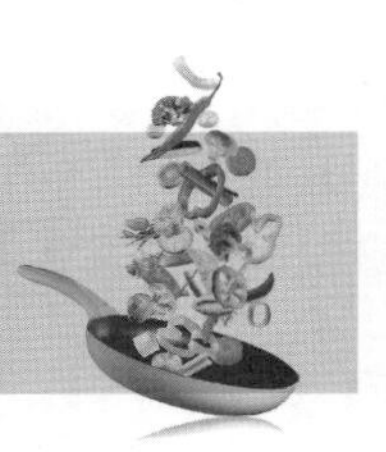

為了能夠保存食品或提高食品外觀口感，人們很早就懂得善用鹽、醋、香辛料、植物的天然色素等成分來處理食品，漁民將捕獲的漁獲物加以鹽漬來保存就是其中一例，這些外加材料可說是食品添加物的前身。隨著人類文明的進步，食品工業的發達，各式各樣的食品應市場需求而生，在提高品質、量化生產、增加保存性、功能特性及運輸的需求下，除了天然的食品添加物外，許多人造的化學物質也被開發製出，用於各種食品中，例如醬油中添加防腐劑以延長保存期限、油炸食品中添加抗氧化劑，避免食品氧化產生油耗味、沙拉中添加乳化劑促進乳化物的安定性等。

一、食品添加物 (food additives) 的定義

依食品安全衛生管理法第三條第三款規定：「食品添加物指為食品著色、調味、防腐、漂白、乳化、增加香味、安定品質、促進發酵、增加稠度、強化營養、防止氧化或其他必要目的，加入、接觸於食品之單方或複方物質。複方食品添加物使用之添加物僅限由中央主管機關准用之食品添加物組成，前述准用之單方食品添加物皆應有中央主管機關之准用許可字號。」

由以上的定義了解我國對於食品添加物是限制其使用範圍，包括食品加工製造的過程中增強使用特性（如黏稠劑、結著劑）、維持營養價值（營養添加劑）、延緩腐敗（抗氧化劑、防腐劑、殺菌劑）、美化外觀（著色劑、香料等）者等是在允許合法之食品添加物限量添加；然而對於企圖欺騙消費者，而使用於品質惡劣的食品原料、掩飾不良的加工流程、醫療為目的或降低食品營養價值者，食品添加物是不准添加，例如低酸性罐頭食品是屬於滅菌的加工產品，在正常的加工程序下，高溫高壓處理足以到滅菌的效果，因此不可添加防腐劑。

二、食品添加物分類

依食品添加物的製成的方法可以區分為天然食品添加物與化學合成的食品添加物。

(一) 天然食品添加物

係指天然的，經過長期使用已知無毒、無害者，原則上可使用於食品的添加物，如日常生活經常使用的鹽、砂糖、香辛料等屬於此類，此外，天然香料及天然著色劑也是食品加工上最常使用的天然食品添加物。

(二) 化學合成食品添加物

係指經由化學合成的，在規定的使用範圍及用量下，對人體健康無影響，可應用於食品的添加物。依製法之差異可分為純合成法製造及半合成法製造，前者係以化學成分為主原料經化學方法新合成的物質，如紅色色素6號，純粹是以化學原料經反應所製成；後者之主原料為天然萃取物或由微生物所發酵製成，再經由合成方法製得食品添加物，例如利用微生物法將葡萄糖發酵製成L-麩胺酸(L-glutamic acid)，再經化學法製成其鈉鹽即L-麩胺酸鈉。化學合成添加物須經政府許可方能使用，而國內採查驗登記許可證制度，屬於「食品添加物使用範圍及用量標準」所列的項目方可使用於食品中。

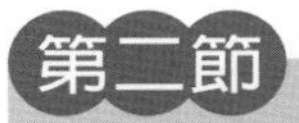

食品添加物安全性
(The safety of the food additives)

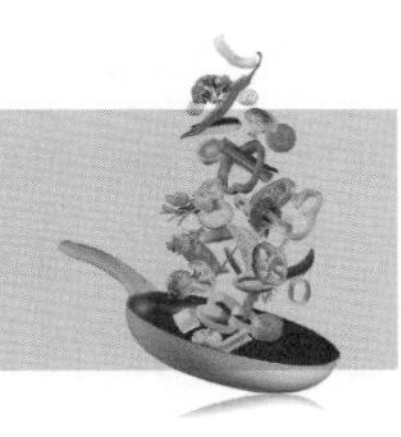

大部分的食品添加物都是經由化學合成製造的，因此其使用的安全性就顯得格外的重要。根據聯合國農糧組織與世界衛生組織的聯合食品添加物專家委員會(Joint FAO/WHO Expert Committee on Food Additives)在1959年所發表的「食品添加物的安全性確認試驗法」，建議食品添加物的安全性評估必須包括一般毒性試驗、致癌性試驗、致突變性試驗等一系列的試驗，證明或確保其安全性後，該食品添加物才能被應用或使用於食品中。

一、食品添加物的安全性試驗法

(一) 急性毒性試驗 (acute toxicity test)

取大量的試驗樣品，一次餵食實驗用動物（大、小白鼠、兔子、狗等），以觀察其中毒量、致死量、中毒症狀等之試驗。給予的方法包括口服或於腹腔、靜脈、皮下等注射。使實驗動物半數(50%)死亡的劑量作為其毒性的強度，稱為半致死劑量(LD_{50})，半致死劑量的單位為mg/kg，即通常將毒性強度換算以實驗動物之每公斤體重來表示。如某食品添加物之LD_{50}：30mg/kg（以大白鼠為實驗對象將添加物混入飼料中，經口飼食所作的實驗結果），其數值越小，毒性越強。對於食品添加物而言，食品上的使用量很少，因此急性毒性試驗結果只能作為參考的依據，而不能作為斷定食品添加物的毒性。

(二) 亞急性毒性試驗 (subacute toxicity test)

取少量的試驗樣品，以不同的劑量，短期間的連續餵食兩種以上的實驗動物，記錄實驗動物體重的變化，同時對血液、尿液等進行化學分析的試驗稱為亞急性毒性試驗。試驗時間通常為實驗動物壽命的1/10。亞急性毒性試驗有助於決定進行慢性毒性試驗時之劑量。

(三) 慢性毒性試驗 (chronic toxicity test)

參考亞急性試驗的結果，以不同劑量的試驗樣品，連續的給予實驗用動物，試驗時間直到試驗動物死亡為止，觀察不同劑量下的食品添加物對試驗動物所產生的毒性。實驗期間必須每日記錄該試驗動物在不同劑量的添加物暴露下之健康情形變化，包括體重、血液分析、尿液分析等，試驗終了應解剖全部動物，實施病理解剖學的檢查，據此以得到該試驗之食品添加物的最大無作用量。本試驗為評估食品添加物使用標準、每日容許攝取量(acceptable daily intake, ADI)之決定最重要的試驗。

(四) 致癌性試驗 (carcinogenicity test)

此為觀察試驗動物長時間攝取試驗樣品是否會引起癌症的試驗。因為致癌性會因性別而異，因此試驗動物須雌、雄同時進行。世界衛生組織在1969年指出，致癌性試驗結果經統計分析後有以下結論者，判定該化學物質為致癌性物質。

1. 試驗組所呈現之癌症形態為對照組所沒有的。
2. 試驗組所發生之癌症比率較對照組高。
3. 試驗組中發生腫瘤的臟器及組織明顯地比對照組高。
4. 試驗組與對照組的腫瘤發生比率相似但發生的時間較早。

(五) 藥理試驗 (pharmacological test)

測定試驗樣品在組織及器官中之吸收、分布、代謝及排泄等情形之試驗稱為藥理試驗。

(六) 畸胎性試驗 (teratogenicity test)

給予試驗樣品給懷孕的動物如大白鼠和小白鼠，觀察其胎兒是否會因攝食該試驗樣品而造成健康上的影響。試驗期間必須觀察胎兒的健康情形，包括體型、外觀、臟器、骨骼等有無受到影響。

(七) 繁殖性試驗 (reproductive test)

長時間分別給與雌性及雄性實驗動物試驗樣品，然後觀察該實驗動物交配時的生殖腺功能、受胎、分娩狀況、子代的生育狀況等之試驗，以了解攝食該試驗樣品對繁殖的影響。

(八) 致突變性試驗 (mutagenisity test)

了解該試驗樣品生物體是否會引起突變的可能性的試驗。致突變的物質不一定會致癌，但是80%的致癌性物質在致突變性試驗中呈陽性，顯示致突變性與致癌性間有良好的相關，因此致突變性試驗在評估食品添加物的安全性時有其重要性。一般以微生物做為致突變性試驗的快速工具：如安姆氏檢驗法(Ames test)，也稱為沙門氏桿菌試驗或沙門氏變異原性試驗，使用缺乏組胺酸(histidine)生合成的沙門氏桿菌變異株，可在培養皿上有效而簡便地檢出沙門氏桿菌由組胺酸要求性菌株變為非要求性的突變菌株，了解試驗樣品的致突變情形。安姆氏檢驗法的結果除可知該化學物質的致突變性外，該物質之致癌性亦值得懷疑。其他有關致突變性試驗包括DNA修復試驗、以哺乳動物的培養細胞做染色體異常試驗、以哺乳動物作為活體試驗等。

二、無作用量、最大無作用量與人體每日容許攝取量

雖然某些物質在高劑量的攝取後，會對受測動物身體造成某種傷害，但是微量使用下，透過人體的自然代謝，並不會影響人體的健康。因此，最大無作用量與每日容許攝取量的觀念由此產生。如此，除了可以允許食品添加物的添加外，也藉由添加量的控制以確保消費者的衛生安全。

(一) 無作用量 (no observable effect level, NOEL)

以不同劑量的試驗樣品如醫藥品、食品添加物、毒素等，給予受測動物進行慢性毒性試驗後，觀察實驗結果，由劑量反應關係曲線可以求得對動物體無任何反應或影響的劑量稱為無作用量。

(二) 最大無作用量 (maximum no-effect level, MNL)

以試驗樣品如醫藥品、食品添加物、毒素等給予動物的有關毒性試驗中，當給予的劑量不因其毒性而引發受測動物的病變時的最高限量，此限量稱為最大無作用量。

(三) 人體每日容許攝取量 (acceptable daily intake, ADI)

人體每日連續攝取某一食品添加物時，不會由毒性而引發病變危險的一日攝取量稱為人體每日容許攝取量（ADI，以mg/kg體重為單位）。ADI是以給予動物不同劑量的試驗樣品進行慢性毒性試驗，求得最大無作用量，再乘上安全係數(1/100~1/250)以作為該試驗樣品之每日容許攝取量。對於某些致癌物質，安全係數為1/1000。

三、公認安全物質與非公認安全物質

(一) 公認安全物質 (generally regared as safe, GRAS)

由長久使用的經驗及經過科學實驗各項評估後，普遍確認為安全的物質，在美國稱為公認安全物質，如香辛料、天然調味料、檸檬酸、蘋果酸、洋菜等被專家認為是安全的，因此可以不受食品添加物殘留容許量的限制，允許無限量添加。

(二) 非公認安全物質 (non-generally recognized as safe substance, non GRAS substance)

公認安全物質以外的食品添加物，必須提出確實安全無害的科學數據向FDA申請，由FDA審查許可，規定該食品添加物在認為安全的限制範圍內使用。非公認安全物質之食品添加物，其使用量及使用範圍均有限制。

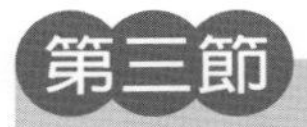

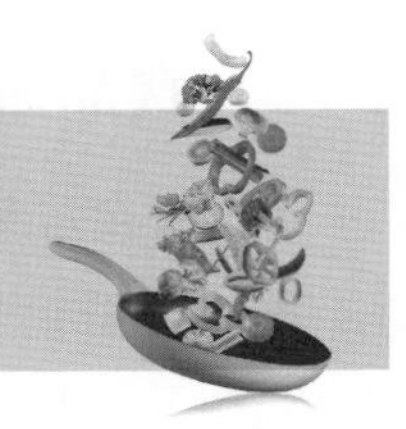

第三節 食品添加物行政管理
(The management of the food additives)

目前國內與食品添加物相關之法規包括食品安全衛生管理法、食品安全衛生管理法施行細則、食品業者製造、調配、加工、販賣、儲存食品或食品添加物之場所及設施標準、食品添加物規格標準與食品添加物使用範圍及用量標準。

一、食品添加物的衛生管理

(一) 食品添加物的限制

大部分的食品添加物，是由化學原料所製造合成的，因此其安全性受到政府與消費者的重視，食品安全衛生管理法第十五條規定：食品添加物有下列情形之一者，不得製造、加工、調配、包裝、運送、儲存、販賣、輸入、輸出、作為贈品或公開陳列：

一、變質或腐敗。

二、未成熟而有害人體健康。

三、有毒或含有害人體健康之物質或異物。

四、染有病原性生物，或經流行病學調查認定屬造成食品中毒之病因。

五、殘留農藥或動物用藥含量超過安全容許量。

六、受原子塵或放射能汙染，其含量超過安全容許量。

七、攙偽或假冒。

八、逾有效日期。

九、從未於國內供作飲食且未經證明為無害人體健康。

十、添加未經中央主管機關許可之添加物。

前項第五款、第六款殘留農藥或動物用藥安全容許量及食品中原子塵或放射能汙染安全容許量之標準，由中央主管機關會商相關機關定之。

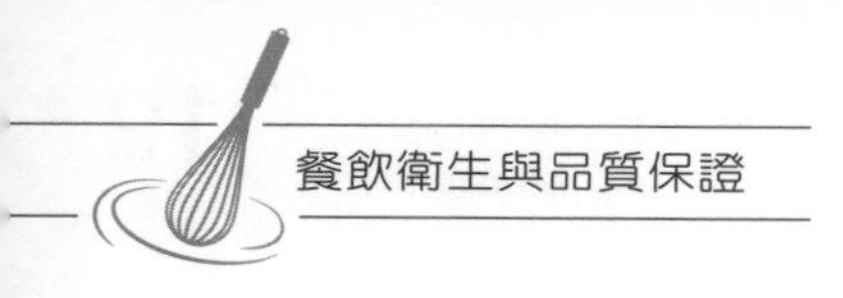

(二) 食品添加物的指定使用

依據食品安全衛生管理法第十八條規定：食品添加物的品名、規格及使用範圍、限量，應符合中央主管機關之規定。有關食品添加物的成分與規格，在衛生福利部公布的「食品添加物使用範圍及限量暨規格標準」第二條規定：各類食品添加物之品名、使用範圍及限量，應符合附表一（請參閱https：//consumer.fda.gov.tw/Files/food/law/附表一食品添加物使用範圍及限量1070109.pdf）之規定，非表列之食品品項，不得使用各該食品添加物。第三條 ： 各類食品添加物之規格，應符合如附表二（請參閱https：//cosumer.fda.gov.tw/Files/food/law/附表二食品添加物之規格1070109.pdf）之規定。此外，政府對於安全性十分確認的食品添加物，直接表列其項目、使用的範圍及用量標準，表列外者不得使用，此為食品添加物之指定使用。

再者，食品安全衛生管理法施行細則第十四條亦有詳細的規定其使用：依照食品安全衛生管理法第二十四條第一項第一款所定食品添加物之品名，其為單方食品添加物者，應以食品添加物使用範圍及限量暨規格標準附表一食品添加物使用範圍及限量所定之品名，或中央主管機關公告之通用名稱標示之；其為複方食品添加物者，得自定其名稱。由於食品添加物的種類很多，對於某些特殊用途的食品添加物，可以單獨以用途名稱標示之，如屬調味劑（不含人工甘味料、糖醇、咖啡因）、乳化劑、膨脹劑、酵素、豆腐用凝固劑、光澤劑者，得以用途名稱標示之；屬香料者，得以香料標示之；屬天然香料者，得以天然香料標示之。但是屬於防腐劑、抗氧化劑、人工甘味劑者，應同時標示其用途名稱及品名或通用名稱。

(三) 查驗登記並發給許可證

依據食品安全衛生管理法第二十一條規定：中央主管機關公告之食品添加物，其製造、加工、調配、改裝、輸入或輸出，非經中央主管機關查驗登記並發給許可文件，不得為之；其登記事項有變更者，應事先向中央主管機關申請審查核准。基於食品安全管理上需要的食品添加物，在政府公告後，必須經過查驗登記並發給許可證，方可使用，此為食品添加物的重要管理政策，透過許可證書制的管理，以確保食品添加物使用的安全性。

二、食品添加物的標示及廣告管理

食品添加物之標示應依食品安全衛生管理法第二十四條規定：食品添加物及其原料之容器或外包裝，應以中文及通用符號，明顯標示下列事項：一、品名。二、「食品添加物」或「食品添加物原料」字樣。三、食品添加物名稱；其為二種以上混合物時，應分別標明。其標示應以第十八條第一項所定之品名或依中央主管機關公告之通用名稱為之。四、淨重、容量或數量。五、製造廠商或國內負責廠商名稱、電話號碼及地址。六、有效日期。七、使用範圍、用量標準及使用限制。八、原產地（國）。九、含基因改造食品添加物之原料。十、其他經中央主管機關公告之事項。

食品安全衛生管理法施行細則第九條：依食品安全衛生管理法第二十二條第一項第四款所定食品添加物名稱，應以食品添加物使用範圍及限量暨規格標準附表一食品添加物使用範圍及限量所定之品名，或一般社會通用之名稱標示之，並依下列規定辦理：

一、屬甜味劑、防腐劑、抗氧化劑者，應同時標示其功能性名稱。

二、屬複方食品添加物者，應標示各別原料名稱。

食品中之食品添加物係透過合法原料之使用而帶入食品，且其含量明顯低於直接添加於食品之需用量，對終產品無功能者，得免標示之。

食品安全衛生管理法施行細則第十六條：依食品安全衛生管理法第二十四條第一項第四款所定淨重、容量，應以法定度量衡單位或其代號標示之。

有關廣告管理方面，為維護消費者之健康及權益，依食品安全衛生管理法第二十八條規定：食品添加物之標示、宣傳或廣告，不得有不實、誇張或易生誤解之情形。所有的食品不得為醫療效能之標示、宣傳或廣告。中央主管機關對於特殊營養食品、易導致慢性病或不適合兒童及特殊需求者長期食用之食品，得限制其促銷或廣告；其食品之項目、促銷或廣告之限制與停止刊播及其他應遵行事項之辦法，由中央主管機關定之。

第一項不實、誇張或易生誤解與第二項醫療效能之認定基準、宣傳或廣告之內容、方式及其他應遵行事項之準則，由中央主管機關定之。

三、食品查核及管制

食品安全衛生管理法第四十一條規定：直轄市、縣（市）主管機關為確保食品添加物符合本法規定，得執行下列措施，業者應配合，不得規避、妨礙或拒絕：

一、進入製造、加工、調配、包裝、運送、儲存、販賣場所執行現場查核及抽樣檢驗。

二、為前款查核或抽樣檢驗時，得要求前款場所之食品業者提供原料或產品之來源及數量、作業、品保、販賣對象、金額、其他佐證資料、證明或記錄，並得查閱、扣留或複製之。

三、查核或檢驗結果證實為不符合本法規定之食品添加物，應予封存。

四、對於有違反第八條第一項、第十五條第一項、第四項、第十六條、中央主管機關依第十七條、第十八條或第十九條所定標準之虞者，得命食品業者暫停作業及停止販賣，並封存該產品。

五、接獲通報疑似食品中毒案件時，對於各該食品業者，得命其限期改善或派送相關食品從業人員至各級主管機關認可之機關（構），接受至少四小時之食品中毒防治衛生講習；調查期間，並得命其暫停作業、停止販賣及進行消毒，並封存該產品。

中央主管機關於必要時，亦得為前項規定之措施。

四、處罰

依食品安全衛生管理法第五十二條規定：食品添加物經第四十一條規定查核或檢驗者，如不符合中央主管機關之規定者，應予以沒入銷毀。第五十二條第二款規定：不符合中央主管機關依第十七條、第十八條所定標準，或違反第二十一條第一項及第二項規定者，其產品及以其為原料之產品，應予沒入銷毀。但實施消毒或採行適當安全措施後，仍可可供食用、使用或不影響國人健康者，應通知限期消毒、改製或採行安全措施；屆期未遵行者，沒入銷毀之。

第四節 主要食品添加物種類及用途

(The classification and usage of the food additives)

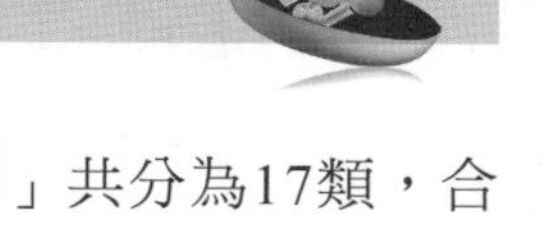

依行政院衛生福利部公布的「食品添加物使用範圍及用量標準」共分為17類，合法品項總計833筆：

一、防腐劑：如己二烯酸、丙酸鈣、去水醋酸等、苯甲酸、鏈黴菌素 [natamycin(pimaricin)] 等 24 筆。

二、殺菌劑：只有過氧化氫 1 筆。

三、抗氧化劑：二丁基羥基甲苯、L- 抗壞血酸、生育醇 α– 醣基異槲皮苷 (α-Glycosyl-isoquercitrin) 等 26 筆。抗氧化劑混合使用時，每一種抗氧化劑之使用量除以其用量標準所得之數值（即使用量／用量標準）總和應不得大於 1。

四、漂白劑：亞硫酸鉀、亞硫酸鈉、亞硫酸氫鈉等 9 筆。

五、保色劑：亞硝酸鉀、亞硝酸鈉、硝酸鉀、硝酸鈉等 4 筆。

六、膨脹劑：鉀明礬、燒鉀明礬、酒石酸氫鉀、碳酸氫鈉等 14 筆。

七、品質改良用、釀造用及食品製造用劑：氯化鈣、硫酸鈣等 96 筆。

八、營養添加劑：維生素 A 粉末、維生素 A 油溶液、抗壞血酸等 321 筆。

(一) 特殊營養食品應先經中央衛生主管機關審核認可。

(二) 特殊營養食品中所使用之營養添加劑，其種類、使用範圍及用量標準得不受表列規定之限制。

(三) 維生素 D2 及 D3 混合使用時，每一種之使用量除以其用量標準所得之數值（即使用量／用量標準）總和不得大於 1。

九、著色劑：食用紅色六號、食用紅色七號鋁麗基等 39 筆。

十、香料：乙酸乙酯、乙酸丁酯等 90 筆。

(一) 香料含下列成分時，應顯著標示其成分名稱及含量。

(二) 飲料使用香料含下列成分時，應符合其限量標準。

十一、調味劑有 D- 山梨醇、L- 天門冬胺酸鈉、檸檬酸、咖啡因等 58 筆。另外，調味劑之一的甜味劑：D- 山梨醇、糖精、甘草素、阿斯巴甜、環己基（代）磺醯胺酸鈉、甜菊醣苷等 25 筆。

十二、黏稠劑（糊料）：海藻酸鈉、海藻酸丙二醇、乾酪素等 48 筆。

十三、結著劑：焦磷酸鉀、焦磷酸鈉、多磷酸鉀等 16 筆。

十四、食品工業用化學藥品：氫氧化鈉、氫氧化鉀等 10 筆。

十五、載體：丙二醇、甘油等 2 筆。

十六、乳化劑：脂肪酸甘油酯、脂肪酸蔗糖酯、脂肪酸山梨糖酯等等 30 筆。

十七、其他：胡椒基丁醚、醋酸聚乙烯樹酯等等 20 筆。

食品添加物詳細品項資訊請參閱「食品添加物使用範圍及限量暨規格標準」規定，第二條：各類食品添加物之品名、使用範圍及限量，應符合附表一（請參閱https：//consumer.fda.gov.tw/Files/food/law/附表一食品添加物使用範圍及限量1070109.pdf）之規定，非表列之食品品項，不得使用各該食品添加物。

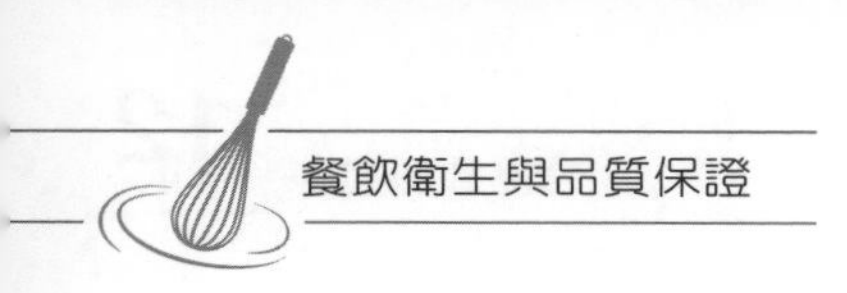

第三條：各類食品添加物之規格，應符合如附表二（請參閱https：//cosumer.fda.gov.tw/Files/food/law/附表二食品添加物之規格1070109.pdf）之規定。分別介紹如下：

一、防腐劑 (preservatives)

在食品加工上用以抑制微生物生長的化學藥品，稱為防腐劑，防腐劑僅能抑制微生物的生長，並不能殺菌，因此僅具有靜菌的作用。防腐劑對微生物的細胞具有毒性，同樣對於人體的細胞也有影響，因此為保障消費者的健康，食品添加物使用範圍及用量標準中對於防腐劑之使用範圍及用量標準皆有嚴格規定。例如，罐頭食品一律禁止使用防腐劑，但因原料加工或製造技術關係，必須加入防腐劑者，應事先申請中央衛生主管機關核准後，始得使用。再者對羥苯甲酸酯類得混合使用外，其餘不得混合使用。但因原料加工或製造技術關係，必須混合使用防腐劑者，應事先申請中央衛生主管機關核准後，始得使用。由此顯見衛生福利部對於防腐劑在使用上安全的重視，防腐劑公告品項共有24筆。

(一) 防腐劑之類型

依據防腐劑使用的用途可區分為有機酸型防腐劑、有機酯型防腐劑、微生物的培養物(nisin)及用於水果防黴用的聯苯等。

1. 有機酸型防腐劑：如己二烯酸、苯甲酸、丙酸、去水醋酸等，酸性下靜菌作用強，因此適宜用於 pH 低的食品，與檸檬酸、葡萄酸 - δ - 內酯等 pH 調整劑（降低 pH）並用效果佳。
2. 有機酯型防腐劑：如對羥苯甲酸酯類 (paraben) 即屬於有機酯型防腐劑，包括對羥苯甲酸乙酯、丙酯、丁酯等，都可作為食品防腐劑。此類防腐劑在 pH 高時有較強的作用。
3. 防黴：聯苯 (biphenyl) 本品用於柑橘、檸檬、葡萄柚等柑橘類的防黴，國內歸類於防腐劑。
4. 微生物培養物：乳酸鏈球菌素 (nisin) 自 *Lactic streptococci* 的培養物中分離出來，在我國可使用於乾酪為防腐劑。

食品防腐劑對人體有不良的作用，包括影響細胞膜或細胞壁傳送、干擾細胞酵素或遺傳物質等的生理功能。

(二) 濫用防腐劑之危險

過量使用防腐劑如：珍珠奶茶或青蛙下蛋等產品中之粉圓、西米露，或是夏天冰品中之洋菜凍、石花凍、愛玉等。其他如火鍋高湯、濃縮湯液或糖漿等為延長保存期限所使用之防腐劑是否過量，亦是值得注意的問題。

二、殺菌劑 (bactericides)

殺菌劑是指對微生物具有殺菌作用的化學藥品。國內准許使用於食品的殺菌劑只有過氧化氫。過氧化氫具有強氧化力、強殺菌力及漂白力，麵粉及其製品不得使用過氧化氫為殺菌劑，其他食品可以使用，但不得殘留於食品。

少量的過氧化氫會被體內的觸媒(catalase)作用而分解為水和氧，對體內並不會產生毒性。但有研究顯示會使動物產生癌症。國內雖准許使用，但是規定最終產品不能殘留。黃豆製品中如生鮮豆腐、豆干產品是否有過氧化氫之殘留的問題，值得各工廠之品管單位注意。

註：1. 含氯之殺菌劑僅能使用於飲用水及食品廠殺菌用水（總氯含量不得超過250ppm），此殺菌劑會與食品反應，因此不可用於食品。含氯之殺菌劑用量以殘留有效氯含量限制在02~1.5ppm，符合飲用水標準為度。
2. 次氯酸鈉若使用於飲用水及食品用水的消毒，當水煮沸騰時，氯離子會與水中的腐植質形成致癌物三鹵甲烷（tri-halogen methane, THM）。二氧化氯則不會與腐植質形成THM。

三、抗氧化劑 (antioxidants)

用以防止食品在儲藏、運輸、加工等過程中氧化變味的物質稱為抗氧化劑，食品添加物中的抗氧化劑主要用以防止食品中脂質的過氧化。某些食品中含有天然的維生素E，可作為天然的抗氧化劑，然而在加工的過程中，維生素E很容易破壞而喪失功能，因此為防止食品的油脂氧化，經常配合其他的抗氧化劑以達到抗氧化的目的，如BHT及BHA。抗氧化劑混合使用比單獨使用效果更好，依食品添加物使用範圍及用量標準，抗氧化劑混合使用時，每一種抗氧化劑之使用量除以其用量標準所得之數值（即使用量／用量標準）總和應不得大於1。

抗氧化劑分為水溶性抗氧化劑及脂溶性抗氧化劑。

1. 水溶性抗氧化劑：如L-抗壞血酸 (ascorbic acid) 或L-異抗壞血酸 (erythorbic acid) 及其衍生物等（限用為抗氧化劑）、L-半胱氨酸鹽酸鹽 L-cysteine monohydrochloride)、乙烯二胺四醋酸二鈉或乙烯二胺四醋酸二鈉鈣 (EDTA Na_2

or EDTA $CaNa_2$) 等， EDTA Na_2 於最終食品完成前，必須與鈣離子結合成 EDTA $CaNa_2$、亞硫酸鉀 (potassium sulfite)、亞硫酸鈉 (sodium sulfite)。

2. 脂溶性抗氧化劑：如 L- 抗壞血酸硬脂酸酯，酚類抗氧化劑 (phenolic antioxidants)，包括生育醇 (tocopherol)、二丁基羥基甲苯 (BHT)、丁基羥基甲氧苯 (BHA)、沒食子酸丙酯 (propyl gallate) 及癒創樹脂 (guaiac resin) 等。

酚類抗氧化劑中BHA及BHT的毒性比較受到重視，由於BHA、BHT的油溶特性，可被小腸中的油脂吸收，因此由小腸吸收的機會比體內其他的細胞多。被小腸吸收的抗氧化劑會被運送到肝臟儲存，由於BHA與BHT不易排出，累積在肝的脂肪細胞中，而有礙肝臟的正常功能，在某些動物研究中指出，抗氧化劑的攝食可能與肝腫大有關。因此國內對於此類添加物的使用範圍及用量標準有嚴格的限制。衛生福利部公告之抗氧化劑品項共有26筆。

四、漂白劑 (bleaching agents)

使有色物質氧化或還原為淡色或無色的物質稱為漂白劑。衛生福利部公告的漂白劑均屬於亞硫酸鹽類，包括亞硫酸鉀、亞硫酸鈉、亞硫酸鈉（無水）、亞硫酸氫鈉、低亞硫酸鈉、偏亞硫酸氫鉀、亞硫酸氫鉀、偏亞硫酸氫鈉及過氧化苯甲醯等九種。亞硫酸鹽類為還原性漂白劑，亞硫酸與醛、酮基易於進行反應，致使胺基酸等無法與還原糖之醛、酮基反應，而阻止梅納反應，抑制褐變的生成。例如果汁加工中經常須藉助亞硫酸鹽以保持良好的色澤。亞硫酸鹽會抑制polyphenol oxidase、ascorbic oxidase、lipoxygenase、peroxidase的氧化作用，水果和蔬菜在乾燥前，浸漬於亞硫酸鹽溶液，或進行硫黃燻蒸處理，可防止乾燥時之褐變。櫻桃以亞硫酸鹽處理後可變為無色的產物，然後再以色素著色。

衛生福利部對於亞硫酸鹽有使用範圍的規定，如飲料、麵粉及其製品（不包括烘焙食品）不得使用，其餘加工食品得使用之，但有用量標準的限定。在美國規定生吃及鮮銷蔬果，不得以亞硫酸來處理，在我國亦未准許其用在生鮮蔬果上，以保障對亞硫酸鹽有過敏反應之消費者。有部分的消費者，尤其患有氣喘病患，對亞硫酸鹽具有過敏現象，在食用添加大量亞硫酸鹽的生菜沙拉後，會引發哮喘、呼吸困難、嘔吐、腹痛、下痢、全身痙攣(convulsion)，甚至死亡。此外，二氧化硫不能使用在含有高量維生素B_1的食品中，因為維生素B_1會被二氧化硫破壞。衛生福利部公告之抗氧化劑品項共有9筆。

五、保色劑 (color fasting or developing agents)

添加於食品中與食品中色素化合，使顏色固定、安定及呈現鮮麗顏色的物質稱為保色劑。肉品中顏色成分的主要來源為肌紅蛋白(myoglobin)，在空氣中久放或加熱後會氧化變性為褐色的變性肌紅素(met-myoglobin)，為改善不良的褐色反應，可添加保色劑來固定肉品的顏色，使醃漬肉品呈現鮮麗的顏色。肉品醃漬是添加硝酸鹽或亞硝酸鹽，然而直接參與發色作用的為亞硝酸鹽，硝酸鹽可以被肉品中的細菌還原為亞硝酸鹽，作用與亞硝酸鹽相同。由硝酸鹽被還原的亞硝酸鹽或直接添加的亞硝酸鹽會被肉中的乳酸（來自肝醣的分解）作用生成亞硝酸，再進一步還原生成一氧化氮(NO)，生成的一氧化氮與還原型的肌紅蛋白作用形成亞硝基肌紅素(nitrosomyoglobin)，為美麗透明的紅色，稱為醃肉色(cured meat color)。將醃漬肉加熱後，因globin變性成為安定的nirosomyochromogen的紅色，為不透明的紅色，稱為熟醃肉色(cooked cured meat color, CCMC)。

亞硝酸鹽和硝酸鹽除了具有保色的功能外，亞硝酸鹽和硝酸鹽也具有抑制肉毒桿菌生長的作用，防止肉毒中毒的發生，此為亞硝酸鹽和硝酸鹽在醃製食品中最重要的功能，目前無其他適合的替代品可以取代，保色劑可使用於香腸、火腿、肉製品等食品中。衛生福利部公告的保色劑包括亞硝酸鈉（鉀）及硝酸鈉（鉀）等四種，但是生鮮肉類、生鮮魚肉類不得使用。目前允許肉製品亞硝酸之殘留量為70ppm。衛生福利部公告之保色劑品項只有4筆。

亞硝酸鹽及硝酸鹽會與食品中或體內的二級胺(secondary amine)形成亞硝基化合物(nitroso-compounds)，如亞硝胺(nitrosamines)及亞硝醯胺(nitrosamides)。硝基化合物對廣泛的動物具有毒性、致癌性、致突變性，可直接與動物的DNA結合，造成多種器官腫瘤的發生。

六、膨脹劑 (leavening agents)

用以使餅乾、麵包等食品體積增加、組織膨脹鬆軟以改善風味及增加消化功能的食品添加物稱為膨脹劑。衛生福利部許可的膨脹劑包括明礬鹽類（鈉、銨、鉀等）、酒石酸氫鉀(potassium bitartrate)、酸式磷酸鋁鈉(sodium aluminum phosphate, acidic)、碳酸鹽等14筆。膨脹劑依其所產生的氣體可以分為三類：

1. 單一劑式合成膨脹劑：以碳酸氫鈉與酸性鹽作用，產生二氧化碳，達到膨發的效果。反應式：$NaHCO_3$ ＋酸性鹽→ CO_2 ＋中性鹽＋ H_2O。

2. 二劑式合成膨脹劑：以碳酸鹽及重碳酸鹽兩者一起與酸性鹽共同作用，產生二氧化碳，原理與單劑式相同，然而二劑式與酸性鹽作用的時間不同，可以產生更好的膨脹效果。

3. 氨系合成膨脹劑：此類膨脹劑是由碳酸銨、碳酸氫銨、碳酸氫鈉、氯化銨、碳酸鈣、酒石酸氫鈉、銨明礬、酒石酸、澱粉等混合製成。經加熱後會產生二氧化碳及氨氣。反應式：$NH_4HCO_3 \rightarrow NH_3 + CO_2 + H_2O$。此系列膨脹劑因為 NH_3 易溶於水，產生特異的氨臭味，影響食品的風味，降低消費者的接受性，因此此種膨脹劑較少被使用。

七、品質改良用、釀造用及食品製造用劑 (quality improvement distillery and food stuff processing agents)

本類的食品添加物用來改良食品之品質或改善釀造的條件。衛生福利部所公告之品項共有96筆。

滷肉用之爌肉精、鹼粉、嫩精均是混合型之品質改良劑，值得有關單位注意其組成分的合法使用。小蘇打類之品質改良劑用於清炒蔬菜之保色翠綠與口感脆度亦是值得注意的衛生安全問題。

八、營養添加劑 (nutritional enriching agents)

為了補充食品中的營養成分而添加於食品的物質稱為營養添加劑，如維生素、胺基酸、礦物質等。在公告之食品添加物使用範圍及用量標準中共列有321筆的營養添加劑，依種類可區分為維生素、胺基酸及礦物質等三類。維生素類如維生素A、D、E、B_1、B_2、B_6、B_{12}、C、菸鹼素及葉酸等，業者製售添加前述十種維生素，而型態屬膠囊狀、錠狀且標示有每日食用限量之食品，應於產品包裝上標示明確的攝取量限制及「多食無益」等類似意義之詞句。再者，維生素D_2及D_3混合使用時，每一種之使用量除以其用量標準所得之數值（使用量／用量標準）總和不得大於1；胺基酸類如L-異白胺酸(L-isoleucine)、L-色胺酸(L-tryptophan)等；礦物質主要為鈣、鐵、銅、鋅、鎂、錳、釩、硒、之有機鹽或無機鹽如磷酸鈣、乳酸鐵等。

九、著色劑 (coloring agents, food colors)

食品在製備、加工或儲藏時，天然的顏色可能因此而被破壞，導致食品的變色或褐變，因此用來彌補加工過程所導致的缺陷，而添加的色素為食品添加物所稱的著色劑。著色劑使用目的在於提高食慾與吸引力，不是用來欺騙消費者。著色劑可區分為天然色素、人工合成色素及其他。天然色素如葉綠素、核黃素、胡蘿蔔素、蟲漆酸(laccaic acid)、葉黃素(lutein)等；人工合成色素可分為煤焦色素及其鋁麗基；其他如金(gold，metallic)、氧化鐵(iron oxides)、二氧化鈦(titanium dioxide)等。法訂公告之著色劑品項共有39筆。

1. 煤焦色素 (coal tar color)：由煤焦所分離出來的 benezene, toluene, xylene, naphane 所組成的色素，經由乾餾而得。目前許可的煤焦色素有八種，且為水溶性的酸性色素，為基本的食品色素，包括食用藍色 1 號、食用藍色 2 號、食用綠色 3 號、食用黃色 4 號、食用黃色 5 號、食用紅色 6 號、食用紅色 7 號及食用紅色 40 號。鹼性色素已禁止使用。
2. 鋁麗基 (aluminum lake)：水溶性色素以金屬鹽、其他沉澱劑處理成不溶性的有機顏料者，稱為色澱 (lake)，其金屬使用鋁者稱為鋁色澱或稱為鋁麗基。鋁麗基的特性為水不溶性，適用於粉狀的食品及油脂性食品的著色。衛生福利部公告的鋁麗基類著色劑有七種包括鋁麗基、食用藍色一、二號鋁麗基、食用綠色三號鋁麗基、食用黃色四、五號鋁麗基及食用紅色七號、四十號鋁麗基。為避免業者以著色劑來欺騙消費者，依衛生單位之規定生鮮肉類、魚貝類、生鮮豆類、蔬菜、水果、味噌、醬油、海帶、海苔及茶等不得使用著色劑。

糖醋排骨正常之黃色係是添加黃色五號之故，醃胡蘿蔔添加了黃色四號使黃色的色澤更加鮮豔。

十、香料 (perfumery)

香料可分為天然香料及人工合成香料。衛生福利部僅對人工合成香料訂有使用限制，目前許可的合成香料計有90筆。至於某些香料特殊成分有14種分別訂定限量標準，只限用於飲料，除古柯鹼(cocaine)不得檢出外，其餘尚有13種成分如蘆薈素(aloin)、β-杜衡精(β-asarone)、小檗鹼(berberine)、山道年(santonin)均限量為0.1mg/kg；黃樟素(safrole)限量為1.0mg/kg；香豆素(coumarin)限量為2.0mg/kg等。

市面上販售很多混合後香料添加原物料如人蔘雞精、紅棗香料或各式飲品產品所使用之香料是否合法添加，是當今衛生單位應嚴加把關與稽核之重點。

十一、調味劑 (flavoring agents)

食品添加物中的調味劑包括酸味劑、鮮味劑、甜味劑三類，有關酸味劑主要為有機酸包括來自水果中的抗壞血酸、檸檬酸、蘋果酸等以及發酵製得的醋酸、乳酸等，另外無機酸中的磷酸可使用於可樂飲料中，限量為0.6g/kg以下。鮮味劑中最常見的為味精(monosodium glutamate, MSG)、5'-次黃嘌呤核苷磷酸二鈉(sodium 5'-inosinate)，可於各類食品中視實際需要適量使用。限作調味劑使用有兩種咖啡因(caffeine)可使用於飲料，用量以食品中咖啡因之總含量計為320mg/kg以下；茶胺酸(L-theanine)可於各類食品中，用量為1g/kg以下。目前法令公告之調味劑前兩類，總計58筆。

另外，目前法令公告之調味劑之一的甜味劑共計25筆，甜味劑可分為天然甜味劑、半天然甜味劑及人工合成甜味劑。天然甜味劑如蔗糖、麥芽糖、果糖等；半天然甜味劑如D-山梨醇、甜菊萃、甘草萃、阿斯巴甜、索馬甜等；人工合成甜味劑如糖精(saccharin)及其鹽類、環己基（代）磺醯胺鹽(cyclamate)等。其中不得使用於生鮮禽畜肉類有1種；不得使用嬰兒食品者有8種；不得使用於代糖錠劑及粉末者有5種；用於特殊營養食品時，必須事先獲得中央主管機關之核准者有8種。

販賣現切水果的小販額外付與之沾粉中，是否含有之甘精或糖精，應是值得注意的餐飲衛生安全之議題。

十二、黏稠劑 (pasting or binding agents)

與水結合而可以增加黏度、形成凝膠的物質稱為黏稠劑。黏稠劑依來源之不同可分為天然黏稠劑、半合成黏稠劑及合成黏稠劑。洋菜、果膠、明膠等來自海藻鹿角膠或海藻酸鹽、水果或動物性蛋白質之天然材料者稱為天然黏稠劑，這類黏稠劑除有害者外，並無使用上的限制；由天然物質經由化學方法修飾製成，或經由微生物發酵而製成稱為半合成黏稠劑，如羧甲基纖維素鈣(calcium carboxy methyl cellulose)、三仙膠(xanthan gum)等，這類的黏稠劑多是配合加工上的特殊需求而開發製成的；完全由化學合成的黏稠劑稱為合成黏稠劑，此類黏稠劑應用較少。衛生福利部公告之黏稠劑品項合計48筆，其中聚糊精(polydextrose)一次使用量中超過15公克之食品，應顯著標示「過量食用對敏感者易引起腹瀉」。

十三、結著劑 (coagulating agents)

食品製造或加工上用以螯合金屬離子、安定品質、保水、調整酸鹼值等功能的食品添加物。市售的磷酸鹽類均為衛生福利部公告的均為磷酸鹽類及其調製品，其用量標準以磷酸鹽(phosphate)計算之，食品製造或加工必須時始得使用。公告之結著劑品項共有16筆。

十四、食品工業用化學藥品 (chmicals for food industry)

食品加工上用以水解、中和、吸附、脫色、過濾等功能的藥品，如氫氧化物（鈉或鉀）、鹽酸、硫酸、草酸、碳酸鉀（鈉）、離子交換樹脂(ion-exchange resin)等。使用食品範圍及使用量並無限制。基於安全上的考量，在製品完成前必須中和或去除之。此類食品添加物公告的品項共有10筆。

十五、載體 (vector)

食品加工上作為食品成分萃取用劑或色素、香料的溶解用劑。衛生福利部許可的載體只有丙二醇(propylene glycol)、甘油(glycerol) 兩種，均可於各類食品中，但視實際需要適量使用。

十六、乳化劑 (emulsifiers)

使互相不混合的兩種液體，如水和油，能均質而安定的混合在一起的物質稱為乳化劑。乳化劑為表面活性物質，其分子同時具有疏水基及親水基，能在水和油的界面形成吸附層，使原本不互溶的兩種液體能均勻混合形成乳化液。乳化液又可區分為水中油滴型乳化液(oil-in-water type emulsion, O/W)及油中水滴型乳化液(water-in-oil type emulsion, W/O)，依乳化液形態的不同可選擇適當的乳化劑。現今公告之乳化劑合計共有30筆，其中，磷脂酸銨(ammonium phosphatide)可使用於可可及巧克力製品，用量在10g/kg以下；其他29筆可用於各類食品中視實際需要適量使用。

十七、其他 (others)

其他未在上列十六類者，公告品項共20筆如下表。

表12-1 其他食品添加物公告品項

編號	品名	使用食品範圍及限量	使用限制
001	胡椒基丁醚 piperonyl butoxide	本品可使用於穀類及豆類；用量為0.024g/kg以下。	限防蟲用。
002	醋酸聚乙烯樹脂 polyvinyl acetate	1. 本品限果實及果菜之表皮被膜用；可視實際需要適量使用。 2. 本品可於膠囊狀、錠狀食品中視實際需要適量使用。	
003	矽樹脂 silicon resin	本品可使用於各類食品；用量為0.05g/kg以下。	限消泡用。
005	矽藻土 diatomaceous earth	1. 本品可使用於各類食品；於食品中殘留量不得超過5g/kg以下。 2. 本品可使用於餐飲業用油炸油之助濾，用量為0.1%以下。	1. 食品製造加工吸著用或過濾用。 2. 餐飲業使用於經油炸後直接供食用之油脂助濾時，應置於濾紙上供油炸油過濾使用，不得直接添加於油炸油中，並不得重覆使用。
006	酵素製劑 enzyme product	本品可於各類食品中視實際需要適量使用。	限於食品製造或加工必須時使用。
007	油酸鈉 sodium oleate	本品限果實及果菜之表皮被膜用；可視實際需要適量使用。	
008	羥乙烯高級脂肪族醇 Oxyethylene higher aliphatic alcohol	本品限果實及果菜之表皮被膜用；可視實際需要適量使用。	
009	蟲膠shellac	本品可於各類食品中視實際需要適量使用。	限食品製造或加工必須時使用。
010	石油蠟 petroleum wax	本品可於口香糖及泡泡糖、果實、果菜、乾酪及殼蛋中視實際需要適量使用。	使用於果實、果菜、乾酪及殼蛋時限為保護被膜用。
011	合成石油蠟 petroleum wax, synthetic	本品可於口香糖及泡泡糖、果實、果菜、乾酪及殼蛋中視實際需要適量使用。	使用於果實、果菜、乾酪及殼蛋時限為保護被膜用。

表12-1 其他食品添加物公告品項（續）

編號	品名	使用食品範圍及限量	使用限制
012	液態石蠟（礦物油） liquid paraffin (mineral oil)	1. 本品可使用於膠囊狀、錠狀食品；用量為0.7%以下。 2. 本品可於其他各類食品中使用；用量為0.1%以下。	限於食品製造或加工必須時使用。
013	聚乙二醇 polyethylene glycol 200-9500	本品限於錠劑、膠囊食品中使用；可視實際需要適量使用。	限於食品製造或加工必須時使用。
014	單寧酸 (polygalloyl-glucose, tannic acid)	本品可使用於非酒精飲料，用量為0.005%以下。	食品製造助濾用 (Filtering aid)
015	皂樹皮萃取物 quillaia extracts	本品可使用於調味飲料；用量為0.2g/kg或0.2g/L以下。	
016	聚乙烯醇 polyvinyl alcohol	本品可使用於錠狀食品之被膜；用量為2.0%以下。	
017	合成矽酸鎂 magnesium silicate (synthetic)	1. 本品可使用於油脂之助濾，用量為2%以下。 2. 本品可於膠囊狀、錠狀食品中視實際需要適量使用。	1. 食品製造助濾用(filtering aid)及防結塊劑(anticaking agent)。 2. 餐飲業使用於經油炸後直接供食用之油脂助濾時應置於濾紙上供油炸油過濾使用，不得直接添加於油炸油中，並不得重覆使用。
018	三乙酸甘油酯 Triacetin (Glyceryl Triacetate)	本品可於膠囊狀、錠狀食品中視實際需要適量使用。	限於食品製造或加工必須時使用。
019	聚乙烯聚吡咯烷酮 Crospovidone (Polyvinylpolypyrrolidone)	本品可於膠囊狀、錠狀食品中視實際需要適量使用。	限於食品製造或加工必須時使用。
020	硫酸月桂酯鈉 Sodium Lauryl Sulfate	本品可於膠囊狀、錠狀食品中視實際需要適量使用。	限於食品製造或加工必須時使用。

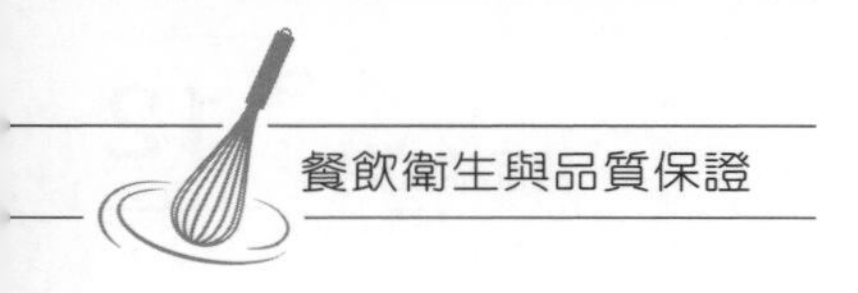

第五節

食品添加物不當添加與餐飲衛生

(Improper use of food additives and food and beverage sanitation)

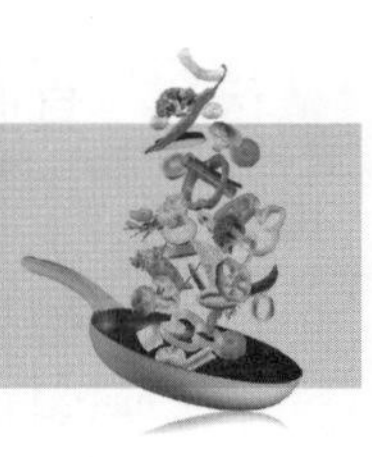

一、目前衛生主管機關禁用的食品添加物

目前除了食品添加物使用範圍及用量所規定的食品添加物外，有部分的添加物對人類的健康產生不良的影響，因此被列為禁用。

(一) 硼砂 (borax)

硼砂的學名為硼酸(boric acid)或硼酸鹽(borates)，化學式為$Na_2B_4O_1 \cdot 10H_2O$。硼砂具有防止食物腐敗、增加食品彈性及脆度的功能。國人早年就習慣將硼砂使用於一些食品中，如魚丸、油條、油麵、年糕、鹼粽等，以增加該產品的韌性、脆度以及改善食品的保水性。由於硼砂進入人體內經過胃酸的作用，會轉變為硼酸而蓄聚於體內，因而妨礙腸道消化酵素的作用，引起食慾不振、消化不良、抑制營養素的吸收、促進脂肪的分解，造成體重減輕。目前世界各國（含我國）都禁止使用硼砂。

(二) 吊白塊 (rongalit)

吊白塊是由福馬林（formalin，含甲醛之溶液）結合亞硫酸(sulfite)還原製得，化學式為$CH_2(OH)SO_2Na \cdot 2H_2O$。因為亞硫酸具有還原作用，因此吊白塊具有漂白的作用，曾被使用於米粉、魚肉煉製品等食品。但是使用後亞硫酸鹽及甲醛會殘留於食品中，其中甲醛會引起蛋白質變性，阻害消化酵素的作用，影響蛋白及澱粉的消化與吸收。吊白塊的中毒症狀為頭痛、眩暈、呼吸困難以及嘔吐等症狀，因此在食品加工上被禁止使用。

(三) 甜精（dulcin，別名 sucrol, valzin）

甜精為一種人工合成的甜味劑，甜味很接近蔗糖，甜度約為蔗糖的250倍，研究指出甜精可能會引起腫瘤，因此被禁用。

(四) Orange II

Orange II是一種酸性染料，用於羊毛、皮革、紙等的染色，對人體有危害，禁用於食品中。衛生福利部食品藥物管理署於1999年8月至10月對「市售鹹魚中著色劑之調查」中發現，部分的鹹魚仍舊使用此等禁用的著色劑。

表12-2 禁用且具有害性的非法食品添加物

種類		毒性或特性	常見的食品類別
吊白塊(rongalit)		特性：用於漂白劑。 毒性：分解後會釋放甲醛和亞硫酸。甲醛和亞硫酸對人體產生毒性。	肉製品、乳製品
硼砂(borax)		特性：增強韌性、脆度，並提高產品之保水性、增加其儲藏安定性。 毒性：經代謝後形成硼酸具累積性，會妨礙體內消化酵素的作用。	魚丸、魚板、鹼粽、油麵、年糕、油條
螢光增白劑(fluorescent brightening agent)		特性：利用螢光特性達食品漂白效用。 毒性：會引起肝臟損傷，具有致癌性。	吻仔魚、四破魚、洋菇
對位乙氧苯脲(dulcin)		特性：即為甜精，具有高度的甜味，以食品甜味劑使用。 毒性：經動物實驗結果顯示具顯著地對肝臟具慢性毒性。	蔬果類、蜜餞
有害性色素	鹽基性介黃(auramine)	毒性：具毒性之人工合成色素，其中毒症狀為頭痛、噁心、心悸、意識不清。	黃蘿蔔、糖果、油麵
	鹽基性桃紅精(rhodamine B)	毒性：具危害之人工合成色素，其中毒症狀為全身著色、排出紅色尿液易被誤診為血尿。	糖果、糕點
	奶油黃(butter yellow)	毒性：具致肝癌性之人工合成油溶性黃色色素。	奶油、食用加工油品
	孔雀綠(malachite green)	特性：深綠色水溶性色素，用於染色與養魚缸之消毒。 毒性：引起肝細胞與腎臟的腫脹。	養殖池使用，恐在水產物中殘存、巧克力糖
	亞甲藍(methylene blue)	特性：藍色水溶性色素，用於細胞呼吸試驗之染色，檢驗氧氣是否消耗。 毒性：具致癌性。	
	龍膽紫(gentiana violet)	特性：暗綠紫色水溶性色素，用於細菌與生物組織之染色。 毒性：具致癌性。	養殖池使用，恐在水產物中殘存
	橘色2號(orange II)	毒性：具致癌性。	紅龜粿、話梅
	順丁烯二酸酐Maleic anhydride)又名馬來酸酐或去水蘋果酸酐，常簡稱順酐	毒性：具致癌性。	麵包、甜點、麵條以及粉類之加工產品

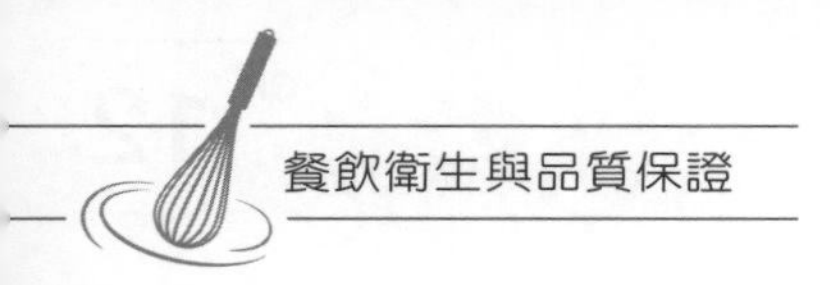

化製澱粉：取自作物穀粒或根部之天然澱粉經過少量化學藥品的處理，並經核准使用在食品即稱為食用「化製澱粉」。經處理的澱粉其黏度、質地及穩定性會提升，以應用在食品加工增加產品彈性的口感。

工業修飾澱粉：順丁烯二酸酐(maleic anhydride)又名馬酸酐或去水蘋果酸酐，常簡稱順酐。順丁烯二酸酐可應用於與食品接觸之包裝材料，遇水則轉變順丁烯二酸。目前我國已核准可使用之食用化製澱粉共21項，但未包含經順丁烯二酸酐修飾之澱粉，因此順丁烯二酸酐並未核准使用於食用化製澱粉。依據歐盟評估資料，成人的每公斤體重每日耐受量(tolerable daily intake, TDI)為0.5mg（毫克），以60公斤的成人計算，每日耐受量為30mg。假設產品中含順丁烯二酸濃度400mg/kg(ppm)，每日食用30公克產品估計，則每日所攝入順丁烯二酸量約12mg。 每日所攝入順丁烯二酸量約12mg，此與60公斤的成人可忍受30mg之劑量相比，仍在安全範圍之下。

為了讓食品吃起來Q彈軟嫩且不易腐敗和硬化，工業修飾澱粉被違規使用在食品上，如麵包、甜點、麵條以及粉類之加工產品如涼圓等等，只要與澱粉相關的加工製品均可能被檢出含「順丁烯二酸」之致癌成分。目前衛生福利部未核准「順丁烯二酸」為食品添加物，上述被檢出「順丁烯二酸」之產食品，屬於違反《食品安全衛生管理法》第十八條規範，可處新台幣3萬元以上300萬元以下罰鍰。

種 類	毒性或特性	常見的食品類別
鄰苯二甲酸二(2-乙基己基)酯[bis(2-ethylhexyl) phthalate 或 di(2-ethylhexyl)phthalate，縮寫分別為BEHP與DEHP]	特性：無色透明有特殊氣味的油狀液體不溶於水，水中溶解度<0.01wt%，不溶於水。 毒性：DEHP會引發動物的肝臟腫瘤，被認為是人類可能致癌物質之一。	飲料、稠狀液態食品

2011年5月，台灣被傳出有市面部分含有合法添加物起雲劑的飲料及食品，因3月一件「產品之送檢抽測意外」事件，導致案情延續擴大，爆發出更多的生產廠商之產品，被陸續檢驗出違法添加了含有DEHP和DINP。由於「起雲劑」為上游所供應的食品添加劑，此違法的有毒產品已被發現正被廣泛的使用，甚至出口到其他國家地區。此一事件已造成台灣社會廣大民眾的震撼與恐慌，並引起國際關注。

2013年10月18日台南某大名牌油品廠，以銅葉綠素添加至橄欖油中，做為穩定的保色水溶性色素，以低價油品摻假包裝後，用高價位的健康食用油－橄欖油或葡萄油，販售牟利。（目前先進各國家並未允許銅葉綠素添加至油品，請參閱第一章。）

名詞解釋

1. 食品添加物的毒性與安全性評估法 (safety assessment of food additives)

(1) 一般毒性試驗法

試驗法種類	試驗期間	試驗目的
急性毒性試驗 (acute toxicity test)	1~2天	決定試驗物質的立即毒性效果
亞急性毒性試驗 (subacute toxicity test)	90天	作為慢性毒性試驗的參考依據
慢性毒性試驗 (chronic toxicity test)	1~2年	可以決定最大無作用量(NOEL, no observable effect level)

(2) 特殊毒性試驗法

致癌性試驗 (carcinogenicity test)	黃麴毒素、黴菌毒素、香豆素、蘇鐵素、黃樟素、單寧、亞硝胺
突變原性試驗或誘突變性試驗 (mutation test or mutagenicity test)	採用安敏氏試驗(Ames test)，以沙門氏菌為對象進行組胺酸需求的逆回突變(reverse mutation)觀察
致畸胎性試驗 (teratogenicity test)	取懷孕的實驗動物，觀察胎兒外觀、內臟等變化

(3) 參考檢測指標法

半數致死劑量 (lethal dose, LD_{50})	＜1(mg/kg)	＜1~50(mg/kg)	＜50~500(mg/kg)
	猛毒	劇毒	毒
	若LD_{50}劑量反應曲線之斜率越大，其毒性就越高		
最大無作用量 (no observable effect level, NOEL)	劑量很低，甚至可由0開始做一系列低濃度，因此，有些可能並無任何反應（影響）		
每日容許攝取量 (acceptable daily intake, ADI)	將最大無作用量除以100或更大數值之安全係數（人與動物之差異）即得到「每日容許攝取量」		
安全係數 (safety factor)	即最大無作用量除以每日容許攝取量所得商，通常是1/100，但也有1/250或1/500，依實驗條件而異		
容許量 (tolerance)	$容許量=\frac{ADI\times平均體重}{每月平均食物消費\times含受測物之食品佔總消費食品之\%}$		

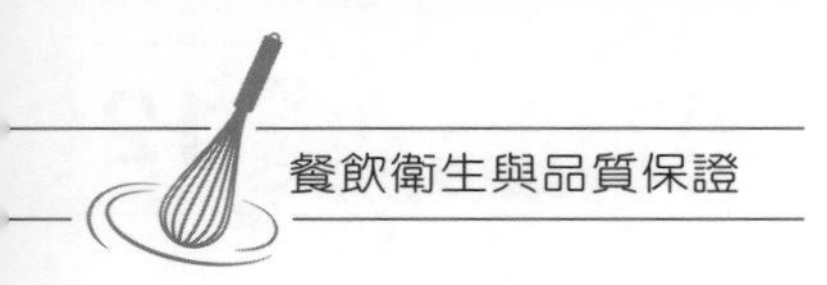

2. 脫水水果 (dehydrated fruit)

包括以糖、鹽或其他調味料醃漬、脫水、乾燥或熬煮等加工方法製成之水果加工品饍使用缺點：易造成維生素B_1的損失及引起氣喘病人的氣喘的發生。

3. 阿斯巴甜 (aspartame, APM)

阿斯巴甜是一種非碳水化合物類的人造甜味劑，為代糖的一種。食品添加劑國際編碼：E951，化學名天門冬醯苯丙氨酸甲酯。它首先於1965年成功合成並申請專利，1992年專利到期。常溫下為白色結晶性的粉末。因阿斯巴甜甜度為蔗糖的200倍，甜味純正，不致齲齒，為一種人體可消化之雙胜化合物，故熱量低，吸濕性低，沒有發黏現象，因此主要添加於飲料、維他命含片或口香糖代替糖的使用。許多糖尿病患者、減肥人士都以阿斯巴甜做為糖的代用品。但高溫會使其分解而失去甜味，所以阿斯巴甜不適合用於烹煮和熱飲。阿斯巴甜在代謝後，對於苯丙酮尿症者不適合，故食品中若允許添加阿斯巴甜者，必須於外包裝註明「苯丙酮尿症患者不宜使用」。

一、選擇題

1. (　) 羧甲基纖維素鈉在食品中的主要用途是： (A) 結著劑 (B) 黏稠劑 (C) 膨脹劑 (D) 品質改良用劑。

2. (　) 下列何者常被被使用於食品的抗氧化劑？ (A)sodium benzoate (B) 維生素E (C)BHA (D) 過氧化氫。

3. (　) 食品防腐劑對微生物之生長具有？ (A) 加速其死滅期 (B) 縮短定常期 (C) 縮短對數期 (D) 延長誘導期。

4. (　) 醬油製造較常使用之防腐劑為？ (A) 己二烯酸及其鹽類 (B) 苯甲酸酯類 (C) 冰醋酸及其鹽類 (D) 丙酸及其鹽類。

5. (　) 下列何者正確？ (A) 罐頭可添加防腐劑 (B) 保久乳可以添加硝酸鹽 (C) 麵包可以添加丙酸鈣 (D) 麵腸添加過氧化氫。

6. (　) 新式盒裝豆腐所用的凝固劑是： (A)GDL(glucono-δ-lactone) (B) 苦汁（苦滷汁） (C) 石膏 (D) 硼砂。

7. (　) 水果搬運或儲藏之容器或紙片上可使用的防腐劑為？ (A) 己二烯酸 (B) 聯苯 (C) 去水醋酸 (D) 苯甲酸鈉。

8. (　) 為了防止麵包腐敗而添加下列何種化學試劑？ (A) 單酸甘油酯 (B) 食鹽 (C) 抗壞血鈉鹽 (D) 丙酸鈣鹽。

9. (　) 製造蘋果乾時，為了防止其褐變，常燻蒸以？ (A)CO_2 (B)NO_2 (C)SO_2 (D)NH_3。

10. (　)CAS 蜜餞規定 SO_2 殘留必須在多少 ppm 以下？ (A)30 (B)50 (C)70 (D)100。

11. (　)食品脫水前以亞硫酸處理的目的，下列之敘述何者是正確的？ (A) 減少脂溶性成分氧化 (B) 增加香氣保留性 (C) 提高乾燥效率 (D) 防止酵素性及非酵素性褐變。

12. (　)製作香腸時，添加亞硝酸鹽的目的，是與下列何種成分作用而發色？ (A) 食用紅色六號 (B) 肌紅蛋白 (C) 食鹽 (D) 抗壞血酸。

13. (　)製作蛋糕添加膨大劑，提供膨發的主要氣體是？ (A) 空氣 (B) 氧氣 (C) 二氧化碳 (D) 水蒸氣。

14. (　)魚貝類與鮮味有關，含量較多之有機酸為？ (A) 檸檬酸 (B) 蘋果酸 (C) 琥珀酸 (D) 醋酸。

15. (　)何種調味料會引起中國餐館症候群？ (A) 甘胺酸 (glycine) (B) 苯丙胺酸 (alanine) (C) 麩胺酸 (glutamate) (D) 天冬胺酸 (aspartate)。

16. (　)有關阿斯巴甜 (aspartame) 的敘述，下列何者不正確？ (A) 甜度為蔗糖的 200 倍 (B) 在加工過程中對熱不穩定 (C) 屬於雙胜肽 (dipeptide) 甜味料 (D) 經常作為烘焙製品的代糖。

17. (　)製造冰淇淋時添加褐藻酸鈉的目的為？ (A) 甜味劑 (B) 安定劑 (C) 乳化劑 (D) 香料。

18. (　)防止蜜柑罐頭之白濁現象，可於糖液中添加？ (A) 甲基纖維素 (B) 碳酸鈉 (C) 石灰 (D) 重合磷酸鹽。

19. (　)蛋黃醬原料中蛋黃之主要功能為？ (A) 營養劑 (B) 增稠劑 (C) 調味劑 (D) 乳化劑。

20. (　)皮蛋製作之原理是利用鹼性物質，如生石灰、草木灰、苛性鈉，其目的為 (A) 蛋白質凝固 (B) 脂質皂化 (C) 醣類分解 (D) 游離脂肪酸中和。

二、問答題

1. 何謂食品添加物？依食品添加物的製法可分為哪幾類？

   答：

2. 試舉兩例說明禁用的食品添加物。

   答：

3. 何謂急性毒性試驗、慢性毒性試驗與致癌性毒性試驗？

答：

4. 何謂人體每日容許攝取量？與最大無作用量有什麼關係？

答：

5. 何謂 GRAS ？試舉例說明。

答：

6. 與食品添加物有關之食品法規有哪些？

答：

7. 簡單說明何謂防腐劑、殺菌劑及抗氧化劑。

答：

8. 食品添加物標示時應注意哪些事項？

答：

9. 衛生福利部公布之食品添加物使用範圍及用量標準共分為多少類？每一類公告幾筆是合法？

答：

10. 針對 102 年 10 月 18 日油品摻假事件，您覺得有關單位應如何防堵類似食品摻假事件再度發生？

答：

CH 13

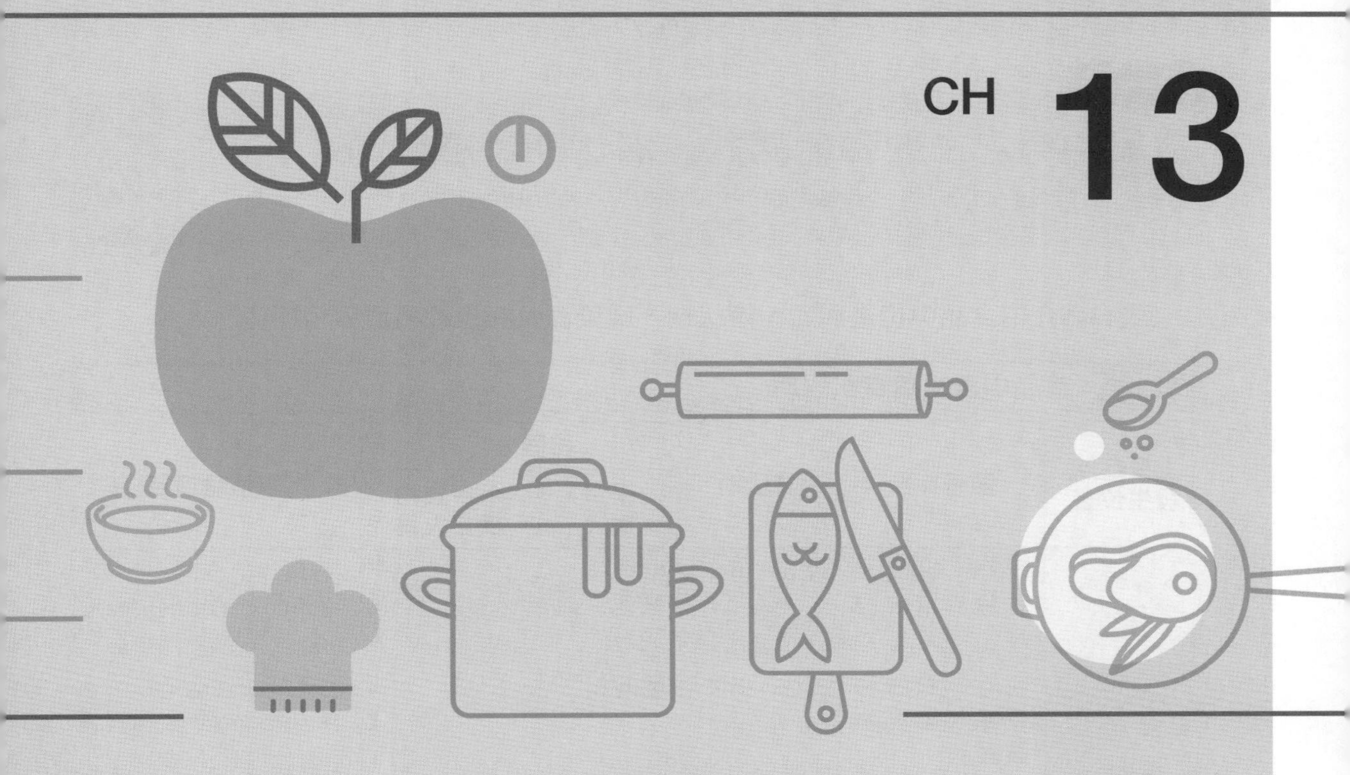

食品中毒之防範與處理

Food and Beverage Sanitation and Quality Assurance

— 學習目標 —

研讀及學習本章後，讀者能了解食品中毒之主要臨床病狀、潛伏期及感染源，進而防範食品中毒的發生，倘若發生食品中毒亦可了解如何進行危機處理。

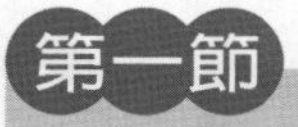

第一節 食品中毒之主要臨床病狀、潛伏期及感染源

(Major clinical symptoms, latent period and infection agents of food-borne diseases)

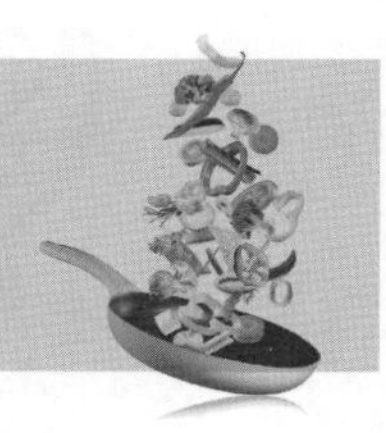

表13-1介紹食品中毒之病狀、潛伏期、感染源及應根據項目等相關資訊。

表13-1 食品中毒相關資訊說明

主要症狀發生位置	顯著症狀	潛伏期	檢體分析		應檢驗項目
			來自病人	來自食物操作人員	
上腸胃道（如噁心、嘔吐）	噁心、嘔吐、味覺異常、口燥	少於1小時	嘔吐物、糞便、血尿		Antimony, arsenic, cadmium, copper, lead, zinc.
	噁心、嘔吐、乾嘔、腹瀉、腹痛	少於1小時	嘔吐物		gastroenteritis-type mushrooms
	噁心、嘔吐、發紺頭痛、目眩、呼吸困難、顫抖、虛弱意識消失	1至2小時	血		Nitrites
	噁心、嘔吐、乾嘔、腹瀉、衰竭	1至6小時（平均2到4小時）	嘔吐物、糞便	鼻及皮膚損害處之擦拭物	*Staphylococcus aureus* and its enterotoxins, *Bacillus cereus*
	噁心、嘔吐、腹瀉、口渴、瞳孔放大、虛脫、昏迷	6至24小時	尿、血、嘔吐物		Amanita, Phallodin, Gyromitrin toxin group of mushrooms
下腸胃道（如腹部痙攣和／或腹瀉）	腹部痙攣、腹瀉	8至22小時（平均10至12小時）	糞便	糞便、直腸擦拭物	*Clostridium perfringes*, *Bacillus cereus*, *Streptococcus faecalis*, *Streptococcus. faecium*

表13-1 食品中毒相關資訊說明（續）

主要症狀發生位置	顯著症狀	潛伏期	檢體分析		應檢驗項目
			來自病人	來自食物操作人員	
下腸胃道（如腹部痙攣和／或腹瀉）	腹部痙攣、腹瀉、嘔吐、發燒、寒顫、身體不適	12至72小時（平均18至36小時）	糞便	糞便、直腸擦拭物	*Salmonella*, *Arieona*, *Shigella*, pathogenic *Escherichia coli*, other *Enterobacteriaceas*, *Vibrio parahaemolyticus*, *Yersinia enterocolitica*, *Campylobacter fetus*, *Aeromonas hydrophila* *Pseundomonas aeruginosa*
	腹瀉、發燒、嘔吐、腹痛、可能呼吸的症狀	1至5天	糞便	糞便	Enteric viruses, Norwalk agent, rotaviruses
	黏液樣的腹瀉（脂便）、腹痛、體重減輕	1至6星期	糞便	糞便	*Giardia lamblia*
	腹痛、腹瀉、便秘頭痛、欲睡、潰瘍、經常可變的症狀	1至數星期（平均3至4星期）	糞便	糞便	*Entamoeba histolytica*
	神經質、失眠、飢餓痛、食慾不振、體重減輕、腹痛，有時腸胃炎	3至6個月	糞便	糞便	*Taenia saginata*, *Taenia solium*
	喉痛、發燒、噁心、嘔吐、有時發疹、鼻漏	12至72小時	喉擦拭物、血	喉擦拭物、皮膚破損處之擦拭物	*Streptococcus pyogenes*
喉痛和呼吸的症狀	喉發炎和鼻子有帶灰滲出物、發燒寒顫、喉痛、身體不適、吞嚥困難、頸部淋巴結浮腫	2至5天	喉擦拭物、血	喉擦拭物、破損處之擦拭物	*Corynebacterium diphtheriae*

表13-1 食品中毒相關資訊說明（續）

主要症狀發生位置	顯著症狀	潛伏期	檢體分析		應檢驗項目
			來自病人	來自食物操作人員	
神經的症狀（如視覺異常、頭暈、刺痛和/或麻痺）	刺痛和麻木、眩暈、蹣跚、欲睡、喉緊、無聯貫的言語、呼吸的麻痺	少於1小時	血液		Shellfish toxin
	腸胃炎、神經質、視覺模糊、胸痛、發紺、痙攣	少於1小時	血液、尿、脂肪組織		Organic phosphate
	唾液過多、出汗、流淚、腸胃炎、脈博不規則、瞳孔收縮、氣喘	少於1小時	尿		Muscaria-type mushrooms
	頭昏眼花、欲睡、興奮、混亂、譫妄、視覺失常	少於1小時	尿		Ibotonic acid and muscimoi groups of mushrooms
	刺痛和麻木、目眩蒼白、腸胃炎、出血和皮膚脫屑、眼睛凝視、反射消失、痙攣、麻痺	少於1小時	血液		Tetrodontoxin
	刺痛和麻木、腸胃炎、目眩口乾、肌痛、瞳孔擴張、視覺模糊、麻痺	1至6小時	血液		Ciguatera toxin
	噁心、嘔吐、刺痛目眩、虛弱、厭食體重減輕、混亂	1至6小時	血液、尿、糞便、胃洗出物		Chlorinated hydrocarbons

表13-1 食品中毒相關資訊說明（續）

主要症狀發生位置	顯著症狀	潛伏期	檢體分析		應檢驗項目
			來自病人	來自食物操作人員	
神經的症狀（如視覺異常、頭暈、刺痛和/或麻痺）（續）	頭暈、視覺模糊，對光反射消失，吞嚥、講話、呼吸困難，口乾、虛弱、呼吸麻痺	12至72小時	血液、糞便		*Clostridium botulinum* and its neurotoxins
	麻木、腿虛弱、痙攣麻痺、雙眼無法配合運轉、瞎眼、昏迷	多於72小時	尿、血液、糞便、頭髮		Organic mercury
	腸胃炎、腿痛、足和腕下垂、動作不輕捷	多於72小時	活動組織、肌肉、灌胃腸物		Triorthocresyl phosphate
過敏性的症狀（如臉紅和/或癢）	頭痛、眩暈、噁心、嘔吐、胡椒味喉熱、臉腫和紅、胃痛、皮膚癢。	少於1小時	嘔吐物		Histamine
	口四周麻木、刺痛感、面紅、眩暈、頭痛、噁心	少於1小時	血液		Monosodium glutamate (MSG)
	面紅、溫溫的感覺、癢、腹痛、臉和膝膨脹	少於1小時	血液		Nicotinic acid
全身性感染的症狀（如發燒、寒顫、身體不適、衰竭、疼痛、和/或淋巴結腫大）	腸胃炎、發燒、眼睛浮腫、出汗、肌肉痛、寒顫、衰竭、困難的呼吸	4至28天（平均9天）	肌肉組織		*Trichinella spiralis*

表13-1 食品中毒相關資訊說明（續）

主要症狀發生位置	顯著症狀	潛伏期	檢體分析		應檢驗項目
			來自病人	來自食物操作人員	
全身性感染的症狀（如發燒、寒顫、身體不適、衰竭、疼痛、和／或淋巴結腫大）	身體不適、頭痛、發燒、咳嗽、噁心、嘔吐、便祕、腹痛、寒顫、玫瑰斑點、血便	7至28天（平均14天）	糞便、血液、尿	糞便、直腸擦拭物	*Salmonella typhi*
	發燒、頭痛、肌痛、發疹	10至13天	血液、淋巴結組織		*Toxoplasma gondii*
全身性感染的症狀（如發燒、寒顫、身體不適、衰竭、疼痛、和／或淋巴結腫大）（續）	發燒、身體不適、疲憊、厭食、噁心、腹痛、黃疸	10至50天（25天至30天）	尿、血液*		Hepatitis A virus (etiological agent not yet isolated)
無	發燒、寒顫、頭痛或關節痛、衰竭、身體不適、淋巴結腫大和其他疾病的特殊症狀	依特殊疾病而定	血液、糞便尿、痰、淋巴結、胃洗出物（一種或多種，依微生物種類而定）		*Bacillus anthracis.* *Brucella melitensis,* *Brancella abortus,* *Brancella suis,* *Coxiella burnetii,* *Francisella tularensis,* *Listeria monocytogenes,* *Mycobacterium tuberculosis,* *other Mycobacterium spp.,* *Pasteurella multocida,* *Streptobacillus moniliformis.*

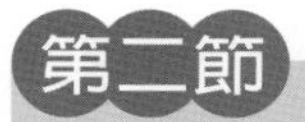

第二節

食品中毒之預防方法及處理

(Precaution and Handling of food-borne diseases)

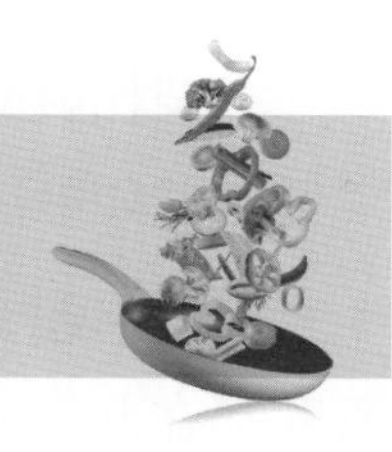

一、食品中毒之預防

預防食品中毒之不二法門就是「清潔」、「迅速」、「加熱或冷藏」及「避免疏忽」。雖然各類食品之調理及病因物質特性不大相同，但把握這些原則加以活用，即可完全達到預防中毒之目的。茲將這原則扼要說明如下：

(一) 清潔

不管做什麼事，開始最重要，所以必須要記得在開始烹飪前，一定要把手部徹底洗乾淨。

另外，餐具、砧板、抹布等廚房用品應該以水或漂白水洗淨，砧板在洗乾淨後曬太陽也很有效。抹布必須經常用肥皂或清潔劑充分洗乾淨後保持乾燥，不然消毒過的餐具再用髒的布來擦，反而會功虧一簣的。

而烹調人員必須注意個人衛生，如果有傷口或膿瘡，切勿調理食品，不然傷口或膿瘡裡的細菌或汙染食品而引起食品中毒。

食品原料購入後應即分類處理清洗，並注意保存以免受到老鼠、蟑螂、蒼蠅等病媒的接觸而造成細菌汙染。

(二) 迅速

食品買回來以後，不要放得太久，應盡快烹調供食，尤其是生的食品原料越快處理越好，做好的食品也要趕快吃掉，才可以預防食品中毒。

細菌之繁殖或毒素之產生，與其汙染於食品中時間相關，所以時間越短，越可以避免食品中毒，食品從調理至食用之時間，在冬天以不超過3小時為原則。烹飪後的食品很容易繁殖細菌，所以最好不要做得太多，以一次能夠吃完的量為限，未吃完應妥善保存，以避免食品中毒。

(三) 加熱與冷藏

一般冷凍食品、冷藏食品或生鮮即食食品之生產、運送與消費販售，應在有冷凍鏈(cold chain)之系統下完成。細菌通常不耐熱，加熱到70℃以上，大部分的細菌都會死掉，雖然也有例外，但最好還是把食品煮沸以後再供食比較安全。

細菌比較耐冷，冷卻以後雖然不會死掉，但是也較不容易繁殖，若保存的溫度非常低，譬如冷凍食品(–18℃)中的細菌就根本不會繁殖了。

一般引起食品中毒的細菌之最適生長溫度為7~60℃，而台灣一年四季從早到晚的溫度都在此範圍內，故食品如未能盡速食用，應放入冰箱冷藏或冷凍，食用前應盡量予以加熱煮熟，以避免食品中毒。

(四) 避免疏忽

餐飲調理工作，按部就班謹慎行之，遵守衛生原則，注意安全維護，不可忙亂行之，以免將有毒物質誤以為調味料而造成不可挽回之痛苦。但是無論怎樣小心也無法保證絕對不會發生食品中毒，所以一旦發生了食品中毒，宜採取以下措施，以便有效處理：

1. 盡快送醫治療立刻聯絡當地醫院或衛生局（所）加以處理。
2. 保留患者之餐後之食物、嘔吐物、排泄物，留存冰箱（不可冷凍）內，以供衛生單位檢驗之用。

二、各食品中毒預防方法

(一) 細菌性食品中毒之預防

避免食物受到汙染：勿採購不新鮮及有變色、異味的食物原料。如選購食品以當令季節食品為主，向商譽良好場所購買，購買時注意標示，詳細依各食品特性檢查。

1. 注意檢查水源是否受到汙染。如水塔是否定期清洗、檢查等。
2. 注意個人衛生。如調理食品前徹底洗淨雙手，定期健康檢查，手部化膿傷口應包紮好不可直接接觸食品（戴防水手套）等。
3. 注意器皿及環境衛生，如保持餐廚具清潔，使用過餐廚具澈底清洗，分開處理生、熟食容器、刀具、砧板，工作場所及固定設施（抽油煙機等）定期清洗保養、定期消毒，去除消滅病媒昆蟲及鼠類等。
4. 避免病原微生物繁殖或產生毒素；如採用正確的冷卻及冷藏方法（量少、迅速冷卻），食品保持新鮮（畜、水產品烹調處理前保持冷凍或冷藏狀態），食品保溫應高於 60℃、冷藏溫度保持在 4~7℃、或冷凍溫度保持在 –18℃（含）以下等，正確選擇解凍方式（冷藏解凍、不透水密封後流水解凍）等，餿水容器加蓋定期處理等。除去或消滅病原。烹煮或食前徹底加熱殺菌。

5. 容易變質生鮮食品（如蛋、魚等）前處理完成後，應立即烹調處理，若無法立即處理應密封置於冷藏庫暫存（時間越短越好）；烹調以「即煮即食」為原則，減少食品在常溫下導致病原菌繁殖之時間。

(二) 天然毒素食品中毒之預防

避免購買、食用來源不明及顏色、味道有異之產品，以免其本身含毒或已受汙染。

(三) 化學性食品中毒之預防

1. 勿購買來源不明的食品原料。
2. 正確選用安全的器皿。
3. 正確徹底清洗蔬菜、水果（避免農藥殘留）。
4. 食物儲存時遠離化學物質。
5. 慎選化學清潔用品，並遵照指示使用。
6. 注意廚房、餐廳做病媒蚊蟲害消毒時，應注意食品安全，勿使藥劑汙染到食品上。
7. 若使用食品添加物時，須符合政府之規定。

(四) 真菌毒素食品中毒之預防

發黴的食品才有產生真菌毒素的可能，因此購買時要注意原料的選擇，拒買已發黴原料，不要一次購買太多食材（雖然大量購買可能較便宜，但無法短期用完），應注意儲放場所衛生，尤其在梅雨季節更要隨時注意儲存位置、濕度和溫度以防長黴，已長黴點的食品應嚴禁使用。

三、發生中毒如何處理

萬一發生食品中毒，宜採取下列措施，以便有效處理。

(一) 迅速送醫急救。

(二) 保留患者食用後剩餘食品（或留樣品）及其嘔吐或排泄物，並盡速通知衛生單位。

(三) 醫療院（所）發現食品中毒病患，應在24小時內通知衛生單位，如圖13-1所示。

(四) 報案時須告知1. 人：食用人、發病人數。2. 時：食用時間、發病時間。3. 地：食用地點、發病地點、就醫地點。4. 報案人電話、住址。

預防食品中毒之工作需要消費者、業者與政府衛生機關甚至是學術單位，相互配合並加強國民衛生和食安教育，多方面一起努力，方能真正有效地防範食品中毒案件的一再發生。

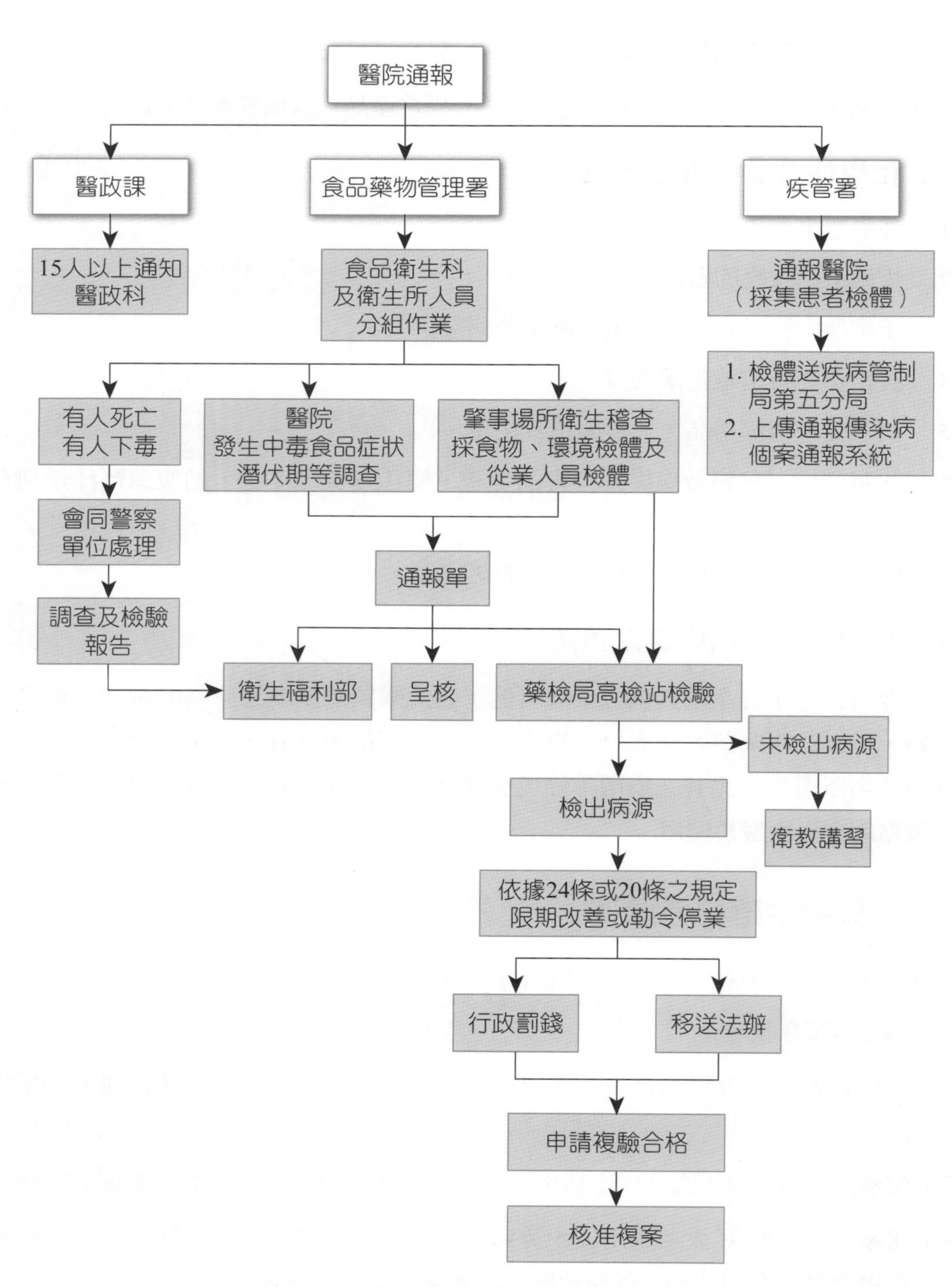

圖 13-1　食品中毒案件處理流程圖

名詞解釋

1. 清潔 (clean; sanitary)

　係指去除塵土、殘屑、汙物或其他可能汙染食品之不良物質之清洗或處理作業。

2. 消毒 (disinfect; sterilize)

　係指以符合食品衛生之有效殺滅有害微生物方法，但不影響食品品質或其安全之適當處理作業。

3. 病媒 (disease media)

　係指會直接或間接汙染食品之生物，如病原媒介之小動物或昆蟲，如老鼠、蟑螂、蚊、蠅、臭蟲、蚤、蝨及蜘蛛等，或指會分泌（溶出）對人體健康有害物質之媒介者，如會因熱溶出塑化物之塑化包裝容器、產毒之細菌或黴菌等。

4. 有害微生物 (hazardous microorganism)

　係指會造成食品腐敗、品質劣化、分泌有毒物質或危害公共衛生之微生物。

5. 隔離 (separate; segregate)

　係指場所與場所、生食與熟食、食品與不潔器皿（工作檯）等之間以有形之方式予以隔開者。

習題作業

一、選擇題

1. (　) 米飯、馬鈴薯等澱粉類食品儲存不當時，容易因何種細菌生長造成食品中毒？ (A) 大腸桿菌 (B) 肉毒桿菌 (C) 仙人掌桿菌 (D) 沙門氏菌。
2. (　) 下列有關蟹蚌貝毒 (saxitoxin) 之敘述，何者正確？ (A) 會引起過敏 (B) 存在於河豚體內的毒素 (C) 由貝類分泌的毒素 (D) 屬於神經毒素。
3. (　) 關於河豚毒之特性，下列何者為正確？ (A) 耐酸鹼 (B)100℃、30 分鐘僅能破壞 20% 毒性 (C)280℃以上時能被完全破壞 (D) 為一種氰酸毒。
4. (　) 引起痛痛病之有害性金屬為？ (A) 鉻 (Cr) (B) 砷 (As) (C) 錳 (Mn) (D) 鎘 (Cd)。
5. (　) 日本森永奶粉之中毒事件主要係含？ (A) 砷 (As) (B) 汞 (Hg) (C) 鎘 (Cd) (D) 鋅 (Zn)。
6. (　) 下列何者不屬於食品汙染物？ (A) 多氯聯苯 (B) 重金屬 (C) 農藥 (D) 放射線。
7. (　) 製造魚罐頭時，若採用的原料不新鮮，易造成何種物質含量過高而引起過敏性食品中毒的現象？ (A) 丙酮酸 (B) 脂肪酸 (C) 組織胺 (D) 甲硫醇。
8. (　) 使用塑膠餐具應需注意何種化學物質之釋出？ (A) 甲醛 (B) 乙酯 (C) 甲苯 (D) 甲醇。
9. (　) 下列何種塑膠容器在安全上較問題？ (A) 聚乙烯 (PE) (B) 聚丙烯 (PP) (C) 聚氯乙烯 (PVC) (D) 聚對苯二甲酸乙二酯 (PET)。

二、問答題

1. 食品中毒發生之處理方法為何？

   答：

2. 如何預防化學性食品中毒？

   答：

PART 04

餐飲衛生安全與其品質驗證

Food and Beverage Sanitation and Quality Assurance

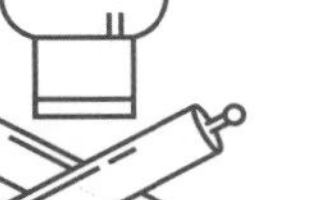

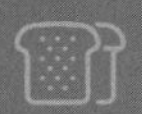

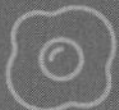

Food and Beverage
Sanitation and
Quality Assurance

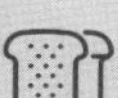
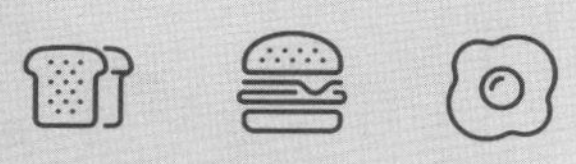
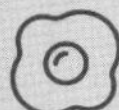

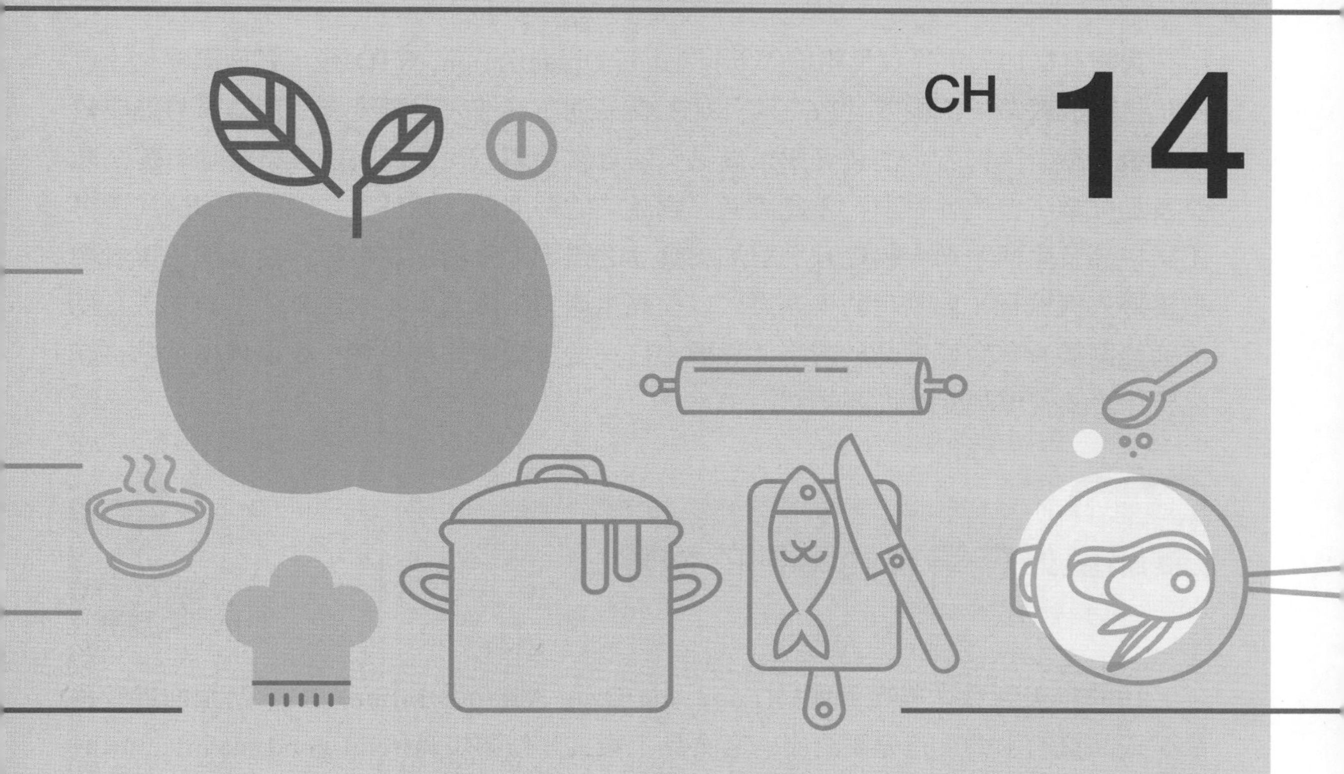

CH 14

食品良好作業規範 (fGMP)

Food and Beverage Sanitation and Quality Assurance

— 學習目標 —

讀者學習本章後可以通盤了解台灣食品加工最高品質的驗證代表標示：「GMP 食品良好製造規範標章」（以下簡稱 fGMP 標章），包括其品項、「GMP 驗證管理辦法」；申請 GMP 驗證應具備下列條件：「驗證基準」以及現有取證之廠商數目。然後再進一步了解台灣食品良好製造規範 (GMP)，以及 GMP 發展協會為此驗證代表標章之努力與貢獻。

我國自從加入世界貿易組織(World Trade Organization, WTO)後，實施國際化、自由化之開放政策，大幅度地放寬國外加工食品進口標準，對國產食品製造業將造成較大之競爭壓力。再者，消費者要求高品質的意識抬頭，使食品製造業察覺唯有提高品質及加強業者自主性管理，才能渡過此食品業的轉型期。此外，為因應我國國民所得不斷提高及生活水準大幅提升，對加工食品之需求大量增加之趨勢，食品加工業者均積極導入機械化、自動化的生產方式以提高生產力、降低成本。另外，由於加工食品流通範圍擴大，致使食品危害事件無形中提高發生機率的隱憂性，故需積極推動良好品質保證及管理制度以防範之。

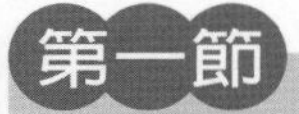

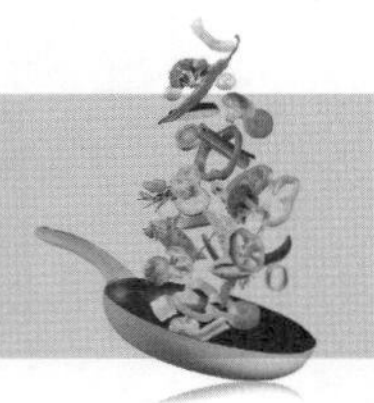

第一節 食品良好作業規範準則的演變

(Development of food GMP)

1967年美國食品藥物管理局(Food and Drug Administration, FDA)為全面提升食品製造品質的水準，首先制訂出一套食品工廠良好作業規範(food-good manufacturing practice, fGMP)。由於我國在1981年相繼發生米糠油及多氯聯苯汙染等重大食品危害事件後，為保護消費者飲食安全衛生的權益，防止此類事件再度發生，由當年國建會研議結果，責成經濟部工業局引進美國食品良好作業規範制度，一般簡稱為fGMP。1982年5月修法公布實施食品工廠良好作業規範。工業局繼續在1988年邀集中央政府機關中各食品業務主管單位組成「經濟部食品GMP推行會報」，並於1989年開始推行食品GMP驗證制度。

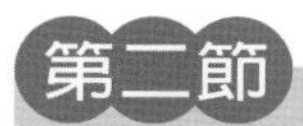

fGMP 之主要目的
(Principal purpose of food GMP)

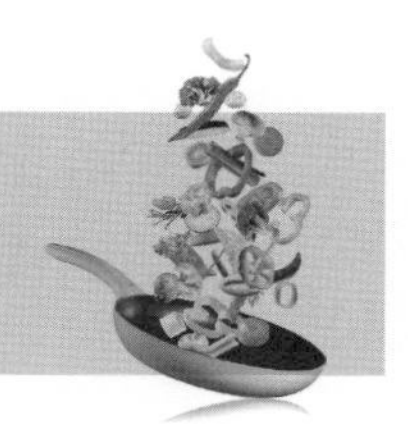

fGMP制度推行之主要目的為有效提升國產加工食品之品質及衛生安全，提高食品製造業技術水準，促進國產加工食品形象，並期望能在下述各方面達成理想目標：1.提升國產加工食品之品質及衛生安全，2.提高食品工業之製造水準，3.促進國產加工食品之品牌形象，4.建立良好品質保證制度，5.加強食品工廠之自主性品質管理意識，6.保障消費者之飲食安全及權益，7.增進國產加工食品在國內外市場之競爭力，8.建立產製銷共同品保體系，9.促進食品工業健全發展。

第三節

推動食品 GMP 驗證制度之機構及其分工
(Organization and its branches of food GMP certification promotion)

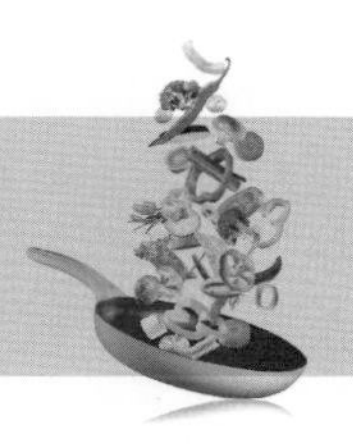

政府相關單位對於食品GMP驗證制度的實施策略通常分為二部分予以規劃，一為驗證目標家數的設定，二為驗證制度推廣作業方式的設定。

一、食品 GMP 驗證體系之推動架構

食品GMP驗證體系之推行，係採由業者自願參加，而「食品良好作業規範推行方案」及「食品GMP驗證體系實施規章」為制度推動之主要規定。前者為推動食品GMP之基本原則、組織架構及推動步驟之相關規定，後者則為配合前者所訂定之實施細節。

食品GMP制度之推行係由經濟部工業局邀集行政院農委會、衛生福利部及經濟部標準檢驗局、商業司、中小企業處等有關單位組成「經濟部食品GMP推行會報」，統籌食品GMP之推動事宜（請參閱圖14-1）。

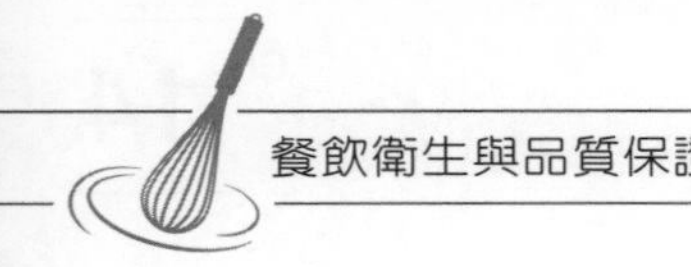

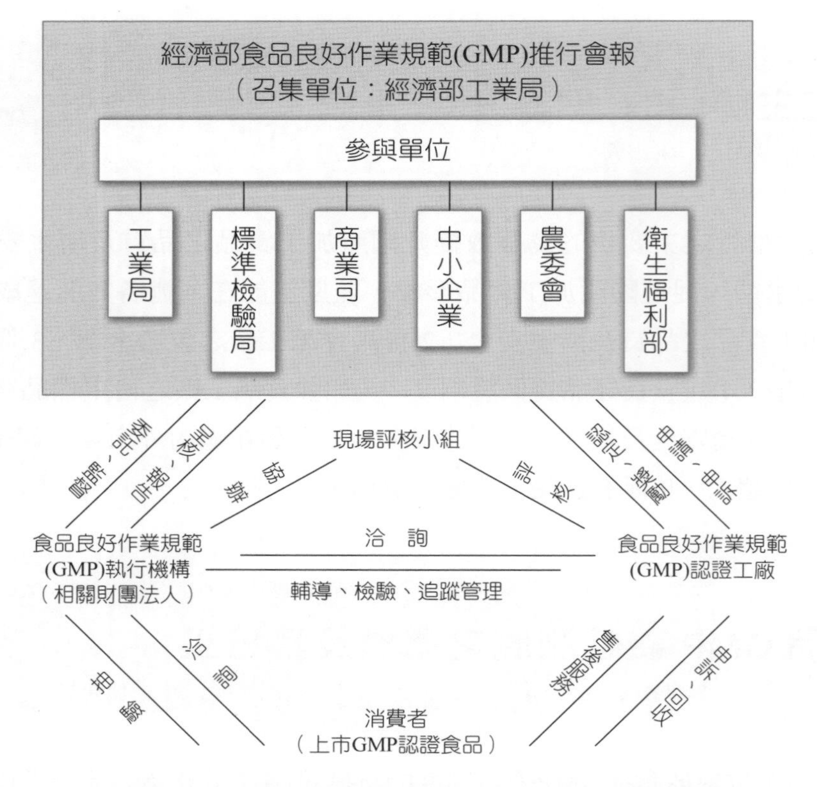

圖 14-1　食品良好作業規範 (fGMP) 推行體系

資料來源：經濟部 GMP 專欄

經濟部食品GMP推行會報採委員會制，由經濟部工業局局長擔任召集人，而驗證業務之推行及追蹤管理目前依產業性質分別委託食品工業發展研究所（以下簡稱為食研所）及中華穀類食品工業技術研究所（以下簡稱為穀研所）兩個研究機構協助執行，推廣宣導業務則委託中國生產力中心協助，每年由執行機構所提工作計畫向工業局申請經費支應。計畫內聘請專業技術人士組成「食品GMP技術委員會」研議技術問題。每一家工廠、每一類產品申請驗證，都需經由資料審查、現場軟硬體評核、產品抽驗、認定、簽約、授證及最終的追蹤管理等程序，過程力求嚴格、公正、公平。

追蹤管理係依食品衛生管理之特性區分為三類，各類之追蹤頻率再依追蹤結果分為優級、良級、普級及加嚴等四級，皆依「食品GMP驗證制度追蹤管理要點」執行，以確保驗證制度能經常維持良好水準。

二、食品 GMP 驗證體系之計畫架構

(一) 食品 GMP 推廣及執行架構

國內的食品GMP推廣及技術架構如圖14-2，主要由GMP協會、穀研所以及食研所等單位負責推廣宣導與驗證和技術輔導的工作。GMP協會負責食品GMP推廣宣導計畫。食研所負責一般食品GMP 驗證及技術輔導計畫。穀研所負責穀類及醣類食品GMP驗證及技術輔導計畫。

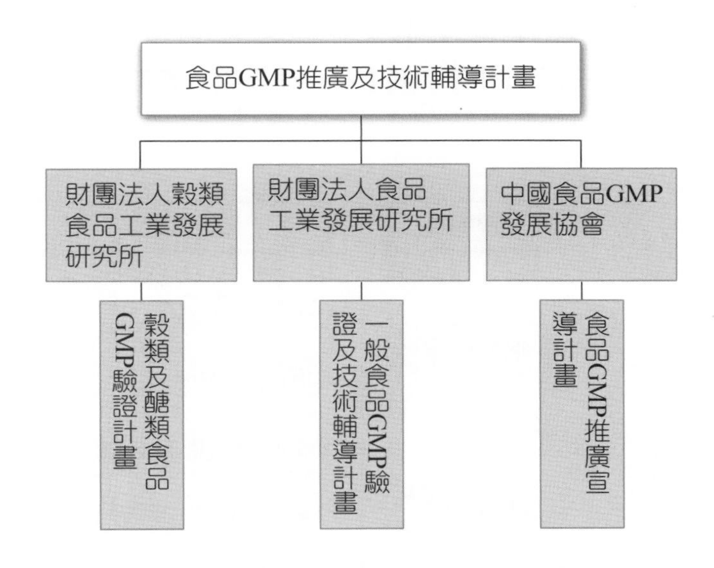

圖 14-2　食品良好作業規範 (fGMP) 推廣及技術架構

資料來源：經濟部 GMP 專欄

(二) 食品 GMP 驗證工作之各分項計畫實施內容

當前我國食品GMP驗證工作之各分項計畫的實施細則，如圖14-3和圖14-4所示，重要的驗證工作係由食研所和穀研所等二單位負責推動細部的各項工作。食研所負責的業務包含：一般食品GMP之1.驗證作業；2.國外驗證；3.追蹤管理；4.市場監測；5.資訊管理；6.人員組訓；7.修訂規範；8.技術手冊；9.技術發展；10.諮詢診斷；11.技術輔導；12.產業推廣。穀研所負責穀類及醣類食品GMP 之上述相同的12項業務。

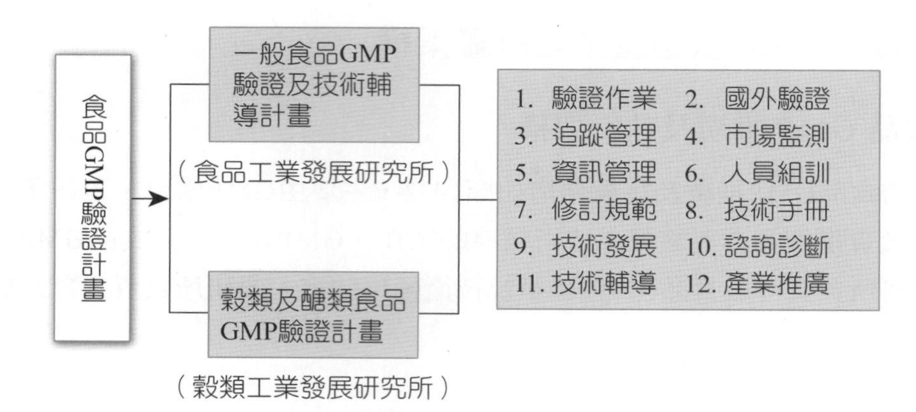

圖 14-3　食品良好作業規範 (fGMP) 驗證計畫推動工作細目

資料來源：經濟部 GMP 專欄

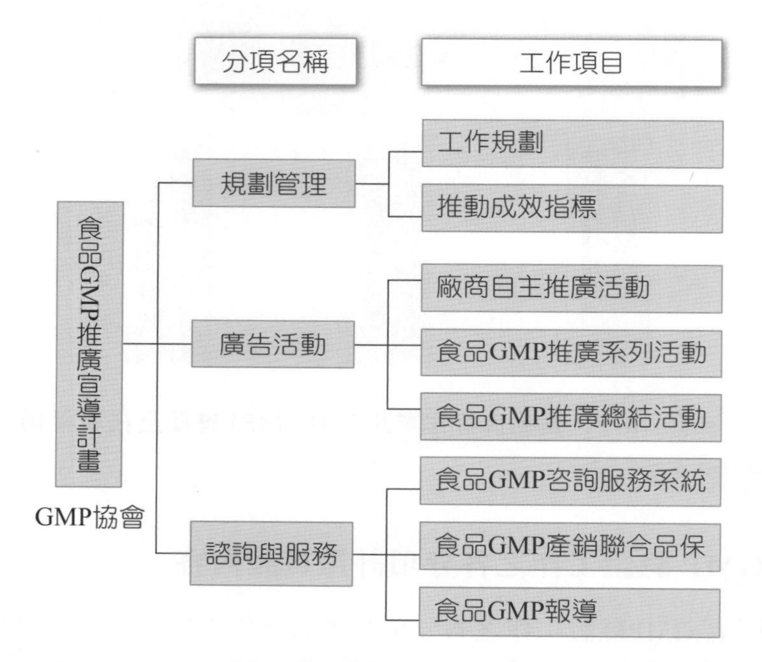

圖 14-4　食品良好作業規範 (fGMP) 推廣宣導工作細目

資料來源：經濟部 GMP 專欄

而食品良好作業規範(fGMP)之形象與魅力塑造工作則如圖14-5所示，係由食品GMP 協會負責執行，其主要項目有規劃管理、廣告活動及諮詢服務。

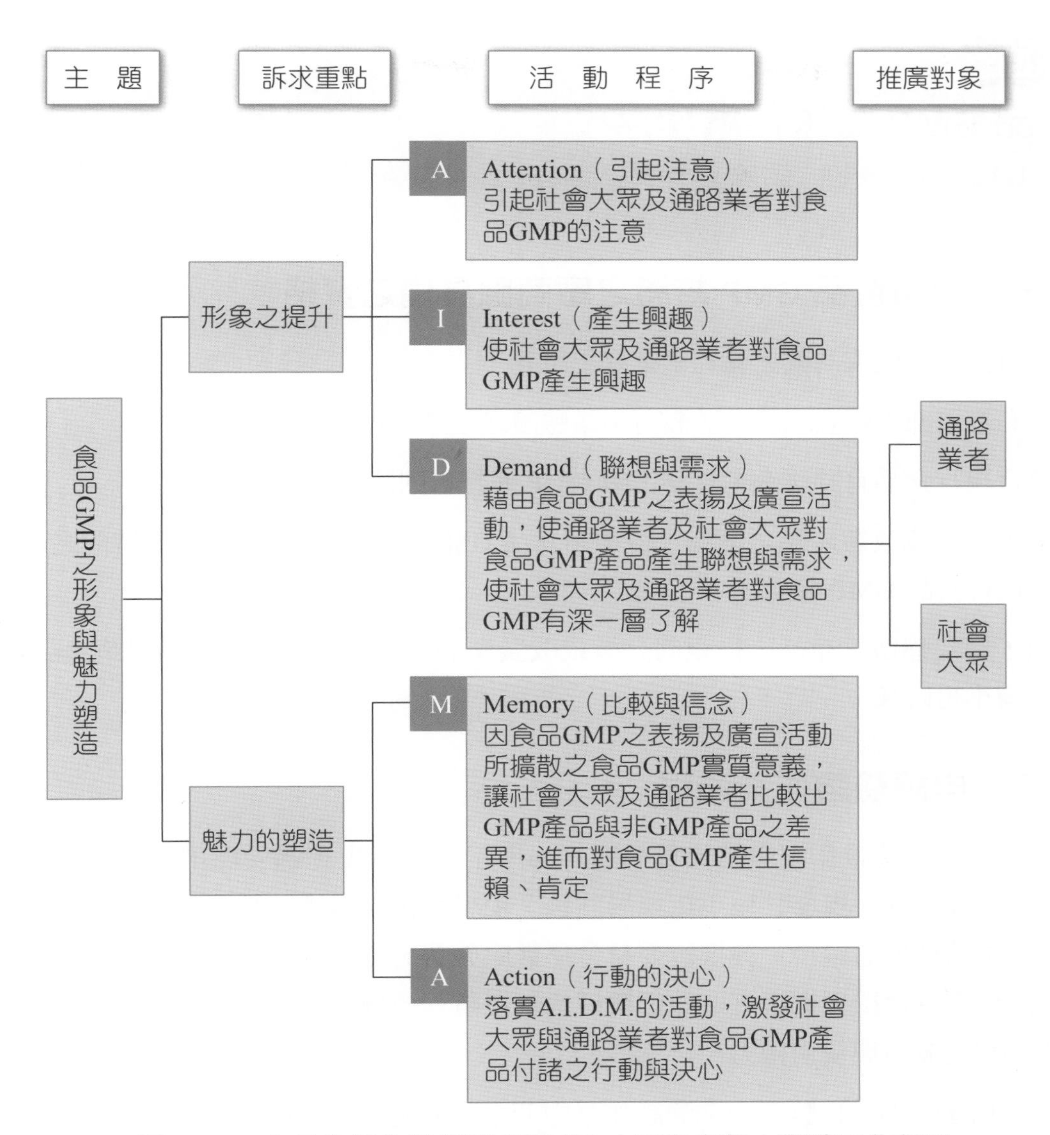

圖 14-5　食品良好作業規範 (fGMP) 之形象與魅力塑造工作細目

資料來源：經濟部 GMP 專欄

第四節

食品 GMP 驗證作業程序

(Certifition procedure of food GMP)

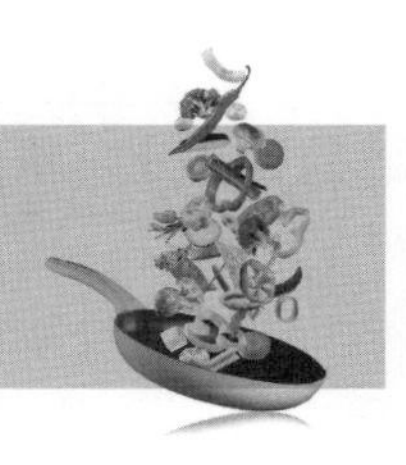

一、申請食品 GMP 驗證之廠商應具備之資格

1. 領有公司執照或商號之營利事業登記證者。
2. 領有經濟部工廠登記證，並載有申請驗證之生產項目者。
3. 符合現行食品有關法令、食品工廠 GMP 通行專則及本規章有關規定者。
4. 從事分裝或改裝產品之廠商，得申請食品 GMP 驗證，惟其分裝或改裝前之產品應先取得食品 GMP 驗證。
5. 加工層次輕微之產品，得視同分裝或改裝產品。如判定困難時，得提請食品 GMP 技術小組研議。

二、申請驗證作業流程

食品GMP驗證作業申請流程如圖14-6所示，必須先經過受理申請及登錄、資料審查、審查通過、現場評核小組現場評核、現場評核通過後、驗證執行機構進行產品檢驗、產品檢驗通過後、經推行委員會秘書處確認、推廣宣導執行機構與申請業者簽約、推行委員會授權推廣宣導執行機構代為授證等多個階段的審查以及考核始能獲得食品GMP之驗證與使用權力。

在申請食品GMP驗證作業驗證作業中若未獲通過，亦有機會在被通知改善或補正相關資料後，得以再進行審查。如果複驗被駁回後，申請業者可以在三個月後，依圖14-6 所示之程序重新申請食品GMP驗證。

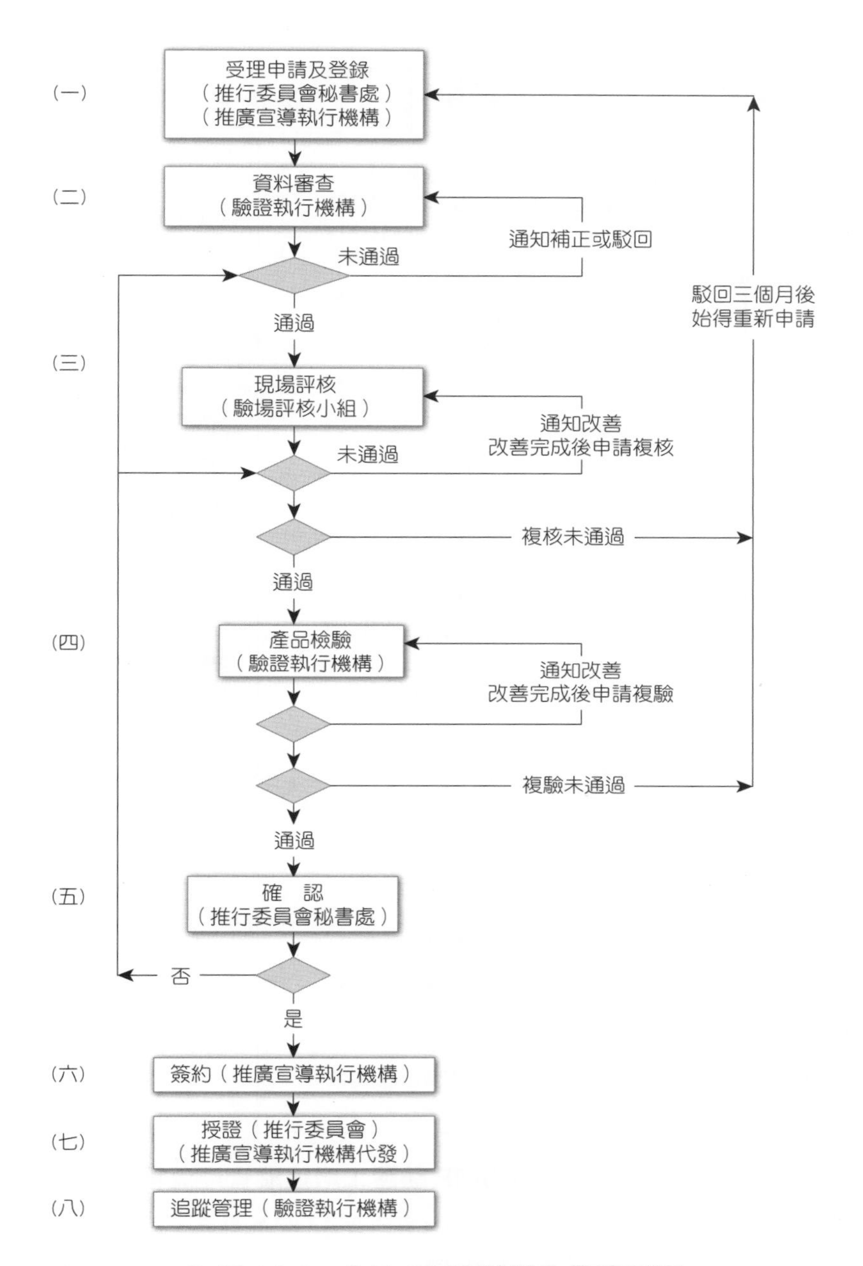

圖 14-6　食品 GMP 驗證作業流程圖

資料來源：經濟部工業局 89 年度工業技術人才培訓計畫－食品 GMP 實務班

而獲得食品GMP驗證之業者仍需要被驗證執行機構定期追蹤管理（如圖14-7），以維護驗證制度之公信力。至於食品GMP定期追蹤管理之執行頻率則如附表14-1所示，係依照驗證工廠之類別以及過往之考核紀錄，而訂定從最嚴格者為每個月追蹤檢驗一次以上，到表現最佳業者的每十二個月追蹤檢驗一次。至於已被驗證之食品GMP產品的追蹤抽驗結果呈現異常結果時，驗證機構之處理流程說明如圖14-8。

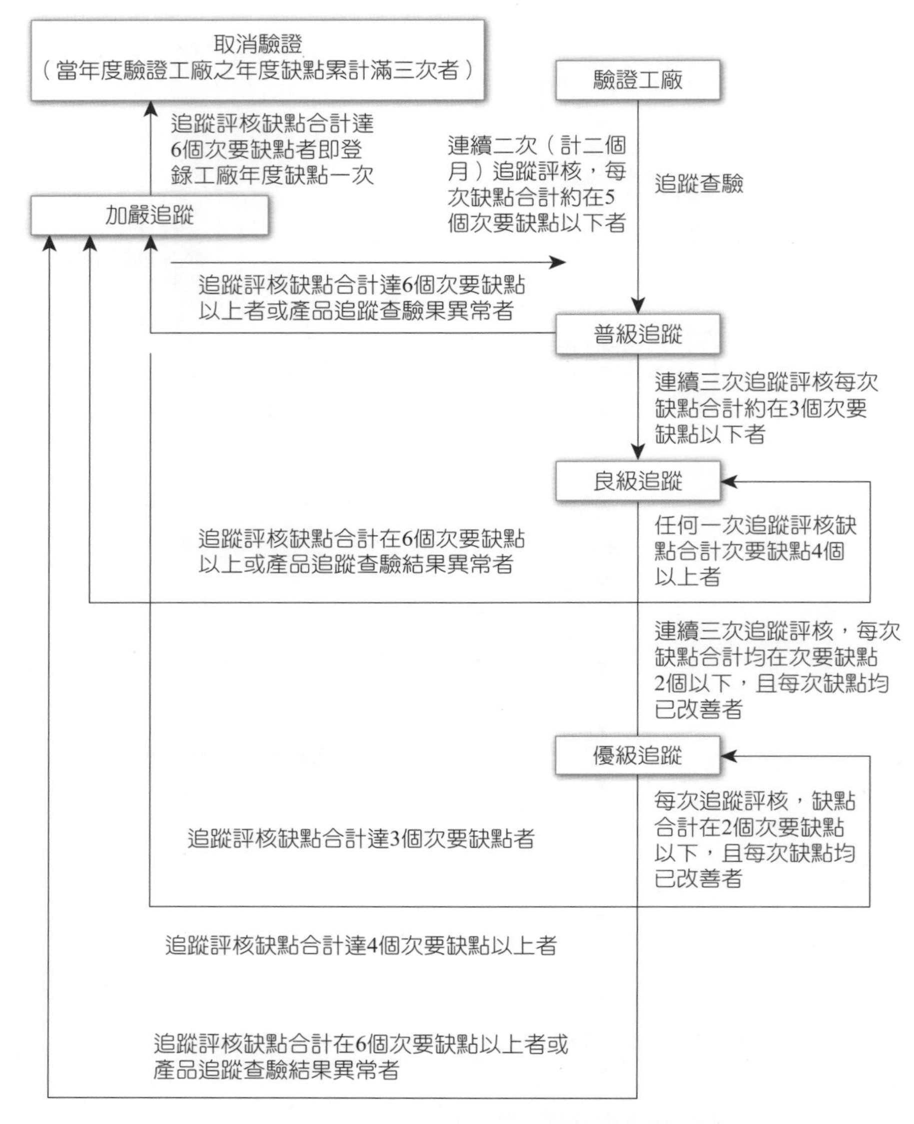

圖 14-7　食品 GMP 驗證工廠追蹤管理流程

資料來源：經濟部工業局 89 年度工業技術人才培訓計畫－食品 GMP 實務班

表14-1　GMP 驗證工廠之類別與追蹤查驗之頻率

類別等級	第一類	第二類	第三類
加嚴追蹤	每個月一次以上	每個月一次以上	每個月一次以上
普級追蹤	每兩個月一次	每三個月一次	每四個月一次
良級追蹤	每四個月一次	每六個月一次	每八個月一次
優級追蹤	每六個月一次	每九個月一次	每十二個月一次

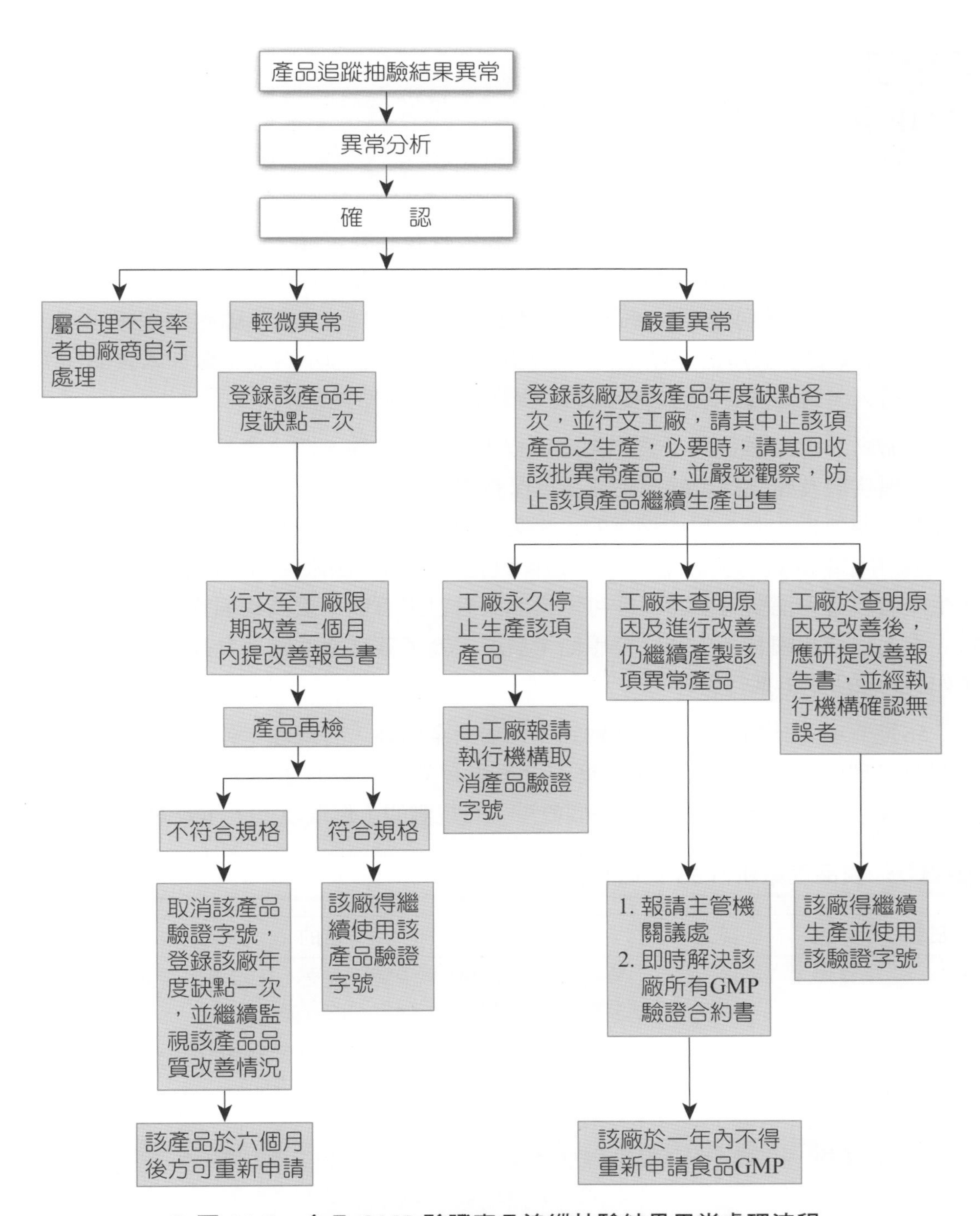

圖 14-8　食品 GMP 驗證產品追蹤抽驗結果異常處理流程

資料來源：經濟部工業局 89 年度工業技術人才培訓計畫－食品 GMP 實務班

第五節 GMP與食品衛生之關係
(The relationship between fGMP and food and beverage sanitation)

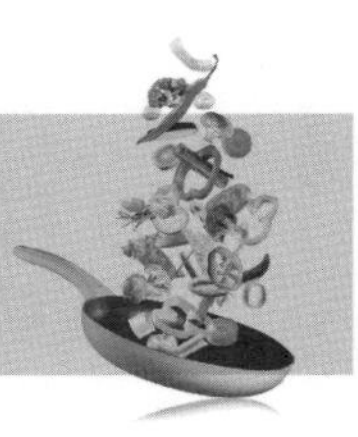

食品GMP驗證制度為我國食品產業未來發展必經之途，迄1996年1月止，已有2,200 項產品獲得食品 GMP 驗證。在民國 87 年度的評估結果中發現，食品GMP驗證工廠其生產率平均提升5.3%，產品不良率平均下降 3.6%，顧客抱怨率平均下降10.2%，工廠之驗證產品總產值比率平均增加 21.3%。顯示食品工廠加入食品GMP驗證制度行列，對其體質改善、產品品質提升皆有顯著助益。

實施食品GMP強調降低食品製造過程中人為的錯誤，防止食品製造過程中遭受汙染或品質劣變及建立健全的自主性品質保證體系。而要達成食品GMP良好成果要求之管理要素為：1. 人員：要由適當的人來製造與管理。2. 要選用良好的原材料來製造。3. 要採用標準的廠房與設備。4. 要遵照既定的最適方法來製造。故實施食品GMP能使生產者放心，消費者安心，亦可使食品業者自主管理，提高我國食品安全衛生及品質，進而促進我國食品工業之整體健全發展。為了落實衛生管理食品GMP 亦配合 5S（如表14-2所示）進行管理。

5S是一項有計劃、有系統地做到工作場所全面性，有條理、乾淨清潔及標準化。一個有條理的工作場所可使作業更安全、更有效率、更有生產力。可以提昇工作士氣，讓員工有榮譽感與責任感。一個乾淨、有規劃的工作環境是工作效率高的基礎。

表14-2 食品工廠執行 5S 管理制度

日語	中文	英文	目的
Seiri	整理	Tidiness	將物品分為工作上需要與不需要，盡可能將需要的項目分類減到最少，並放在方便取得的地方。
Seiton	整頓	Orderliness	1. 需要的物品可以很容易找到、放置和取得。 2. 先進先出(first in and first out, FIFO) 3. 節省空間和時間。
Seiso	清掃	Cleanliness	1. 清掃乾淨以確保舒適安全的工作場所。 2. 清掃乾淨以明顯識別，減少找尋時間。 3. 清掃乾淨以確保較高的工作和產品品質。
Seiketsu	整潔	Standardized clean-up	整潔是反覆不斷的保持前面的三個 S ：整理、整頓和清掃。
Shitsuke	紀律	Discipline	持續維持紀律與實施前面4S，並把他視為生活方式，強調消弭壞習慣及維持好習慣。

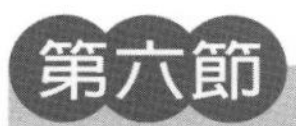

第六節 食品 GMP 計畫實施現況

(Existing state of food GMP system implementation)

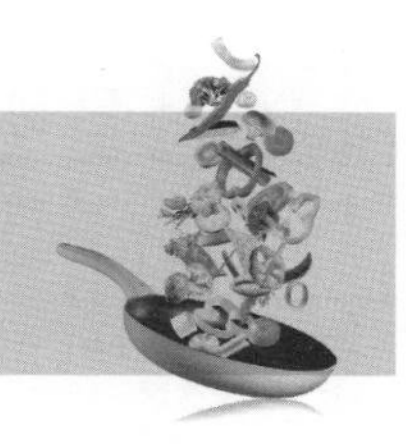

我國食品GMP驗證制度於1989年7月推動至今，已邁入第26年，初期開放十五項專制之食品申請驗證，然後陸續增加酒類等專則，目前共有1.食料；2.味精；3.醬油；4.乳品；5.麵粉；6.糖果；7.茶葉；8.麵條；9.精製糖；10.澱粉糖類；11.烘焙食品；12.食用冰品；13.醃清蔬果；14.脫水食品；15.即食餐食；16.冷凍食品；17.罐頭食品；18.食用油脂；19.調味醬類；20.黃豆加工食品；21.水產加工食品；22.肉類加工食品；23.冷藏調理食品；24.粉狀嬰兒配方食品；25.酒類；26.機能性食品；27.食品添加物；28.其他一般食品等28項業別，涵蓋現有食品加工業之產品。

自經濟部工業局推動食品 GMP 驗證制度起至2009年7月，已有410家食品廠（生產線）通過驗證，而驗證產品亦達 3,497項。其中有些單項產品當時之市場占有率達到50% 以上，而冷凍烤鰻產品更達到 100% 之食品 GMP 驗證水準。

2011年「食品GMP驗證制度」獲得「台灣製MIT微笑產品第二類驗證制度」採認，凡通過食品GMP驗證，可同時取得MIT驗證標章。2011年開放食品添加物類別提出申請，共計驗證產品類別達28項。

2015年4月「台灣食品GMP協會」更名為「台灣優良食品發展協會」(Taiwan Quality Food Association, TQF)。2015年6月GMP微笑標章正式由經濟部移轉至TQF協會，未來TQF協會將負移轉後標章督導管理之責。經濟部工業局於2015年9月23日發布：廢止「食品GMP推行方案」，正式宣告陪伴台灣人26年的「微笑標章」完全走入歷史。食品GMP全稱「食品良好作業規範」，為廠商自願性參加的驗證制度，曾經是政府大力宣傳的品質保證標章，但是自2011年起塑化劑、食用油、餿水油等食安風波，都有GMP驗證產品的業者牽涉其中，引起民眾質疑標章的公信力。食安醜聞重創GMP形象，政府正式廢止GMP，改組成台灣食品優良協會(TQF)，納入消保、通路團體，並要求追蹤追溯、加強稽核、取得國際組織認同等措施，希望重建國人對「老字號」微笑標章的信心。

但TQF與GMP有何差異？見下表14-3分析：

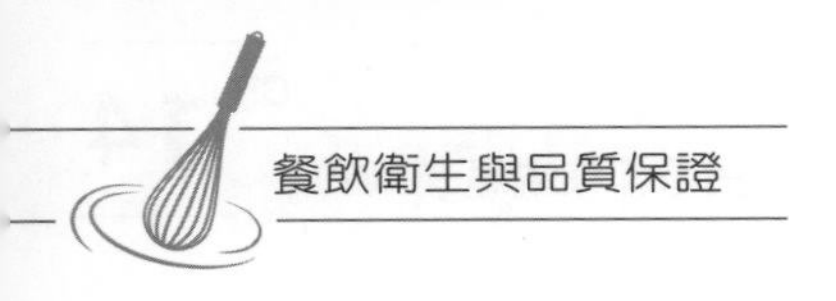

表14-3 舊制 GMP 與新制 TQF 的差異

	舊制GMP	新制TQF
標章	食品GMP 第000000000號	TQF 000000000
授證單位	GMP協會／經濟部工業局	台灣食品優良發展協會（民間）
會員	食品製造商	食品製造商、通路業、原料供應鏈、消費團體
驗證基準	個別生產線 只有GMP產品，沒有GMP工廠	同一廠同類商品全數都需驗證
增加項目		追蹤追溯原料安全 爭取全球食品安全倡議(GFSI) 每年2次抽查

有關最新食品工業發展研究所驗證作業相關聲明、台灣優良食品驗證制度(TQF)相關作業說明、申請台灣優良食品驗證制度(TQF)相關表單、驗證作業相關收費規定，請參閱網路資料http：//www.firdi.org.tw/Firdi_TestServices.aspx。

第七節 美國食品安全現代法與食品安全制措施資格人員證照

(Food Safety Modernization Act, FSMA and Preventive Controls QualifiedIndividual, PCQI)

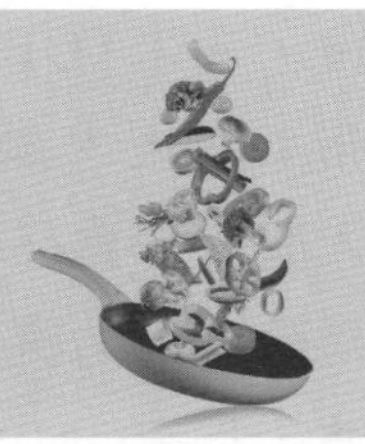

一、美國食品安全現代法 (Food Safety Modernization Act, FSMA)

美國於2011年由總統歐巴馬簽署通過了食品安全現代法，此法要求美國食品藥物管理署(FDA)要在期限內推出最終法規(Final Rules)來作為執法的依據，截至2016年共有七個最終法規頒布。其中一項最終法規Preventive Controls for Human Foods，要求產品在美國市場販售的國內外食品製造商，需要制定符合FSMA的食品安全計畫，來確保美國消費者的健康，並要求制定食品安全計畫的人員，需為美國FDA所認可的食品安全制措施資格人員(Preventive Controls QualifiedIndividual, PCQI)。完成此課程者將取得PCQI資格與證書，符合美國FDAPreventive Controls for Human Foods法規制定食品安全計畫之要求。

二、FSMA-PCQI(Preventive Controls QualifiedIndividual)

FSMA法規要求每個食品或食品原料（包括膳食補充劑原料）生產工廠應有一個可以建立食品安全計畫的「預防控制合格人員(Preventive Controls Qualified Individual, PCQI)」，這項要求也適用於出口食品到美國的生產企業。因此我國的食品出口生產企業，按照 要求應具備有資格的PCQI人員。為助台灣食品企業清楚掌握PCQI的內容，台灣優良食品發展協會推出了PCQI的證照班，該班由FSPCA培訓教材編委之一，美國喬治亞大學教授黃耀文博士作為主要授課講師(Lead Instructor)。參加並順利完訓的人員可以拿到美國FDA認可的食品安全預防控制聯盟(FSPCA)証書及台灣優良食品發展協會證書。

三、食品安全制措施資格人員證照 (PCQI) 課程

該課程適合外銷美國之食品製造商。

(一) 對象

1. 負責制定食品安全計畫之人員。
2. 負責監督食品安全計畫之人員。
3. 負責驗證食品安全計畫有效性之人員。
4. 想要進入美國市場的食品商。
5. 研究美國市場的老師、學生、專家、民眾。

(二) 學習重點

1. 食品安全中的各類危害。
2. 危害分析與預防控制措施的制定。
3. 加工預防性控制措施。
4. 食品過敏原預防性控制措施。

5. 衛生消毒預防性控制措施。
6. 供應鏈預防性控制措施。
7. 驗證與確認程序。
8. 產品回收計畫。

(三) 課程大綱

1. 課程與預防控制措施簡介。
2. 食品安全計畫概述。
3. 良好作業規範及其他前提方案。
4. 生物性食品安全危害。
5. 化學性、物理性和經濟動機食品安全危害。
6. 制定食品安全計畫之預備步驟。
7. 準備食物安全計畫之所需資源。
8. 危害分析與預防控制措施之判別。
9. 流程預防控制措施。
10. 食品過敏原預防控制措施。
11. 衛生預防控制措施。
12. 供應鏈預防控制措施。
13. 驗證與確認程序。
14. 記錄程序。
15. 產品召回計畫。
16. 法規概述：現行良好作業規範、危害分析及基於風險之供人類食品之預防控制措施。

(四) PCQI 證照對公司之益處

1. 將食品輸出到美國販售。
2. 避免被美國海關扣留。
3. 通過美國境外查廠。

名詞解釋

1. **資通訊技術** (Information and Communication Technology, ICT)

為提升商圈的舒適性及便利性，經濟部擬透過資通訊科技(Information and Communication Technology, ICT)之結合運用，藉由ICT讓商圈資訊可以快速傳遞，沒有語言障礙，沒有流通障礙，任何人只要打開手機、電腦等，就能清楚找到全國各商圈相關資訊。因此，為提升商圈之科技含量與附加價值，並創造就業市場之機會，經濟部商業司辦理「促進地方商圈發展暨人才培育與廣宣計畫」，分就公部門行政人員及在地社群人員為對象，以ICT觀念養成、ICT應用經營、ICT數位行銷等課程等方式，於全國北、中、南、東辦理分區的培訓活動。

行政院2008年舉行產業科技策略會議，會議主題：「蛻變與躍升」，以「傳統產業」做為討論重點，期望藉由台灣當前最具優勢之資通訊科技，開拓台灣傳統產業的另一個春天。經濟部工業局依會議結論進行「食品產業ICT應用加值計畫」，希冀以ICT技術強化傳統食品產業，如食品製造業、食品流通業之連結，整合食品產製儲銷之完整體系，並發展產品差異性及具獨特性之高附加價值食品產業，開創藍海新商機，共造生產者、通路業者及消費者三贏的局面。

2. **食品藥物管理署** (food and drug administration, FDA)

(1) 業務介紹

A. 食品藥物管理一元化

食品藥物管理署之施政規劃重點，在強化食品、藥物、新興生技產品、化粧品之管理及風險評估，落實源頭管理，健全輸入食品管理體系，發展核心檢驗科技，提升管理、檢驗與研究水準。食品藥物管理局的核心理念是改變過去以產品管理為中心之概念，轉變成以消費者為中心之管理。透過統一的對外聯繫與發言制度，積極及迅速的與外界溝通，期望達到食品藥物管理一元化的理想。

B. 食品管理

食品衛生管理方面，將透過食品行政管理業務以及查驗、檢驗、稽查等業務之整合，以科學實證支援業務管理，強化食品衛生安全。食品藥物管理署北、中、南三個區域管理中心，除將逐步收回原委託經濟部標準檢驗局之輸入食品邊境查驗業務，實現食品衛生管理一元化外，亦將透過與地方政府的合

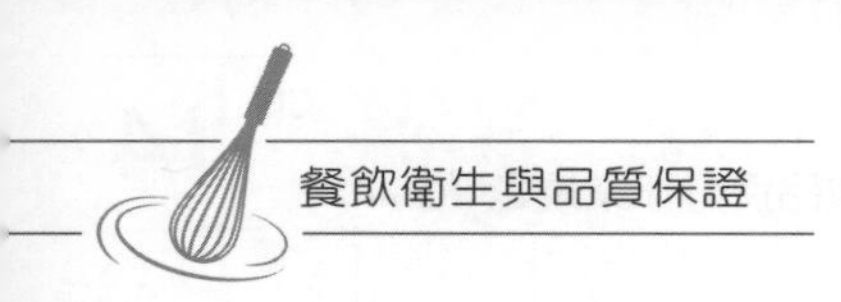

作，加強稽查以維護民眾安全。日後遇到與食品安全相關事件，也可迅速整合各業務單位，透過風險分析，在最短的時間內將事件的緣由與處理原則透過網路以及媒體讓社會大眾知道。

C. 藥物管理

藥物管理方面，建立一元化、透明化的審查制度，以縮短新藥審查時間，並在安全為前提之下簡化審查流程；並配合行政院於 98 年 3 月 26 日宣布啟動之「生技起飛行動方案」，建置完整法令規範，除提升國內生醫製藥產業發展外，亦可讓國人得到更新、更有效、更便宜的藥物治療。在產品面上，加入了生物藥品及新興生技藥品，擴大醫療器材之管理。透過工廠的稽查確保藥物品質、加強藥品流通管理、偽劣藥之查緝及藥物濫用防制等業務。

D. 風險管理與消費者保護

為保護消費者，加強風險管控功能，落實源頭管理機制，進行以科學證據為基礎之風險分析，強化食品藥物安全預警系統，建立重大安全事件反應機制，以期能快速有效達到危機處理之效果，並維護消費者對於食品藥物管理體系之信任，因此加強擴大民間參與並擴大檢驗能量，利用民間實驗室協助食品衛生檢驗，達到提升食品安全之稽查效率，更能因民間資源的挹注，建立政府與產業之溝通管道，觸發自主管理、源頭管理之加乘效果，此外推動藥物之優良製造規範 (GMP) 及人體細胞組織優良操作規範 (GTP)，建立專職醫藥品稽查系統及品質保證體系，提升國內、外藥廠製造品質符合國際 PIC/S GMP 標準，並確保國內 GTP 實驗室與人體器官保存庫之管理品質，以期能保護消費者健康及使用安全。

E. 加強國際合作並積極參與國際事務

在原有檢驗能力、藥物管理以及食品管理國際事務合作架構下，更積極的爭取國際事務的參與，並積極著力於訊息的交流以及法規的修正，以期與國際接軌。在風險評估部分，已與美國 FDA 和其訓練機構 JIFSAN 聯繫，期待透過合作與訓練，提升國內在風險分析之能力，確保食品與藥物之安全。同時也將延續 WHO 專家會議以及 WHA 參與的突破，加強與世界組織的合作，並讓其他國家知道台灣在食品及藥物安全的努力與成就，為世界食品藥物安全盡一份心力。

F. 加強部會之間與媒體的溝通與合作

食品藥物管理亦涉及其他機關之業務，食品藥物管理署將加強與其他行政部門，如農委會、環保署、地方業務單位以及消費者保護相關之官方與非官方單位的溝通與合作；在媒體方面，我們將會朝向資訊透明化並加強交流的方向去努力，也期待媒體能夠將最真實的訊息傳遞給社會大眾；在一般消費者方面，希望大家能有正確的食品藥物安全觀念，拒絕來路不明之食品與藥物。

(2) 掌理事項

A. 食品、西藥、管制藥品、醫療器材、化妝品（以下簡稱食品藥物化妝品）管理、計畫及法規之研擬。

B. 食品藥物化妝品之查驗登記、審核、給證及備查。

C. 應實施人體試驗之藥物，其人體試驗之審查與監督。

D. 食品藥物化妝品業者之生產流程管理、進口檢（查）驗、流通、稽查、查核及輔導。

E. 食品藥物化妝品之檢驗、研究、實驗室驗證、風險評估及風險管理。

F. 食品藥物化妝品之安全監視、危害事件調查及處理。

G. 管制藥品之稽核、通報、預警、濫用防制及第一級、第二級管制藥品之製造、輸出、輸入及銷售。

H. 國民營養之標準擬定、監測、膳食調查、營養增進。

I. 食品藥物化妝品消費者保護措施之推動。

J. 食品藥物化妝品事務之國際合作與交流。

K. 食品藥物化妝品事務之境外管理作業。

L. 藥師業務之管理事項。

M. 其他西藥藥事業務及食品藥物化妝品有關之管理事項。

3. 食品

指供人飲食或咀嚼之物品及其原料。

4. 原材料

指原料及包裝材料。

5. 原料 (material)

指成品可食部分之構成材料，包括主原料、配料及食品添加物。主原料(major material)指構成成品之主要材料。配料(auxiliary material)指主原料和食品添加物以外之構成成品的次要材料。食品添加物(food additives)指食品在製造、加工、調配、包裝、運送、貯存等過程中，用以著色、調味、防腐、漂白、乳化、增加香味、安定品質、促進發酵、增加稠度（甚至凝固）、增加營養、防止氧化或其它用途而添加或接觸於食品之物質。

6. 包裝材料 (package material)

包括內包裝及外包裝材料。內包裝材料是指與食品直接接觸之食品容器，如瓶、罐、盒、袋等，及直接包裹或覆蓋食品之包裝材料，如箔、膜、紙、蠟紙等，其材質應符合衛生法令規定。外包裝材料是指未與食品直接接觸之包裝材料，包括標籤、紙箱、捆包材料等。

7. 成品 (product)

指經過完整的製造過程並包裝標示完成之產品。半成品(half-product)指任何成品製造過程中所得之產品，此產品經隨後之製造過程，可製成成品者。最終半成品者指經過完整的製造過程但未包裝標示完成之產品。

8. 易腐敗即食性成品 (easy rotten ready-to-eat food)

指以常溫或冷藏流通，保存期間短，且不需再經任何方式之處理或僅經簡單加熱，即可直接供人食用之成品，如即食餐食、液態乳品、高水活性豆類加工食品、高水活性烘焙食品、高水活性麵條粉條類等。

9. 廠房 (factory buildings)

指用於食品之製造、包裝、貯存等或與其有關作業之全部或部分建築或設施。

10. 製造作業場所 (processing place)

包括原料處理、加工調理及包裝等場所。

(1) 原料處理場：指從事原料之整理、準備、解凍、選別、清洗、修整、分切、剝皮、去殼、去內臟、殺菁或撒鹽等處理作業之場所。

(2) 加工調理場：指從事切割、磨碎、混合、調配、整形、成型、烹調及成分萃取、改進食品特性或保存性（如提油、澱粉分離、豆沙製造、乳化、凝固或發酵、殺菌、冷凍或乾燥等）等處理作業之場所。

(3) 包裝室：指從事成品包裝之場所，包括內包裝室及外包裝室。

(4) 內包裝室：指從事與產品內容物直接接觸之內包裝作業場所。

(5) 外包裝室：指從事未與產品內容物直接接觸之外包裝作業場所。

(6) 內包裝材料之準備室：指不必經任何清洗消毒程序即可直接使用之內包裝材料，進行拆除外包裝或成型等之作業場所。

(7) 緩衝室：指原材料或半成品未經過正常製造流程而直接進入管制作業區時，為避免管制作業區直接與外界相通，於入口處所設置之緩衝場所。

11. 管制作業區 (operating control area)

指清潔度要求較高，對人員與原材料之進出及防止有害動物侵入等，須有嚴密管制之作業區域，包括清潔作業區、準清潔作業區及一般作業區等。清潔作業區(operating control area)指內包裝室等清潔度要求最高之作業區域。準清潔作業區指加工調理場等清潔度要求次於清潔作業區之作業區域。一般作業區指原料倉庫、材料倉庫、外包裝室及成品倉庫等清潔度要求次於管制作業區之作業區域。

12. 非食品處理區、非作業區 (non food processing area)

品管（檢驗）室、辦公室、更衣及洗手消毒室、廁所等，非直接處理食品之區域。

13. 清洗 (washing, cleaning)

指去除塵土、殘屑、汙物或其它可能汙染食品之不良物質之處理作業。

14. 消毒 (disinfection)

指以符合食品衛生之化學藥劑及（或）物理方法，有效殺滅有害微生物，但不影響食品品質或其安全之適當處理作業。

15. 食品級清潔劑 (cleaning agent for food)

指直接使用於清潔食品設備、器具、容器及包裝材料，且不得危害食品在食用上之安全衛生的物質。

16. 外來雜物 (foreign matter)

指在製程中除原料之外，混入或附著於原料、半成品、成品或內包裝材料之汙物或有礙食品衛生安全之物質。

17. 有害動物 (hazard animal)

指會直接或間接汙染食品或傳染疾病之小動物或昆蟲，如老鼠、蟑螂、蚊、蠅、臭蟲、蚤、蝨等。

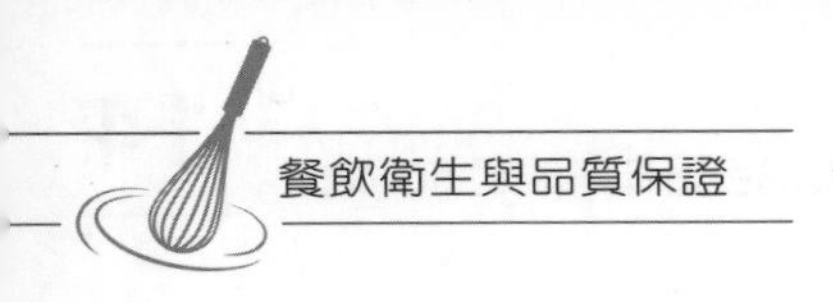

18.有害微生物 (hazardmicroorganism)

指造成食品腐敗、品質劣化或危害公共衛生之微生物。

19.食品器具 (food utensil)

指直接接觸食品或食品添加物之工具或器皿。

20.食品接觸面 (contact surface of food)

會直接或間接與食品接觸的表面，包括直接的食品接觸面與間接的食品接觸面。直接與食品接觸之設備機具、器具用品及包裝材料等的表面稱為直接食品接觸面。間接的食品接觸面，係指在正常作業情形下，由其流出之液體會與食品或食品直接接觸面接觸之表面。

21.適當的 (appropriate; suitable)

指在符合良好衛生作業下，為完成預定目的或效果所必須的（措施、要求、處置等）。

22.安全水分基準 (safe water level)

指在預定之製造、貯存及運銷條件下，足以防止有害微生物生存之水分基準。一種食品之最高安全水分基準係以水活性(a_w)為依據。若有足夠數據證明在某一水活性下，不會助長有害微生物之生長，則此水活性可認為對該食品是安全的。

23.批號 (a lot number; a batch number)

指表示「批」之特定文字、數字或符號等，可據以追溯每批之經歷資料者，而「批」則以批號所表示在某一特定時段或某一特定場所，所生產之特定數量之產品。

24.標示 (labeling)

指標示於食品、食品添加物或食品級清潔劑之容器、包裝或說明書上用以記載品名或說明之文字、圖畫或記號。

25.隔離 (separate, segregate)

場所與場所之間以有形之手段予以隔開者。場所與場所之間以有形之手段予以隔開者。區隔(separate, segregate)之意義較隔離廣義，包括有形及無形之區隔手段。作業場所之區隔可以下列一種或兩種以上之方式予以達成者，如場所區隔、時間區隔、控制空氣流向、採用密閉系統或其他有效方法。

一、選擇題

1. (　) 防止麵粉中微生物生長，其含水量限制為？ (A)19% (B)17% (C)15% (D)13% 以下。

2. (　) 控制食品貯存環境之空氣，以達保存目的，常用氣體是？ (A)NO_2 (B)CO_2 (C)CO (D)Cl_2。

3. (　) 按照食品衛生法，貯存冷凍食品，溫度應保持？ (A)0℃以下 (B)–8℃以下 (C)–18℃以下 (D)–40℃以下。

4. (　) 食品工廠之水源與化糞池距離應為？ (A)5 公尺以下 (B)10 公尺以上 (C)15 公尺以上 (D)20 公尺以上。

5. (　) 我國規定冷藏食品應保存在哪一溫度以下？ (A)10℃ (B)7℃ (C)5℃ (D)0℃。

6. (　) 衛生管理法規定中，餐具之殺菌條件何者不正確？ (A) 於 100℃沸水中煮 1min 以上 (B) 於 100℃蒸氣中加熱 2min 以上 (C) 於 80℃乾熱加熱 30min 以上 (D) 於殘氯量不低於 200ppm 之氯液中浸漬 2min 以上。

7. (　) 食品標示中下列何項不一定要標示？ (A) 使用之添加物 (B) 製造日期 (C) 製造廠商 (D) 製造批號。

8. (　) 依食品衛生管理法規之規定，熱藏食品之（高溫保存）溫度至少應保持在攝氏多少度以上？ (A)50 (B)60 (C)65 (D)70。

9. (　) 食品工廠廢水處理，最常用的方法是？ (A) 沉澱法 (B) 過濾法 (C) 活性汙染法 (D) 離心法。

10. (　)食品工廠排水的汙染程度測定法，最常用的是？ (A)COD(chemical oxygen demand) (B)BOD(biochemical oxygen demand) (C)ID(iodine value) (D) AV (acid value)。

11. (　)在我國餐具衛生標準中，下列何者不被列為檢驗應為陰性的物質？ (A) 糖 (B) 澱粉 (C) 油脂 (D) 烷基苯磺酸鹽 (sodium alkyl benzene sulfonate, ABS)。

二、問答題

1. 2015 年 4 月「台灣食品 GMP 協會」更名為「台灣優良食品發展協會」(Taiwan Quality Food Association, TQF)，GMP 舊制與 TQF 新制在執行驗證上之差異為何？

   答：

2. 說明食品良好作業規範 (fGMP) 對於食品產業的重要性和其實施目的？

   答：

3. 食品良好作業規範 (fGMP) 驗證之品項有幾大項？

   答：

4. 美國食品安全現代法 (Food Safety Modernization Act, FSMA) 對台灣輸往美國之食品商有何影響？

   答：

5. 請參閱網路資料 http://www.firdi.org.tw/Firdi_TestServices.aspx。說明台灣優良食品驗證制度 (TQF) 相關食品良好作業規範 (fGMP) 驗證之申請作業流程？

   答：

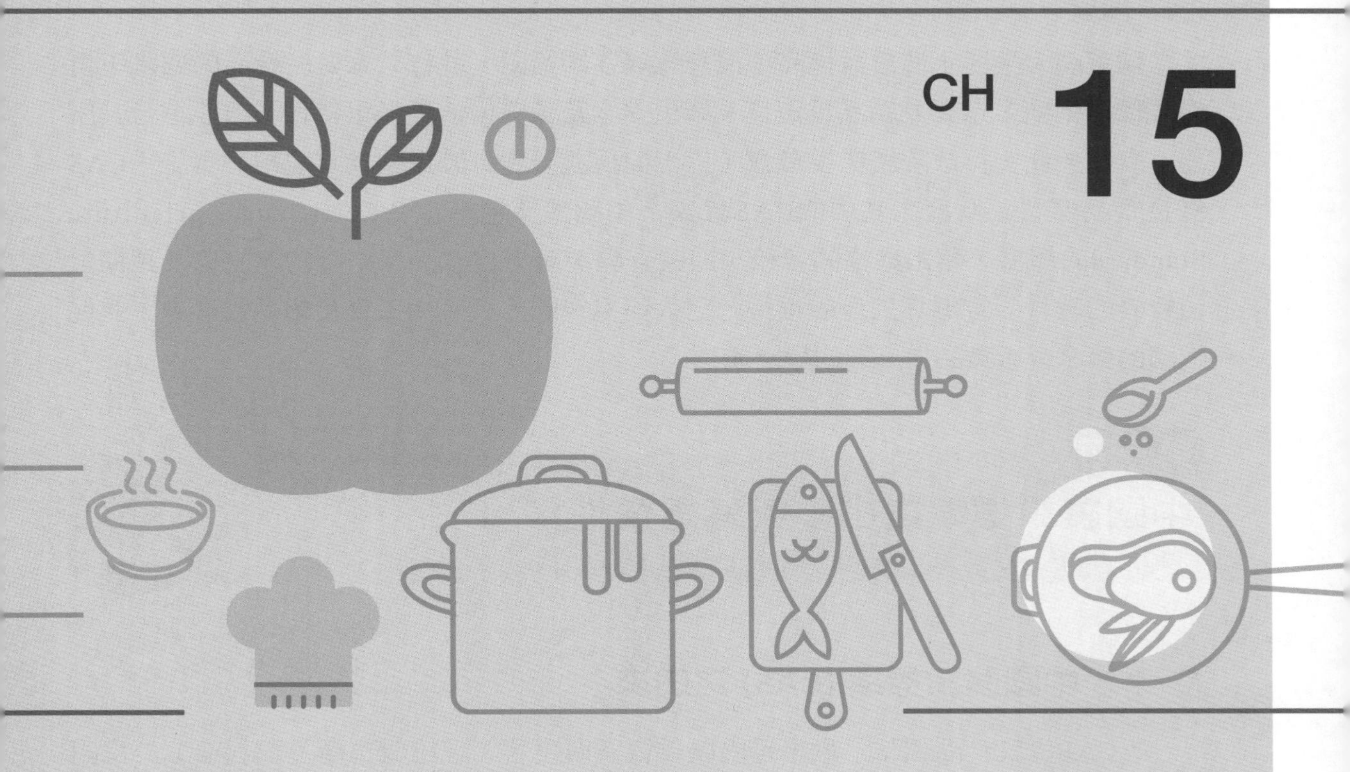

CH 15

中國農業標準 (CAS)

Food and Beverage Sanitation and Quality Assurance

— 學習目標 —

讀者學習本章後可以全盤了解台灣本地農產品及其加工品最高品質的驗證代表標幟：「CAS 台灣優良農產品標章」（以下簡稱 CAS 標章），包括其品項、「優良農產品驗證管理辦法」；申請優良農產品驗證應具備下列條件：「驗證基準」以及現有取證之廠商數目。然後再進一步了解台灣優良農產品發展協會為此驗證代表標章之努力與貢獻。

隨著國人生活水準日益提高，消費意識逐漸抬頭，社會大眾對於食品的要求不再僅是價格低廉，還要兼顧品質優良、衛生安全及營養價值等多重特性，方能符合其所需。有鑑於此，行政院農業委員會（以下簡稱農委會）於民國78年起規劃實施「CAS優良食品標誌」制度，其中的CAS代表「中國農業標準」為Certifiend Agriculture Standard的縮寫，藉由嚴格的審核、追蹤查驗、廠方自主品保制度的建立以及長期對消費者的教育、宣導等工作的推行，已大幅提升國內農產加工食品的品質形象，並促進國內農水畜產食品加工業的穩定成長。

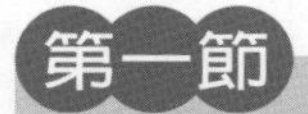

中國農業標準之由來與其重要性

(The origin and significance of Certified Agricultural Standard)

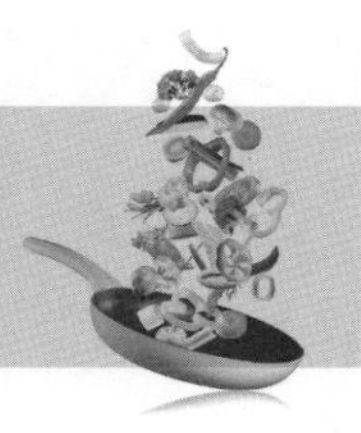

一、中國農業標準 (CAS) 之由來

「CAS優良食品標誌」最早是由農委會與衛生署（現已改為衛生福利部）於民國75年共同成立加工肉品優良食品標誌制度計畫，委由肉品基金會先行試辦推廣，於民國76年3月23日貼有「優良肉品」標誌的 41 種肉製品正式在市面上販售。民國77年7月15日由農委會與衛生署（現已改為衛生福利部）推廣的「優良冷凍食品」標誌正式使用，同時委由新竹市食品工業發展研究所執行審核。民國78年7月農委會正式將「優良肉品」、「優良冷凍食品」與「優良農產品」結合成為雙標誌。民國78年至民國81年間屬於雙標誌之推廣期，此時的CAS優良食品分別於民國80年6月、民國81年4月及民國82年6月，先後與優良國產果菜汁、特質良質米、優良蜜餞等類食品結合成雙標誌，因此當時CAS優良食品包括肉品、冷凍食品、果蔬汁、優良米及蜜餞等五大類，直至民國86年4月農委會為了整合當時五種CAS優良食品推廣宣傳力量，進行CAS優良食品單一化作業，以提升CAS優良食品整體形象及其知名度。截至民國107年1月底為止，食品餐飲接受CAS驗證標章之類別現有16大項，包括：1.肉品、2.冷凍食品、3.果蔬汁、4. 食米、5.醃漬蔬果、6.即食餐食、7.冷藏調理食品、8.生鮮食用菇、9.釀造食品、10.點心食品、11.蛋品、12.生鮮截切蔬果、13.水產品、14.羽絨、15.乳品、16.林產品。至107年3月已被認證的CAS優良食品之種類和品項數量分布請參閱表15-1。

表15-1 CAS 優良食品的種類以及認證廠商與品項數統計表

編號	項目	驗證產品廠家數	產品項數	產品細項數
1	肉品	70	212	4,341
2	冷凍食品	32	74	304
3	果蔬汁	1	2	3
4	食米	23	41	92
5	醃漬蔬果	4	4	17
6	即食餐食	6	14	35
7	冷藏調理食品	5	10	57
8	菇蕈產品	1	1	2
9	釀造食品	3	10	100
10	點心食品	8	13	136
11	蛋品	30	42	88
12	生鮮截切蔬果	27	67	111
13	水產品	25	49	222
14	羽絨	2	16	16
15	乳品	13	19	46
16	林產品	4	69	69
合計		254	643	5,639

統計日期至民國 107 年 3 月

二、CAS 之含義及目的

中國農業標準(CAS)認證制度是為了提升農產品及其加工品之品質所制訂之一套衛生管理制度，藉以維護國內農產品之生產者、販賣者及消費者之共同權益。現今美、日、德等先進國家在其國內均已實施類似CAS認證之制度，以確保其食品的優良品質。這個標誌可說是目前國內農產加工品的最高品質表徵。

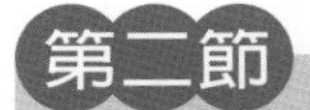

第二節 取得中國農業標準驗證之過程

(The certification process of CAS logo)

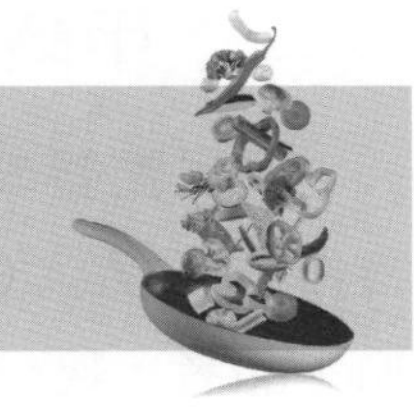

農委會依據「CAS優良農產品標誌作業要點」第九點訂定CAS優良食品標誌作業須知。CAS優良食品標誌之推行體系（如圖15-1）係由農委會、衛生福利部、技術委

員會、推廣委員會及執行機關的CAS優良食品標誌工作小組組成。有關技術委員會，推廣委員會與工作小組之組成及任務由農委會另行訂定。

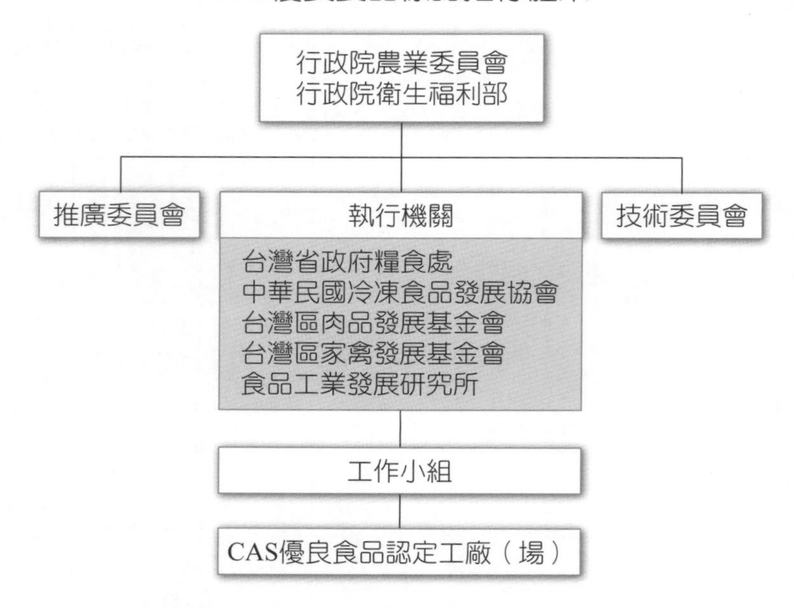

圖 15-1　CAS 優良食品標誌推行體系

資料來源：經濟部工業局

一、取得 CAS 優良食品標誌之產品對象

CAS優良農產品標誌，係以國產農林水畜產品或使用國產農林水畜產品為主原料之加工產品為適用對象，至於其產品類別、品質規格標準及標示規定則概由農委會訂定之。

二、申請 CAS 產品之工廠應具備之條件

農民團體或營利事業，具備下列條件者，得依「CAS優良食品工廠（場）認定評審作業流程」（如圖15-2）申請認定；若同一工廠（場）生產不同類別農產品或農產加工品者，應分別提出申請。1.產製加工食品者，其生產之工廠應備有工廠登記證及合格的品質管制、衛生管理相關人員；產製生鮮水畜產品或林產品等類別者應符合相關規定。2.工廠（場）之衛生管理、產品之衛生安全及包裝標示均符合食品衛生管理法之規定，且已建立完善之品質管制制度。3.產品能符合本會核定之品質規格標準及標示規定。

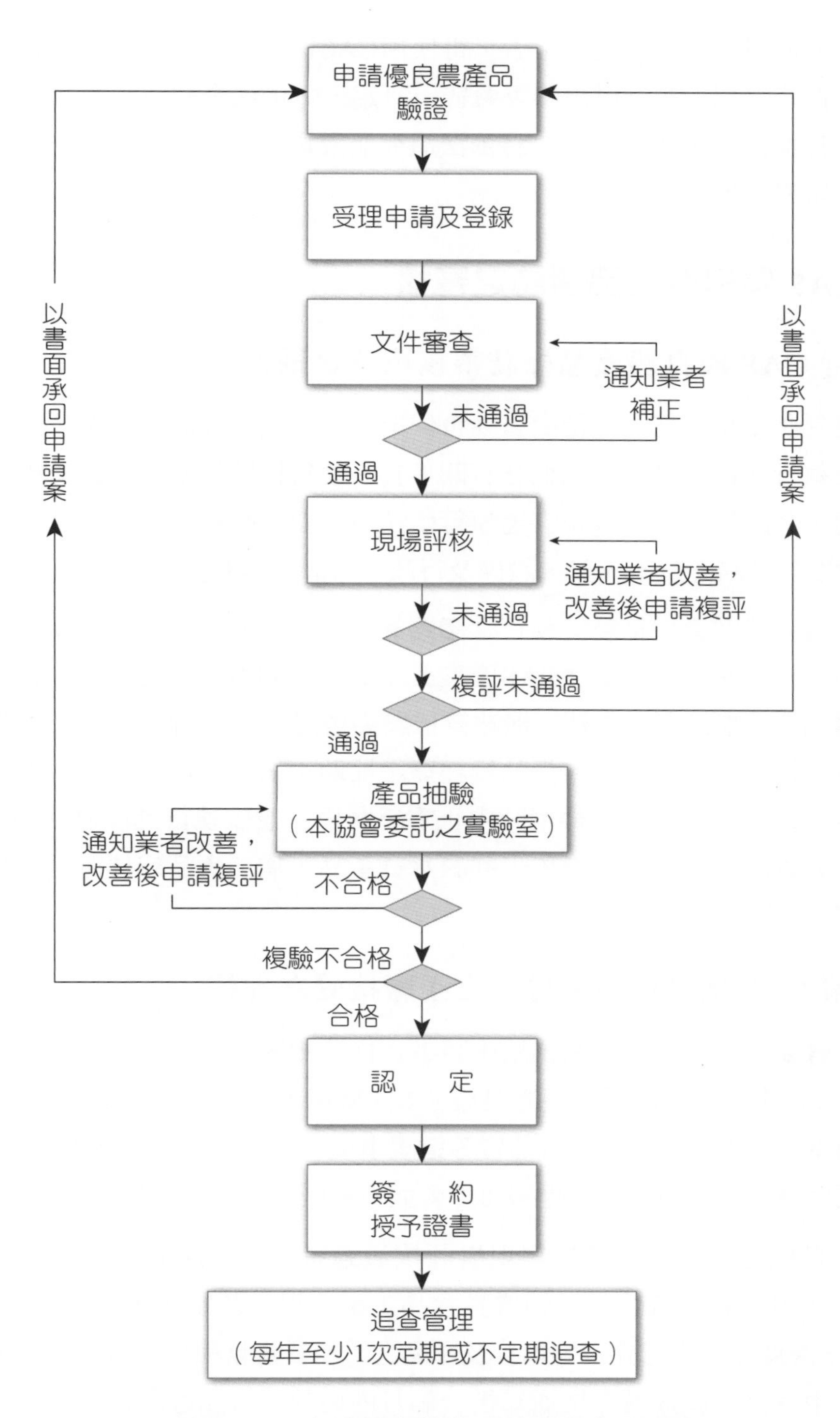

圖 15-2　申請優良農產品驗證作業流程圖

資料來源：財團法人台灣優良農產品發展協會

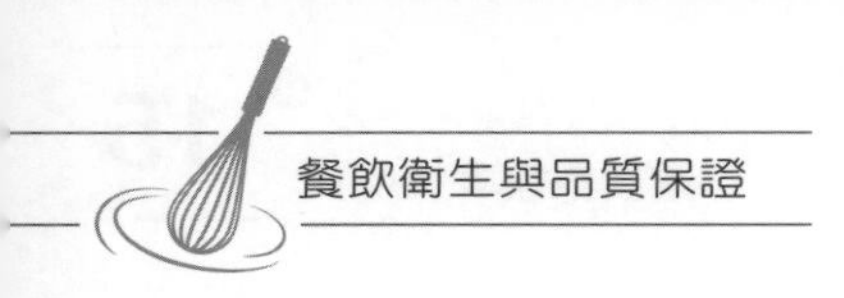

凡合乎上述規定並經認定合格者，得使用CAS優良農產品標誌之認定標誌。CAS優良農產品標誌之認定標誌已由農委會統一訂定，並依法登記證明標章第00000021號註冊在案。凡擅自使用或仿冒者，將依法追究並透過大眾傳播媒體公布擅用者或仿冒者名稱及產品等內容。

三、CAS 優良農產品標誌之審核

(一) 執行 CAS 優良農產品標誌審核單位之權責

CAS優良農產品標誌之推行由農委會依業務性質授權委託適當單位為執行機關，負責研議及執行CAS優良農產品標誌有關事宜。執行機關得為有關政府機關、非營利法人或團體，其應以第三者公正立場執行CAS優良農產品標誌業務，並具備足以圓滿執行農委會委託業務之技術人員、設備及行政、會計管理制度。

執行機關受農委會授權委託執行之業務範圍如下：1.研擬產品之品質規格標準及規定標示新增修訂事宜。2.受理CAS優良農產品標誌制度認定之申請。3.審核申請者資格及相關品質管制資料。4.執行機關得依農委會訂定之「行政院農業委員會資助計畫處理手冊」提出執行計畫，申請執行經費之補助；農委會得派員監督考核其執行情形，如有重大違失者，農委會得隨時中止委託關係，並依執行進度收回補助款。5.本作業要點在於實際推行之際，得依生鮮農水畜產品、加工食品或林產品等類別由農委會另訂「作業須知」。

(二) 申請 CAS 優良農產品標誌之工廠接受之評核

受農委會委託之執行機關在審核申請者資格及相關品質管制資料時，必須評估下述五點：1.評核申請者之現場軟硬體設施。2.抽驗廠（場）內產品及市售產品。3.處理CAS優良農產品標誌被擅自使用或仿冒等違規事項。4.提供各項技術輔導。5.備齊各項評核結果或違規事實相關資料，提報農委會並建議廠商之CAS資格認定或取消。

CAS優良標誌之認定對象為經現場評核通過者，且其產品須以本標誌所列之產品項目為限。申請者需符合「CAS優良食品工廠（場）認定評審作業程序」（圖15-2）、「CAS優良食品標誌評審標準」及產品之「品質規格與標示規定」；經執行機關評審合格之申請者，於接獲合格通知後一個月內與執行機關簽訂合約書，並由執行機關按申請產品項目授予認定編號證書。

四、CAS 優良農產品標誌廠商必須遵循之規定

CAS優良標誌僅授予認定合格且經簽約的產品使用，凡擅自使用或仿冒者，由執行機關確認後，提報農委會透過大眾傳播媒體公布廠商名稱及產品，並依法追究。

CAS優良食品認定廠（場）須遵守下列規定：1.產品必須符合現行食品相關法令及本標誌所列各項產品之品質規格與衛生標準。2.自簽約日起由各執行機關依其訂定之「CAS優良食品標誌制度追蹤管理辦法」，不定期前往工廠（場）查驗品管執行情形並抽驗產品，廠（場）方不得拒絕或藉故刁難。3.自簽約日起各執行機關依其訂定之「CAS優良食品標誌追蹤制度管理辦法」，不定期前往市面抽樣認定產品檢驗，檢驗結果亦列為追蹤查驗紀錄。4.前兩項追蹤查驗作業如有發現異常情形時，由執行機關通知工廠（場）限期改善並給予輔導，廠（場）方需限期內完成改善並接受複驗。5.自簽約日起不論有無生產，須定期按認定之產品品項向執行機關提送自主檢驗報告乙份，其格式由各執行機關依產品特性訂定。

CAS優良食品認定廠（場）一年內追蹤查驗結果加嚴級累計達三次，由執行機關提報本會核備取消其認定廠（場）資格，並依合約書辦理。廠方可於改善後重新申請評審，評審合格者，原包裝袋及認定字號得繼續使用。

CAS優良食品認定廠（場）的任一項認定產品若一年內產品檢驗不合格累計達三次或一年未曾生產或上市時，由執行機關取消該項產品之認定編號並提報本會備查；若該CAS優良食品認定廠（場）的各項認定產品均被取消認定編號時，則該CAS優良食品認定廠（場）的工廠（場）認定資格即同時消失。

CAS優良食品認定廠（場）或其產品經取消認定資格或產品認定編號者，於取消通知函之發文日起三個月內，不得就同一工廠再提出該工廠（場）之CAS資格認定申請，亦不得以被取消認定資格之同一產品，再申請認證字號。

CAS優良食品認定廠（場）或其產品經執行機關通知取消其工廠（場）認定資格或產品認定編號者，應立即停止使用印有本標誌之產品包裝袋並回收該產品，否則將依法追究並透過大眾傳播媒體公布廠商名稱及產品。

CAS優良食品認定廠（場）接受原廠委託代工(original equipment manufacture, OEM)生產CAS優良食品時，須遵守下列規定：

1. CAS 優良食品認定廠（場）可接受一般食品工廠或食品販售公司的委託，生產合乎 CAS 優良食品標誌之品質規格與衛生標準及標示規定的食品，並於代工產品上標示委託者的品牌及本標誌。
2. 委託代工產品必須在受委託代工之 CAS 優良食品認定廠（場）內完成加工製造和包裝，方可使用本標誌。
3. CAS 優良食品認定廠（場）接受委託代工生產 CAS 優良食品時，需先向相關執行機關提出新申請，經評審評估合格並與執行機關簽訂合約書及獲得新授予的認定編號後，方可在該項產品之包裝上印刷本標誌及新增申請的認定編號。
4. 委託代工產品的包裝袋上使用本標誌時，需使用新增申請之認定編號，且產品包裝袋上須標明受委託工廠（場）之名稱，地址及委託者之名稱、地址及電話。
5. CAS 優良食品認定廠（場）應對受委託代工產品之品質及衛生安全負責。

承租工廠之承租者其生產之產品申請CAS優良食品認證時，須遵守下列規定：

1. 承租者應領有公司執照或商號之營利事業登記證，所承租之工廠應備有經濟部工廠登記證，所生產之產品項目應載明於該工廠登記證之主要產品項目內。
2. 承租者以承租工廠申請 CAS 優良食品認證，須先向相關執行機關提出申請，並繳驗所承租工廠之工廠登記證及承租雙方契約書，經執行機關審核通過後，方依一般作業程序進行工廠評估及產品檢驗等認證程序。
3. 承租者必須在 CAS 優良食品認定之承租工廠內完成加工製造和包裝，其生產之產品方可使用本標誌，且於每月十五日前將上個月生產數量報知執行機關，執行機關得不定期查對生產數量。
4. 承租者在承租工廠生產的產品之包裝袋上須標明承租工廠之名稱、地址及承租者（製造者）之名稱、地址及電話。
5. 承租者（製造者）應對其產品之品質及衛生安全負責。

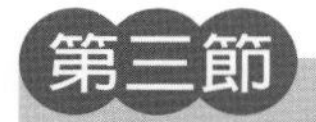

中國農業標準與食品衛生
(CAS and food and bevrage sanitation)

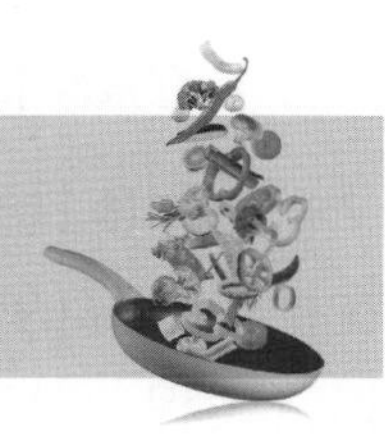

一、CAS 優良食品產品項目規定

(一) CAS 優良冷藏調理食品

CAS優良冷藏調理食品係指以各種新鮮、高品質之農水畜產品為原料，經適當之前處理、調配製備及加熱烹調後急速冷卻，再經妥善包裝並在 7℃以下之冷藏溫度儲運販售的加工食品，消費者可直接食用或經簡單之復熱後食用。

1. CAS 優良冷藏調理食品內容

冷藏調理食品的種類相當多，舉凡農、水、畜產品，蔬果、蛋品、乳品等生鮮食品及各式加工調理的美食佳餚均可運用冷藏加工技術製成冷藏食品，提供消費者新鮮、方便、衛生、安全的選擇。目前CAS優良冷藏調理食品的品項包括：(1)冷藏米飯類：冷藏炒飯類、冷藏燴飯類、冷藏糯米飯類製品等。(2)冷藏米麵點類：冷藏蘿蔔糕、冷藏麵類、冷藏廣式點心、冷藏碗粿等。(3)冷藏蛋醬類：冷藏沙拉醬、冷藏美乃滋、冷藏蛋豆腐等。(4)冷藏即食菜餚類：冷藏生菜沙拉、冷藏袋煮濃湯、各式冷藏菜餚等。(5)冷藏醃漬蔬果類：冷藏醃漬蘿蔔、冷藏醃漬薑及冷藏醃漬牛蒡等。

2. CAS 優良冷藏調理食品的特色

CAS優良冷藏調理食品是在嚴格的品質管制、製程管理及衛生要求的系統下製造生產的食品，由於加熱烹煮條件溫和，微生物管制得當，加以貯運配送和陳列販賣時嚴謹的低溫管理，使得CAS優良冷藏調理食品具有以下之特色：(1)不含防腐劑。(2)方便調理即可食用。(3)保存食物原有之營養素、鮮度及色、香、味。(4)品質優良、衛生安全有保障。

3. CAS 優良冷藏調理食品之產品標示內容

(1)產品名稱，(2)內容物（原料）名稱，(3)內容物淨重或數量，(4)食品添加物名稱，(5)製造工廠名稱、地址、電話與（或）販賣公司名稱、地址、電話，(6)製造日期及保存期限（或以有效日期代之），(7)保存條件，(8)使用說明，包括使用前是否須加熱，或詳細烹調方法說明，(9)消費者服務電話。

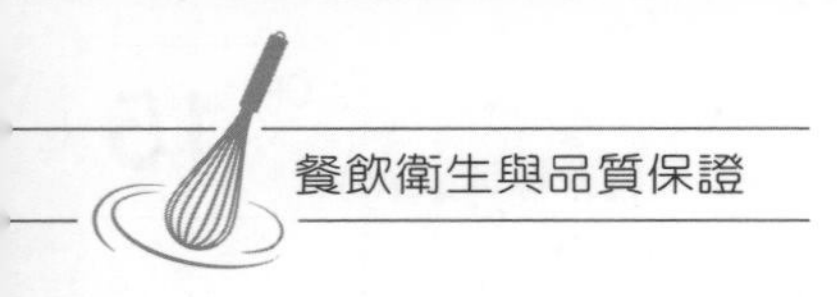

(二) CAS 優良米飯調製品

CAS優良米飯調製品，是以精選的米食為主原料，配以新鮮的農水畜產等原料，在衛生良好的作業環境下，以優良的加工技術、配合高度自動化的烹調設備，進行嚴密製程、品質及衛生管制，所製造出的各式即食性便當、飯糰、壽司及速食粥等產品，是兼具營養、美味、便利及衛生安全等特色的米飯調製產品。

1. CAS 優良米飯調製品之產品內容及保存溫度

(1)一般熱便當（常溫），(2)恆溫便當(+ 18℃)，(3)恆溫飯糰、壽司(+ 18℃)，(4)殺菌軟袋保久（飯）餐（常溫），(5)白飯（+ 60℃或5℃冷藏），(6)沖泡式速食粥（常溫）。

2. CAS 優良米飯調製品之特色

米所含的蛋白質等營養成分優良，人體的吸收利用效率遠高於其它澱粉類主食，是最適合國人的營養源。我國有豐富的米食文化傳承，累積了許多米食製作經驗及高超技術，從炊飯、菜餚調製，乃至自動成型、真空冷卻、膨發、乾燥、殺菌等技術，處處皆是中華民族智慧的結晶，利用這些高科技所製作出來的CAS優良米飯調製品是最具中華文化特色的加工食品。

3. 如何選購優良米飯調製品

(1) 選擇具有 CAS 優良食品標誌，且包裝型態完整密封者。

(2) 注意包裝盒上的標示是否正確完整，標示內容應包括：品名、內容物名稱、重量、熱量、製造工廠、消費者服務電話、保存期限及保存條件等。

(3) 注意食用期限是否過期：如 A. 一般熱便當以四小時為限，且以刻（15 分鐘）為時間單位。B.18℃恆溫便當及 18℃恆溫三角飯糰、壽司以 24 小時為貯藏期限。C. 常溫產品保存期限以一年為限。D. 注意保存溫度是否適宜：如恆溫產品為 18℃；冷藏產品則在 0~5℃之間。

(三) CAS 優良蜜餞

以天然、低鹽之健康意識為導向，強調絕不添加人工色素及糖精、甜精，不露天曝曬，且密封包裝，從原料選別到產品包裝之過程完全符合衛生要求，革新傳統蜜餞的製法，所以「安全、衛生」的特性是CAS優良蜜餞提供消費者休閒飲食的最大保障。

選購優良蜜餞應注意下列三項包裝與標示的狀況：1.避免選擇散裝的蜜餞。2.選擇密閉包裝標示完整之蜜餞；零售單位包裝容器上應顯著標示品名、內容物名稱及重量、食品添加物名稱、製造廠商名稱、地址及製造日期、保存期限，輸入之產品應加註輸入廠商名稱、地址。3.注意保存期限是否過期，保存條件是否恰當。

(四) CAS特級良質米

CAS特級良質米是由政府輔導之農會和廠商，在適合栽培區與農民契作，以現代化之田間管理、乾燥技術及高科技一貫作業之碾製，再精選米粒飽滿、透明有光澤、食味和品質均優之食米而成。食米與其他常見食品之蛋白質利用率和生物價值等之比較結果如表15-2所示。

表15-2 食品中蛋白質品質比較表

食物種類	蛋白質效率	蛋白質淨利用率	生物價值
蛋	3.29	90	94
牛肉	2.30	80	76
糙米	2.18	57	75
麵粉	1.52	52	67

1. 表中之各項數值越大，表示蛋白質品質越好
2. 資料來源：台灣省米穀食公會

良米的選擇和儲放應注意以下各重點：1.選擇有CAS優良食品標誌的特級良質米。2.包裝完整，粒型飽滿又略帶透明，新鮮有光澤，碎米及雜質米少。3.經過碾製的白米，主要成分是澱粉，如果與空氣接觸太久，米粒外表會有白色粉末，此表示已經存放很久，應避免購買。4.由於台灣氣候濕熱，所以家庭購米時，每次以10天至半個月內能吃完的份量為宜，應以桶盛裝，並貯放在陰暗、乾燥、低溫的地方。

(五) CAS優良蔬果汁

蔬果汁產品所標示之純度及其成分是否確實，是許多消費者之存疑，CAS優良國產蔬果汁即強調「優良品質」與「誠實標示」的特色，並建立各種蔬果汁的品質成分規格與良好製造過程，以提升國產蔬果汁之整體形象。

選購優良蔬果汁時應注意下列事項，1.密封包裝，無損或凹罐。2.有品牌及CAS優良食品標誌。3.清楚標示：如(1)果汁含量百分率；(2)製造工廠；(3)製造日期；(4)保存期限等。

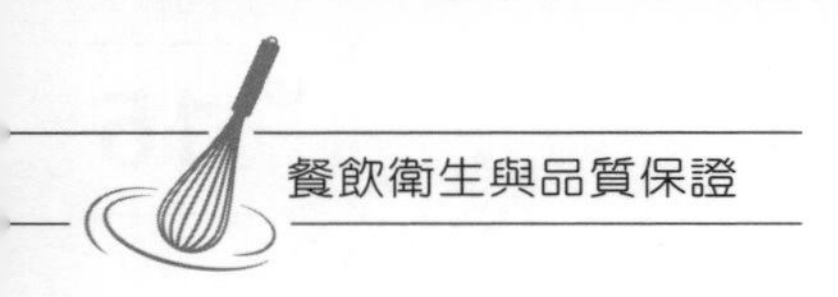

蔬果汁之保存就其包裝形態可採用的較佳貯放方式如下：鋁罐，常溫或冷藏；鐵罐，常溫或冷藏；利樂包，常溫或冷藏；新鮮包，冷藏；康美包，常溫或冷藏。

選購寶特瓶果汁的依據為：1.選擇封口良好，無破損或裂縫者。2.選擇看不到液面之產品，若能見到液面表示該產品可能已失去真空度。

(六) CAS優良冷凍食品

CAS優良冷凍食品是將新鮮材料經過適度前處理，以急速冷凍的方式，加上妥善完整的包裝，來保存食物原有的組織及品質，同時在運銷及販賣過程，將品溫控制在 –18℃以下，使產品之品質及衛生獲得最大保障。

選購優良冷凍食品時應觀察該件食品是否符合下述要點：1.注意冷凍展示櫃的溫度是否保持在–18℃以下。2.選擇未超過冷凍櫃之最大裝載線者。3.凍結狀態堅硬者。4.包裝牢固密封者。5.無產生乾燥現象者。6.有明確標示者。

冷凍食品之選購及保存注意事項包括：1.購物的時候，請盡量在最後才購買冷凍食品。2.購買後應避免陽光直射，可置於購物袋中，用其他物品覆蓋隔熱，或利用冷凍食品專用保冷袋。3.冷凍食品若一直保持在 –18℃以下的冷藏環境，其原品質可保存二至三個月以上。4.包裝毀損或已拆封者，應在包裝外加用塑膠袋包緊。5.取用冷凍食品時，應解凍要食用的份量，以避免影響該冷凍食品及其他食品之品質。

冷凍食品在解凍與烹調時必須注意的衛生安全方面的事項如：1.魚或肉等生的冷凍食品，烹調前必須先加以解凍，再同普通的魚、肉一樣的烹調；應注意不可解凍過度，呈半解凍狀態時，必須馬上加以烹調。2.冷凍調理食品可以直接以凍結的狀態，煎、蒸、煮、炸；其中油炸時應注意下鍋數量不可過多，並須使油溫保持在180℃左右。3.冷凍蔬菜製造時已先行殺菁處理，故有百分之八十的熟度，無需經過解凍即可直接加以烹調，唯不可加熱過久，以免過熟。

(七) CAS優良肉品

CAS優良肉品從活畜（禽）飼養、屠宰與加工中的製造、產品保存和運輸等，每一項環節都符合衛生檢驗的標準，另外配合執行單位不定期的抽查，使消費者能確保買得安心、吃的健康。CAS優良食品涵蓋三大類別：豬（禽）加工肉製品、冷藏（凍）生鮮豬肉、冷藏（凍）生鮮禽肉。

選購CAS優良肉品考慮：1.選擇儲存在冷藏設備 7℃以下或冷凍設備–18℃以下的肉品。2.選擇冷藏肉應注意觸感柔軟、肉色正常，有少許濕度，有保鮮膜封好；冷凍肉則應堅硬，包裝牢固密封，有明確標示，無乾燥泛白現象。3.切忌買來路不明或標示不完全的肉品。4.注意販賣場所的衛生，包括陳列櫃、刀具、砧板、秤、包裝材料。5.選擇肉品流通率高的商店。

保存冷凍肉品時應遵守下列原則：1.買冷凍肉品最好在 20~30 分鐘內放入家中的冷凍庫中。2.購買量多時應先分切及包裝好再放入冰箱上層冷凍庫。3.當天或隔天要烹調的份量可置於冷藏庫中解凍。4.無論冷藏或冷凍之肉品，必須先用塑膠袋或保鮮膜包好，並盡量把袋內的空氣排出。5.處理並分裝好的肉品須標上購買日期，以先買先用為原則，在保存期限內用完。6.冷凍庫內之庫存容量應在 80% 以下，以維持冷凍庫內冷空氣循環的順暢。

(八) CAS 優良點心類米漿製品

CAS米漿製品，是採用上選的大白米，加上文火焙的花生原料，在安全衛生的作業環境下，配合自動化生產設備與良好製程，再加上嚴密品管及衛生管制，所製作出的高品質米漿產品，讓消費者可以買得安心、吃得健康。市面上米漿產品廠牌眾多，品質良莠不齊，消費者全無選擇依據，而CAS米漿是以精選實在的白米和花生為原料，採現代化生產科技及嚴密品質管制，將米漿的新鮮、美味和營養包裝起來，完全保留米漿特有的風味和白米高營養價值，且絕對不含防腐劑，使消費者可以安心地享用自然、健康的傳統美味滋養飲品。

選購優良米漿製品時應注意：1.選擇具CAS優良食品標誌，且包裝密封良好者。2.包裝上需清楚標示出：品名、內容物名稱、內容量、製造工廠、製造日期、保存期限及保存條件等項目。3.注意產品之保存條件是否適宜，如新鮮屋和塑膠瓶產品需冷藏貯放；鐵罐產品則可在常溫或冷藏條件下貯放。

(九) CAS 優良釀造食品

CAS優良釀造食品係以國產之農、水、畜產品為主原料，經發酵或再經適當加工處理，在衛生良好之作業環境下，配合高度自動化設備，進行嚴密的製程、品質及衛生管制所製造出來的產品。CAS優良釀造食品之產品包含：1.釀造食醋：包含穀物醋、果實醋、烏醋、壽司醋、飲料醋、高酸度醋；2.味噌：米味噌。

食用醋依製法可分為：釀造醋、合成醋及混合醋三種，一般天然釀造醋之製造需經過酒精發酵及醋酸發酵兩大工程，故香氣芬芳、酸味溫和醇美；而合成醋係以冰醋酸為原料，添加調味料、香料、著色劑等調製而成，品質較差，香氣與味道均不能與釀造醋相比。釀造醋是以醋酸為主的酸性調味料，其成分除醋酸外，還有其他揮發性有機酸類、醣類、氨基酸和酯類等，這些物質構成釀造醋特有風味，成為人們所嗜好的釀造食品。釀造醋因其中含有殘留的醋酸菌或未分解完全的蛋白質，故會生成白濁或沈澱，此乃正常現象。

味噌是由米及黃豆釀造而成，含有10~20% 的蛋白質，且部分已分解成易被人體吸收的游離胺基酸；同時，黃豆蛋白的離胺酸(lysine)含量高，正可補充米蛋白中所不足的營養素，是一項營養均衡、有益人體健康的食品。味噌因含有高量不飽和脂肪酸，在空氣中會逐漸氧化褐變，致產品色調及暗度加深，此屬正常現象，並不影響其風味和營養，但若有防止顏色氧化褐變之加工處理措施，則更佳。

(十) CAS 優良生鮮食用菇類

CAS優良生鮮食用菇類是以新鮮、質優且無農藥殘留的各種鮮菇，經嚴格管制之包裝作業，以及一貫的低溫運送，於7℃至0℃間的冷藏條件下販售之生鮮菇類食品。CAS優良生鮮食用菇之產品品項：包含生鮮金針菇、生鮮香菇、生鮮木耳、生鮮鮑魚菇。

CAS優良生鮮食用菇具有之特色為：1.避免農藥殘留，吃得安心又健康。2.品質及新鮮度均有高水準之規格要求，消費者不會購買到不新鮮之次級品。3.每包產品均有完整標示，可以清楚得知產品之出處、保存方式及其最佳保存期限，以示廠商的負責態度和對消費者權益的保證。

(十一) CAS 蛋品類

1. CAS 蛋品類之推行歷程

CAS優良農產品證明標章之蛋品類是於民國85年，由前台灣區家禽發展基金會與財團法人食品工業發展研究所共同著手進行CAS優良生鮮蛋品標準及推廣目標的擬定；民國87年起，正式推動「CAS生鮮蛋品」；於民國93年年底，農委會發布「優良農產品證明標章認證及驗證作業辦法」後，統一為「CAS 優良農產品證明標章之蛋品類」，並持續推動至今。

CAS蛋品是為國產洗選分級新鮮雞蛋、鴨蛋，或以其為原料，經適當加工處理製得之各式優良產品。目前經驗證之產品包括生鮮蛋品、殺菌液蛋及加工蛋。生鮮蛋品是在高度自動化蛋雞場內，經良好飼養及蛋品收穫處理系統，與嚴格的飼料品質管制、衛生管理所生產的帶殼鮮蛋；殺菌液蛋為挑選新鮮的雞蛋，經外觀檢查、洗淨、風乾、打蛋去殼後低溫殺菌所得之產品，分為蛋白液、蛋黃液及全蛋液3種，可供團膳及糕餅業者使用。加工蛋則從進蛋、醃漬、滾煮、冷卻、剝殼與充填一貫作業，製得之多樣化產品，如皮蛋、滷蛋、茶葉蛋、鐵蛋及白煮蛋等CAS點心食品，兼具方便、安全、衛生、健康之特色，實可滿足個人、家庭及團膳業務等多元化及安心食用的需求。

CAS優良農產品證明標章之蛋品類由草創期（民國89年）驗證廠家數僅4家、驗證品項有4項、產值約年產2億8千萬元的市場規模，持續修訂蛋品相關規定，並已完成CAS生鮮蛋品場（廠）16家、CAS液蛋工廠6家及CAS皮蛋工廠2家之驗證、總驗證品項計達96項、產值將近4億元的水準，平均每年CAS蛋品檢驗（含生鮮蛋品、液蛋、加工蛋品與飼料）約1,000件之檢驗工作；另平均每年進行相關CAS蛋品工廠追蹤查驗暨查核、訪視及輔導約100場次；CAS蛋品教育訓練亦廣於各地舉辦，以提高CAS蛋品之辨識與接受度。

CAS鮮蛋之總產量占鮮蛋市場約為6~8%，業者多將雞蛋經洗選、分級、包裝後，以自有品牌銷售，雞蛋分類及規格標準明確，並掌握行銷通路，故具有議價能力，使得每顆CAS鮮蛋價格較一般散蛋多0.8~1.2元不等，除提供消費者健康衛生的食材選擇外，亦保障業者自身之合理利潤。

CAS優良蛋品以提供健康的雞蛋作為最高指標，但目前社會大眾卻存在著對於蛋與健康的迷思，這樣的疑問無非來自於蛋中所含的膽固醇，這樣的說法尤其在1970年左右達到高峰，因為過量的膽固醇有害健康，然而蛋中所含的卵磷脂卻又在人體中扮演著重要的角色。

目前研究發現，蛋中的卵磷脂遠遠多過於其所含的膽固醇，並且含有優質的蛋白質（蛋白質價100），才確立了其高價值的健康地位。其實一顆小小的蛋能夠孕育出一隻雛雞，便即意味著它含有生命體所必要的一切營養素，因此，只要能選購通過CAS品質認證的優良蛋品，絕對不會有不衛生、不健康的疑慮。

2. CAS 蛋品類之特色

(1) CAS 生鮮蛋品

A. 衛生安全有保障：CAS 蛋品之生產場（廠）其軟硬體設備與衛生管理均良好，且經專家評鑑合格，蛋品及其生產場之飼料，亦經財團法人中央畜產會檢驗合格，產品無藥物殘留與病原菌才能使用 CAS 標章，所以 CAS 蛋品衛生安全有保障。

B. 大小均一且品質優良：獲得 CAS 生鮮蛋品驗證之洗選分級雞蛋依雞蛋重量大小分為 SS、S、M、L、LL 等 5 級，每級級距 6 公克，每盒產品之大小均一、品質優良。

C. 兼顧新鮮與方便：CAS 生鮮蛋品（洗選分級雞蛋）之包裝符合行政院衛生署訂定之「食品器具容器包裝衛生標準」，消費者不需於傳統蛋箱中挑選無雞糞汙染者或破蛋，同時兼顧「新鮮」及「方便」之消費訴求，可廣泛應用於食品工業及家庭烹調。

D. 營養均衡風味美：CAS 蛋品有豐富的蛋白質、脂質、維生素及礦物質，為營養最均衡之天然食品，適合老少婦孺食用。

(2) CAS 殺菌液蛋

CAS 殺菌液蛋是選用品質優良、新鮮完整的雞蛋，經外觀檢查、專業設備洗淨、風乾、打蛋去殼處理後所取出的液態蛋，採用巴斯德低溫殺菌法處理，已殺死沙門氏桿菌等病原菌，防止食物處理過程中受到汙染，並保持液蛋原有的新鮮營養與加工特性，特別適合高品質、高衛生要求的鮮食團膳、空廚、烘焙及食品加工業者使用，以符合衛生安全標準。殺菌液蛋在歐、美、日等先進國家，皆已成為現代化蛋品之主流，液蛋應用層面廣泛且種類豐富，可多元應用於各式西點、點心、麵包、蛋糕、蛋白霜、糕餅、糖果、奶昔、冰淇淋、美乃滋、沙拉醬、麵條、魚板、香腸、健康飲料、嬰兒營養食品等產品，對西點烘焙、餐飲團膳、食品加工等相關食品加工業，提供更多元的選擇，是最具品質保證、衛生安全、經濟便利的蛋品原料，更是確保消費者食蛋安全的最大保障。其優點如下所示。

A. 品質優良：產品製程嚴格控管，機械可分離蛋白及蛋黃功能，純度高並經過濾去除雜質。

B. 安全性強：蛋品來源受監控，產品經過低溫殺菌處理，去除病原菌，專業工廠生產、冷藏或冷凍運送，可保證末端產品品質之一致性。

C. 方便性佳：不需手工打蛋，容易輸送及儲存，適合團膳及烘焙大量使用，減少蛋殼垃圾處理問題。

D. 經濟性高：降低人工與清潔成本，節省儲存空間，液蛋均質性高有助提升加工品之製成率。

3. CAS 蛋品類之製作流程

蛋品廠（場）之製程管理依產品品項不同，區分為生鮮蛋品、液蛋及加工蛋品。

(1) CAS 生鮮蛋品

A. 原料蛋品質（雞蛋）

(a) 原料蛋須有來源證明，來源牧場須檢附無藥物殘留證明。

(b) 表面無異物、無顯著汙斑、汙點或變色者。

(c) 蛋體外形呈固有蛋形，殼面平整緊密，而無粗糙、薄弱及畸形等現象。

(d) 蛋殼完整，無破裂損傷。

(e) 氣室完整，無氣泡之新鮮蛋。

(f) 蛋白、蛋黃色澤鮮明，無異物及不良氣味。

B. 外觀檢查

(a) 破裂蛋、裂殼蛋、軟殼蛋等等應予剔除。

(b) 汙染糞便、汙泥嚴重的蛋應檢出擦乾淨後再進入洗選機。

(c) 檢查不合格者應集中以專用容器置放。

C. 洗淨

(a) 洗淨包括前段之刷洗及後段之沖洗二步驟。

(b) 洗淨水溫應高於蛋溫 5~10℃，且不宜超過 50℃。

(c) 洗淨水應符合飲用水質標準。

(d) 洗淨水應加入衛生福利部公布食品用洗潔劑或洗淨殺菌劑或消毒劑。沖洗水不得添加洗潔劑。

(e) 洗淨宜採用連續式噴洗，避免蛋浸漬於清洗槽內。

(f) 洗蛋後之廢水應直接由水管排出。

(g) 洗淨機應每四小時洗蛋後清洗一次為準。

(h) 洗淨場所應與打蛋或其它蛋加工場所隔離。

(i) 洗淨機台上應保持 110 米燭光 (LUX) 以上之光度。

D. 風乾：蛋洗淨後進行分級包裝前，需經充分的送風乾燥。

E. 照蛋篩選：利用人工照亮照蛋。

F. 分級：SS、S、M、L、LL 等 5 級。

G. 包裝

(a) 應符合行政院衛生福利部訂定之「食品器具容器包裝衛生標準」。

(b) 包裝材料，例如塑膠盒、紙箱等均應為清潔堅牢之新品。

(c) 業務用蛋均以紙箱、紙盤包裝。

(d) 紙箱以符合 CNS 1544 瓦楞紙板 A、C 兩類為原則。

(e) 不得使用騎釘。

H. 冷藏或涼藏：冷藏 7℃以下或涼藏 25℃以下。

I. 出貨：

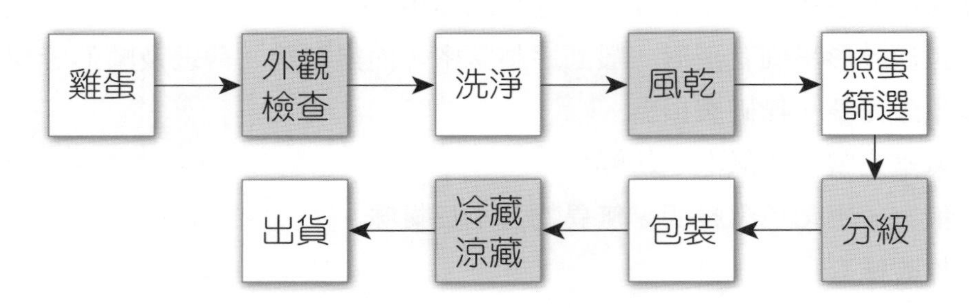

圖 15-3　CAS 生鮮蛋品之製作流程

資料來源：食品工業發展研究所

(2) CAS 殺菌液蛋

A. 原料蛋品質（雞蛋）

(a) 原料蛋須有來源證明，來源牧場需檢附無藥物殘留證明。

(b) 表面無異物、無顯著汙斑、汙點或變色者。

(c) 蛋體外形呈固有蛋形，殼面平整緊密，而無粗糙、薄弱及畸形等現象。

(d) 蛋殼完整，無破裂損傷。

(e) 氣室完整，無氣泡之新鮮蛋。

(f) 蛋白、蛋黃色澤鮮明，無異物及不良氣味。

(g) 應無汙染糞便、汙泥嚴重的蛋及破蛋。

B. 預冷：在 12±2℃之預冷製程下進行。

C. 外觀檢查

(a) 破裂蛋、裂殼蛋、軟殼蛋等等應予剔除。

(b) 檢查不合格者應集中以專用容器置放。

D. 洗淨

(a) 洗淨包括前段之刷洗及後段之沖洗二步驟。

(b) 洗淨水溫應高於蛋溫 5~10℃，且不宜超過 50℃。

(c) 洗淨水應符合飲用水質標準。

(d) 洗淨水應加入衛生福利部公布食品用洗潔劑或洗淨殺菌劑或消毒劑。沖洗水不得添加洗潔劑。

(e) 洗淨宜採用連續式噴洗，避免蛋浸漬於清洗槽內。

(f) 洗蛋後之廢水應直接由水管排出。

(g) 洗淨機應每四小時洗蛋後清洗一次為準。

(h) 洗淨場所應與打蛋或其它蛋加工場所隔離。

(i) 洗淨機台上應保持 110 米燭光 (LUX) 以上之光度。

E. 風乾：蛋洗淨去殼前，須風乾至蛋殼表面無滴水現象。

F. 打蛋去殼

(a) 打蛋區應與原料蛋洗選區隔開。

(b) 打蛋區應保持乾淨，隔絕蒼蠅、昆蟲類等，打蛋操作時，地板應盡量保持乾燥。

(c) 打蛋區應維持適當的明亮度、溫度及空氣品質，室溫應在 25℃以下，不得有發黴現象。

(d) 所有打蛋區之作業員於進入打蛋區前均需以肥皂、清水洗淨雙手。處理不合格蛋及接觸打蛋機前亦需洗淨雙手。

(e) 作業人員之手部衛生標準：生菌數低於 1000 CFU/cm^2，黴菌及酵母菌低於 100 CFU/cm^2，大腸桿菌群低於 10 CFU/cm^2。

(f) 應以自動烘手器烘淨雙手，或以紙巾、擦拭紙擦拭雙手，且勿重覆使用紙巾，也不可使用布巾。

(g) 打蛋時，一定要使用容易清潔洗淨及殺菌的器具，以機械來進行打蛋時，不可以離心分離式及壓榨方式來進行。

(h) 打蛋機於操作前、每四小時之操作及操作後均需清洗消毒。不合格蛋若經打蛋，則打蛋機應即時清洗消毒。

(i) 液蛋處理所用之輸送管路、容器、桶子或濾網等器材，皆應每四小時清洗消毒一次。

(j) 蛋殼與液蛋應由具經驗者於打蛋過程中檢視異味之有無，萬一誤將不適合食用的蛋打蛋混入時，務必要馬上將混入了該不適合食用蛋的液蛋丟棄，同時，洗淨打蛋使用的器具並殺菌。

G. 低溫殺菌

(a) 殺菌前的液蛋，在打破分離後，務必要盡速移到有冷卻裝置的貯藏槽，冷卻至 7℃以下。但是，打蛋後馬上殺菌的情形，則不在此限。

(b) 殺菌前的蛋液，要保存 8 小時以上，在打蛋後務必快速冷卻在 5℃以下。

H. 裝填

(a) 應符合行政院衛生福利部訂定之「食品器具容器包裝衛生標準」。

(b) 包裝材料，例如塑膠盒、紙箱等均應為清潔堅牢之新品。

(c) 紙箱以符合 CNS 1544 瓦楞紙板 A、C 兩類為原則。

I. 冷藏或冷凍：冷藏液蛋必須置於 7℃以下，冷凍液蛋必須全部凍結，呈固體狀，凍藏溫度保持在 –18℃以下。

J. 出貨：分為全蛋液、蛋白液、蛋黃液三種，並可配合食品加工業主各式需求，提供蛋黃與蛋白不同比例的液蛋，專業一貫化並且能因應客戶需求客製化加糖或加鹽的液蛋產品，提供業主多元選擇與便利性。蛋黃、蛋白分開製造者，分別稱為冷藏或冷凍蛋黃液及冷藏或冷凍蛋白液；混合製造者稱為冷藏或冷凍全蛋液。

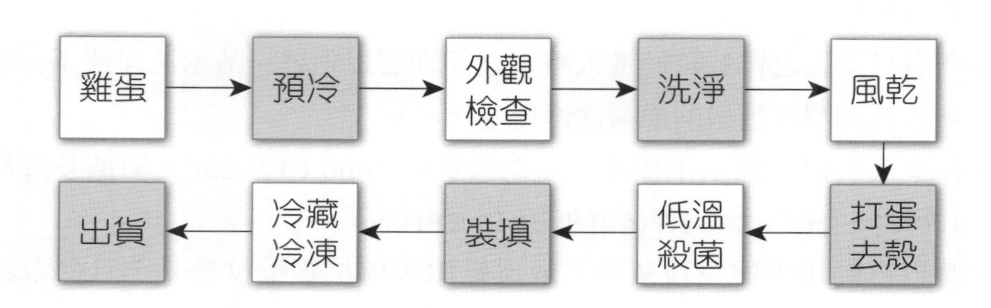

圖 15-4　CAS 殺菌液蛋之製作流程

資料來源：食品工業發展研究所

(3) CAS 皮蛋

A. 原料蛋品質（鴨蛋、雞蛋或鵪鶉蛋）

(a) 原料蛋須有來源證明，來源牧場需檢附無藥物殘留證明。

(b) 表面無異物、無顯著汙斑、汙點或變色者。

(c) 蛋體外形呈固有蛋形，殼面平整緊密，而無粗糙、薄弱及畸形等現象。

(d) 蛋殼完整，無破裂損傷。

(e) 氣室完整，無氣泡之新鮮蛋。

(f) 蛋白、蛋黃色澤鮮明，無異物及不良氣味。

B. 外觀檢查

(a) 破裂蛋、裂殼蛋、軟殼蛋等等應予剔除。

(b) 汙染糞便、汙泥嚴重的蛋應檢出擦乾淨後再進入洗選機。

(c) 檢查不合格者應集中以專用容器置放。

C. 鹼液性醃漬

(a) 醃漬容器應不含或不會釋出有害人體健康安全物質者。

(b) 以蛋白、蛋黃凝固性及色澤作為判定依據，適切掌握醃漬期間。

D. 撈取：醃漬完成，即刻撈出。

E. 洗淨

(a) 蛋品醃漬後之清洗用水應符合飲用水質標準。

(b) 沖洗水不得添加洗潔劑。

(c) 洗淨宜採用連續式噴洗，避免蛋浸漬於清洗槽內。

(d) 洗蛋後之廢水應直接由水管排出。

(e) 洗淨場所應與醃漬室或其它蛋加工場所隔離。

(f) 洗淨機台上應保持 110 米燭光 (LUX) 以上之光度。

F. 風乾：皮蛋包裝前須經充分乾燥。

G. 凝固性檢查：以官能或儀器檢查，凝固性良好。

H. 包裝

(a) 應符合行政院衛生福利部訂定之「食品器具容器包裝衛生標準」。

(b) 包裝材料例如塑膠盒、紙箱等均應為清潔堅牢之新品。

(c) 紙箱以符合 CNS1544 瓦楞紙板 A、C 兩類為原則。

I. 儲藏：儲藏於室溫下。

J. 出貨：蛋白呈茶褐色至墨綠色之凝膠狀，且具有皮蛋特殊風味之產品。

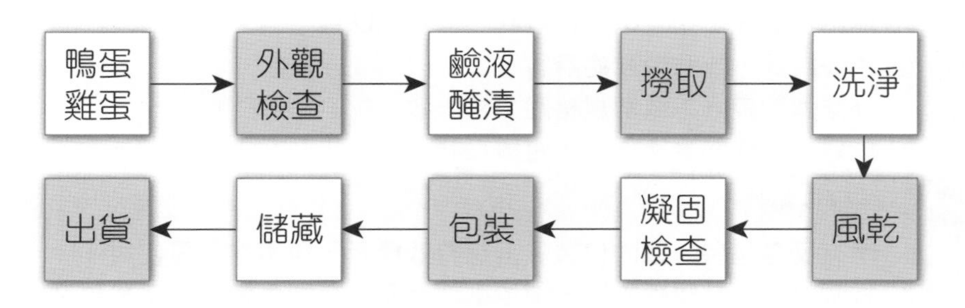

圖 15-5　CAS 皮蛋之製作流程

資料來源：食品工業發展研究所

表15-3 蛋品廠（場）檢驗室之基本設備

蛋品廠(場)應具備之設備	生鮮蛋品場	液蛋工廠	皮蛋工廠	用途
溫度計	○	○	○	室溫、蛋品溫度檢測
微生物檢驗設備	△	○	△	環境、蛋品衛生檢測
pH-meter（酸鹼度測定儀）	△	○	○	蛋品、浸漬液pH值檢測
餘氯測定器或試紙	○	○	○	泡鞋池水、用水殘氯檢測
濕度計	○	○	○	環境檢測

資料來源：食品工業發展研究所

○表必要項目，△表建議項目

（十二）CAS 生鮮截切蔬果類

生鮮截切蔬果類係指各類蔬果，於採收、選別、清洗、截切、離心去水後包裝供進一步加工處理或直接供食之產品。但依產品特性，未經截切之芽菜類或僅去蒂、去皮之蔬果亦包括在內。

表15-4 生鮮截切蔬果類之品質規格

項目	規格
品溫	冷藏食品應保存於凍結點以上到7℃以下，冷凍食品應保存於–18℃以下。
官能品質	1. 狀態： (1) 無不良氣味，如泥味、腐敗味、消毒劑味等。 (2) 色澤良好，無腐敗或病蟲害。 (3) 外觀型態良好：截切規格應力求一致。 2. 成熟度：成熟度應適當，組織良好。
異物	不得有夾雜物。
包裝	1. 應有妥善包裝，且內包裝袋上應有效標示，並不得重覆使用。 2. 打洞之外包裝塑膠材質，須能維護產品符合衛生標準，業務包裝時內包裝之封口應使用貼標或封條方式確保產品品質，供即食產品者必須能保持包裝完整與密封性。 3. 包裝材料及方法須足以保持該項製品的品質且符合衛生福利部公告之「食品器具、容器、包裝衛生標準」。

表15-5 生鮮截切蔬果類包裝標示規定

項目	規格
標示項目	應包括下列各項，並以印刷或標籤黏貼方式（業務包裝）標示於內包裝上明顯處，如有外箱包裝則第1、3、4、5等項亦須標示於外箱上。 1. 品名：生鮮○○○ 2. 內容物淨重或數量 3. 包裝場的名稱、地址及電話或代理商名稱、地址及電話 4. 有效日期 5. 保存條件 6. 消費者服務電話 7. 使用說明
標示方法及範例（以列表式為佳）	1. 品名：生鮮萵苣 2. 內容物淨重或數量：3 公斤 3. 合作農場或生產合作社的名稱、地址及電話 4. 有效日期均按下列任何一種格式標示 (1) 民國90年2月4日 (2) 90.2.4. (3) 2001.2.4. 5. 保存條件：需標明「冷藏於0~7℃之間」或「冷凍於-18℃以下」 6. 消費者服務專線：○○○○○○○ 7. 本產品應經加熱後使用
標示注意事項	1. 優良農產品標章之使用應符合「農產品標章管理辦法」規定。 2. 禁止標示會令人誤解內容物的圖案或文字等標示。

表15-6 生鮮截切蔬果類之檢驗項目、方法與標準

項目		方法	標準	備註
微生物	生菌數 (CFU/g)	依據CNS 10890食品微生物檢驗方法—生菌數之檢驗	1.0×10^5以下	需經加熱調理者除外
	大腸桿菌 (MPN/g)	依據CNS 10951食品微生物檢驗方法—大腸桿菌之檢驗	10以下	需經加熱調理者除外
	黃色葡萄球菌 (MPN/g)	依據CNS 12542食品微生物檢驗方法—金黃色葡萄球菌之檢驗	陰性	
	沙門氏菌（陰性/陽性）	依據CNS 10952食品微生物之檢驗法－沙門氏桿菌之檢驗	陰性	
農藥	農藥殘留	依據農藥殘留國家標準檢驗方法	符合衛生署公告殘留農藥安全容許量	

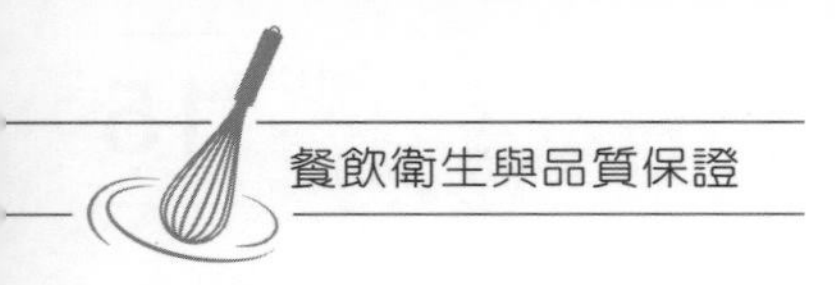

第四節 CAS與餐飲衛生之關係

(The relationship between CAS and food and beverage sanitation)

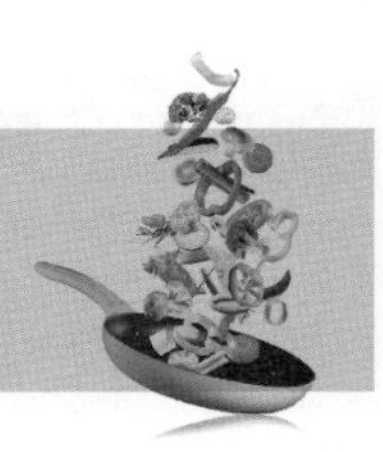

中國農業標準(CAS)今後之發展方向除了增加產品的類別及項目、加強業務用團膳食材市場之拓展及對食材上游原料之控管外，更將與 GMP、HACCP 等之認證制度廣泛交流，以節約政府之人力與物力。如此一方面可以提昇政府執行的效率，另一方面也可以提高末端零售通路業者對維護產品品質之共識，讓國人共同建立國內農產品之優良品質的認證。CAS制度之推行需要業者之參與和消費者之認同，經過十多年來之努力，已有所成就，尚有可供改進之處，消費者大眾可以配合政府政策一起參與監督，加強優良認證食品之公信力，方能讓所有的消費者買得放心與吃得安心。

名詞解釋

1. CAS(logo of Certified Agricultural Standard or Chinese Agricultural Standard, CAS)

是優良農產品證明標章的簡稱，也是台灣國產農產品及其加工品最高品質的代表標幟。CAS標章現有16大類，分別為：(1)肉品類。(2)冷凍食品類。(3)果蔬汁。(4)食米類。(5)醃漬蔬果類。(6)即食餐食類。(7)冷藏調理食品類。(8)生鮮食用菇類。(9)釀造食品類。(10)點心食品類。(11)蛋品類。(12)生鮮截切蔬果類。(13)羽絨。(14)水產品類。(15)乳品類。(16)林產品類。其他經中央主管機關公告者，如海宴標章。

2. 5S

5S是一項有計劃、有系統地做到工作場所全面性，有條理、乾淨清潔及標準化。一個有條理的工作場所可使作業更安全、更有效率、更有生產力。可以提升工作士氣，讓員工有榮譽感與責任感。一個乾淨、有規劃的工作環境是工作效率高的基礎。

日語	中文	英文	目的
Seiri	整理	Tidiness	將物品分為工作上需要與不需要者，盡可能將需要的項目分類減到最少，並放在方便取得的地方。
Seiton	整頓	Orderliness	(1) 需要的物品可以很容易找到、放置和取得。 (2) 先進先出(first-in and first-out, FIFO)。 (3) 節省空間和時間。
Seiso	清掃	Cleanliness	(1) 清掃乾淨以確保舒適安全的工作場所。 (2) 清掃乾淨以明顯識別，減少找尋時間。 (3) 清掃乾淨以確保較高的工作和產品品質。
Seiketsu	整潔	standardized clean-up	整潔是反覆不斷的保持前面的三個S：整理、整頓和清掃。
Shitsuke	紀律	discipline	持續維持紀律與實施前面四個S，並把它們視為生活方式，強調消弭壞習慣及維持好習慣。

3. 吉園圃 (good agriculutral practice, GAP)

「吉園圃」這個名稱是由英文「GAP」音譯而來，「GAP」為good agriculutral practice之縮寫，意思是優良農業操作。優良農業操作簡單的說就是使用最合乎自然的耕作條件來種植農作物，減少因為農業而帶來對自然環境的傷害，適時適地適種就能

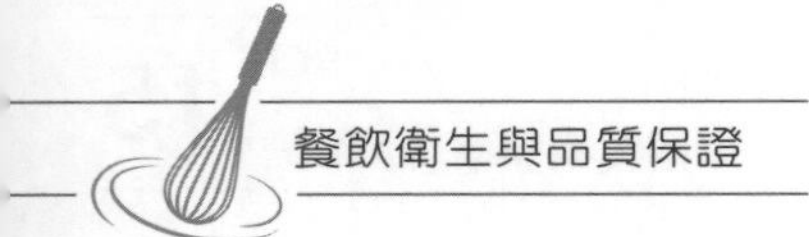

合理的使用農業資材，如肥料及農藥來達到保護農作物，提高農產品品質之目的。依此原則所生產農產品也一定會是優良農產品(Good Agricultral Product)，也可簡稱為(GAP)。因此「吉園圃」標章之意義是經由優良農業操作所生產的優良農產品。

下圖為吉園圃標章圖案代表之意義，「吉園圃」標章圖案中綠葉代表農業，三個圈圈有二個意義，一是強調農民要把握適時適地適種，合理病蟲害防治及遵守安全採收期三個達到農業操作之原則，另一個意義是在整個標章推行上需要輔導、檢驗及執法三方面配合。

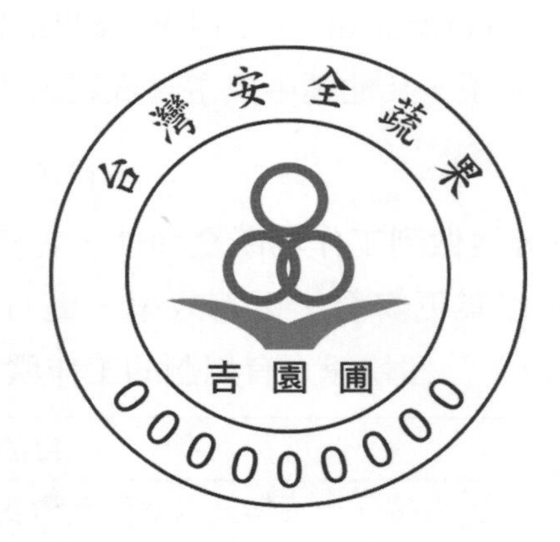

4. 追蹤追溯 (traceability, tracking)

食品安全儼然已成為目前食品供應鏈最重要的一環，各先進國家對這方面的要求及規範也日益重視，最重要的發展就是食品「可追溯性」制度的導入。「可追溯制度」(traceability system)，意即可追蹤追溯（從下游往上游追查）、追蹤（從上游往下游追查）食品在生產、加工處理、流通、販賣等各階段的資訊）在農業應用上稱為「產銷履歷制度」（或狹義稱為「生產履歷制度」）。就農、漁、畜產品（編按：以下統稱為「農產品」）而言，農產品可追溯性就是「可以追溯農產品的生產及流通履歷過程」，也就是農產品結合情報資訊做識別，以農產品情報資訊的紀錄做為線索，將農產品生產、加工處理及流通、販售整個過程的各階段，由生產者及流通業者分別將食品的產銷履歷流程等相關資訊詳加紀錄並公開標示，消費者可以透過追溯食品產銷相關流程，了解在各製程環節的重要資訊。透過對產品包裝標示之特別識別號碼，可以證明產品生產路徑，方便追蹤及回溯。藉由消費者和生產者之雙向流通鏈上所建立的食品可追溯系統，可追溯產品本身特性，也可了解產品的產銷過程史，包括產品的生產者、生產地點、原料及產銷過程等，而且一旦產品發生問題，能馬上追溯到源頭、找出原因並據此回收產品及做為原產地標示保證。食品產銷履歷系統，訴求食品的安心與安全，保證從「生產現場」到「餐桌」的一貫化安心系統，所以產銷履歷制度可說是保障食品安全的基礎建設。

5. 品質系統管理 (quality system management, QSM)

品質管理系統是組織管理系統的一部分，它致力於實現與品質目標有關的結果。品質管理系統提供了一個能夠持續改進的框架，幫助組織增進顧客滿意度，提升顧客和其他相關方面均滿意的機率。品質管理系統能夠充份提供持續滿足消費者要求的產品，徵求顧客信任與認同。目前最常見的品質系統管理，以ISO為主。若公司若要進行ISO驗證或ISO例行性的稽核，公司的品質系統管理師（亦稱品保）就扮演著重要的角色。它專門負責品質系統稽核的行程排定、客戶品質稽核等等稽核行程的工作排定。

6. 肉類生品 (raw meat material)

指非即食肉品，如冷藏（凍）禽畜肉、（生）臘肉等。

7. 肉類熟品 (cooked meat products)

指即食肉品，如火腿、西式熱狗、肉酥、肉絨等。

8. 所有肉類加工製品 (meat and meat products)

指在上述之優良肉品定義中，除冷藏（凍）禽畜肉外之產品。

習題作業

一、選擇題

1. (　) CAS 之意義為？ (A) 優良農產品標誌 (B) 食品工廠良好作業規範 (C) 危害分析重要管制點 (D) 中國農業標準。
2. (　) 目前影響國內食品加工業生產之品質，並具提升國際競爭力的優良作業制度或規範，不包括下列哪一種縮寫之簡稱？ (A)HACCP (B)GMP (C)CAS (D)TLC。
3. (　) CAS 實施規定，成品內包裝場所應屬於？ (A) 一般作業區 (B) 清潔作業區 (C) 準清潔作業區 (D) 非食品處理區。
4. (　) 食品工廠在加工調理區之照明設備燭光應保持？ (A)100 米燭光 (B)160 米燭光 (C)200 米燭光 (D)440 米燭光。
5. (　) 政府目前負責 CAS 之目的事業主管機關為？ (A) 經濟部商品檢驗局 (B) 行政院農委會 (C) 行政院衛生福利部 (D) 行政院環保署。
6. (　) CAS 優良米飯調製品之產品內容與溫度，不包含下列哪一種？ (A) 一般熱便當（常溫） (B) 恆溫便當 (+18℃) (C) 冷凍飯糰、壽司 (–18℃) (D) 殺菌軟袋保久（飯）餐（常溫）。

二、問答題

1. 何謂中國農業標準 (CAS)？並請說明其實施之目的？

   答：

2. 試述申請認定中國農業標準 (CAS) 之農民團體或營利事業應具備哪些條件？

   答：

3. 說明已經中國農業標準 (CAS) 認定之廠商必須遵守哪些規定？

   答：

4. 業務（團膳餐飲）CAS 優良食品使用「中國農業標準」(CAS) 標誌時要注意哪些規定？

   答：

5. 簡述 CAS 優良冷藏調理食品之項目與產品標示內容？

   答：

6. 選購 CAS 優良肉品應考慮哪些事項？購買冷凍肉品後保存的原則有哪些？

   答：

MEMO

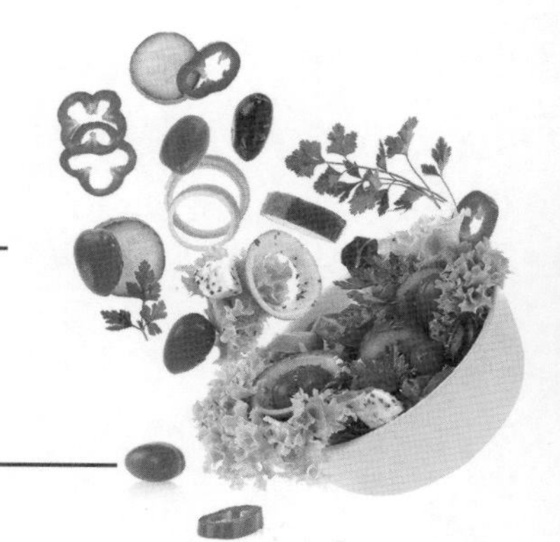

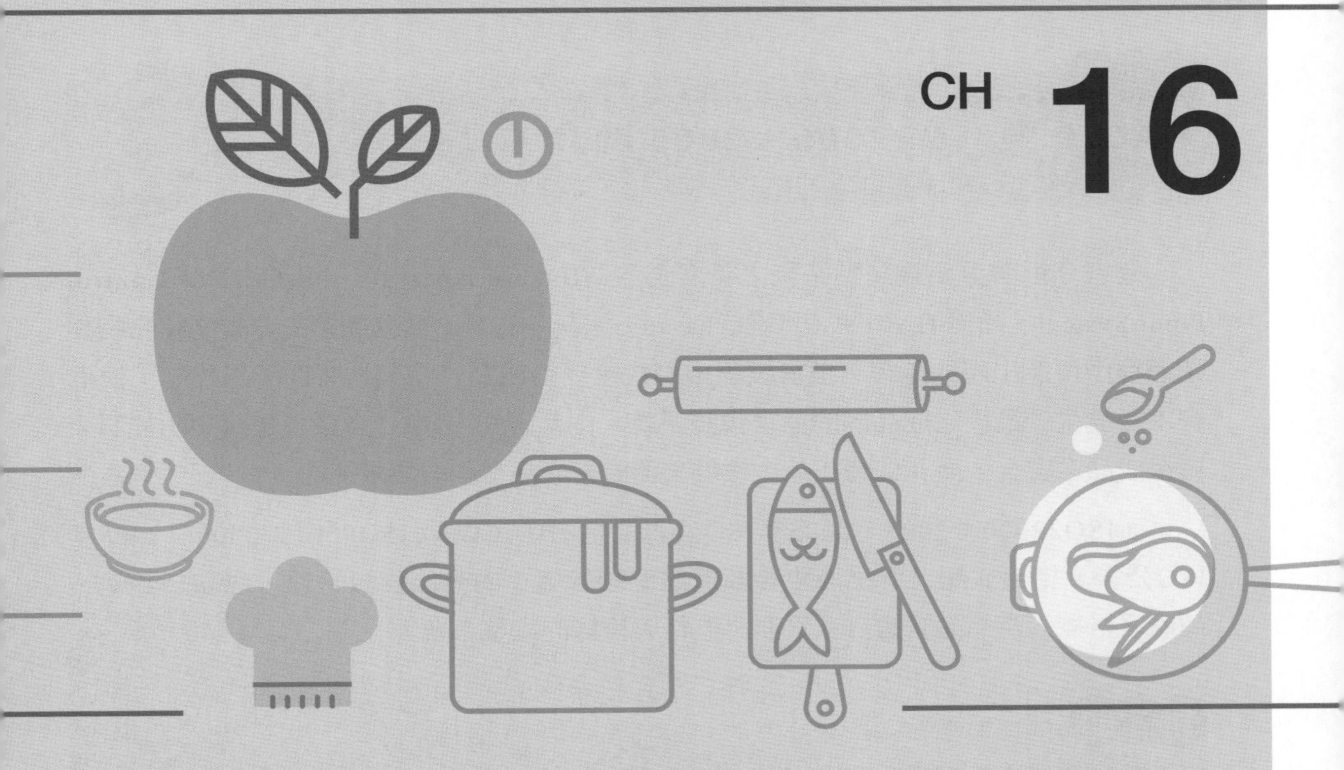

食品危害分析重要管制點系統 (HACCP) 與 ISO22000

Food and Beverage Sanitation and Quality Assurance

— 學習目標 —

了解預防性、自主式及源頭管理式之食品安全管制系統 (HACCP)，同時了解食品餐飲業者如何在「食品良好衛生規範 (good hygienic practice, GHP)」的基礎上，落實實施危害分析重要管制點系統 (hazard analysis critical control point；HACCP) 的預防性自主管理制度，以達成產品品質保證的目的。

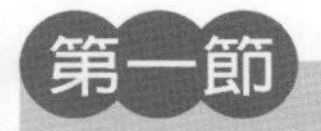

第一節 HACCP 與 ISO22000：2005 簡介
(HACCP and ISO22000:2005)

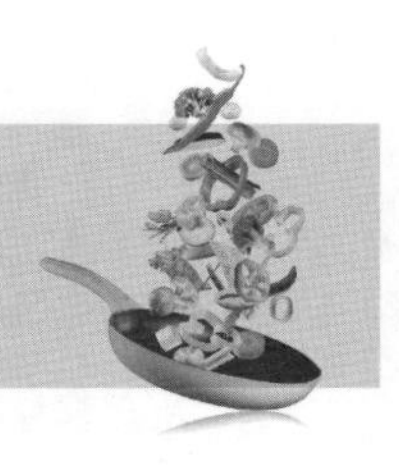

危害分析與重要管制點系統之英文全名為Hazard Analysis and Critical Control Point System，簡稱 HACCP（可唸成hasap）系統。它是一套強調須先分析明瞭食物製造過程中可能出現的危害，並於製程中尋找重要管制點，在製造時即予以控制，使危害不致發生於最後之成品內的危害預防系統。由此可知，HACCP系統是藉預防控制來確保成品之安全，而非依賴成品之檢驗來達成對成品安全的要求。

而ISO22000：2005（2005年ISO公告）是由HACCP與ISO9001：2008（2008年ISO公告）結合並配合供應商生產履歷之源頭管理、內外部資源管理，建立一套軟、硬體嚴格控管產品品質的自主管理、監督與稽核的完整系統。

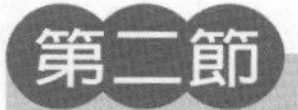

第二節 危害分析與重要管制點系統之由來
(The origin of Hazard Analysis and Critical Control Point System, HACCP)

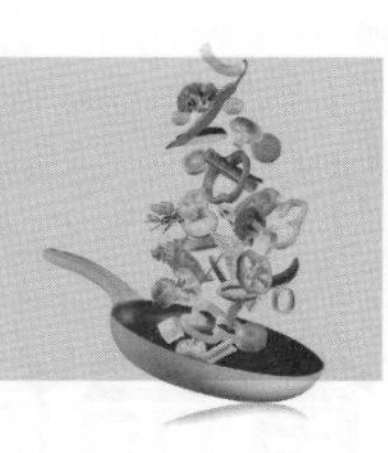

1960年末為確保太空人食品的安全性，食品科學家們將危害分析與重要管制點系統應用於太空食品的製造。當時美國太空總署、拿第克(Natick)陸軍實驗室以及一家民營食品公司(Pillsbury)共同負責由HACCP系統管控製造的太空食品。他們發現用傳統的品管檢驗無法高度確保食品之安全性，唯有於製程中予以控制危害才能有效提升食品之衛生安全，HACCP系統之雛形於焉形成。1971 年此觀念於美國保健會議上提出，受到與會食品安全專家之肯定與推薦。美國FDA遂於1973年將HACCP 系統應用於低酸性罐頭食品之製造與管理，成功有效地降低肉毒桿菌之中毒事件。1980中期，國會要求海洋漁業服務處(National Marine Fisheries Service, NMFS)建立水產品HACCP稽查模式以供業者及政府部門參考，進而FDA於1997年12月18日開始要求其國內水產工廠及輸美之外國水產品工廠實施HACCP系統。美國國內之發展亦影響輸美食品之外國廠商，因為外國廠商若輸美食品亦將受到同樣要求，亦即必須實施HACCP系統。因此，HACCP系統便在歐洲的美國供應商普遍被應用，幾乎每個歐體會員國皆嚴格要求實施。歐體法規雖不正式要求每個食品公司皆實施HACCP制度，卻嚴格要求應用HACCP系統的原則實施於食品製造的安全管制中。

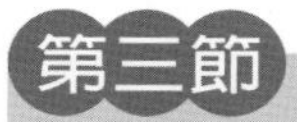

食品危害分析與重要管制點系統 (HACCP) 之定義及組成要素

(The definition of HACCP system and its composition)

經濟部於1990年委託食品工業發展研究所進行乳品、蔬果汁等食品之製造實施HACCP計畫，這是我國推動HACCP系統的初始。較具規模之推廣性計畫乃屬前台灣省食品衛生處於民國87年初推動餐盒工廠 HACCP先期輔導之計畫，當時參加者僅20家。而後更擴大輔導規模，至2001年3月止至少有160家餐盒工廠或餐廳飯店已接受HACCP之先期輔導。2000年2月9日公告的食品衛生管理法第20條規定經中央主管機關所公告指定的食品業別應符合中央所訂之「食品安全管制系統」。此「食品安全管制系統」乃指「食品良好衛生規範」（已於民國89年9月7日公告）以及HACCP系統。

一、HACCP 系統之名詞定義

1. HACCP：為確保一種食品之衛生安全，先分析該食品於產製中可能的危害因子並確定之，再於製程中設定重要管制點加以管控此危害因子的一種預先防治系統。
2. 危害 (hazards)：一食品於製程中，可能引起人們於食用該產品後所造成之食安傷害。危害原因有 (1) 生物性：如微生物寄生或其毒素產生；(2) 化學性：如天然毒素、農藥、重金屬含量超標、過敏性物質等；(3) 物理性：鐵（鋼）絲、小砂石、毛髮之混入等。
3. 重要管制點 (critical control point, CCP)：一食品於製程中，設立一個或多個管制點（或步驟、程序），經嚴格執行有效控制，則可預防、去除或減低食品安全危害至可接受性之程度。
4. 管制界限 (critical limit)：於一食品製程中，為能完全控制危害不會發生，經確認重要管制點 (CCP) 後，針對 CCP 於有效管控的範圍內，嚴格執行預先防範的措施。
5. 監測 (monitor)：當一食品製程中重要管制點 (CCP) 被確認後，用以評估 CCP 是否在控制之下之一種監督與測試。
6. 矯正措施 (corrective action)：當監測結果顯示 CCP 失控時，所應採取的有效補救措施。

二、HACCP 系統組成要素

HACCP系統經多年之演進後，形成七大要素，普為世界各國重要專業組織如世界農糧組織(Food Agricultural Organization, FAO)、世界衛生組織(World Health Organization,WHO)以及美國食品微生物標準諮詢委員會所公認。茲將此七大組成要素列於下：1. 危害分析：對製程之每一步驟列出可能之危害，並對可能出現顯著危害之步驟鑑定出預防（控制）方法。2. 判定製程中之重要管制點(CCP)：決定哪個點、步驟、操作可予以控制，以降低其危害之發生。3. 建立管制界限(critical limit)：對每個判定之CCP建立其控制方法之管制界限。4. 建立CCP監測方法：對每個CCP之控制建立起有計畫之觀察或測試，以確保CCP在控制之下。5. 建立矯正措施：建立CCP失控時所應採取之行動，以使CCP重回控制之下並適當處置受影響之產品。6. 建立確認方法：建立確認方法，包括可提供補助性數據的測試與程序，以確認HACCP系統運作正常。7.建立紀錄系統：建立各種實施程序之書面化，以及實施情形之紀錄。

第四節 食品危害分析與重要管制點 (HACCP) 系統之實施方法與步驟

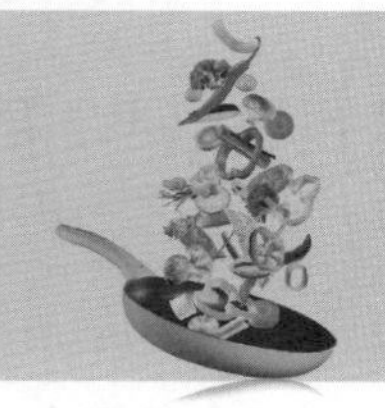

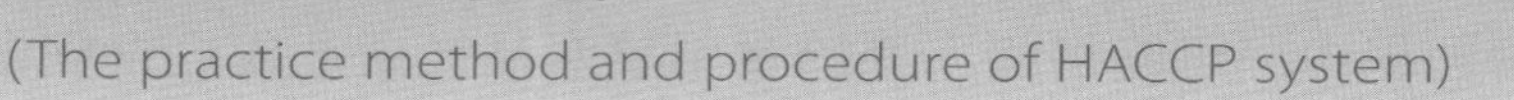

(The practice method and procedure of HACCP system)

建立HACCP系統共有十二個步驟，說明如下：

一、決策層級之決心與承諾，並成立推動 HACCP 小組

HACCP控制系統需要有最高主管之堅定信念始得持之以恆發揮功效。同時應指定負責人及成立HACCP小組負責HACCP系統之建立及推動。此小組之成員應包含品管部門和生產該產品及製程相關之各部門代表（工程、生產、衛生管理、食品微生物等專業人員）所組成。HACCP小組之成員在開始建立HACCP系統前，應先經過公司內、外部有關HACCP之專業教育訓練。

二、描述產品以及貯運方法

每種加工產品應個別建立HACCP系統。HACCP小組必須先充分描述該產品，包括其組成分、製造流程、組裝後之運銷等。另外亦應描述產品之貯運方式是冷凍、冷

藏或常溫，包裝方法是大氣包裝還是真空包裝，同時也應考慮在貯運中甚至已被消費者購去，該產品溫度異常(temperature abuse)之可能性。

三、確定該產品預定之用法、用途與消費對象

此應基於消費者之正常使用情形。消費對象有如：一般大眾或特定消費群（如：老人、嬰兒、病人等）。

四、建立加工流程圖

HACCP小組應負責構建製造流程圖，力求正確清楚。HACCP小組將利用此圖進行後續步驟。此圖應至少納入該廠可掌控的步驟，另外亦可包含進入該廠前以及出了該廠後所無法掌控的流程以供參考。為求簡單明瞭，流程最好以文字表之，而不要使用工程符號。

五、確認流程圖

HACCP小組應至現場觀察現場作業並對照流程圖以確認其正確且完全，必要時應予修改。

六、進行危害分析

列出此製程中顯著危害可能發生的步驟，以及描述其可使用的預防控制方法（第一要素）。

HACCP小組根據正確的生產流程圖，分析每個步驟可能會產生什麼顯著危害。在執行這個工作的時候可以使用危害分析工作表。成為「顯著危害者」必須詳細說明針對此危害之預防、減量或完全除滅的方法，以達到產品安全的目的。經危害分析後，若對可能產生顯著危害防制之步驟，HACCP小組必須考慮可使用之預防方法。有時一個危害須有一個以上之預防方法來控制，有時一個預防方法則可控制一個以上的危害。

在開始做危害分析時，應先將流程的每個步驟列入危害分析工作表中的第一欄。然後HACCP小組以腦力激盪的方式列出每個步驟可能產生的潛在危害，請注意，潛在危害並不是顯著危害。判斷顯著危害時，可藉設想一些問題以及根據這些問題所尋找出之答案來判斷危害種類及危害發生之可能性及其嚴重性。評估危害發生之可能性通常靠經驗、流行病資料和文獻資料等。而危害之嚴重性乃指危害造成人體健康或性命危害之嚴重程度。

HACCP小組在決定哪些危害是顯著的，或是有意義時，小組內可能會有一些爭辯或不同意見，甚至在專家之間對危害的危險性（即發生之可能性）都會有不同看法。但經過充分討論，且參考專家提供之意見後，應可做出決定。在做危害分析時，應將安全考量與品質考量清楚劃分。日前一般的看法是HACCP計畫應只考量安全方面，但對品質方面之控制雖亦可使用HACCP之原則，只是名稱不宜稱做HACCP。

完成危害分析時，每個加工步驟可能出現之顯著危害（表16-1之第2，3欄）應與控制危害的方法（表16-1之第5欄）一起列在危害分析工作表上，如表16-1所示。

表16-1 危害分析工作表

公司名稱：＿＿＿＿＿＿＿＿ 產品描述：＿＿＿＿＿＿＿＿

公司地址：＿＿＿＿＿＿＿＿ 貯存及運送方法：＿＿＿＿＿＿＿＿

預期用途與消費者：＿＿＿＿＿＿＿＿

(1)	(2)		(3)	(4)	(5)	(6)
原料／加工步驟	鑑別出在此步驟被導入，控制，或增大之潛在危害		此潛在之食品安全危害是否顯著？（是／否）	請說明在第3欄回答是或否的理由	有何可用之預防方法來預防此顯著危害？	這是一個重要管制點嗎？（是／否）
	生物性					
	化學性					
	物理性					
	生物性					
	化學性					
	物理性					
	生物性					
	化學性					
	物理性					
	生物性					
	化學性					
	物理性					
	生物性					
	化學性					
	物理性					

七、製程中 CCP 之判定（第二要素）

一個CCP（重要管制點）乃指一個點、步驟或程序，若施予控制，則可預防、去除或減低食品安全危害至可接受之程度。所有HACCP小組在做危害分析時所鑑定出之顯著危害均應判定出適當的CCP來控制。

HACCP小組在判定CCP時可利用前面危害分析時所得的資料以及判定樹的運用來幫助製程CCP之判定。根據 FAO/WHO(1993)所建議之CCP判定樹，其結構如圖16-1。但要注意，判定樹只是一個輔助的工具，過度依賴判定樹可能有時會造成不正確的結果，造成在回答判定樹中的四個問題（表16-2）時作了錯誤的判定。因此國際上的指引也並沒有要求一定要使用判定樹來決定重要管制點(CCP)。CCP的判定仍然必須以專業知識為基礎。不過餐飲業者如果參加衛生福利部中部辦公室的HACCP先期輔導計畫，則有要求要使用判定樹，並且將判定結果以表格列出。

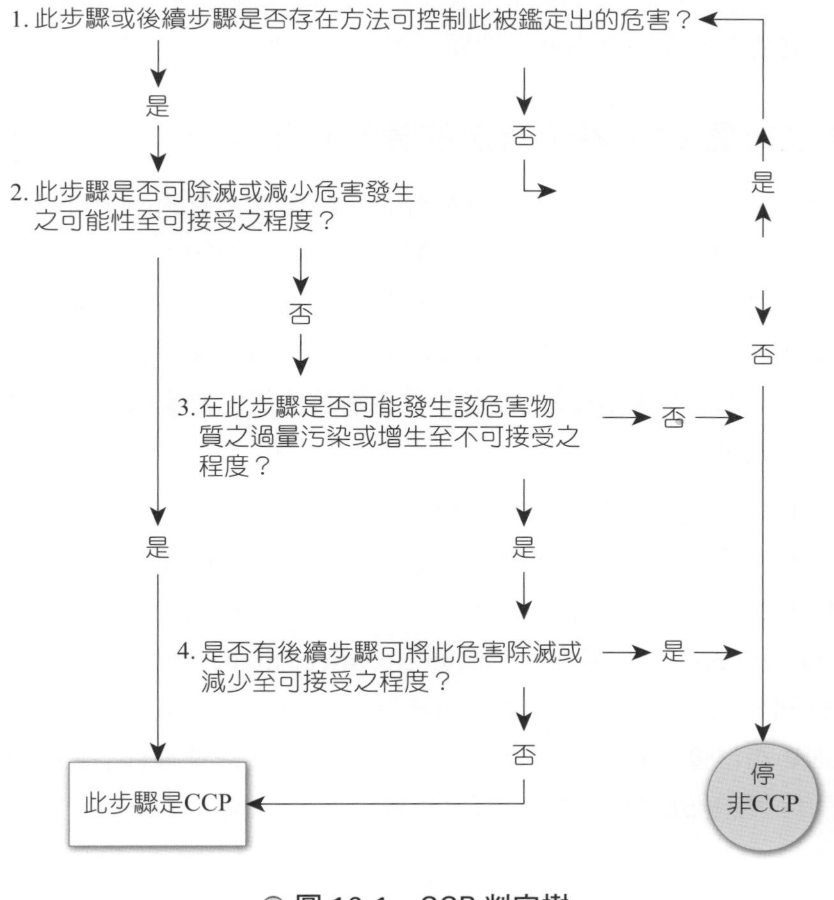

圖 16-1　CCP 判定樹

表16-2 操作輔助確認 CCP 之判定樹所會遇到的四個問題

加工步驟	危 害	Q1 (YES/NO)	Q2 (YES/NO)	Q3 (YES/NO)	Q4 (YES/NO)	CCP (YES/NO)

若某步驟之危害必須控制而卻不存在控制方法，則應變更流程，否則就不應該生產該產品。CCP 是位於必須將危害預防、去除或降減至可接受量的地方。常見的CCP有：烹煮、熱存、冷卻、冷藏、內包裝、配化等。同樣一種食品在不同工廠或廠房生產製造，不見得會有一樣的危害發生率及一樣的CCP。這可以是由於不同的配置、設備、原料或製程而導致的。固然產品之HACCP模式計畫可做參考，但在建立工廠自己的HACCP計畫時務必要依各自特有的情況考量來建立適合自廠使用的HACCP計畫。除了CCP外，其他有關非安全方面的問題，可以CP（控制點）來控制。

八、建立每個 CCP 預防方法的管制界限 (critical limits)（第三要素）

管制界限乃指為達控制CCP所必須符合的控制標準。有的CCP可能存在一個以上的控制預防方法，每個預防方法皆應建立其管制界限，例如：溫度、時間、大小、濕度、水分、水活性、可滴定酸、鹽濃度、有效氯、稠度、防腐劑、氣味、質地、外觀等皆應有其必須達到的標準。這些管制界限的建立有的可參考法規標準或指引、文獻資料、專家建議或設計實驗來探討訂定。業者應請適任的專家驗證其所建立之管制界限確實可控制所鑑定出之危害。

以酸化飲料為例說明。酸化飲料製程之加酸步驟為一CCP；若酸量添加不夠，則產品可能變成加熱不足，且可導致產孢病原菌之生長。此CCP之預防措施為加酸降低pH值，管制界限為 pH 值不高於4.6。但在某些情況下，由於加工之變異，可能須要設定目標界限(target level)以確保符合管制界限(critical limit)。例如烘烤加熱為一危害預防措施，其管制界限為產品之中心溫度須達至 71℃，但若烤箱在 71℃ 時之溫度變異為 ±3℃，則烤箱溫度之目標界限應比 74℃(71+3)高，以使產品受熱至少在 71℃ 以上。甚至也可因實際上管理的權宜而訂定目標界限。

茲再舉一例說明管制界限之設定。牛肉餅的烹煮為一CCP，其管制界限（參考用）可為：

肉餅中心最低溫度：（例）___63___℃。

烤箱溫度：___90~92___℃。

時　　間：___8~12___分（或輸送帶速度：___7cm/min___）。

肉餅厚度：___4~6___公分。

肉餅成分：（例）全牛肉。

烤箱濕度：___40~50___%RH。

此烹煮步驟主要來殺滅常存在於牛肉餅內之病原菌營養細胞。可影響殺菌效果的因素如：時間、溫度、肉餅厚度等皆應設定控制標準或管制界限。而此管制界限之建立亦應收集牛肉餅中最大可能含菌量之正確資料以及每種可能存在病原菌之耐熱性資料。但這並不是說一定要將微生物的含量定為管制界限，如果管制界限定成微生物含量，則監測時就必須要現場監測微生物含量，就目前技術而言是無法運作的工作項目。

九、建立方法來監測每個 CCP，以確保 CCP 維持在控制之下（第四要素）

監測(monitoring)乃為有計畫的觀察及量測CCP之控制是否符合管制界限，並且做成準確的控制紀錄以做為確認之用。監測事實上是有三層功用。首先，監測可得知一個CCP正走向失控的趨勢，而使生產製程能於真正偏離發生前即給予調整，使產品回歸正常的安全範圍內；監測當然可告知何時CCP已發生失控，即超過管制界限，此時當然應採取矯正措施了；最後，監測所提供的書面紀錄可供確認HACCP計畫之用。

理想的監測方法必須是其監測頻率 100% 的連續式監測，而且監測結果立即顯示。但在很多情況下，監測無法全部都如此完善。在非連續式監測下，其監測頻率應足以確保能即時發現失控。監測方法一般有觀察、官能檢查、物理、化學以及微生物檢驗等方法。觀察及官能檢查雖看起簡單，但卻是常用且有效的方法；但應注意實施時亦須事先有完備的規劃，並非一般巡視或走馬看花。物理與化學方法通常較客觀與快速取得測試結果，適合連續式監測；例如低酸性罐頭之殺菌時間與溫度之紀錄則為連續式的物理方法，而酸化食品之pH量測則為化學方法。微生物檢驗方法較費時，即使快速檢定方法亦須費時數小時，對於講求時效的監測目的，實在不是一個有效的監

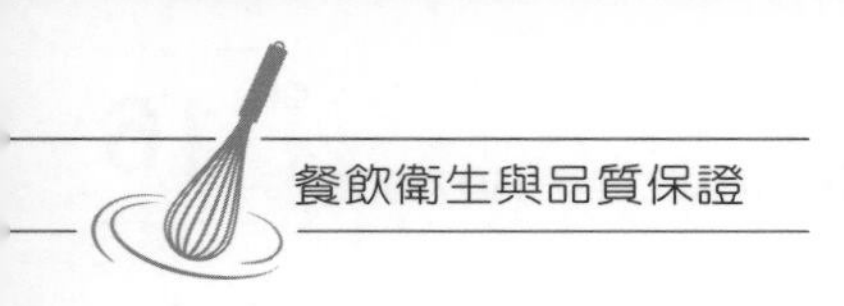

測方法。所以只有在兩種情形下，微生物檢測為可用的方法。一種是原料未知，其生產製造時之品管情形，且原料可予以貯存以等待其檢驗結果，一種是產品之消費對象為體弱者（如：嬰兒、老人、病人等）。

實施監測之責任通常是賦予給特定之生產線上人員或品管人員。這些人員接受監測技術之訓練，了解監測目的與重要性，並公正進行監測及準確報告監測結果。負有監測任務之員工觀察到異常現象或已偏離管制界限時，應立即報告或自行採取已設定之行動，以利於及時對於安全異常現象予以調整或採取矯正措施。執行監測及檢閱監測結果之幹部皆應於監測結果報告上簽名，以示負責。

十、建立 CCP 失控時之矯正措施（第五要素）

HACCP系統雖是設計來預防所鑑定出之危害不會發生，但並不是在執行時都是這麼理想完美無缺。有時會因不可預知的原因而使CCP之控制發生偏離。故應事先建立矯正措施計畫，並在生產過程偏離管制界限時用來1.決定不合格產品之處理，2.矯正偏離原因，以確保CCP在控制之下，3.紀錄所採取的各種矯正行動。由於不同食品之製造有其不同之CCP，而且偏離的情形又可能不同，故應對每個CCP建立其個別之矯正措施。所採取的矯正措施須足以使CCP回復至控制之下。負責採取矯正措施之人員必須對該製程、產品及HACCP計畫有徹底之了解。所建立之矯正措施應於HACCP計畫中予以書面化。

在 FAO/WHO 之指引中，矯正措施包括了CCP未失控前，但已有失控趨勢時所採取的步驟，以及CCP已真正偏離管制界限時所應採取之動作；而美國 NACMCF 指引中則將未失控前之調整歸於監測中，而僅將已真正偏離管制界限時之操作程序歸於矯正措施中。由於FAO/WHO 之指引較為完備，故矯正措施似應包括CCP未失控前之及時矯正。而當偏離管制界限的狀況真正發生時，工廠應滯留產品等待完成矯正措施及分析。若須要時則可諮詢食品安全專家或衛生主管機構來決定是否需要進行其他檢測以及討論有安全顧慮產品之處理方法。

發生偏離之批次及所採取之矯正行動必須紀錄於HACCP紀錄中，並保存至產品上架販售期後再一段合理的時間自行處理。

十一、建立 HACCP 系統實施情形之書面紀錄檔案（第六要素）

所建立之 HACCP計畫及相關紀錄必須存檔於工廠內。通常這些紀錄將包括：

(一) HACCP 計畫書

1. HACCP 小組成員及職責。
2. 產品描述及預定用途。
3. 標示有 CCP 之完整製造流程圖。
4. 與每個 CCP 相關的危害及其預防措施。
5. 管制界限。
6. 監測系統。
7. 管制界限偏離時或防止其偏離之矯正措施。
8. 紀錄程度。
9. HACCP 系統之確認程度。

上述第4至第9項可予以表格化。

(二) HACCP 計畫運作之紀錄

以下為HACCP實施紀錄之舉例。

1. 原料
   (1) 供應商符合規格證明。
   (2) 業者對供應商之稽核紀錄。
   (3) 溫度敏感原料之貯存溫度紀錄。
   (4) 有限壽命原料之貯存時間紀錄。
2. 產品安全資料
   (1) 食品中障礙系統對安全確保效果的數據與紀錄。
   (2) 如果產品之貯存時間可影響安全者，要決定產品安全上架販售期之數據與紀錄。
   (3) 殺菌專家所提供之加工製程適切性之資料。

3. 加工製程
   (1) 所有監測 CCP 之紀錄。
   (2) 確認製程持續適切性之紀錄。
4. 包裝
   (1) 材質規格符合紀錄。
   (2) 封合規格符合紀錄。
5. 貯存與運送
   (1) 溫度紀錄。
   (2) 有紀錄顯示未有溫度敏感產品於架售期後仍運出之情形。
6. 偏離及矯正措施紀錄。
7. HACCP 修正、驗收 (validation) 及核准修正之紀錄。
8. 員工訓練紀錄。

十二、建立確認步驟以證實 HACCP 運作正確（第七要素）

確認(validation)主要是以事後的角度，不需要立即時效的方法收集輔助性的資料數據以印證HACCP計畫是否實施得當。下列四項工作為確認活動的主要範圍。

1. 用科學方法確認 CCP 之管制界限，此項複雜的工作，必須有各相關領域的專業人員精心參與探討與分析。此工作包括對所有管制界限的檢討來確認這些控制標準足以控制可能發生的危害。
2. 確認工廠的 HACCP 計畫正有效運作中。一個有效運作的 HACCP 系統事實上不太需要抽樣檢驗產品，因為適當的防衛措施已建立於整個系統中。與其依賴終端產品之抽樣檢驗，公司不如經常檢討其 HACCP 計畫，確認其 HACCP 計畫在徹底實施中，審閱 CCP 紀錄，以及確定在 CCP 失控時採取了適當的矯正措失，並且實施正確的危害管理判斷。
3. 在其他稽查或確認工作之外，應定期做再驗校 (revalidation) 的工作並紀錄之，以確保 HACCP 計畫之正確。再驗校之工作乃由 HACCP 小組定期執行，及當製程、包裝或產品有所改變時，使得 HACCP 計畫須修正時，亦應再行驗校。再驗收工作包括現場重閱並確認所有 HACCP 計畫中之流程圖與 CCP 之正確性。必要時 HACCP 小組應修改 HACCP 計畫。

4. 外部對工廠 HACCP 實施情形之稽核（例如政府機構）以確保業界 HACCP 實施狀況之完善。例如，衛生署中部辦公室對於餐飲業實施食品安全管制系統先期輔導制度之追蹤管理工作。

第五節 實施 HACCP 系統之範例
(An practice example of HACCP system)

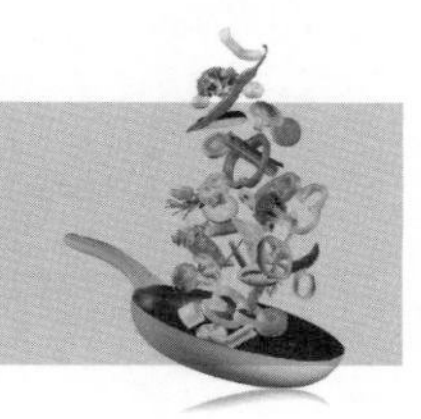

以乾燥蝦之HACCP說明之，並請參考對照圖16-2、表16-3與表16-4。

1. HACCP 實例：乾燥蝦。
2. 產品描述：蝦乾燥後裝於布袋中。
3. 貯存與運送：乾燥貯存，不冷藏。
4. 預期用途與消費對象：不需再加工即可食用。

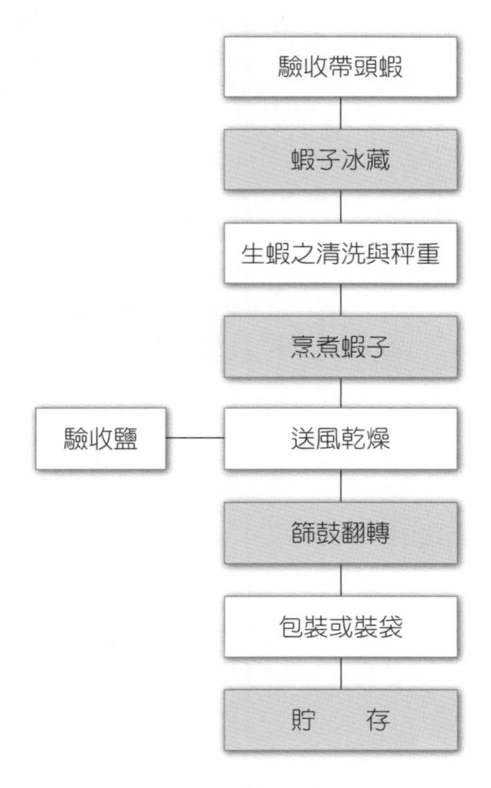

圖 16-2　乾燥蝦的製造流程圖

表16-3 危害分析工作表

公司名稱：甲乙丙乾燥蝦公司

產品描述：裝於布袋中的乾燥蝦

公司地址：高雄市

貯存及運送方法：乾燥貯存，不須冷藏

指定用途與消費者：馬上可食，不需再加工，一般消費大眾

(1)	(2)	(3)	(4)	(5)	(6)
原料／加工步驟	鑑別出在此步驟被導入、控制或增大之潛在危害	此潛在之食品安全危害是否顯著？（是／否）	請說明在第(3)欄回答是或否的理由	有何可用之預防方法來預防此顯著危害？	這是一個重要管制點嗎？（是／否）
驗收帶頭蝦	生物性 病原細菌之汙染	是	生鮮海產可以成為病原菌的聚積處	食用之前可用烹煮來殺滅	否
	化學性 亞硫酸鹽	是	有造成過敏的潛在性	驗收時拒收含有亞硫酸鹽的原料蝦	是
	物理性 無				
蝦子冰藏	生物性 病原細菌之生長	是	若溫度失控則可能造成病原菌的生長	食用之前可用烹煮來殺滅	否
	化學性 無				
	物理性 無				
驗收鹽	生物性 無				
	化學性 無				
	物理性 無				

表16-3 危害分析工作表（續）

原料／加工步驟	鑑別出在此步驟被導入、控制，或增大之潛在危害	此潛在之食品安全危害是否顯著？（是／否）	請說明在第(3)欄回答是或否的理由	有何可用之預防方法來預防此顯著危害？	這是一個重要管制點嗎？（是／否）
生蝦之清洗	生物性 無				
	化學性 無				
	物理性 無				
烹煮蝦子	生物性 病原菌存活	是	不可烹煮可讓病原菌存活	控制烹煮時的時間／溫度	是
	化學性 無				
	物理性 無				
送風乾燥	生物性 病原菌之生長	是	若乾燥不當可能會有濕點而讓病原菌繁殖	降低水活性至可接受程度	是
	化學性				
	物理性				
篩鼓翻轉	生物性 病原菌汙染 病原菌生長	 否 否	 由SSOP控制 低水活性		
	化學性 無				
	物理性 無				

表16-3 危害分析工作表（續）

原料／加工步驟	鑑別出在此步驟被導入、控制，或增大之潛在危害	此潛在之食品安全危害是否顯著？（是／否）	請說明在第(3)欄回答是或否的理由	有何可用之預防方法來預防此顯著危害？	這是一個重要管制點嗎？（是／否）
生蝦之清洗	生物性 無				
	化學性 無				
	物理性 無				
包裝或裝袋	生物性 病原菌再汙染 病原菌生長	否 否	由SSOP控制 低水活性		
	化學性 無				
	物理性 無				
貯存	生物性 病原菌生長	否	低水活性		
	化學性 無				
	物理性 無				

註：衛生標準作業程序（sanitary standard operation procedure, SSOP）

表16-4 HACCP 計畫表

公司名稱：甲乙丙乾燥蝦公司

產品描述：裝於布袋中的乾燥蝦

公司地址：高雄市

貯存及運送方法：乾燥貯存，不須冷藏

指定用途與消費者：馬上可食，不須再加工

(1)	(2)	(3)	(4)	(5)	(6)	(7)	(8)	(9)	(10)
重要管制點 (CCP)	顯著危害	每個預防措施之管制界限	監測				異常矯正措施	紀錄	確認
			監測目標	檢驗法	頻率	檢測人員			
驗收帶頭蝦	亞硫酸鹽殘留	未有可測得的殘留亞硫酸鹽	殘留的亞硫酸鹽	孔雀綠試劑法	每條船	碼頭長	拒收	驗收紀錄	每日復閱紀錄。每季送驗，以AOAC的方法檢驗的檢驗報告
烹煮蝦子	病原菌存活	100℃，3分鐘	水溫及烹煮時間	目視檢查沸騰及用計時器	每批	烹煮操作人員	暫置以待評估或再烹煮	烹煮紀錄	每日復閱紀錄。驗效探討（存檔）
乾燥	病原菌生長	水活性於8小時內降到0.85或以下	水活性及乾燥時間	水活性測定器及乾燥循環計時器	每批	品管人員	若水活性於8小時內未降至0.85，則繼續乾燥並同時請專業人員評估其安全性	乾燥紀錄	每日復閱紀錄 校正水活性測定器

公司代表（簽章）：＿＿＿＿＿＿＿＿ 日期：＿＿＿＿＿＿＿＿

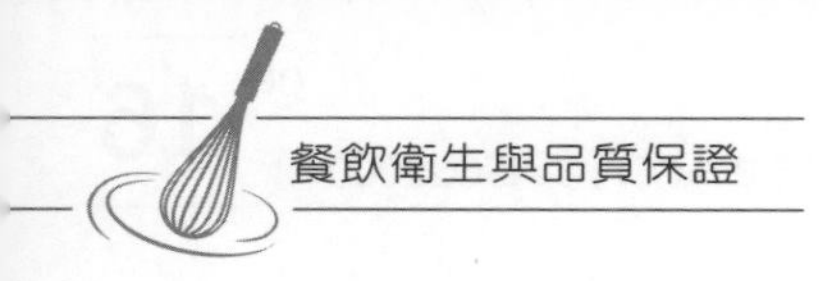

(五) 製程說明

1. 做為乾燥用的蝦子在進貨驗收時是新鮮、體小、帶頭；由漁民將之置於冰上而送來。此蝦的乾燥加工是有季節性。
2. 帶頭的蝦子被置於冰上直到加工時。蝦子經過清洗以去除因冰凍受損的蝦子，並予以秤重。蝦子在調味的（鹽）水中煮沸。所用來調味的鹽用量乃依乾燥成品的風味而有變化。
3. 在每批蝦煮過後會添加額外的鹽於烹煮的水中，以維持其衡定的濃度。煮熟的蝦乃置於送風式乾燥設備中，直到蝦子被適當的乾燥，通常需要 6~7 小時的送風乾燥處理。

乾燥的蝦置於篩鼓中旋轉以自乾肉上除去殼與頭。剩下的乾蝦尾予以裝袋並貯存。在標示上並未聲明有亞硝酸，因為並不使用添加亞硝酸鹽的蝦做為加工原料。此產品可以在室溫下或冷藏貯存。

第六節 HACCP 與 ISO22000：2005
(HACCP and ISO22000:2005)

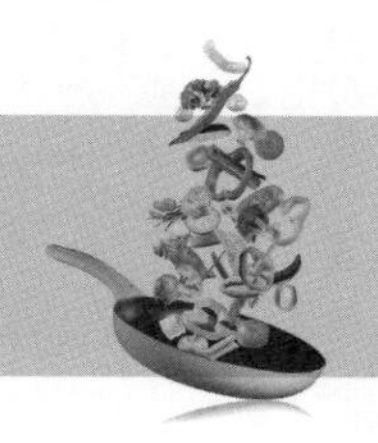

HACCP計畫之建立與實施若要成功，尚需要工廠領導階層之鼎力支持與信心，因為人力、物力與時間之投入非一般活動可比，而現場作業人員之配合更是HACCP成功之重要因素，因為CCP監測之工作皆賴其貫徹實施才能實現。工廠實施HACCP式的控制，雖然初期的工作繁重艱難，但在建立制度並持續實施後，必能收其功效，因為HACCP是目前眾所公認最有效合理且經濟的食品安全控制系統。HACCP系統不僅在美洲、澳洲、日本及歐洲之應用越形普遍，幾乎每個歐體會員國均正實施中。歐體法規雖不正式要求每個食品公司皆實施 HACCP這樣的制度，但卻要求要應用HACCP的原則於其食品的安全管制中。因此，為拓展食品之國際貿易，國內之食品必須與先進國家之HACCP之系統接軌。

一、ISO22000:2005 系統與餐飲衛生

(一) 食品安全管理系統標準 ISO22000:2005 包含下列四項認定要素

1. 相互溝通。
2. 系統管理。

3. 前提方案（preraquisite programs, PRPs，參考名詞解釋 22）。

4. HACCP 原則：即本章第四節所述的七大要素。

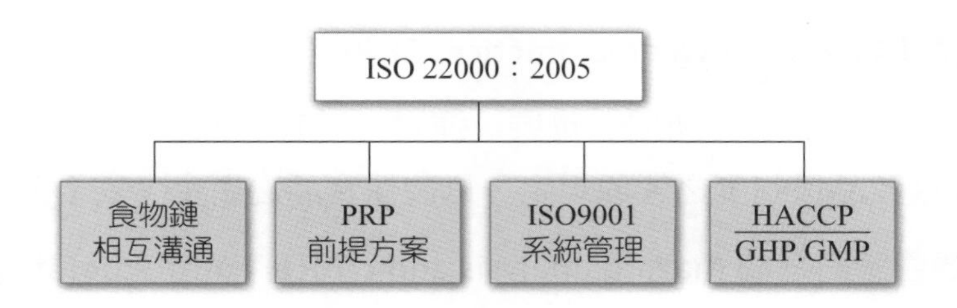

ISO 22000:2005 標準可運用至食物鏈各種組織，從飼料生產者、初步生產者，遍及食品製造商、運輸及儲存業者和分包商，到零售與食品服務的門市，連同有相互關係的組織，例如設備、包裝材料、清潔劑、添加物與內容物等生產商。

(二) ISO 22000:2005 架構共分下列八大項

1. 範圍。
2. 引用標準。
3. 名詞與定義。
4. 食品安全管理系統。
5. 管理責任。
6. 資源管理。
7. 安全產品的規劃與實現。
8. 食品安全管理系統的確認、查證及改進 ISO22000：2005 四項要素。

(三) ISO22000:2005 驗證之利益

1. 展現產業符合食品安全法規，提升形象。
2. 食品安全的有利保證，消費者樂於選擇。
3. 公正第三者背書，建立客戶優先考量下之利基。
4. 食品安全零（低）風險的確保。
5. 善盡食物鏈 (food chain) 安全責任。

名詞解釋

1. 優良衛生規範準則 (good hygienic practice, GHP)

為食品業者製造、加工、調配、包裝、運送、貯存、販賣食品或添加食品添加物之作業場所、設施及品保制度之管理規定，以確保食品之衛生、安全及品質。

2. 危害分析重要管制點系統 (hazard analysis and critical control point system, HACCP)

食品安全管制系統是確保一種食品之衛生安全的一種預先防治系統。首先分析該食品於產製中可能的危害因子並確認之，再於製程中設定該危害因子之重要管制點，針對重要管制點加以管控，使此危害因子不會出現或消除。

3. 危害 (hazards)

一食品於製程中，可能引起人們於食用該產品後所造成之食安傷害。危害原因有(1)生物性：如微生物寄生或其毒素產生；(2)化學性：如天然毒素、農藥、重金屬含量超標、過敏性物質等；(3)物理性：鐵（鋼）絲、小砂石、毛髮之混入等。

4. 重要管制點 (critical control point, CCP)

一食品於製程中，設立一個或多個管制點（或步驟、程序），經嚴格執行有效控制，則可預防、去除或減低食品安全危害至可接受性之程度。

5. 管制界限 (critical limit)

於一食品製程中，為能完全控制危害不會發生，經確認重要管制點(CCP)後，針對CCP於有效管控的範圍內，嚴格執行預先防範的措施。

6. 監測 (monitor)

當一食品製程中重要管制點(CCP)確認後，用以評估CCP是否在控制之下之一種測試。

7. 矯正措施 (corrective action)

是組織對於不合格產品及其他導致產品的危害因素進行的改善措施，目的在於避免這類情形的再次發生。矯正措施是良好生產規範(GMP)、危害分析重要管制點(HACCP/HARPC, hazard analysis and risk-based preventive controls)及許多ISO標準中的基本概念。其著重是在系統化的審查一個已識別不利問題或是風險的根本原因，避免這些問題再度出現（矯正措施）或是預防這類問題的出現（預防措施）。矯正措施包括原因分析及其採行以防止再發生。

8. 修正、改正 (correction)

將潛在可能造成產品安全危害之重點，進行修（改）正處理，以消除製程中發生的不符合（缺失）事項。修（改）正措施可能是重新加工，進一步加工，或直接消除有害產品的不符合事項。

9. 確認 (validation)

藉HACCP計畫之執行，對作業前提方案(OPRPs)與CCP等各因子之監督與管控，獲得有效的食品安全效果。

10. 驗證 (verification)

透過客觀佐證資料的比對，證實已完成某項規定（如加工流程缺失改進）的要求。

11. 更新 (updating)

將文件、檔案或規劃的活動依照實際情況變更，以確保最新的資訊。

12. 追蹤評核 (tracing auditing)

由公正第三者組成稽查小組，針對已取得福利衛生部餐飲業HACCP驗證標章之廠商進行定期及不定期的稽查作業。

13. 現場外部稽核 (external auditing)

對業者是否符合本規範之相關作業規定，由公正第三者組成稽核小組所施行之稽核工作。

14. ISO22000:2005

2005年國際標準組織公告依據食品安全管理系統實施非強迫性的食品ISO22000認證制度。

15. 食品安全 (food safety)

係指食品依據其預期用途製備及（或）食用時，不會對消費者造成傷害的概念。（備考：食品安全與食品安全危害的發生是相關的，但並不包含其他有關人類健康方面，如營養不良。）

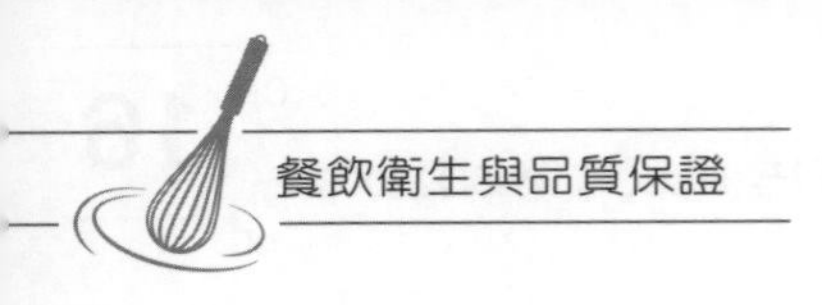

16.食品供應鏈 (food chain)

係指從初級生產到消費的各階段與運作之順序，包括食品與其成分之生產、加工、配銷、儲存及處理。此包含食品生產的動物飼料之生產與預期作為食品生產之動物。此食品供應鏈也包括預期與食品或原物料接觸的材料生產。

17.食品安全危害 (food safety hazard)

係指食品中具有造成健康不良影響之生物性、化學性或物理性的媒介物或潛在條件。

18.食品安全政策 (food safety policy)

乃最高管理階層作為正式揭示該組織與食品安全相關的整體目的與方向。

19.最終產品 (end product)

係指組織無需進一步加工或轉化處理之產品。（備考：需經由其他組織進一步加工或轉化處理之產品，就第一組織而言為其最終產品，而對第二組織而言為其原物料或添加用成分。）

20.流程圖 (flow diagram, flow chart)

以概要性且有系統性的方式表示各項步驟的順序與其相互作用。

21.管制措施 (control measure)

食品安全可用以防止或消除某一食品安全危害或使之降低至可接受程度的措施或活動。

22.前提方案 (prerequisite program, PRPs)

食品安全係指用於維持整個食品供應鏈的衛生環境所必要的基礎條件及活動，其適用於生產、處理及提供安全最終產品與作為人類食用之安全食品。所需之前提方案(PRPs)端視組織在食品供應鏈中之運作部分及組織型態而定，同等名詞的範例有良好農業規範(GAP)、良好獸醫規範(GVP)、良好製造規範(GMP)、良好衛生規範(GHP)、良好生產規範(GPP)、良好配銷規範(GDP)及良好貿易規範(GTP)。

23.作業前提方案 (operational prerequisite programs, OPRPs)

由危害分析所鑑別的前提方案(PRPs)，其基本要點是為了管制食品安全危害傳入之可能性，及（或）管制食品安全危害產品或加工環境中的汙染或擴散。

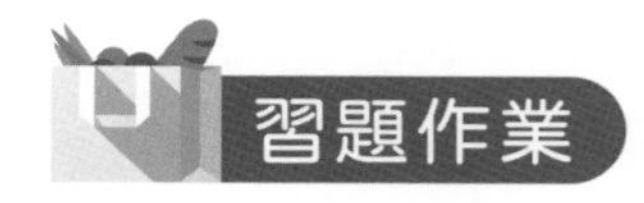

一、選擇題

1. (　) 餐飲從業人員依衛生法規規定每年要接受幾次健康檢查？ (A) 一次 (B) 三次 (C) 二次 (D) 四次。

2. (　) 製備場所廚房的理想溫度與相對濕度分別為？ (A)15~18℃，70~80% (B)20~25℃，50~60% (C)25~30℃，60~70% (D)25~30℃，70~80%。

3. (　) 餐飲業之理想工作地區應至少有多少米燭光的照明度？ (A)50 (B)150 (C)100 (D)250。

4. (　) 餐飲業製備場所牆壁的設置應自牆壁、支柱離地面起 1 公尺以上鋪設白色磁磚以及？ (A) 淺色油漆或易透水設施 (B) 深色油漆或不透水設施 (C) 深色油漆或易透水設施 (D) 淺色油漆或不透水設施。

5. (　) 餐飲業製備場所內壁與地面相接處為弧角，此圓弧之 R 角半徑需？ (A)3 (B)4 (C)5 (D)6 公分以上。

6. (　) 餐飲業製備場所的排水溝設計，應注意排水溝寬度應在？ (A)10 (B)20 (C)30 (D)40 公分以上。

7. (　) 食品工廠之水源與化糞池距離應為？ (A)15 (B)20 (C)25 (D)30 公尺以上。

8. (　) 關於飲用水的水質標準？(1) 大腸桿菌為陰性反應 (2) 一般生菌數每毫升要低於 100 個 (3) 自由有效餘氯量介於 (A)0~0.5 (B)0.2~1.0 (C)0.5~1.5 (D)0.5~2.0 ppm 之間。

9. (　) 製備場所的排水溝設計，應注意排水方向由？ (A) 非作業區流向清潔作業區 (B) 非作業區流向準清潔作業區 (C) 一般作業區流向準清潔作業區 (D) 準清潔作業區流向非作業區。

10. (　)下列何者不是與前提方案 (prerequisite program, PRPs) 同等名詞的範例？ (A) 良好商店規範 (GSP) (B) 良好製造規範 (GMP) (C) 良好衛生規範 (GHP) (D) 良好生產規範 (GPP)。

二、問答題

1. HACCP 計畫之十二個步驟 ？

   答：

2. 造成食品危害的因素可分為哪幾類？舉例說明。

   答：

3. 試列舉並說明三項常見的重要管制點。

   答：

4. 管制點監測的功用為何？

   答：

5. HACCP 計畫之文書檔案需包括哪些內容？

   答：

6. 確認 HACCP 計畫的時機為何？

   答：

7. 食品業者實施 HACCP 制度之優點為何？

   答：

8. 食品安全管理系統標準 ISP22000:2005 所包含的四項認定要素為何？

   答：

9. 請說明建立危害分析與重要管制點措施 (HACCP) 中的管制界限時應注意的事情？

   答：

10. 請簡述危害分析與重要管制點措施 (HACCP) 中運用於監測 CCP 的方法要注意的項目？以及實施監測的工作應由何人負責？

    答：

11. 簡述如何建立在危害分析與重要點管制措施 (HACCP) 中發生 CCP 失控時之矯正措施？

    答：

MEMO

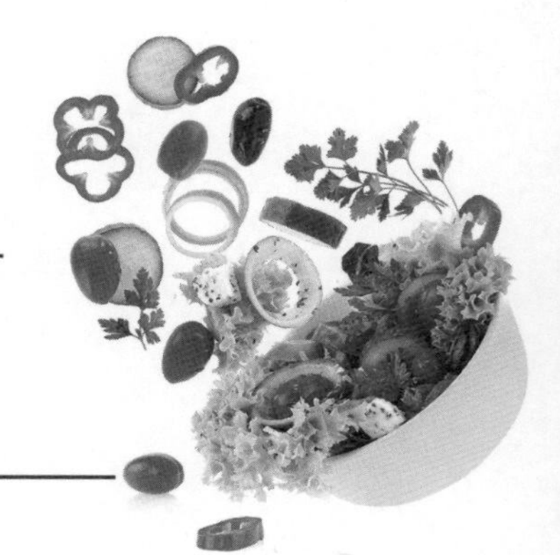

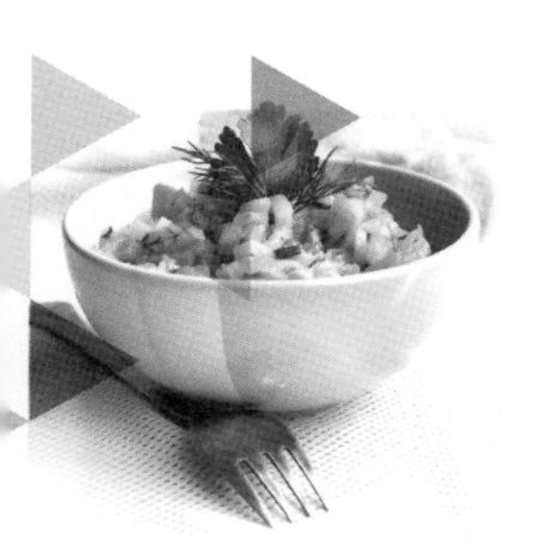

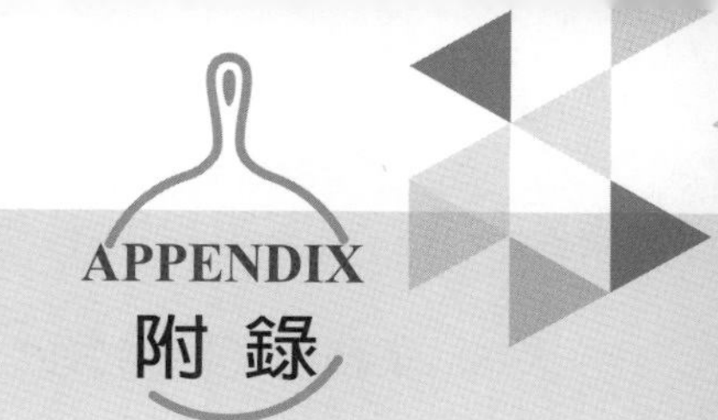

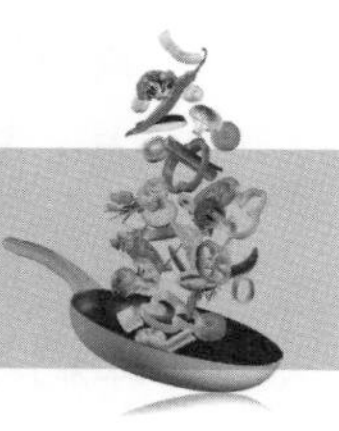

CAS 優良食品相關資訊介紹

一、CAS 優良食品標誌之使用要領

1. 為確實管理 CAS 優良食品標誌之使用情形，根據 CAS 優良食品標誌作業須知第五條訂定「CAS 優良食品標誌使用要領」，做為 CAS 優良食品認定廠（場）產品印刷時之依據。
2. 本標誌係由「CAS」與「優良食品」標準字及認定編號「第○○○○○○號」構成。CAS 標誌統一用 6 碼表示；前兩碼為產品類別編號（01：肉品，02：冷凍食品，03：蔬果汁，04：良質米，05：醃漬蔬果，06：即食餐食，07：冷藏調理食品，08：生鮮食用菇類，09：釀造食品，10：點心類食品，11：生鮮蛋品等等。），第三、四碼為工廠編號，第五、六碼則為產品編號。
3. 本標誌僅授予認定合格且經簽約的產品使用，其他產品之包裝不得使用或模仿，亦不得以取得本標誌作為其他產品宣傳廣告及行銷之用。凡擅自使用或仿冒者將依法追究並透過大眾傳播媒體公布擅用者或仿冒者名稱及產品。
4. 本標誌限定使用「單一深色」並需加印白底，標誌顏色則由廠商自行選擇。
5. 獲准使用本標誌之產品，應於每一零售單位包裝正面上印刷本標誌乙個，使消費者易於辨識。
6. 印刷本標誌時，廠商可依產品包裝正面表面積之大小按比例調整本標誌尺寸，唯不得小於表 17-2 之最小尺寸限制；本標誌尺寸大小編號如圖 17-4 所示。
7. 經評審合格之 CAS 優良食品認定廠（場）於印刷本標誌前需將各單項產品包裝之設計圖稿提送執行機關審核通過後，始得依該審核圖稿印刷。

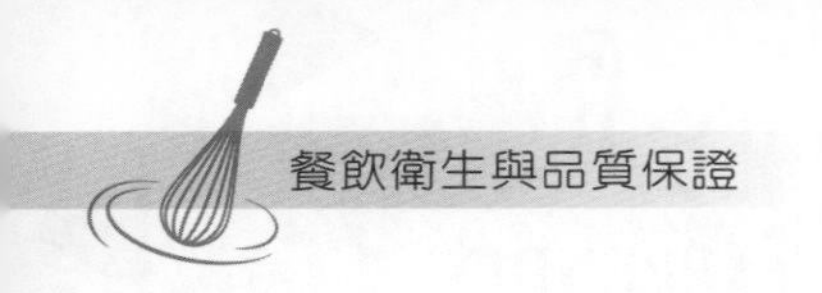

8. 業務用（團膳餐飲）CAS 優良食品使用本標誌之規定：
   (1) 業務用（團膳餐飲）CAS 優良食品係指一箱（大袋或桶）僅含一種品項之包裝型態，並供應直接用戶（團膳餐飲或下游廠商等）；產品若有密封之內包裝袋，其印刷方式仍應符合本標誌之單位零售包裝印刷規定。
   (2) 獲准使用本標誌之業務用（團膳餐飲）CAS 優良食品，應於每一外包裝明顯處印刷本標誌乙個，並明顯標示【業務用（團膳餐飲）】字樣，使買賣雙方易於辨識；外包裝使用本標誌時，可不加白色襯底，但應依圖例適度放大。
9. 原廠委託代工 (OEM) 產品使用本標誌時應符合 CAS 優良食品標誌作業須知第十二條及本要領各項規定。
10. 使用本標誌之包裝圖案設計若有涉及商標註冊糾紛時，涉及之廠商應自行循法律途徑解決。
11. CAS 優良食品認定廠（場）或其產品於合約終止後未續約，或因違反 CAS 優良食品標誌作業須知而被取消認定資格後，必須立即停止使用印有本標誌之剩餘包裝容器，亦不得在包裝或廣告媒體上使用「本產品曾獲 CAS 優良食品標誌認定」等類似文字或圖案。
12. CAS 優良食品認定廠（場）經執行機關通知取消認定資格後，仍繼續使用本標誌時，將依法追究並透過大眾傳播媒體公布廠商名稱及產品。
13. 本要領經農委會核備後即日實施，修改時亦同。

二、CAS 優良食品標誌制度追蹤管理辦法

1. 財團法人食品工業發展研究所為順利執行農委會委託之 CAS 優良食品標誌認定廠之追蹤管理工作，依據農委會公告之「CAS 優良食品標誌作業須知」訂定本辦法，本辦法經農委會核備後實施，修改時亦同。
2. CAS 優良食品標誌認定廠自簽約日起，由食品工業發展研究所 CAS 工作小組依認定廠追蹤查驗等級或不定期前往認定廠追蹤查驗、同時抽驗工廠產品、審查認定廠自主檢驗報告，並不定期抽驗市售產品。所有追蹤查驗及檢驗結果均列入 CAS 優良食品標誌認定廠追蹤管理紀錄。
3. 追蹤查驗事項包括工廠硬體設施及軟體（如製程管理、品管制度、衛生管理、顧客抱怨處理、回收制度及自主檢驗制度等），追蹤查驗事項報告格式參見各產業附件

（CAS 優良食品標誌認定廠追蹤查驗報告）。追蹤查驗所見之缺點，依其對產品之危害分為主要缺點及次要缺點，分別如下。主要缺點：(1) 作業足以危害到產品之衛生安全者。(2) 自主檢驗制度未執行者。 (3) 同一缺失連續出現 3 次者。次要缺點：(1) 軟硬體不合標準但未嚴重危害到產品之衛生安全者。 (2) 自主檢驗制度未徹底執行者。

4. 追蹤查驗結果依追蹤查驗所見之主要缺點及次要缺點之點數分為加嚴、普級、良級及優級四級，追蹤查驗之晉級流程如認定廠追蹤查驗晉級流程圖 (如圖 17-5) 所示；晉升為良級及優級時產品抽驗三次合格方可升級。
5. 新加入之認定廠列為普級。
6. 晉升優級及加嚴第三次查驗時應會同技術委員前往確認認定廠等級。
7. 追蹤查驗一年內追蹤查驗結果列為加嚴級累計達三次時，由食品工業發展研究所報請農委會取消其認定廠資格，並依合約書辦理。被取消資格之廠家可於改善後，依「CAS 優良食品工廠（場）認定評審作業程序」重新申請評審。
8. 產品檢驗（包括工廠及市場）之檢驗項目依產品特性需要可包括化學分析、微生物檢驗、官能品評及產業特性要求項目，認定產品檢驗不合格者記產品缺點一次，認定產品之產品缺點數一年內累計達三次者，依「CAS 優良食品標誌作業須知」之規定，由食品工業發展研究所取消該產品之認定編號並提報農委會備查。檢驗結果若違反衛生標準時，認定產品除記產品缺點一次外，該認定廠追蹤查驗等級應予以降一級，降級認定時間，以檢驗報告完成日計算，此類降級時，應於次月進行追蹤查驗及產品抽驗，產品再次違反衛生標準時，工廠列入加嚴等級。有關產品品目被取消及重新申請請參照「CAS 優良食品標誌產品品目被取消及重新申請之作業程序」辦理。
9. 自簽約日起認定廠不論有無生產，每個月應向食品所提送 CAS 優良食品標誌自主檢驗報告一份，提報資料須符合相關規定，格式不拘（可參考各產業自主檢驗表格），逾期未繳交者，記工廠次要缺點一次。
10. 認定產品在非認定廠生產線製造者，經查證屬實，由本所報請農委會取消其認定廠資格。
11. 認定廠增設或搬遷生產線時，應檢具修訂後之廠房配置圖、品質工程圖等資料函文申請查驗，查驗合格者，始得量產，並得依需要重新進行現場評核。

12.認定廠於追蹤查驗時，如遇工廠因業務關係未開工，該認定廠應通知預告下次之開工時間，以利追蹤查驗，如認定廠預告之開工時間前往查驗仍未開工達三次者，認定廠列入加嚴追蹤。

13.認定廠如有需停工半年以上者，應事前向本所報備，復工時亦應先通知本所前往查驗，查驗合格者，始得量產，停工期間仍須每個月向本所提報其庫存量。如報備停工期間逕行開工者，工廠列入加嚴等級。

14.認定廠或認定產品使用 CAS 優良食品標誌，請參照「CAS 優良食品標誌使用要領」辦理。

15.認定廠如有違反 CAS 優良食品標誌合約書之規定者，食研所得報請農委會予以解約。

表17-1 CAS 優良食品的種類以及認證廠商與品項數統計表

編號	項目	驗證產品廠家數	產品項數	產品細項數
01	肉品	70	212	4341
02	冷凍食品	32	74	304
03	果蔬汁	1	2	3
04	食米	23	41	92
05	醃漬蔬果	4	4	17
06	即食餐食	6	14	35
07	冷藏調理食品	5	10	57
08	菇蕈產品	1	1	2
09	釀造食品	3	10	100
10	點心食品	8	13	136
11	蛋品	30	42	88
12	生鮮截切蔬果	27	67	111
13	水產品	25	49	222
14	羽絨	2	16	16
15	乳品	13	19	46
16	林產品	4	69	69
合 計		254	643	5639

統計日期至民國 107 年 3 月

表17-2 標誌尺寸規定

包裝正面表面積（平方公分）	標誌直徑（公分）	標誌尺寸編號
150	1.70以上	A-10
500	1.95以上	A-9
1,050	2.25以上	A-8
1,800	2.55以上	A-7
2,750	2.95以上	A-6
3,900	3.35以上	A-5
5,250	3.85以上	A-4
6,800	4.35以上	A-3
8,500	5.00以上	A-2
10,500	5.75以上	A-1
10,500以上	按比例放大	

資料來源：經濟部工業局

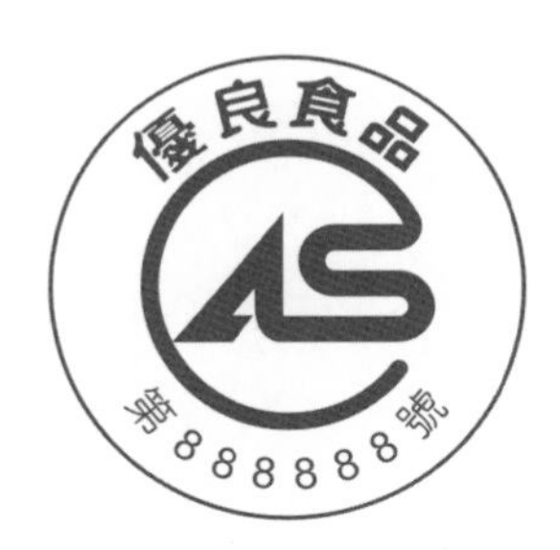

圖 17-1　CAS 優良食品標誌

（CAS 優良標誌係由「」與「優良食品」標準字及認定編號「第○○○○○○號」構成，其圖樣、規格與印刷方式，應符合「CAS 優良食品標誌使用要領」之規定）

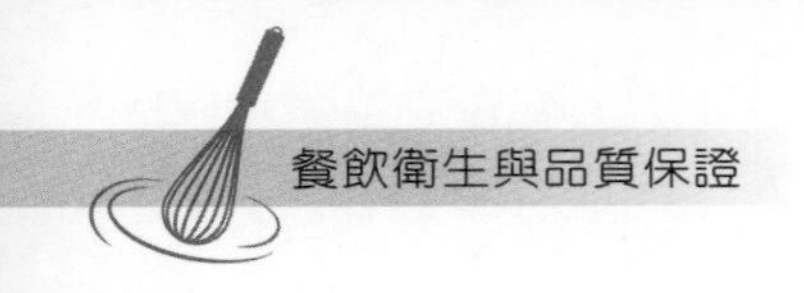

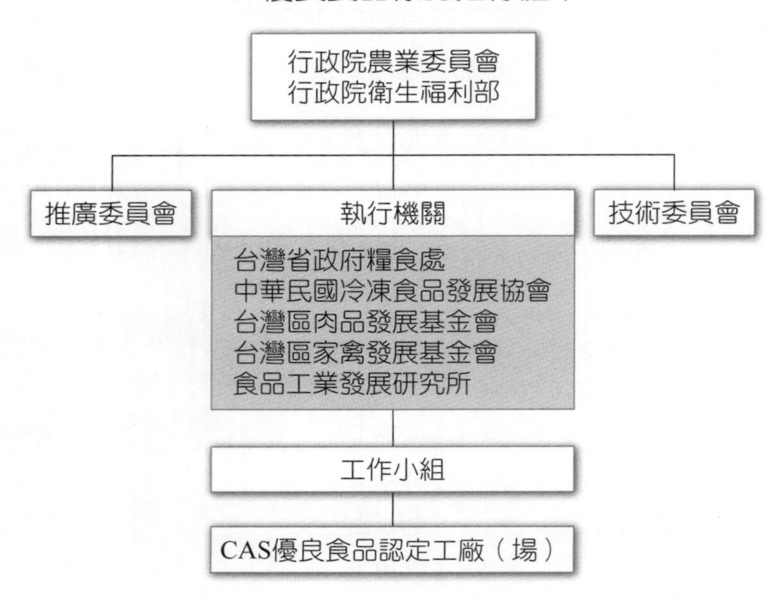

圖 17-2　CAS 優良食品標誌推行體系

資料來源：經濟部工業局

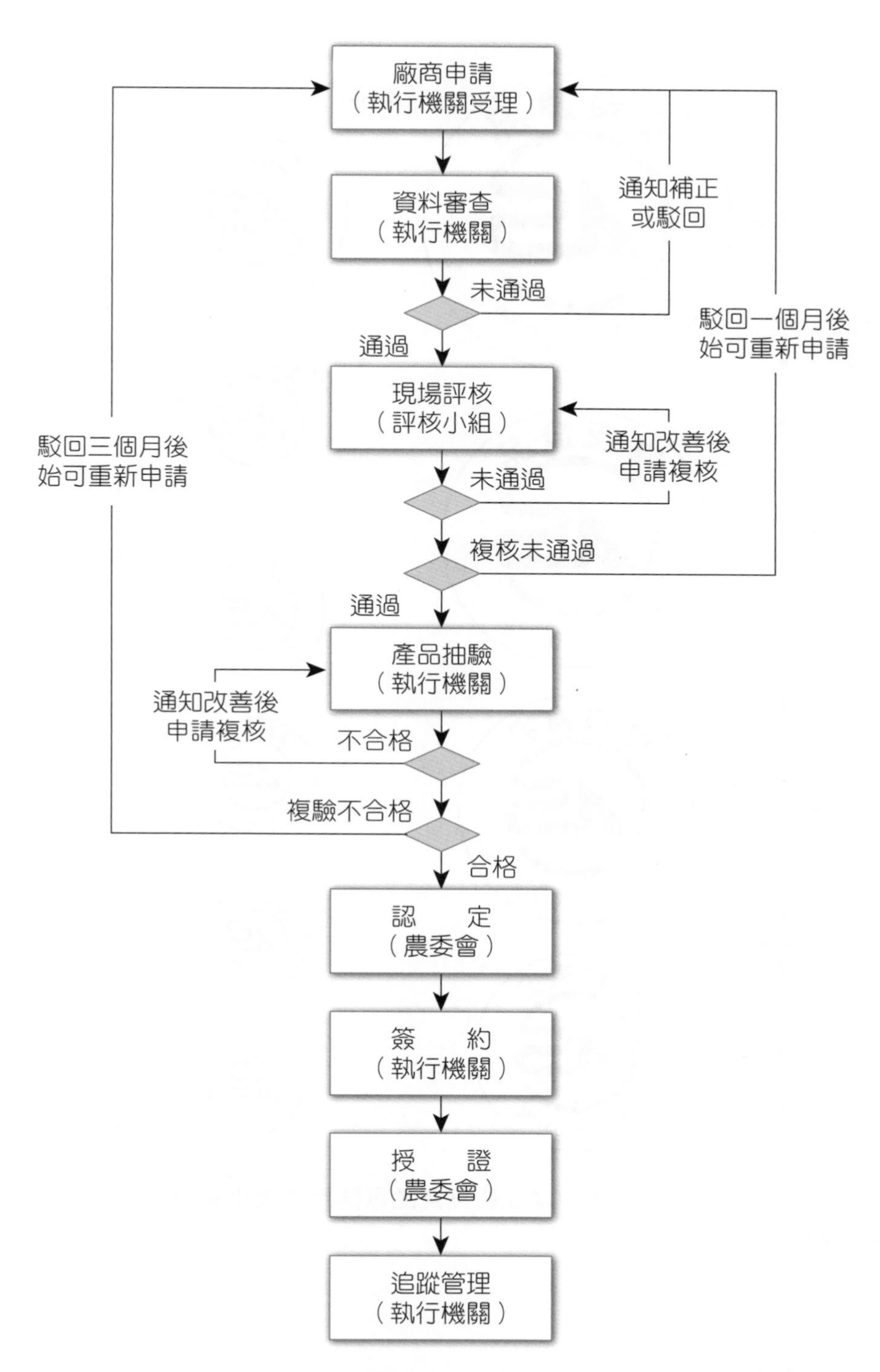

圖 17-3　申請 CAS 優良食品工廠（場）認定評審作業流程

資料來源：經濟部工業局

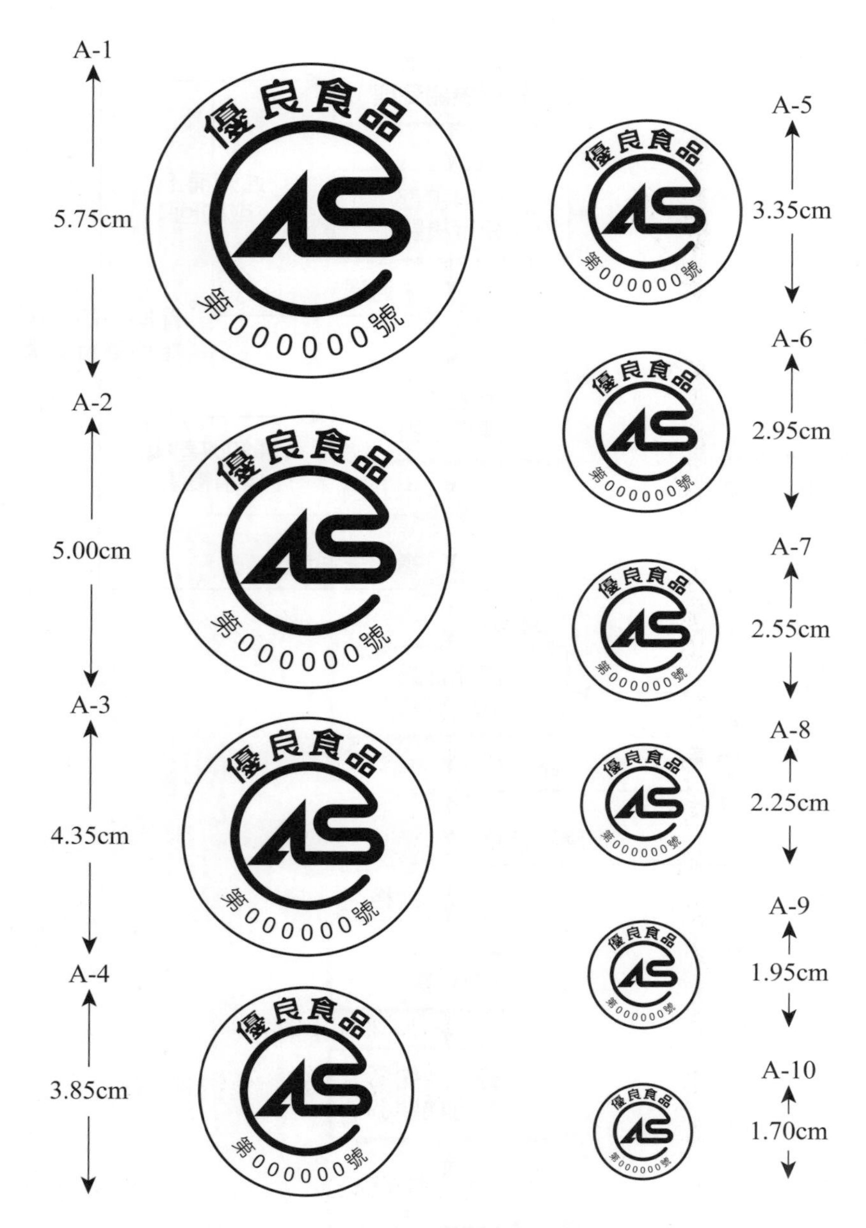

圖 17-4 CAS 優良食品標誌尺寸大小編號

資料來源：經濟部工業局

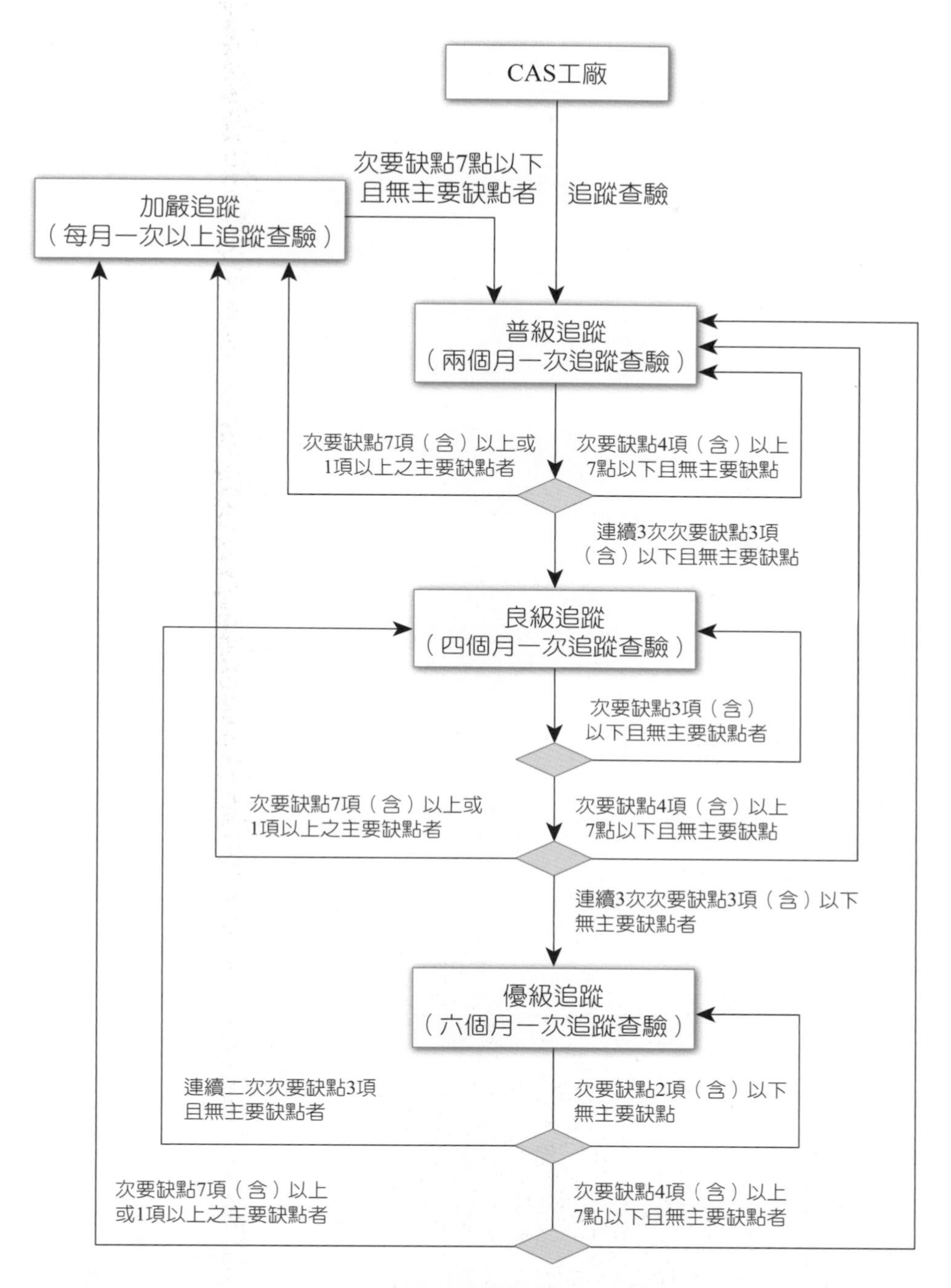

圖 17-5　認定廠追蹤查驗晉級流程圖

資料來源：經濟部工業局

MEMO

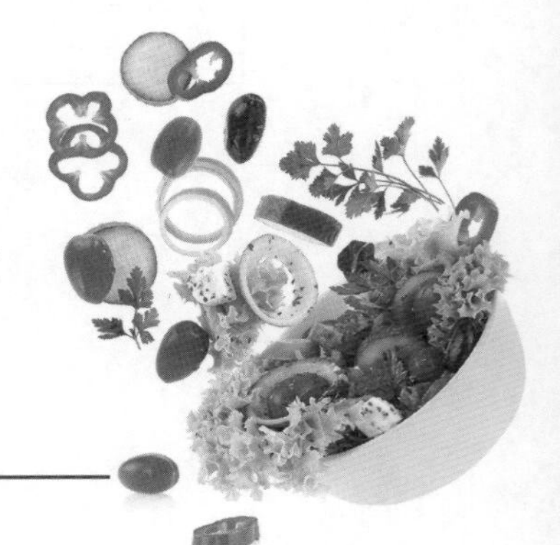

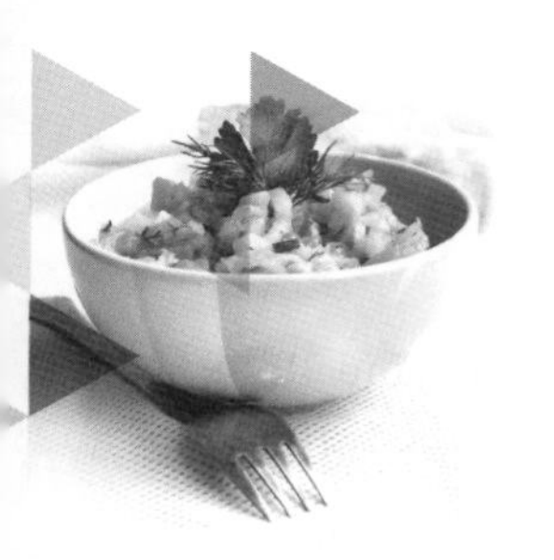

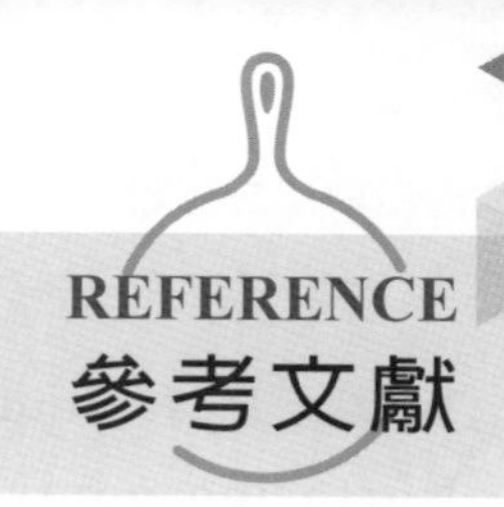

REFERENCE 參考文獻

1. 行政院衛生福利部食品藥物管理署官方網頁。(2018)。網址 :www.fda.gov.tw/TC/index.aspx。
2. 食品工業發展展研究所官方網頁。(2018) 。網址：http://www.firdi.org.tw/Firdi_TestServices.aspx。
3. 台灣優良食品發展協會官方網頁。(2018)。 網址：http://www.tqf.org.tw/tw/index.php。
4. 財團法人台灣優良農產品發展協會官方網頁。(2018) 。網址：http://www.cas.org.tw/。
5. 吳許得、張讚昌、陳雪芬、汪復進、陳立功、林世斌、詹鴻得。(2011)。普通微生物學，第三版。華格納企業有限公司。台中市。
6. 汪復進譯。(2008)。食品化學。普林斯頓國際有限公司。台北市。
7. 汪復進。(2015)。食品加工學，第二版。新文京開發出版有限公司。新北市。
8. 汪復進。(2016)。HACCP 理論與實務，第四版。新文京開發出版有限公司。新北市。
9. 賴滋漢、賴業超。(1994)。食品科技辭典。藝軒圖書出版社。台北市。
10. 郭嘉信、林文源、詹鴻得、陳坤上、何偉瑮、李明彥、吳許得、陳桐榮、陳名倫、汪復進。(2017)。食品微生物學。華格納企業有限公司。台中市。
11. 蘇敏昇、林國民、傅慧音、黃文哲、翁義銘、汪復進、陳振芳、邱駿紘、蒙美津 (2014) 食品營養專業文。華格納企業有限公司。台中市。
12. Corlett, Jr. D. A. (1998). HACCP User's Manual. A Chapman and Hall Food Science Book. Aspen Publishers, Inc., Maryland, USA.
14. Wang, F.-J., Shieh, C.-J., and Li, C.-J. (2010). Study on the key success factors of the operation of a regional military logistic food material center. American Journal of Applied Sciences, 7(2): 191-200.
15. Wang, F.-J., Ping, H., and Shieh, C.-J. (2010). Study on personality traits of cooks of HACCP-certificated quantity diet suppliers. Journal of Statistics & Management Systems, 13(4): 835-845.
16. Wang, F.-J., Hung, M.-W., and Yeh, S.-P. (2010). Research on health administrators' core competency of HACCP-certificated catering suppliers in Taiwan (school lunch operation case). Actual Problems of Economics, 2(12): 125-134.

17. Wang, F.-J., and Li, P. P. (2011). Nurturing contract food services cook-the fundamental competencies assessment of HACCP certified school lunch contractor. Journal of Information and Optimization Sciences, 32(3): 621-635.

18. Wang, F.-J. (2011). Key success factors in optimal operation and management for large-scale group diet industry – a study on Foxconn Technology Group central kitchen. Actual Problems of Economics, 122(8): 358-368.

19. Hung, C.-J., and Wang, F.-J. (2011). A multicriteria evaluation model for flight catering supplier: a Taiwan-base study. Actual Problems of Economics, 124(10): 470-479.

20. Wang, F.-J., Hung, C.-J., and Li, P. P. (2011). A study on the critical success factors of ISO 22000 implementation in the hotel industry. Pakistan Journal of Statistics, 27(5), 635-643.

21. Wang, F.-J., Hung, C.-J., and Li, P. P. (2011). The indispensable chef competency appraisal of HACCP certified contract food service companies in Taiwan. Pakistan Journal of Statistics, 27(5), 645-654.

22. Wang, F.-J. (2012). Study on core competence of contractors' dietitians of central kitchens of national elementary schools in Taipei area. Actual Problems of Economics, 128(4): 340-350.

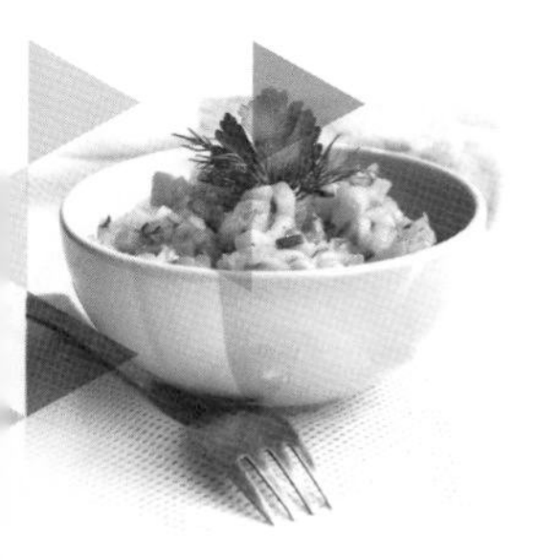

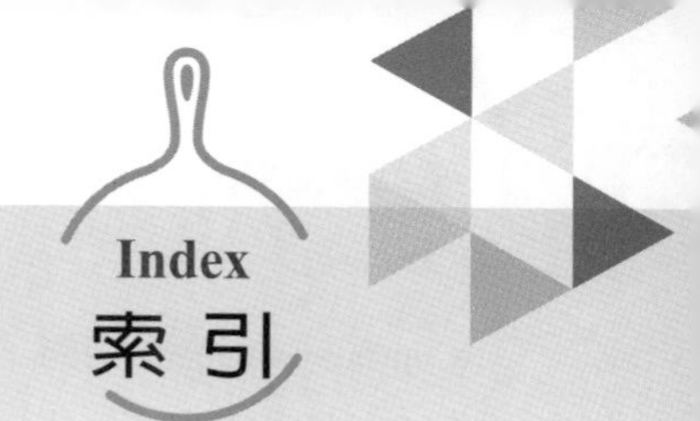

Index 索引

R

S

T

V

W

X

Z

MEMO

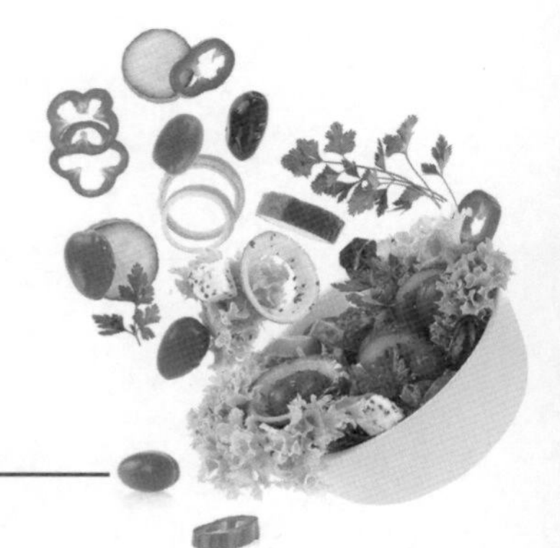

MEMO

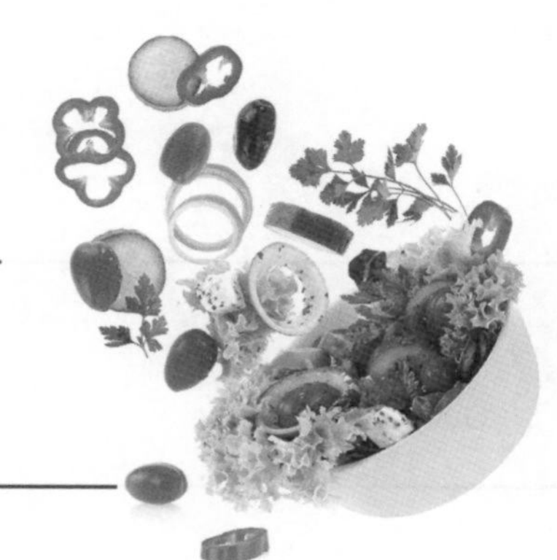

MEMO

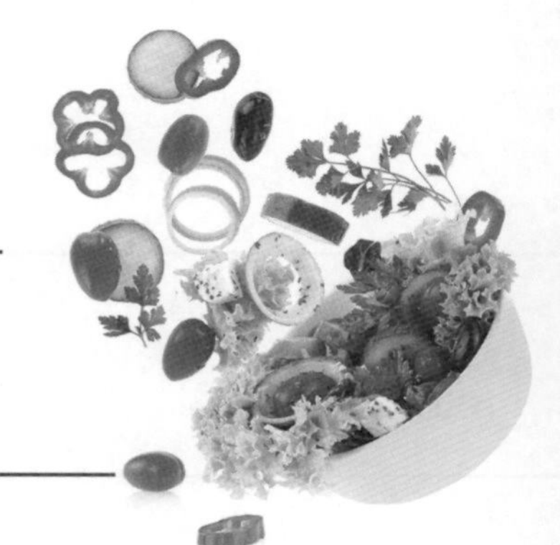

MEMO

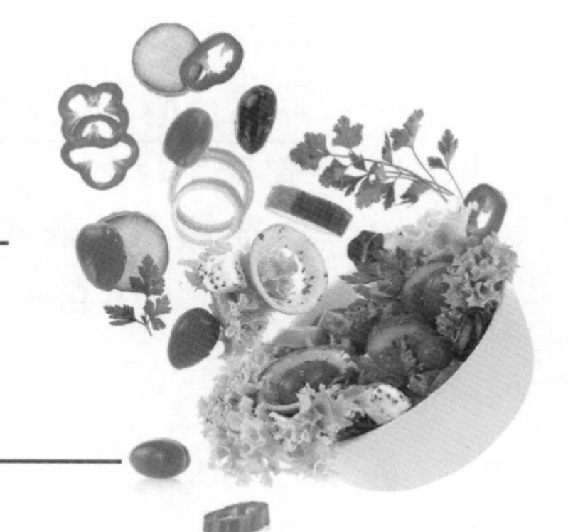

Food and Beverage
Sanitation and
Quality Assurance

國家圖書館出版品預行編目資料

餐飲衛生與品質保證 / 汪復進編著. – 三版. -- 新北市 : 新文京開發, 2018.06
面 ; 公分

ISBN 978-986-430-406-6（平裝）

1 .食品衛生管理 2. 餐飲管理

412.25 107008702

餐飲衛生與品質保證（第三版） （書號：**B332e3**）

編著者	汪復進
出版者	新文京開發出版股份有限公司
地址	新北市中和區市中山路二段 362 號 9 樓
電話	(02) 2244-8188（代表號）
FAX	(02) 2244-8189
郵撥	1958730-2
初版	西元 2010 年 08 月 05 日
二版	西元 2014 年 01 月 01 日
三版	西元 2018 年 06 月 15 日

 建議售價：500 元

法律顧問：蕭雄淋律師

ISBN 978-986-430-406-6

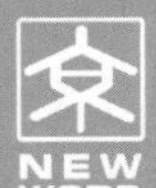

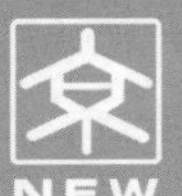

新文京開發出版股份有限公司

NEW WCDP

新世紀・新視野・新文京 — 精選教科書・考試用書・專業參考書